胡希恕医学全集

经方六经类方证

冯世纶 主编

U0273844

全国百佳图书出版单位
中国中医药出版社
·北京·

图书在版编目（CIP）数据

经方六经类方证 / 冯世纶主编 .—北京：中国
中医药出版社，2022.10
（胡希恕医学全集）
ISBN 978-7-5132-7743-3

Ⅰ . ①经… Ⅱ . ①冯… Ⅲ . ①经方－研究 Ⅳ .
① R289.2

中国版本图书馆 CIP 数据核字（2022）第 152725 号

中国中医药出版社出版

北京经济技术开发区科创十三街 31 号院二区 8 号楼
邮政编码　100176
传真　010-64405721
保定市西城胶印有限公司印刷
各地新华书店经销

开本 710×1000　1/16　印张 26.5　彩插 0.5　字数 440 千字
2022 年 10 月第 1 版　2022 年 10 月第 1 次印刷
书号　ISBN 978 – 7 – 5132 – 7743 – 3

定价　118.00 元
网址　www.cptcm.com

服 务 热 线　010-64405510
购 书 热 线　010-89535836
维 权 打 假　010-64405753

微信服务号　zgzyycbs
微商城网址　https://kdt.im/LIdUGr
官 方 微 博　http://e.weibo.com/cptcm
天猫旗舰店网址　https://zgzyycbs.tmall.com

如有印装质量问题请与本社出版部联系（010-64405510）

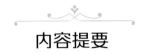

内容提要

　　经方医学，是中医治病最具科学性的经典医学理论体系，其代表著作是《伤寒论》。胡希恕先生提出："仲景书本与《内经》无关。"标明中医有两大理论体系，《伤寒论》的六经来自八纲，并探讨了病位类方证。冯世纶教授在整理胡希恕先生论著的基础上，又紧密联系临床实践，解读《伤寒论》每条条文和方证，在病位类方证的基础上，又探讨了六经与方证。本书不但能解读《伤寒论》六经的实质，而且能理解每一个方证，这样在临床可以做到先辨六经，继辨方证，求得方证对应而治愈疾病。

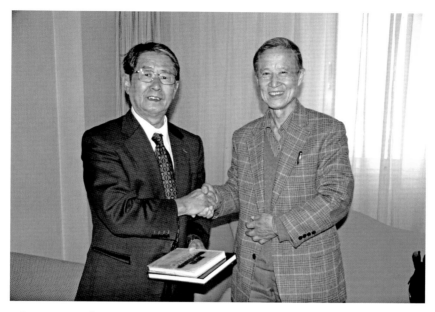

图 1　2008 年 11 月 2 日，日本东洋医学出版社社长山本胜司采访冯世纶先生，冯世纶（右）先生向山本胜司社长赠书

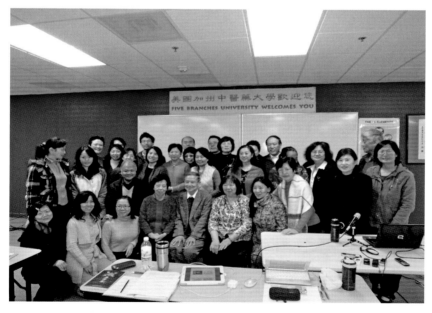

图 2　2012 年 3 月，冯世纶先生（前排左五）在美国加州中医药大学讲经方

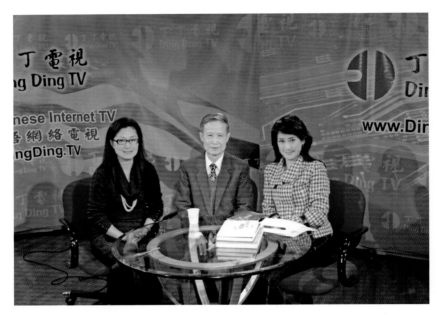

图 3　2012 年 3 月冯世纶先生（中）在美国加州华语电视台介绍经方

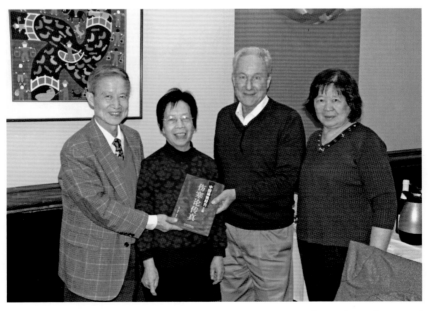

图 4　2012 年 3 月冯世纶先生（左一）向美国加州中医药大学校长赠书

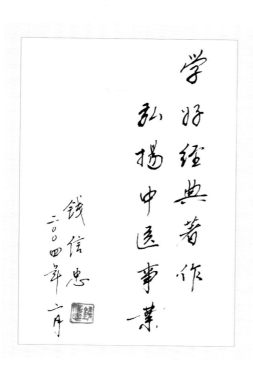

图 5 　钱信忠题词

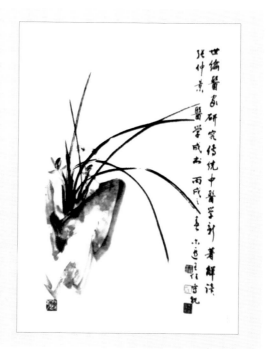

图 6 　王任贺画

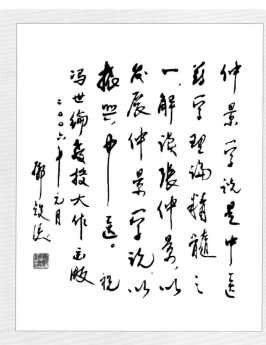

仲景学说是中医

药学理论精髓之

一，解说发展仲景，以

发展仲景学说，以

振兴中医。祝

冯世纶教授大作再版

邓铁涛

二〇〇六年元月

图 7　邓铁涛题词

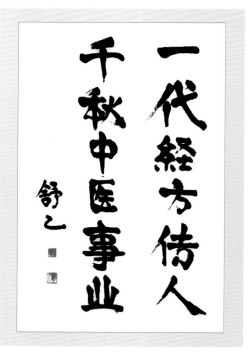

一代经方传人

千秋中医事业

舒乙

图 8　舒乙题词

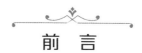

前　言

　　胡希恕先生提出《伤寒论》的六经来自八纲，引领我们进入《伤寒论》之门。反复读仲景书及前贤有关《伤寒论》的研究，渐渐明确了，千余年来读不懂《伤寒论》的主要原因之一，是解读《伤寒论》过程中形成的误读传统，即以《黄帝内经》（以下简称《内经》）释仲景书，从而造成对经方理论的误解。

　　要想认识经方、学懂《伤寒论》，必须明了中医有两大理论体系。这是因为中医自上古神农时代医巫分家，就形成了两大理论体系，即以八纲、六经为主的经方理论体系和以脏腑经络、阴阳五行六气为主的医经理论体系。经方的代表著作以《神农本草经》《汤液经法》《论广汤液》《伤寒论》为主，医经的代表著作以《内经》《难经》为主。这里要说明的是，由于王叔和、成无己等以医经释经方，把张仲景的《论广汤液》改名为《伤寒论》，造成了误读传统，甚至造成"中医一切理论都来源于《内经》"的错误认识，使后世对读懂《伤寒论》一书和临床用经方治病造成障碍。胡希恕先生一生研究经方，临床疗效非凡，蜚声中外，是因排除了误读传统，解读了《伤寒论》的理论体系，破解了《伤寒论》六经实质，明确指出《伤寒论》的六经与《内经》的六经根本不同，率先提出：仲景书本与《内经》无关，《伤寒论》的六经来自八纲，经方的六经是由八纲变化而来，经方的六经实质是三阳三阴的六证。

　　此前，我们整理出版了胡希恕先生研究仲景学说的主要论著，受到国内外经方爱好者的一致好评。读者普遍反映读后可登经方之殿堂，初步能明了六经实质，大致能读懂《伤寒论》原文，学后即能用经方治病，但对怎样先辨六经、继辨方证的认识尚欠清晰。我们整理胡希恕先生笔记，出版了《胡希恕病位类方证解》，对《伤寒论》及《金匮要略》所载方证进行归类解读。我们得到启发，经方治病的特点是据症状反应辨证，辨明六经，再辨方证，求得方证对应治愈疾病。问题是《伤寒论》和《金匮要略》对大部分方证的六经归属并不明确，后世对此探讨亦属罕见。因此，我们对仲景书中的方证进行六经归类探讨，这样在临证时，辨明了六经，便容易辨清和找到适应的方证，用适应的药物治疗。

本次出版重视《伤寒论》六经实质的探讨，力争让学习者先明了六经实质，再进一步明了仲景书常见的方证。临证依据症状反应，能辨明六经，同时亦能找到适应的方证。故本书是将仲景书中的主要内容，先讲明六经实质、治则，然后归类仲景书中的方证，冀进一步读仲景书原文，即可做到明了经方的全部理论和方证。体悟到本书不是简单的类方证，而是系统全面阐明经方的理论体系及方证，故书名为《经方六经类方证》。

本书以六经为纲，分为六章，论述六经实质，归类仲景书所属方证，即把263方证分为六类，实际是把《伤寒论》和《金匮要略》所载方证以六经分类解读，是在继承胡希恕先生的病位类证的基础上，以《伤寒论》的六经进行解读。本书以六经为纲，阐明六经的实质及治则，并结合我们临床体会，以六经统方，解读六经与方证。

编写本书时，我不时想到：当弟子盼望胡希恕先生出书时，胡老总是回答："还没考虑好。"初始对此尚不能完全理解，但后来渐渐体会到，中医的发展尚存在不少问题，需要大家来研究探讨，继承和弘扬中医需要几代人乃至几十代人艰苦奋斗，尤其是对仲景书的认识，不同的时代、不同的人有着不同的认识。为了研究的需要，本书有关《伤寒论》《金匮要略》的条文，先是胡希恕注解，后是我们的解读，两代人的认识有相同、有不同，一目了然，便于大家参考探讨。本书的目的是让大家不但理解六经的实质，而且能正确掌握六经病常见的方证，临床即可应用经方治疗各种常见急慢性病、外感病和内伤病。这里要特别说明的是，"阳明病篇"重点探讨了太阳阳明合病与温病的关系，冀望读者对伤寒与温病的关系有正确理解。

应当说明，由于对六经、方证理解不同，其归类方式方法也就不同。这里的初步探讨，是在继承胡希恕先生学术思想的同时，又加入了我们的一点体会，着力阐明仲景医学所具有的独特理论体系。但这个独特的理论体系怎样理解、怎样应用，它与其他中医药学理论体系的关系，有待探讨，有待实践考证。尤其是六经与方证，仅是初步探讨，是否恰当，有待取得共识。

这里冀望，读是书，由六经指导辨方证，由辨方证认识六经，经方辨证理论体系了然在目，进而弘扬经方学术，发展中医事业。

章太炎先生曰："余常谓学问之道当以愚自处……古人谓：既学矣，患其不习也；既习矣，患其不博也；既博矣，患其不精也，此古人进学之方也。大抵治学之士，当如童蒙，务于所习，熟读背诵，愚三次，智三次，学乃有成。"面对中医学浩瀚经典，我始终是小学生。中医文化、中医药学博大精深，个人努力只是涓滴，难得全面，难避谬误，望同道共同探讨。

冯世纶

2022 年 4 月

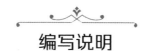

编写说明

1. 本书所录《伤寒论》经文，以明代赵开美复刻的宋本影印本为蓝本，改宋本中文条文号为阿拉伯字条文号。参照上海中医学院（现上海中医药大学）伤寒温病学教研组校注的《伤寒论》（上海科学技术出版社1983年4月第1版），将繁体字改为简体字。

2. 本书所录《金匮要略》经文，以江苏人民出版社1959年10月南京中医学院金匮教研组出版的《金匮要略译释》为蓝本。

3. 本书中胡希恕先生的手稿、手记、讲课提纲、文笔系旧体，较为难读。为保原貌，可改可不改的一律不改，原则性错误必改，请鉴谅。其余为编者的笔记整理稿，记录中正确者为胡老所讲，有误者是笔者的错。特告读者。

目 录

引言：经方医学主要理论简述

什么叫经方

何为经方？经方的定义、经方的概念早在汉朝《汉书·艺文志》已明确记载："经方者，本草石之寒温，量疾病之浅深，假药味之滋，因气感之宜，辨五苦六辛，致水火之齐，以通闭解结，反之于平。及失其宜者，以热益热，以寒增寒，精气内伤，不见于外，是所独失也。"讲得很明白，经方是指一个医药学理论体系。标明了经方医学的特点是"本草石之寒温，量疾病之浅深"。需要解读一下，即经方用八纲（寒热、表里、虚实、阴阳）认识疾病和药物，辨证注重症状反应，治病和学术特点是"论其证"，有是证，用是药，积累了疾病的证和用相对应药物治疗的临床经验。初用单味药治疗，积累了单方方证治疗经验，其代表著作为《神农本草经》。后来渐渐摸索了两味、三味甚至更多的药物协同来治疗，这就组成了复方治病，这样又积累了复方方证，其代表著作为《汤液经法》。该书记载于《汉书·艺文志》，惜见其书者甚少，原著未传世，但经汉·张仲景整理传世，晋·皇甫谧《针灸甲乙经·序》记载："伊尹以亚圣之才，撰用《神农本草》以为汤液……仲景《论广伊尹汤液》为十数卷。"其后又由晋·王叔和整理注释仲景书，并改名为《伤寒杂病论》。后又经宋·林亿等校订成《伤寒论》和《金匮要略》两书并刊行于世，两书是经方的代表著作。这就是经方的起源和发展史，历经几十代人单方、复方方证经验的积累，古人逐渐探索发现了患病人体一般的症状反应规律，并进一步总结了辨证施治的规律法则和丰富多样的方证治疗经验。至汉代，八纲辨证发展为三阴三阳六证辨证的理论体系。遗憾的是，我们今在研究应用经方时，把《伤寒论》六证辨证改称为六经辨证，这是怎样形成的呢？这里须了解一下中医医史。

经方与医经

《汉书·艺文志》不但记载了经方医学，已如上述，而且还记载了医经医学："医经者，原人血脉、经络、骨髓、阴阳、表里，以起百病之本，死生之分，而用度针石汤火所施，调百药齐和之所宜。"这是说医经以阴阳五行、脏腑经络学说为基础理论，逐步构建完成对人体生理、病理以及辨治体系的总结，其代表著作有《黄帝内经》《难经》等，其治病和学术特点是"论其因"，即以脏腑经络、五行六气等为主要理论，辨证注重"以起百病之本"，即注重病因，与经方有显著不同。

经方与医经各成体系，传承有自，章太炎先生曾论述到："医之始，出于巫，古者，巫彭初作医。《移精变气论》曰："古之治病，惟其移精变气，可祝由而已。其后智慧萌动，知巫事不足任，术始分离，其近于巫者，流而为神仙家；远于巫者，流而为医经、经方两家。"是说自医巫分家，大约在上古神农时代，中医就形成了医经和经方两家。

两家形成的主要原因，是原创思维理论的不同、术不同、道不同，即经方其主要理论是八纲六证及方证理论体系。其学术特点，是论其证，即临证根据人体患病后出现的症状反应，进行辨证施治，即其治病方式方法，是于患病机体一般症状反应规律的基础上，而适应整体、讲求疾病的通治方法。临床治病具体实施，是先辨六证，继辨方证，求得方证相应治愈疾病。

医经主要理论是脏腑经络、五行六气，治病特点是论其因，辨证主要侧重于病因。

值得注意的是，自王叔和整理经方主要著作仲景书时，"以经释论"混淆了经方和医经两大理论体系。更为严重的是，把仲景书中的六证辨证，改称为六经辨证，造成严重的误读传统，致使后世千余年来对读懂《伤寒论》造成障碍。

"以经释论"的误读传统

中医界有一个怪现象：千余年来，尊张仲景为医圣，称《伤寒论》为圣典，一代一代人前赴后继问道《伤寒论》，却未能读懂《伤寒论》，不明什么叫经方，原因何在呢？山东中医药大学李心机教授回答了这一问题："尽管业内的人士都在说着《伤寒论》，但是未必都认真地读过和读懂《伤寒论》，这是因为《伤寒论》研究史上的误读传统！"误读传统是多方面的，其中"以经释论"是重要原因之一。

中医界"经"指以《内经》为代表的医经医学，"论"指以《伤寒论》为代表的经方医学。"以经释论"就是用医经学术思想注释经方学术思想，在中医史上造成学术混乱，正如陆渊雷所说"自来注家遵汉唐义疏之例，注不破经，疏不破注，随文敷饰，千载沉翳，坐令学术不进"。"以经释论"造成误读传统，读不懂《伤寒论》，阻碍了中医学术的发展。

后世看到的《伤寒论》，是王叔和和成无己等注释的版本，千余年来越读越糊涂。人们在困惑中探讨，并通过临床实践，渐渐探明了误读传统的根源。如章太炎于《伤寒论今释·序》曰："自金以来，解《伤寒论》者多矣……依据古经，言必有则，而不能通仲景之意，则成无己是也。"是说成无己的《注解伤寒论》引经据典，有根有据，说得头头是道，但说的都是医经之道，他批判成无己以医经注释仲景书，主要阐述医经理论，而远离经方学术。更值得注意的是，章太炎揭示了"以经释论"的两大关键错误："抑余谓治《伤寒论》者，宜先问二大端，然后及其科条文句。二大端者何？一曰伤寒、中风、温病诸名，以恶寒、恶风、恶热命之，此论其证，非论其因，是仲景所守也……二曰太阳阳明等六部之名，昔人拘于脏腑，不合则指言经络，又不合则罔以无形之气，卒未有使人厌服者。"其中"一曰""二曰"两大端，即指"以经释论"的两大关键错误问题，亦即是形成误读传统的两大关键问题。我们认识一下这两大端。

一大端：用医经的病因病名注释经方的症状、反应、证名

这里要首先明确，经方的伤寒、中风、温病概念与医经的伤寒、中风、温病概念原本不同，即经方的概念是症状反应证名，是论其证；而在医经是病因病名是论其因。

章太炎所说的一大端，即批判成无己以《内经》的病因病名，注释仲景书的症状反应证名，即序中所说："一曰伤寒、中风、温病诸名，以恶寒、恶风、恶热命之，此论其证，非论其因，是仲景所守也。"这里的"仲景所守"是指仲景原意，具体来说，伤寒的概念仲景原意是症状反应证名，即《伤寒论》第3条所述："太阳病，或已发热，或未发热，必恶寒、体痛、呕逆、脉阴阳俱紧者，名为伤寒。"成无己注释为"伤于寒"为伤寒，其伤寒概念变成《内经》的病因病名；仲景书的中风概念原意是症状反应证名，即《伤寒论》第2条所述："太阳病，发热，汗出，恶风，脉缓者，名为中风。"而成无己注释"中于风"为中风，其中风概念变成《内经》的病因病名；仲景书中的温

病概念是症状反应证名，即《伤寒论》第6条："太阳病，发热而渴，不恶寒者，为温病。"而成无己注释"伤于温、伤于热"为温病，其温病概念是《内经》的病因病名。

成无己等的注释，不但造成概念的混乱，更严重的是认证的错误。胡希恕在注解《伤寒论》前3条时指出："中风与伤寒为太阳病的两大类型，前者由于汗出则敏于恶风，因名之为中风；后者由于无汗则不恶风，或少恶风，但重于恶寒，因名之为伤寒。曰风，曰寒，即风邪、寒邪之意，此亦古人以现象当本质的误解。"这里的"古人"系指王叔和、成无己等，张冠李戴，以病因注释仲景书的伤寒、中风、温病后，造成了"以现象当本质"的严重后果。如仲景书的桂枝汤原是治中风证、治"天行热病"的，以病因注释桂枝汤证，则认为桂枝汤证是风寒束表、太阳经上发病，治用辛温散风寒，而"不能治有热病例"。后世一见发热，即用银翘散，而再不会用桂枝汤，更严重的是导致读不懂《伤寒论》。

又用《内经》的病因注释仲景书的伤寒、温病，则误导认为"张仲景没解决温病问题"。更严重的是，因经方与医经的概念混淆，造成长期的伤寒、温病之争，愈争愈乱，没有结果。由于在发病与辨证中过分强调病因的作用，造成后世普遍认为《伤寒论》是治外感病专书，并最终酿成聚讼千年的"寒温之争"。

以是可知，造成学术混乱的主要原因，是未认清中医有两大理论体系：仲景书的病证名是"论其证"，《内经》的病证名"论其因"，原本字同而意不同。仔细对比《伤寒论》和《内经》，这类不同还有很多，如温疟，《金匮要略·疟病脉证并治》谓："温疟者，其脉如平，身无寒，但热，骨节疼烦，时呕。"《内经》谓："此先伤于风而后伤于寒，故先热而后寒也，亦以时作，名曰温疟。"名同而概念不同，用《内经》注释仲景书，必然张冠李戴，造成学术混乱。

二大端：用医经的六经注释经方的六证

章太炎所指二大端，即批判成无己以《内经》的六经，注释仲景书的六证。即序中说："二曰太阳、阳明等六部之名，昔人拘于脏腑，不合则指言经络，又不合则罔以无形之气，卒未有使人厌服者。"这里的"太阳、阳明等六部之名"，是指《伤寒论》中的三阴三阳六证。章太炎批判成无己用医经的脏腑经络的三阴三阳，注释经方八纲的三阴三阳六证，牵强附会说不通，又用经络注释，仍讲不通，又用气化注释，结果越讲越糊涂。自王叔和用医注释仲景书后，长期以来，历代医家对《伤寒论》的六经实质就争论不休，探讨不止，莫衷一是。而近代医家多先质疑《伤寒论》的六经不同于《内经》的六经，如章太炎曰："《伤寒论》的六经不同于《内经》之十二经脉之含义……王叔和对《伤寒论》传经，强引《内经》一日传一经，误也。因仲景并无是言。山田正珍谓：盖《伤寒论》以六经言之，古来医家相传之说……仲景氏亦不得已而袭用其旧名，实则非经络之谓也。"近钱超尘教授曾几次撰文特别颂扬章太炎这一观点（见《中华中医药杂志》2017 第 1 期）。喜多村直宽曰："本经无六经字面，所谓三阴三阳，不过加以表里寒热虚实之义，固非脏腑经络相配之谓也。"陆渊雷曰："六经之名，其源甚古，而其意所指，递有不同，最初盖指经络……本论（《伤寒论》）六经之名，譬犹人之姓名，不可以表示其人之行为品性。"岳美中明确指出："《伤寒论》所论六经与《内经》迥异，强合一起只会越讲越糊涂，于读书临证毫无益处。"

几代人的探讨，看出了《伤寒论》的六经不同于《内经》的六经。而后更进一步分析，通过多方考证，终于明确了《伤寒论》原本无六经，而是六证，是王叔和、成无己张冠李戴，把仲景书的六证注释为六经。这才是真正的中医史实。

认清中医史：不是张仲景据《内经》撰写了《伤寒论》，而是王叔和、成无己用医经注释了仲景书。

这里必须先要了解一下中医医史，中医在上古神农时代医巫分家后，形成了经方和医经两家，发展至秦汉，两家都形成了三阴三阳理论。非常明确的是，经方的三阴三阳，简称为六证，是八纲理念，三阴是表阴证、里阴证、半表半里阴证；三阳是表阳证、里阳证、半表半里阳证。医经的三阴三阳，简称为六经，是经络脏腑理论，三阴是太阴经、少阴经、厥阴经，三阳是太阳经、少阳经、阳明经。可见经方的三阴三阳六证，与医经的三阴三阳六经原是不同的理念。但仲景之后，王叔和、成无己等用医经的三阴三阳注释经方的三阴三阳，即用医经的六经注释经方的六证，当然驴唇不对马嘴，这就是章太炎所批评的"昔人拘于脏腑，不合则指言经络，又不合则罔以无形之气，卒未有使人厌服者"。

"以经释论"是经方医学传承和发展所面临的客观历史，是跨越千年的历史传统，这一"张冠李戴"式的阐述方式虽然其本身也是一种学术探讨，但更主要的是其割裂和湮没了经方医学自身内在学术灵魂的完整性与一贯性，混淆了经方和医经的理论体系，对经方医学的传承发展造成了深重的不良影响，形成了读《伤寒论》的误读传统。

对《伤寒论》的六经实质，历代医家进行了不懈的考证，最终认识到，《伤寒论》原本无六经，而是六证。六经是由讹传而来，对此李心机教授进行了长期专门研究，于2020年出版的《伤寒论疏证》一书中指出："今本《伤寒论》中，只有'三阴三阳'六病（证）。自从宋代庞安时和金代成无己用'传经'来解释《伤寒论》的'三阴三阳'之后，'传经'说在《伤寒论》研究史上得到广泛的蔓延，从而又把'三阴三阳'之六病，讹化为'六经'；尔后，又把《伤寒论》中的'三阴三阳'之'六病辨证'，讹化为'六经辨证'。如此一来，'六经辨证'则成为约定俗成的术语。"

通过多方考证中医史说明：不是张仲景根据《内经》撰写了《伤寒论》，而是王叔和、成无己等用《内经》注释了仲景书！《伤寒论》的六经不是来自《内经》，而是王叔和、成无己把仲景书的六证注释为六经，并把仲景书改名为《伤寒论》。

经方是原创思维理论体系

由以上所述可知，中医自古即有两大医药学理论体系，经方是以《伤寒论》为代表的原创思维理论体系，是不同于以《内经》为代表的医经理论体系。

道法自然，我们的先民在远古时代，原始思维即用八纲，日常生活用八纲，治病亦用八纲，八纲自然而然成为经方的主要理论。经方治病主要依据症状反应，初起用单味药治病，积累了单方方证经验，其代表著作是《神农本草经》；后来用复方治病，积累了复方方证经验，其代表著作是《汤液经法》。方证经验的积累，渐渐促进理论的发展，由八纲发展至六证辨证。六证的产生，是自神农时代至汉代，根据症状反应治病的经验总结，其认知过程，是临床治病先认识到表、里，后认识到半表半里。半表半里概念仍是八纲病位概念，是表和里的衍生概念，产生于仲景书（王叔和改名为《伤寒论》）。一个病位有两种病性，故三个病位则有六种病情，六种病情即六证。由于王叔和、成无己等以《内经》注释仲景书，把经方的六证辨证讹化为六经辨证，故而今天我们看到的《伤寒论》中的六经，是约定俗成的术语，导致业内人士都惯称《伤寒论》是六经辨证。胡希恕明确指出："仲景书本与《内经》无关,《伤寒论》的六经来自八纲，其实质是六证。"因六经名已约定俗成，故胡老又指出："六经名本来可废，但为了研讨的方便，还是保留为好。"当然要明确，经方六经的实质是六证。

这里要说明的是，在"以经释论"误读传统的历程中，仍不乏一些医家，基于仲景著作，深入发掘经方医学的本然内涵。如晋·王叔和整理保留了"可汗不可汗""可吐不可吐""可下不可下"等经方医学原始资料；又如唐代孙思邈，采用"方证同条、比类相附"的研究方法；北宋·许叔微即以八纲阐释病证辨治思路；清·徐灵胎认为"不类经而类方"；清·柯韵伯认为"六经钤百病，不专为伤寒立法"；近代经方家曹颖甫深究方证内涵与应用；现代经方家胡希恕明确指出"六经来自八纲""辨方证是辨证的尖端"；现代经方家刘渡舟也指出"我从'仲景本伊尹之法''伊尹本神农之经'两个'本'字中悟出了中医是有学派之分的，张仲景乃是神农学派的传人"。

同时，来自医史文献方面的杨绍伊、钱超尘、李茂如等人的研究已明确，仲景书原序中"撰用《素问》《九卷》《八十一难》《阴阳大论》《胎胪药录》，并平脉辨证"23个字为混入正文的小字，而这段文字正是排除"以经释论"历史传统影响的关键所在。杨绍伊在《伊尹汤液经·考次伊尹汤液序》中明确指出：医经与经方两者"谱系不同"。现代经方家岳美中更鲜明说道："《伤寒论》所论六经与《内经》迥异，强合一起只会越讲越糊涂，于读书临证毫无益处。"当代经方家冯世纶继承胡希恕学术思想，明确了经方医学从单方方证到复方方证，再到六经辨证、方证相应学术体系的发展历程，梳理了经方医学自《神农本草经》到《汤液经法》再到《伤寒杂病论》的学术传承脉络，研究资料众多且确凿指出，经方是中医原创思维理论体系。

可以说，基于仲景著作系统深入发掘经方医学的实质内涵，既是经方医学学术体系传承发展的必然选择，也是我们经方医学实践、研究与传承者所要担当的时代大课题。

经方的六经与八纲

《伤寒论》以六经分篇，后世注家因有六经之辨只限于伤寒的说法。其实六经即来自八纲，乃万病的总纲。

经方的六经辨证理论体系，是历代医家用方证治病的规律总结，来自实践，信而有征，皆合乎科学。掌握六经辨证非常重要，不论是急性病还是慢性病，不论是外感病还是内伤病，包括传染病，临证治疗皆离不开六经辨证，六经辨证是通治万病的总纲。

六经源流

"六经"一词,《伤寒论》条文并未明确提及,而是如前所述,是王叔和、成无己以《内经》注释仲景书后,后世医家在研究《伤寒论》的过程中提出的,世所沿用,即李心机教授所说的"约定俗成"。

"六经"的提法出自《内经》,原指经脉,隶属于三阴三阳概念。随着时代的发展,六经的内涵与外延也在不断变化。明确引用"六经"来解释外感热病发病机制,始于晋人皇甫谧,其所论"六经"源自《内经》六经经脉系统,而将相应脏腑纳入"六经"概念范围之中,提出伤寒热病之发生,是三阴三阳经脉及脏腑受邪所致,但并未引述仲景之文。隋代巢元方大量引述《内经》《伤寒论》之文以释"伤寒候",承皇甫氏之说,谓"六经受病而为伤寒",实际上已将仲景三阴三阳概念与六经概念等同视之。宋人朱肱认为六经即足之六条经脉。金人成无己则进一步明确六经为经络脏腑之总称。至此,六经概念已开始为医家习用以指代仲景三阴三阳六证概念,且每将《内经》三阴三阳概念多种内涵赋予六经概念,以致形成后世六经与三阴三阳混称互代之局面,故有六经气化、六经形层、六经地面等诸说的出现。

六经和六经辨证是经方医学首先应探讨的核心问题,正如近代伤寒大家恽铁樵所感叹:《伤寒论》第一重要之处为六经,而第一难解之处亦为六经,凡读《伤寒论》者,无不于此致力,凡注《伤寒论》者,亦无不于此致力。"。

经方的六经实质

历来对六经实质众说纷纭,这是经方医学发展史上"以经释论"造成的客观影响。如果立足仲景书,从经方医学自身角度审视这一命题,答案很明确,即经方的六经实质是六证,六证由八纲发展变化而来,亦即六经来自八纲。

经方中"八纲"的具体含义

虽然"八纲"二字之名称的正式提出见于祝味菊先生的《伤寒质难》,距今也不过百年,但先民自古日常生活即用八纲,对"八纲"实质的认识与运用已由来久矣。

八纲,是指阴、阳、表、里、寒、热、虚、实而言。其实表、里之中还应有半表半里，按数来论本应是九纲，由于言表、里，即含有半表半里在内的意思，故习惯常简称之为八纲。八纲是证候的总纲，是辨证的纲要。是原始生活的理念。经方基础理论、认证、识药及治病均用八纲。

表、里和半表半里是病性反应的病位。表，指体表，即由皮肤、肌肉、筋骨等所组成的机体外在躯壳，则谓为表。若病邪集中反应于此部位时，亦即人患病后出现的症状反应于表，即称之为表证。里，是人体的极里，即由食道、胃、小肠、大肠等所组成的消化管道，则谓为里。若病邪（症状反应）集中反应于此部位时，即称之为里证。半表半里，是指表之内、里之外，即胸腹两大腔间，为人体诸脏器所在之地，则谓为半表半里。若病邪（症状反应）集中反应于此部位时，即称之为半表半里证。这三者为固定的病位反应，即不论什么病，就其病位反应来说，或为表，或为里，或为半表半里，虽亦有时其中二者或三者同时出现，但绝不出三者之外。这时必须强调：这里所说的病位，是指病邪（症状反应）反应的病位，不要误认为是病灶所在的部位。例如，即使病灶在里，但病邪（症状反应）集中反应于体表，即称之为表证，抑或称之为邪在表，或病在表，或证在表。注意，这里的病位，是八纲概念，不是病灶所在。

阴和阳：指病变的性质。阴即阴性，阳即阳性的意思。人体患病，正邪相争，机能的改变，不是较正常为太过，便是较正常为不及。如其不及，则患病人体必然相应要有衰退的、消沉的、抑制的等一系列不及的病征反映出来，即称之为阴证。如其太过，则患病人体亦必有相应亢进的、发扬的、兴奋的等一系列太过的病征反映出来，即称之为阳证。故疾病虽极复杂多变，但概言其为证，不为阳，便为阴。

寒和热：从症状的性状来分类，则有寒热两种，寒即寒性，热即热性的意思。若患病人体反应为寒性的证候者，即称之为寒证；反之，若患病人体反应为热性的证候者，即称之为热证。寒热是一具特性的阴阳，寒必属阴，热必属阳。但若泛言，阴则不一定必寒，阳则不一定必热。病有不寒不热者，但绝无不阴不阳者。

虚和实：虚指人虚，实指病实。病还未解，而人的精力已有所不支，机体的反应显示出一派虚衰的形象者，即称之为虚证。病势在进，而人的精力并亦不虚，机体反应显示出一派充实的病证者，即称之为实证。由于以上的说明，可见虚实亦和寒热一样，同属阴阳中的一种特性，不过寒热有常，而虚实无常。寒热有常者，即如上述，寒者必阴，热者必阳，在任何情况下永无变异之谓。但虚实则不然，当其与寒热交错互见时，而竟反其阴阳，故谓无常。即如虚而寒者，当然为阴，但虚而热者，反而为阳。实而热者，当然为阳，但实而寒者，反而为阴。以是则所谓阳证，可有或热，或实，或亦热亦实，或热而虚者；则所谓阴证，可有或寒，或虚，或亦虚亦寒，或寒而实者。此可以见表1。

表1　证之阴阳寒热虚实关系

阳证						阴证					
种类	阳	寒	热	虚	实	种类	阴	寒	热	虚	实
阳证	★					阴证	☆				
阳热证	★		★			阴寒证	☆	☆			
阳实证	★				★	阴虚证	☆			☆	
阳实热证	★		★		★	阴虚寒证	☆	☆		☆	
阳虚热证	★		★	★		阴实寒证	☆	☆			☆

2. 六经来自八纲

前已所述，仲景书原是三阳三阴六证，王叔和、成无己注释为医经之三阳三阴六经。六经指太阳、阳明、少阳的三阳和少阴、太阴、厥阴的三阴而言，《伤寒论》以六经病分篇，其虽称之为病，其实即是证，而且是来自八纲。

以上关于八纲所述，表、里、半表半里三者，均属病位的反应。而所谓阴、阳、寒、热、虚、实六者，均属病性的反应。临床实践说明，病性必反应于病位，而病位亦必因有病性的反应而得以反应，故无病性则亦无病位，无病位则亦无病性。因此，所谓表、里、半表半里等证，同时都必伴有或阴，或阳，或寒，或热，或虚，或实的为证反应。同理则所谓阴、阳、寒、热、虚、实等证，同时亦都必伴有或表，或里，或半表半里的为证反应。由于寒、热、虚、实从属于阴阳，故在每一病位上，均当有阴阳两类不同的为证反应，这样三个病位两种病性，故临床见证为六类，亦即所谓六经者是也，其相互关系可见表2。

表 2　病位、病性与六经

八纲		六经
病位	病性	
表	阳	太阳病
里	阳	阳明病
半表半里	阳	少阳病
里	阴	太阴病
表	阴	少阴病
半表半里	阴	厥阴病

中医的发展原是先针灸而后汤液，以经络名病习惯已久，《伤寒论》沿用以分篇，本不足怪。全书始终贯穿着八纲辨证精神，大旨可见。惜自王叔和成无己等注释仲景书后，大多注家执定经络名称不放，附会《内经》诸说，故始终弄不清辨证施治的规律体系，更谈不到透视其精神实质了。其实六经即是八纲，经络名称本来可废，不过本著是通过仲景书的阐明，为便于读者对照研究，因并存之。《伤寒论》对于六经各有概括的提纲，今照录原文，并略加注语如下。

太阳之为病，脉浮，头项强痛而恶寒。

注解：经方太阳病的实质，是八纲概念，即症状反应于表的阳性证，简称为表阳证。意是说，太阳病是以脉浮、头项强痛而恶寒等一系列证候为特征的，即是说，无论什么病，若见这一特征者，即可确断为太阳病证，便不会错误的。

阳明之为病，胃家实是也。

注解：阳明病，八纲概念是症状反应于里的阳性证，简称为里阳证。胃家实，谓病邪充实于胃肠之里。

注意，胃家实，非专指大便干硬，是指热实于里的阳证，有实热结和热结不实之分。

阳明外证云何？答曰：身热汗自出，不恶寒，反恶热也。

注解：胃家实，为阳明病的腹证，此外还有阳明病的外证，可供我们诊断。身热、汗自出、不恶寒、反恶热这一类症状反应即其外证，凡病见此外证者，亦可确断为阳明病。

少阳之为病，口苦，咽干，目眩也。

注解：少阳病，在八纲概念是症状反应于半表半里病位的阳性证，简称半表半里阳证。意是说，少阳病是以口苦、咽干、目眩等一系列证候为特征的，凡病见此特征者，即可确断为少阳病。

太阴之为病，腹满而吐，食不下，自利益甚，时腹自痛，若下之，必胸下结硬。

注解：太阴病，八纲概念是症状反应于里的阴性证，简称为里阴证。意是说，太阴病是以腹满而吐、食不下、自利益甚、时腹自痛等一系列证候为特征的，凡病见与此相类的里阴证者，即可确断为太阴病。太阴病的腹满为虚满，与阳明病胃家实的实满大异，若误以实满而下之，则必益其虚，将致胸下结硬之变。

少阴之为病，脉微细，但欲寐也。

注解：少阴病，八纲概念是症状反应于表的阴性证，简称为表阴证，这是对照太阳病说的。意即是说，若症状反应在表，而脉见微细，并其人但欲寐者，即可确断为少阴病。

厥阴之为病，消渴，气上撞心，心中疼热，饥而不欲食，食则吐蛔，下之利不止。

注解：厥阴病，八纲概念是症状反应于半表半里的阴性证，简称为半表半里阴证。提纲举例"消渴、气上撞心、心中疼热、饥而不欲食、食则吐蛔"这些症状反应，是说厥阴病主要特征是：半表半里，上热下寒，而且还见虚实夹杂，凡病见这一特征者，即可确断为厥阴病。半表半里证不可下，尤其阴证，更当严禁，若不慎而误下之，则必致合并太阴，呈下利不止之祸。

以上只是说明一下大意，至于详解，均见于后续各篇中，故此处从略。

第一章

太阳病（表阳证）与方证

仲景在《伤寒论》写明了六经判断提纲，如以八纲解释，则显得简明扼要。不过，提纲的"之为病"过于概括，如不结合方证分析，亦难于理解其实质。今把六经提纲及方证同列，相互印证，使六经概念清楚，方证易于理解和应用。

第一节 《伤寒论》太阳病篇内容提要

《伤寒论》以六经分篇，但太阳篇的条文最多，故又分上、中、下三篇。

上篇：前 11 条，可视为太阳病的总论。太阳病即是表阳证，脉浮、头项强痛而恶寒为此证最正确的特征概括。太阳病又可分为中风和伤寒两种类型，它们的区别，以自汗和无汗为主要鉴别点，是论其证，不是论其因。中风由于自汗出，脉内水分被夺，阳气虚、津液虚，故脉按之浮缓或浮弱；伤寒为无汗，脉内津血充实，阳气重、津液盛，故脉按之浮紧。此外，另有一种形似太阳病的温病，不过太阳病热在表，虽发热而必恶寒；温病以热盛于里，故不恶寒，但发热而且渴，亦易区分。急性病初作，大都出现表证，表证有阴阳二类，太阳病即表阳证，少阴病即表阴证。最明显的鉴别法，为发热恶寒和无热恶寒，即论中第 7 条所谓"病有发热恶寒者，发于阳也，无热恶寒者，发于阴也"。此均关于辨证的重要事项，学者应熟记。

上篇的后 19 条，主述桂枝汤的应用，如前所述。中风、伤寒为太阳病的两大类型，桂枝汤即太阳中风证的主方，"太阳病，发热，汗出、恶风、脉缓者"即其主要的适应证，它与麻黄汤虽同是太阳病的发汗方剂，但其作用大不相同。麻黄汤宜于无汗的表实证，其作用在于发表；桂枝汤宜于自汗出的表虚证，其作用在于解肌。桂枝汤虽是解表、解热剂，但所谓热是表热，而非里热。若里热者，切不可与之，故酒客病则不宜与服桂枝汤。

此外，又提出加减和合方数则，不外乎是为了示人随证用方用药的法则。至于白虎加人参汤、甘草干姜汤、芍药甘草汤、调胃承气汤、四逆汤等，都不是表证用方。桂枝加附子汤、桂枝去芍药加附子汤，虽是桂枝汤的加减方，但治属少阴，亦非太阳病的发汗法剂，均出于应急而制变的临时手段，不要都看作是太阳病的治剂。

经方辨证主要依据症状反应，但辨方证时要重视病因辨证，故太阳病篇提到，表证若小便不利，内有停水者（太阳太阴合病的外邪里饮），若不兼利小便以逐水，则表必不解。若小便数者，更不可发汗，此于治疗颇关重要，以后为例很多，学者不可等闲视之。

中篇：自第 31 条起，首先出示太阳病无汗即伤寒这一类型的发汗剂，有葛根汤、麻黄汤、大青龙汤、小青龙汤等，它们均是以麻黄为主药的方剂，而宜于太阳病无汗的表实证，但各有其固定的适应证。若用得其反，不但无益，而且有害，故必须细心对照并加以体会，要使心中有数才好。随后又详就桂枝汤和麻黄汤分述其不同应用。桂枝主表虚，麻黄主表实，其虚实的本质究竟是什么，亦必须通过它们的证和治，才能得到答案。

中间大段泛论汗、吐、下，用之不当，均足使亡血、亡津液，其结果可致为病变化多端，并相应地提出救治之方。若干姜附子汤、桂枝加芍药生姜各一两人参三两新加汤、麻杏石甘汤、桂枝甘草汤、茯苓桂枝甘草大枣汤、厚朴生姜半夏甘草人参汤、苓桂术甘汤、芍药甘草附子汤、茯苓四逆汤、调胃承气汤、五苓散、茯苓甘草汤、栀子豉汤、真武汤等均属之。以上诸方，虽则是为救误而出，但中医讲求辨证论治，我们要通过条文，透视其适应证。凡有是证，即可用之，不必限于或汗或下的误治后也。

另又论述小柴胡汤及其加减方证，此本属于少阳病，为了阐明正邪交争这一病理关系，藉病传少阳的过程来讲，显得分外生动，易于理解。

桃核承气汤本应列于阳明病篇，但瘀血证的发作常出于太阳病期间，应急制变，因亦提出在前。

以火劫汗，为太阳病所最忌，无论中风和伤寒，均当禁用。被火变证亦多，并亦出示救治用方数则，如桂枝去芍药加蜀漆牡蛎龙骨救逆汤、桂枝加桂汤、桂枝甘草龙骨牡蛎汤等，不过此和诸方一样，亦不要视作被火救误的专方。

最后又出治瘀血证的抵当汤、抵当丸，宜与桃核承气汤条前后互参，以探索其不同的应用证候。里有瘀血或停水均可致表热不除，二者均有少腹硬满，常以小便的利否辨之，这对于治疗颇关重要。至于发汗禁忌诸条，均极重要，更须一一记熟。

下篇：重点论述有关结胸、脏结、痞证等病的脉证并治。不过脏结只言其难治或死，而无治疗方药，是否即指的癌、瘤等一类病，还有待日后考证。至于结胸，因有大小、寒实等证候的不同，而治方亦分大陷胸汤、小陷胸汤和桔梗白散的各异。十枣汤本主治悬饮，以其证和治均有似大陷胸汤、大陷胸丸，故特于此提出。

痞证比较复杂多变，有虚有实，既有误下热陷所致的大黄黄连泻心汤证，复有半陷于阴的附子泻心汤证，亦有由水逆所致者，如五苓散证，而更多见于胃虚邪乘所致者，半夏泻心汤证、生姜泻心汤证、甘草泻心汤证、旋覆代赭汤证、黄连汤证等均属之。黄芩汤虽主热利而腹痛，但亦有心下痞；桂枝人参汤虽主表里不解的协热利，但亦见心下痞硬，故亦可纳入痞证的一类。

此外对于热入血室、风湿相搏，亦均有较详的说明。前者多属柴胡证，若血结经断，并须祛瘀；后者多属少阴，白术、附子为治痹痛的要药，桂枝附子汤、桂枝附子汤去桂加术汤、甘草附子汤均属随证示范的治剂。前后还穿插有文蛤汤、大柴胡汤、小柴胡汤、柴胡桂枝汤、柴胡桂枝干姜汤、麻杏石甘汤、赤石脂禹余粮汤、瓜蒂散、白虎汤、炙甘草汤等证治，大都属于救误应变的手段，无须一一重叙。

太阳病证治扼要解读：由太阳病篇条文的论述和通过临床的证明，则所谓太阳病者，不是什么个别的病，而是各种疾病中常见的一般的证。它经常以脉浮、头项强痛而恶寒等一系列的症状反映出来，因即据为辨认它的特征。由于它是表阳证，治宜发汗以解表，吐、下、火劫之均当严禁。

自汗出（指中风型）和不汗出（指伤寒型）为极易区分的两种类型，两者虽均须发汗，但前者必须用桂枝汤法，而后者必须用麻黄汤法，并随证候的出入变化，而行药味的加减化裁，以是则有桂枝汤类和麻黄汤类两大类别的发汗方剂。见于本篇者，则桂枝汤类计有桂枝汤、桂枝加葛根汤、桂枝加附子汤、桂枝去芍药汤、桂枝去芍药加附子汤、桂枝去桂加茯苓白术汤、桂枝加厚朴杏子汤、桂枝加芍药生姜各一两人参三两新加汤、桂枝甘草汤、小建中汤、桂枝加桂汤、桂枝去芍药加蜀漆龙骨牡蛎汤、桂枝甘草龙骨牡蛎汤、桂枝人参汤、桂枝附子汤、甘草附子汤等十六方；则麻黄汤类，计有麻黄汤、葛根汤、葛根加半夏汤、大青龙汤、小青龙汤、麻黄杏仁甘草石膏汤、文蛤汤等七方。另有桂枝麻黄合方，计桂枝麻黄各半汤、桂枝二麻黄一汤、桂枝二越婢一汤等三方。以上共二十六方，但其中桂枝加附子汤、桂枝去芍药加附子汤、桂枝附子汤、甘草附子汤四者均属少阴病的治剂。小建中汤和桂枝人参汤，均用于表里合病，亦非专于解表的太阳病治剂。除此六方，则有关太阳病的发汗剂亦只十九首，即是说有关此十九方的证治均属于太阳病，此外大都属于救误应变之治，而不属于太阳病也。

麻黄汤用于发表，桂枝汤本为解肌，故前者宜于表实，而后者宜于表虚。若麻黄汤发汗后，表不解，不可再用麻黄汤，而宜易以桂枝汤。但桂枝汤发汗后，表不解，仍宜再与桂枝汤，而不得易以麻黄汤。下之后表不解，亦宜桂枝汤，而不宜麻黄汤。此外，表里合病，若里实须攻者，必须先解表而后攻里。若里虚须补者，必须先救里而后治表。但太阳少阳合病，或少阳阳明合病，均当治从少阳，汗下俱属逆治，此皆用药定法，不可不知。

小便不利，水停于里者（实是太阳太阴合病），若不利小便，则表不解；若强发其汗，激动里水则病变百出；若里有水饮者，亦须于发汗药中兼逐水饮，表乃得解，治太阳病须注意于此。

素有瘀血潜伏于体内，一旦外感，往往诱发其人如狂的瘀血证，桃核承气汤、抵当汤、抵当丸皆为治此证的要方。妇人因月经关系，外感时行，经常有热入血室之变，均非太阳病，但常于太阳病时见之，因此一并提出，详加论述。

结胸、心下痞亦均与太阳病无关，多因太阳病误下所致，故亦详述其证治，但证不是太阳证，方亦不是治太阳证方。

柴胡诸方本属少阳病的治剂，以太阳少阳合病和并病治从少阳，故于太阳病篇论述较详，不可误为太阳病而有柴胡证也。

风湿相搏，病本属表，但所出证治尽属少阴，盖太阳与少阴病位皆在表，只是阴阳属性不同，治阳即须知阴，前之桂枝加附子汤、桂枝去芍药加附子汤亦皆治属少阴，前后用意同。

总之，仲景以六经名篇，只是分论六种类型的证，而不是六经发出来的病。诸家多误于六经名称，乃以为太阳病篇都是论述太阳经所发的病，实属大错。

第二节　怎样判定太阳病

基于胡希恕先生的研究，我们把判断太阳病的主要内容归纳如下。

主提纲：即《伤寒论》第 1 条（赵开美本，以下同）：太阳之为病，脉浮，头项强痛而恶寒。

这是判定太阳病的主要提纲，是说太阳病不是指的一种个别的病，而是指以脉浮、头项强痛而恶寒为特征的一般常见的证。

胡希恕注：太阳病即是表阳证，它经常以脉浮、头项强痛而恶寒等一系列症状反映出来，故无论什么病，若见其脉浮、头项强痛而恶寒者，即可确断为太阳病，便不会错误的。

后世称本条为太阳病提纲证，即太阳病的纲领，其概括了太阳病的特征，凡是太阳病，必须有这样的特征。太阳病不是一个类似现代"肝炎""肺炎"这样的具体的病，虽然叫作太阳病，却不是指一个具体的病说的，是说只要具有脉浮、头项强痛而恶寒这组症状的，都叫太阳病。平常见到的感冒、流感、伤寒、瘾疹等，一开始发作都有这种症状，具备这种特征就叫太阳病，按照太阳病的方法治疗，是不会错的。

脉浮，即脉向外浮出，就是浅在动脉充血，实际不是病后血液增加，而是身体的水分增加。尤其是头项部，充血更加厉害。"强"有两解，一种说法读 qiáng（二声），是板硬、强直之意；一种说法读 jiāng（一声），是僵硬的意思。仲景是河南南阳人，现在河南人形容身体某个部位僵硬不适时，还说某部位"强（jiāng）"，可见"强（jiāng）"确是河南方言。这种充血是上半身厉害，且越向上越厉害，大家都有体会，感冒时头部血管都会绷胀起来，说明浅在动脉都充血，上半身更为严重。恶寒是因体表有热，平时人体体表温度与外界气温是有一个相对稳定的差距的，所以人体能够适应。发热时体表温度升高，与外界气温的差距骤然加大，就会感觉外界空气寒冷，就会恶寒。人在出汗以前，血管要扩张，大量体液往外来，这时脉就会浮，而上体部面积较大，容易出汗，这样体液就被大量输送到上体，热就随着体液一起波动，使体表温度升高，人就会感到寒冷。通过描述可以看出，这是出汗前驱期的一种证候，要出汗而没能出汗，所以太阳病就是要出汗而未能达到汗出的病理现象。中医有一种传统说法非常正确，也非常重要，叫"正邪交争"。我们得病时，机体就会和疾病进行斗争，太阳病时，机体为解除疾病就要出汗。所以太阳病这个表证，正邪斗争的位置是在表。机体利用发汗的机能，把疾病排出于体外，假如排出去，疾病就好了。可是人自愈的能力是有限度的，往往达不到把疾病排出的程度，就出现了太阳病这种情况。假如人体没有卫外的这种机能的话，人是不能生存的，人体遇到外在刺激和内在刺激，都会起来斗争，这就是"正邪交争"。

按：血液充盈于浅在动脉，故脉应之浮，尤以上体部血液的充盈为更甚，故使头项强痛。邪热郁集于体表，增大了与外界气温的差距，故感风寒来袭的可憎。以是可见，则所谓太阳病，乃机体驱集大量体液于上半身广大的体表面，欲汗出而不得汗出的一种病理现象。

冯世纶解读：胡希恕先生以八纲解六经，即六经提纲是八纲概念，不是经络脏腑概念，这里实际提出了中医有两大医学体系。因提出太阳病为在表的阳实热证，简称为表阳证，这是解六经、解仲景书的关键，即理解太阳病，应记住太阳病主要特点：一是太阳病提纲，二是以八纲理解其实质——太阳病为在表的阳实热证，简称为表阳证。

值得注意的是，王叔和谓《伤寒论》六经即《素问·热论》的六经，其后成无己的《注解伤寒论》亦以经络、脏腑释六经，谓"《经》曰：尺寸俱浮者，太阳受病……太阳主表"。受其影响，后世遂不注重提纲的症状反应特点，而多以太阳经络病变附会，如张志聪等认为："太阳者，巨阳也，主气主表，属膀胱经。"由此形成了"《伤寒论》研究史上的误读传统（李心机语）"。

仲景书是张仲景整理汉前经方著作《汤液经法》而成，其书史书又称《论广汤液》，其时是否已有六经提纲？六经提纲何时出现？值得探讨。由《汉书·艺文志》的记载看，对经方的论述，只有八纲，而无六经理念。《伤寒论》出现了六经理论，体现了经方医学的发展规律，即在远古时代以八纲为理论，积累了单方药方证经验，到秦汉时积累了丰富的复方方证经验，这促使了理论的升华，即由八纲上升到六经（证）辨证，提纲亦即规律的总结。

必须注意，解读提纲，不能受"六经只限于伤寒"观点的影响，提纲不仅是急性病、外感病辨证提纲，也是慢性病、内伤病等各种常见病的辨证提纲。即是说无论什么病，若有脉浮、头项强痛而恶寒等一系列症状者，即称太阳病。提纲高度概括而准确。提纲在现代更有重大意义，人们往往以"相当于西医什么病"的思维去思考，而这里强调了不是指具体的病，既不是西医的什么病，也不是中医的个别的病，而是独特的经方方证的概念。

根据杨绍伊的考证，六经名在汉前的《汤液经法》已出现，但无"某某之为病"的内容，张仲景在世时也未出现，可能是其弟子加入的。《伤寒论》有的版本如《金匮玉函经》还保留了可汗不可汗、可吐不可吐、可下不可下篇，是在说明，六经是古人以八纲指导，用方证治病，通过长期实践，不断总结经验而产生的纲领性概念、理论。

辅助提纲：有四条。

（1）第 7 条：病有发热恶寒者，发于阳也；无热恶寒者，发于阴也。发于阳，七日愈；发于阴，六日愈。以阳数七、阴数六故也。

胡希恕注：病始在表，若发热恶寒者，为太阳病，故为发于阳也；若无热恶寒者，为少阴病，故为发于阴也。发于阳者，七日愈，发于阴者，六日愈，皆约略之词，不定准确。至于"阳数七，阴数六"，乃附会水火的成数，更属无稽的玄说，不可信。

冯世纶解读：经方的六经证是辨证的提纲，不是具体的一个病，而是反映疾病症状的病位、病性特点的证。如太阳病，不是指具体的病，是指各种病在患病过程中出现的在表的阳证，即表阳证。这种在表的阳证，由于正邪相争随时在变化、传变，传变与否主要依据症状，如《伤寒论》第5条的"二三日"，论中有许多"五六日""八九日""十三日"等，皆是不定之词，本条提出的"七日愈""六日愈"，显系不明经方六经实质的后人所加。

经方在漫长的发展过程中，我们的祖辈通过长期临床观察，总结出表证有阴阳之分，每一个病位皆有阴阳两类证，表证亦分阴阳两类证，即表证有发热恶寒者，此为病位在表的表阳证，即太阳病；若表证呈现不发热而恶寒者，此为病位在表的表阴证，即少阴病，此是判断太阳病和少阴病的关键。

（2）第2条：太阳病，发热，汗出，恶风，脉缓者，名为中风。

胡希恕注： 成无己曰："恶寒者，啬啬然憎寒也，虽不当风，而自然寒矣；其恶风者，见风之至则恶，若得居于密室之内，帏帐之中，则坦然自舒也。"此解可从。大意是说，上述的太阳病，若同时更见发热、汗出、恶风、脉不紧而缓者，则名之为中风证。

太阳病，就是指上条提到的"脉浮，头项强痛而恶寒"，这时又有发热汗出。这种汗出不是大汗出，为潮乎乎地出汗，汗并不太多，没有臭味。不但恶寒，而且恶风，恶风甚于恶寒。缓脉与紧脉相对，比如香烟，裹得很紧，手上界限分明，感觉很清楚，若是将烟丝倒出一点，按之不再饱满硬实，就像缓脉。脉缓即是因为出汗后，水分丧失一部分，下条所讲伤寒，因为一点儿汗也不出，水分没有丧失，所以脉紧。太阳病中，"发热，汗出，恶风，脉缓"这类的证候叫作中风。"中"就是用箭射中的意思。中者，中于内也，言其邪深也，这个邪，就是病邪，表邪所在的部位比伤寒要深。古人有句话叫"邪之所凑，其气必虚"，由于外表出汗，皮肤疏松，所以病邪可以趁虚而入，向内侵入，到达了肌肉这一层，故曰"桂枝本为解肌"，就不叫发表了。中风证，病邪不在表皮这一层，而在肌肉这一层，"中"字的应用是很有道理的，但是关于"风邪"的说法，现在就不恰当了。恶风是当然的，身上发热又有汗，一遇风是肯定要恶风的，以洗澡为例，洗过热水澡，汗出后，必然怕风，非披衣不可。由于恶风，古人说它是"风邪"，是拿一种现象当作本质，这是不对的，但是中风和伤寒的命名在辨证施治上有着重要意义。

冯世纶解读： 经方中风、伤寒的概念、定义是症状反应所属，不是医经的病因所属。章太炎明确指出："伤寒、中风、温病诸名，以恶寒、恶风、恶热命之，此论其证，非论其因，是仲景所守也。"这里的中风判定，不是根据受邪的不同，而是据人体患病后所出现的症状。而成无己及后世的张志聪等用外邪的性质为病机推理附会，认为"风，阳也。寒，阴也。风则伤卫，发热、汗出、恶风者，卫中风。"这种解释远离了经方理论。

读本条要联系上一条和下一条理解，即上一条提纲有脉浮，本条中风为太阳病，脉亦自然见浮。故本条的脉缓，当理解为脉浮缓；同理伤寒的脉阴阳俱紧，实质是脉浮紧。

本条中风有汗出、恶风、脉缓，脉缓是因汗出后津液虚，脉充盈较差，可知第 3 条的"脉阴阳俱紧者"是无汗出。

太阳病又分中风和伤寒，太阳病若同时更见有发热汗出、恶风而脉按之缓弱者，则名之为中风。请特别注意，经方辨证是根据症状反应，王叔和、成无己等以《内经》释《伤寒》的主要错误是以病因辨证，即认为中风是中于风。

（3）第 3 条：太阳病，或已发热，或未发热，必恶寒，体痛，呕逆，脉阴阳俱紧者，名为伤寒。

胡希恕注：太阳病，迟早必发热。无论其或已发热，或还未发热，但必恶寒。此外，若复见有身体痛、呕逆，按其脉寸关尺三部俱紧的，便可命名为伤寒证。

太阳病为表阳证，是迟早要发热的，不过开始得病的时候，或已发热，或未发热，必恶寒，一定是怕冷的，所以恶寒是表证的一个特征。而且不汗出的怕冷（麻黄汤证）要比出汗的怕冷（桂枝汤证）严重得多，大青龙汤证怕冷就更厉害。一点不出汗，人体的气息不得旁达，俱向上撞，故而呕逆。中风的桂枝汤证也不是不往上撞、身体不疼，其亦有干呕、身上疼，但是没有伤寒证严重。伤寒证全身的血管都充血疼痛，就不光是头项疼了。这就是有汗无汗的区别，有汗的脉缓，无汗的脉紧。这个阴阳俱紧，就是上下脉都紧，界限分明。这一类的太阳病，就叫作伤寒证。古人因为这类太阳病必恶寒，恶寒明显，故称"伤寒"，这个命名是很有味道的。"伤者，伤于外也"，就是皮表不开，汗不得出，只要一汗出，病就好了，病邪比较浅，故名"伤寒"。

《伤寒论》第 1 条讲述太阳病的提纲，也就是概的特征，在这种太阳病里再细分，有两种，一种太阳中风，一种太阳伤寒。主要的差别，一个是汗出，一个是无汗，由于汗出、无汗，产生的证候就不同了。

按：中风与伤寒为太阳病的两大类型，前者由于汗出，则敏于恶风，因名之为中风；后者因无汗则不恶风，或少恶风，但重于恶寒，因名之为伤寒。曰风，曰寒，即风邪、寒邪之意，此亦古人以现象当本质的误解。不过对于风曰"中"，对于寒曰"伤"，实有深意。盖上述的太阳病，本机体欲以发汗的机制自体表以解除疾病，但往往限于自然的良能，或虽得汗出，病邪反乘汗出之虚，深踞于肌腠之内。中者，中于内，名为"中风"者，暗示在表的邪较深也。或不得汗出，病邪郁集于肤表，只是不得其汗而去。伤者，伤于外，名为"伤寒"者，暗示在表的邪浅也。中风、伤寒均是证名，不要以为中风即真的中于风，伤寒即真的伤于寒，尤其风伤卫，寒伤荣，更是无稽谬说，不可信。

冯世纶解读：胡希恕先生以"中"和"伤"做了精彩说明，显然与后世用医经的病因解释中风、伤寒有根本不同。这里特别强调一下，《伤寒论》前3条是读《伤寒论》的入门功夫，厘清误读传统的关键亦主要在这3条，即如以医经的病因学说理解这三条，就不能正确理解《伤寒论》的主要内容。

这里要仔细读胡老的按语，后世所以多认为"中风是中于风""伤寒是伤于寒"，是受王叔和、成无己以《内经》注解影响："风则伤卫，寒则伤营"，由"风为阳，寒为阴"，推理为"中风中于表，伤寒伤于里"；甚者，认为"中风为表证，伤寒为里证"。这种不顾临床实际，强引《内经》附会其说的注解，完全脱离仲景原义，把后世读仲景书引入歧途。

风和寒往往同时犯人，临证如何单独区分？不论何种外邪侵犯人体后，正邪相争出现的症状，皆可表现为中风，或表现为伤寒，这才是临床实际。故胡希恕先生对中风、伤寒的注解，强调以症状反应，不是依据受的哪种邪气，这才真实反映了《伤寒论》原旨。第2条、第3条便体现了这一重要法则。这一认识，来自对仲景书原文的潜心研读，来自对经方理论体系的系统理解，不但是理解中风、伤寒的关键，也是理解太阳病的关键，更是理解六经实质的关键。

应当特别注意：经方、仲景书的伤寒概念即本条所示，全书皆本之此概念，并无"广义伤寒""狭义伤寒"之分。"广义伤寒"概念的出现，是因王叔和把仲景书定名《伤寒论》后，遂以《难经》"伤寒有五"释伤寒造成的，是"家乘中不系祖祢而谱牒东邻"的结果。

（4）第6条：**太阳病，发热而渴，不恶寒者，为温病。若发汗已，身灼热者，名风温。**

胡希恕注：这个病也是头项强痛，也是脉浮，很像太阳病，但是主要症状是渴，是一个里热为主的证，而无恶寒症状。恶寒的消失可参见巴甫洛夫条件反射实验：用电线强烈刺激饥饿的狗，之后给予食物，开始狗很痛苦，经过一段时间，形成条件反射后，狗对食物的渴望大大超出了刺激身体的反应，机体对电刺激的感觉即被抑制。阳明病的里热对大脑刺激非常大，所以阳明病可以见到谵语、说胡话，里热刺激过于亢奋时，恶寒就被抑制了，所以不恶寒反恶热。"发热而渴，不恶寒者，为温病"是个里热证。上文有"名为中风""名曰伤寒"，这节"为温病"，是相对于太阳病而言的，而不是太阳病中的证，是另一种病，即是温病。发汗后，身灼热，身上干热难耐如被火烤，名曰风温，就从温病变为风温。"风温"的命名，就是根据太阳中风的证候而来，均有发热、汗出，是类似中风的一种温病。风温为病，脉阴阳俱浮，浮既主表，又主热，在这里就是主热。自汗出和中风证的汗出不透、病邪未解不同，阳明病时就会讲到身灼热而自汗出，汗是由里往外蒸腾。

按：中风、伤寒均属太阳病的一种证，故论中不称之为病，今以"温"名之为病，显示与太阳病无关。热在表则发热恶寒，热在里则发热不恶寒，热在半表半里则往来寒热，此为辨热在表、在里、在半表半里最确切的鉴别法。温病发热不恶寒，故知其热在里，而渴更属热盛伤津之征，所以不可发汗。

冯世纶解读：以上是胡老讲义、笔记内容，当讲解太阳病有恶寒、阳明病不恶寒时，胡老常引用巴甫洛夫学说做精彩说明，在正确对待中西医结合上做出了典范。本条明示了太阳病、温病、风温概念，这样仲景书对伤寒、中风、温病、风温都已说明，并强调了其治疗原则。也就是说，《伤寒论》已具体论述了温病的证治。认为"《伤寒论》是'专论治伤寒，不论治温病'"的说法显然是错误的，这是因为未真正读懂《伤寒论》。

要读懂《伤寒论》，必先明确它是经方辨证理论体系，是从症状反应、论其证上判定伤寒和温病，并不是论其因，说伤寒是伤于寒，温病是伤于温（热）。王叔和、成无己以《内经》注《伤寒》，是造成误读《伤寒论》的主要原因。

由以上论述可知，太阳病的定义、概念即是提纲所述，即主要由第1条"脉浮，头项强痛而恶寒"的特征来判定，并由第2、3、6、7条做辅助判定。

其主要概念是：所谓的太阳病，指的是在表的阳实热证，即人体患病后，机体反映出的症状特点为病位在表，其病情为阳热实性一类的证（中风、伤寒），而不是经络脏腑概念。

记忆太阳病：一是症状反应以太阳病提纲为特征，二是症状反应于病位为在表的阳证。

第三节　太阳病治则

以上所述，已知太阳病为在表的阳热实证，治需以发表剂，使人体达成发汗的机转，把病邪祛除到体外，是最为理想的原因疗法。中医经方家积累了长久的经验，确实掌握了这一治则，其疗效历经考验。纵观仲景治疗太阳病所用方药，多以辛温发汗解热。又太阳病又分中风和伤寒两类证，故治疗时中风证以桂枝汤辛甘温中、健胃生津液调和营卫、解表解热为主；治疗伤寒证以麻黄汤辛温发汗、解表解热为主，并以此两方加减，在《伤寒论》形成了桂枝类、麻黄类两大系列方证，此为《伤寒论》书重要组成部分。

又因痰饮、水湿、瘀血、精气、津液等影响，则临床还常见相应不同的太阳病的合并证。又由疾病的传变，还常见太阳与少阳、阳明等合病、并病。因此，在论述太阳病治疗时，又详述了太阳夹饮、太阳夹血、太阳夹湿、太阳少阳合病、太阳阳明合病、太阳太阴合病等方证。因此，不论何种版本，太阳病篇出现的方证最多。

这里要特别注意的是，张仲景在论述太阳病证治时，特别强调了与温病的鉴别和治疗，惜后世以《内经》释《伤寒论》，不解六经原旨，尤其不解仲景治疗温病方证，因此误认为《伤寒论》专治伤寒，不能治温病。原张仲景把治温病方证散在于六经各篇中，为了便于理解，本书把温病方证集中于阳明病篇讨论。详见"阳明病篇"。

太阳病治疗原则是发汗解表，但论中屡有告诫：不可大发汗，尤其忌用火迫汗；病在表不可下；合并里饮不可单发汗；并强调了发汗的注意事项，须仔细读原文、解读各方证自明。

第四节　太阳病常见方证

一、桂枝汤类方证

1. 桂枝汤方证

桂枝汤方：桂枝（去皮）三两，芍药三两，甘草（炙）二两，生姜（切）三两，大枣（擘）十二枚。

上五味，咬咀，以水七升，微火煮取三升，去滓，适寒温，服一升。服已须臾，啜热稀粥一升余，以助药力，温覆令一时许，遍身漐漐，微似有汗者益佳；不可令如水流漓，病必不除。若一服汗出病差，停后服，不必尽剂；若不汗，更服，依前法；又不汗，后服小促其间，半日许令三服尽。若病重者，一日一夜服，周时观之，服一剂尽，病证犹在者，更作服；若汗不出，乃服至二三剂。禁生冷、黏滑、肉面、五辛、酒酪、臭恶等物。

胡希恕按：《医宗金鉴》曰："桂枝汤，桂枝下有'去皮'二字，夫桂枝气味辛甘，全在于皮，若去皮，是枯木矣，如何有解肌发汗之功？宜删此二字。"此说是也，故去之，后仿此。

冯世纶解读：后世注家皆认为是去皮外之粗皮，宜从后世注家。

注：方剂组成中的剂量单位及煎服法皆遵用原版，用黑体字，以示遵仲景原著，而书中所举病例、用药皆用现代重量单位，以下同。

【方解】

胡希恕注：桂枝、生姜均属辛温发汗药，但桂枝降气冲，生姜治呕逆，可见二药均有下达之性，升发之力不强，虽合用之，不至大汗，并均有健胃作用，合于大枣、甘草纯甘之品，益胃气而滋津液。芍药味苦微寒，既用以制桂枝、生姜的辛散，又用以助大枣、甘草的滋津。尤其药后少食稀粥，更有益精却邪之妙。故本方者，既是发汗的解热药，又是安中养液药，即所谓"甘温除热"的良方也。

根据其煎服法，以水七升，从每服一升可以看出，古时升的容积比较小，只相当于现在的一茶杯。应注意，七升水为煎三服药所需。古人以烧柴之微火煎药，使药物成分缓慢析出而溶解于水中，现代使用煤气灶，其火势较猛，故可以稍多加些水。服一升就是喝一茶杯。尤其药后还要喝稀粥，喝粥的量要稍大于药量，以助药力。遍检全书，仅桂枝汤服法有言啜粥以补精气，又喝药又喝热粥，但仍需多盖棉被，可知发汗力不大。一时许，相当于现在的两个小时。"漐漐"就是微汗，遍身微汗出最佳。如果汗出如水流漓，则达不到治疗效果。配合方中甘温之药鼓舞胃气，正气与药力相合才足以祛邪，汗出而解。因汗出伤人津液，若一服药后，汗出病愈，就不要再继续吃了。假如第一服药后，未见汗出，就再继续服药。若病仍不解，则需缩短服药间隔，每两小时服药一次。如果病情较重，就要昼夜服药，24 小时进行观察。若一剂药（三升）服后，症状未完全消除，还需要再煎服用，可服至两三剂。少食稀粥，更有益精却邪之妙。所以本方，既是发汗解热汤剂，又是安中养液、调和营卫之方，也就是后来医家所谓的"甘温除热"的良方。

冯世纶解读："甘温除热"之热不是一段的热，而是胃气不振，津血有所伤，致使营卫不和之热。有关汗出身热的机理，胡希恕先生引《素问·评热病论》加以说明："有病温者，汗出辄复热而脉躁疾，不为汗衰，狂言不能食，病名为何？岐伯曰：病名阴阳交，交者死也……人所以汗出者，皆生于谷，谷生于精。今邪气交争于骨肉，而得汗出者，是邪却而精胜也。精胜则当能食，而不复热。复热者，邪气也。汗者，精气也。今汗出而辄复热者，是邪胜也，不能食者，精无俾也。"这里是说，邪气与精气、正气交争于体表的骨肉间，原是人体欲借以发汗的机转而解除病邪，故一般说来能得汗出者，大都是病邪却而精气胜。因精气来自谷气，化生于胃，如果精气真胜，则其人当能食。邪气使人发热，如果邪气真却，则必不复热，若复热，为邪气还在。汗出，为精气外越；汗出身热，是邪气盛，精气虚，汗出为精气外溢，此时邪乘虚入于肌表。正气为阳，邪气为阴，正气与邪气交争于肌表，故称阴阳交。此时精气流于外，邪气入于里，则精气断绝而邪气独留，故不免于死。

桂枝汤证虽不完全同于《内经》所说的阴阳交之证，但陶弘景在《辅行诀脏腑用药法要》记载有"治天行病发热（传染病、瘟疫）"，其证与正邪相争于肌表之汗出身热的病机是相同的。桂枝汤的主要作用是甘温健胃，通过调和营卫使精气胜而表固，邪气不再入侵，故使汗止而热除，也即发汗止汗、甘温除热的道理。由桂枝汤方药组成可知，本方药力微薄平稳，既非大热之药，又非大汗之药，是一种养胃增液的发汗、止汗法，是祛邪不伤人的。有人认为桂枝辛温大热，在临床当用而畏用，认为桂枝"不可用于有热证的病例"，致使不能活用经方。清代的陈修园时期，南方人畏用桂枝，后陈氏大胆应用，疗效非凡，世人皆效仿之，桂枝用至 4～5 钱（今 12～15 克）之多，亦不再畏惧。

【参考处方】桂枝 10 克，白芍 10 克，炙甘草 6 克，生姜 15 克，大枣（擘）4 枚。

上 5 味，以冷水 600mL 浸泡 1 小时，煮沸后改小火再煎 15～20 分钟，取汤 150mL，温服，之后喝一碗热稀粥，并覆盖棉被而卧，觉身有微汗则去被，在室内活动或坐卧休息，注意避风保暖。证解，停后服。不解煎第二煎服。

冯世纶解读：汉代一剂药煎成后，多为服三分之一，近代多为一剂药煎二煎分服。折合现代剂量有大概标准，即古之一两，今为一钱或 3 克。书中桂枝三两，今用三钱，或 9 克，或 10 克，为约略之数，实际用量要结合临床。古代煎药用水，多以容积（合、升、斗）估算，煎得后，多是先服三分之一，之后据病情决定用药。故用药剂量与病情、服法紧密相关，书中有多处论述，宜注意。

桂枝汤方解是认识桂枝汤方证的起步，真正认识还要看以下诸多方证。

仲景书把治疗中风的桂枝汤方证首先列出，是因表证以桂枝汤方证最多见，因表里、半表半里合病以桂枝汤加减的方证更多见。由临床观察可知，桂枝汤方及其加减方，不但能治疗急性病，亦能治疗慢性病；不但能治疗外感病、传染病，亦能治疗内伤杂病。

【歌诀】桂枝汤方治中风，发热汗出又恶风，

芍姜草枣饮热粥，调和营卫建奇功。

【解读仲景原文】

《伤寒论》第 12 条：**太阳中风，阳浮而阴弱，阳浮者，热自发；阴弱者，汗自出。啬啬恶寒，淅淅恶风，翕翕发热，鼻鸣干呕者，桂枝汤主之。**

胡希恕注：仲景论脉，外为阳，内为阴，阳浮而阴弱者，是说脉有浮于外而弱于内的形象，也就是轻取为浮，重按为弱。"阳浮者，热自发"，是说阳浮的脉，为发热的反应；"阴弱者，汗自出"，是说阴弱的脉，为汗出的反应；"啬啬恶寒"是说恶寒有缩缩之形；"淅淅恶风"是说恶风有洒洒之状；"翕翕发热"是说热郁于表，有合而不开之情；"鼻鸣干呕者"是说表不解，有气上冲之机。这是典型的太阳中风证，为桂枝汤的适应证，故可用桂枝汤主治。

冯世纶解读：这里要注意：桂枝汤源自《汤液经法》中的小阳旦汤，原仅有适应证，没有"太阳中风"概念，是张仲景方以类聚，产生了六经概念。

如前所述，太阳病本是机体欲借发汗的机转，自体表以解除病邪的一种反应，也就是《内经》所谓的邪气交争于骨肉。邪指病邪，气指精气（即津液），今得汗出，理应表解不复发热，而反复发热表不解者，是由于精气虚，不足以胜邪，故用甘温滋液的桂枝汤，发汗以解肌解热。

《伤寒论》第13条：太阳病，头痛、发热、汗出、恶风，桂枝汤主之。

胡希恕注： 凡属太阳病，只若见其头痛、发热、汗出、恶风者，即宜桂枝汤主之，不要以为它是中风的专用方，自在言外。

按： 中医讲辨证施治，只若方证适应，用之即验，不必管它是什么病也。

冯世纶解读： 在这里，胡希恕老师强调：不能以为桂枝汤是中风专用方，要细心体会，同样不能以为麻黄汤是伤寒专用方。提示：经方治病，重在辨方证，而不在辨病。因此有关桂枝汤方证的论述就有22条（包括《金匮要略》1条）之多，由桂枝汤加减的方证就更多了，以下集中论述桂枝汤和其加减方证。

按： 头痛、发热、汗出、恶风是桂枝汤正证，这类证在临床常见。如验案：谢某，女，51岁，2004年9月26日初诊。雨淋后，发热，恶寒，体温38.6℃，头剧痛，全身酸胀、疼痛，鼻流清涕。经西药治疗一周后，仍低热，体温37.5℃，且汗出恶风，动则汗出明显，头隐隐作痛，鼻流清涕，遇风寒加重，舌苔白，脉浮弱。

西医诊断为"上呼吸道感染"，中医辨证为"太阳表虚中风证"。与桂枝汤：桂枝9克，白芍9克，生姜9克，大枣4枚，炙甘草6克。结果：服1剂药后，体温降至正常。又继服两剂，症已。凡病（不论急性病、慢性病，还是传染病）见此证者，即可用桂枝汤主治，无不效验。

《伤寒论》第15条：太阳病，下之后，其气上冲者，可与桂枝汤，方用前法，若不上冲者，不可与之。

胡希恕注： 太阳病为在表，宜汗不宜下。误下后，其气上冲者，说明未因误下而邪内陷，病还在表，故可与桂枝汤，如前食稀粥覆取微汗法以解表。若气不上冲者，则已成误下的坏病，已无表证的存在，当然不得再与桂枝汤以解表了。

按： 古人于长期临床的实践中，得知气上冲为下后表未罢的应征，依此而用本方当可无误。不过为了探讨其所以然之理，仍有加以说明的必要。太阳病，原是机体欲以发汗的机转，自上半身广大的体表面，以解除疾病。此时自里以下之，正给机体机制以相反的打击，若机体的机能较弱，便不能保持原来的抗病机制，则病当去表而内陷；若机体的机能旺盛，反而振奋地与此逆治以回击，坚持了原来的抗病机制，气上冲即此振奋回击的一种反应。由于下伤中气，损津液，虽病还在表，也不宜用麻黄汤，而宜用桂枝汤。

冯世纶解读：胡希恕老师强调桂枝降冲逆体悟于此，标明桂枝汤有调和营卫、益气解表作用外，还有降冲逆的特能。

《伤寒论》第 16 条：太阳病三日，已发汗，若吐、若下、若温针，仍不解者，此为坏病，桂枝不中与之也。观其脉证，知犯何逆，随证治之。

胡希恕注：太阳病三天，已经发过汗，但病未解，医不详查所以不解之故，而又行或吐，或下，或温针等非法的治疗，故病仍不解，此为逆治的坏病，则不可与桂枝汤也，应观其脉证，详审其所犯那种逆治，而随当时的证候，予以适应的方药治之可矣。

按：随证治之，是辨证施治的大眼目，读者不要轻轻看过。

观其脉证之证，是指个别的症状言；随证治之证，指辨明的病证言，即是说综合脉证的观察分析，而辨明其陷于什么证，然后随证以适方治之。

冯世纶解读：随证治之，其实质是指辨方证。12 条首先提出太阳中风用桂枝汤主之，不是说凡是中风都用桂枝汤治疗，而是用于太阳中风，见脉阳浮而阴弱、热自发、汗自出、啬啬恶寒、淅淅恶风、翕翕发热、鼻鸣干呕者，若出现其他症状，要据其证用药，仲景书·太阳病篇所述桂枝加葛根汤及桂枝加附子汤、桂枝加厚朴杏子汤等即是其例。又表解向里或半表半里传变，无桂枝汤证后，再不能用桂枝汤治之，而要依据所现症状辨六经、辨方证，以适证治之，亦属随证治之。

《伤寒论》第 16 条（续）：桂枝本为解肌，若其人脉浮紧，发热、汗不出者，不可与之也。常须识此，勿令误也。

胡希恕注：桂枝汤本来是为解肌而设，与麻黄汤专用于发表者，大异其趣。若脉浮紧、发热、汗不出者，乃表实证，则宜用麻黄汤以发其表，慎不可用桂枝汤以解其肌。若误与桂枝汤，必致实实之祸，医者应常注意于此，慎勿误施也。

按：精气虚，力不足以胜邪，虽汗出，邪反乘汗出之虚，而深踞于肌腠之内。桂枝汤能促进胃气，加强精气，使盘踞肌腠之邪不得复留，乃得因汗而解。邪在肌，则肌不和，桂枝汤益气祛邪而使其复和，故谓桂枝本为解肌。若精气充盛，本足以胜邪，只以不得汗出，因致邪气相搏的表实证，宜麻黄汤发其表，则邪共汗出即治。若误与桂枝汤，再益其精气，必使实上加实，祸变立至，所谓"桂枝下咽，阳盛即毙"者是也。不过此所谓阳，是指精气，亦即津液，不要认为是阳热之阳。古人以气为阳，血为阴，津液属气分，故亦称为阳。桂枝汤本是解表解热剂，若发热即禁用桂枝汤，实成笑话。后世医书多有这样谬说，误人不浅，学者慎勿轻信。

冯世纶解读："桂枝下咽，阳盛即毙"，见于王叔和《伤寒例》，因其以病邪判定证的性质，治疗则以温热治寒，以寒凉治热，故认为桂枝汤是辛温之剂，用于治疗表寒，不能治疗表热。这种谬说，影响了后世，许多人不能正确认识桂枝汤证。

胡希恕老师巧妙地引用了这句话，来进一步说明桂枝汤的作用。其关键之点，是"阳"的概念，这是胡希恕老师首先提出的。经方、仲景书中的"阳"指精气、津液，是经方辨证理论体系的独有理念。这里通过麻黄汤证和桂枝汤证的证治，恰到好处地说明了这一特点。这就是，桂枝汤证因有汗出，则津液虚于体表，也称精气虚，此也即阳虚、阳气虚；麻黄汤证因无汗出，则津液充盛于体表，也称精气实，此也即阳盛，也称阳气盛。桂枝汤是温胃生津液、补精气者，若用于阳气盛的麻黄汤证，当然属实实之祸，恰为"桂枝下咽，阳盛即毙"者也。关于阳的概念，请参见27、29、30、46等条。

《伤寒论》第24条：太阳病，初服桂枝汤，反烦不解者，先刺风池、风府，却与桂枝汤则愈。

胡希恕注：桂枝汤证，不会烦的太厉害，服桂枝汤后，汗出身和而不烦。本条服用桂枝汤却有相反的症状出现，不但病情未愈，反烦不解，这种情况是不常见的。这不是桂枝汤的问题，而是邪盛气滞的结果，病邪在肌肉一层，病情偏实，故而药力受阻，此时针灸可以辅助治疗，先刺风池、风府，再与桂枝汤，即可痊愈。

按：初服桂枝汤，反烦不解者，有先刺风池、风府辅助的一法，这是病重药轻，针药并行的方法，不可不知。

《伤寒论》第25条：服桂枝汤，大汗出，脉洪大者，与桂枝汤，如前法；若形似疟，一日再发者，汗出必解，宜桂枝二麻黄一汤。

胡希恕注：脉洪大，当是脉浮。脉洪大为里热盛，如何可与桂枝汤？可能是"白虎加人参汤"条的"脉洪大"，错乱在此，宜改之。

服桂枝汤不得法，而致大汗出，病必不解；脉浮者，病仍在外，可再与桂枝汤如前法服之；若形似疟状，只一日两次发寒热，外邪已微，稍使汗出即解，宜用桂枝二麻黄一汤。

按：服桂枝汤后，表不解，仍宜桂枝汤，不可与麻黄汤，此为定法。但服桂枝汤后，脉浮无汗，其人形似疟，日再发者，乃桂枝汤与麻黄汤的合并证，故可与桂枝汤与麻黄汤的合方。由于桂枝汤证较多，麻黄汤证较少，因取桂枝二麻黄一法，此与前之各半汤均示人以合方之法，学者当细玩。

《伤寒论》第 42 条：太阳病，外证未解，脉浮弱者，当以汗解，宜桂枝汤。

胡希恕注：太阳病，外证未解者，谓太阳病服过发汗药而在表的外证还未解也。若脉浮弱，则宜桂枝汤汗以解之。

按：麻黄汤与桂枝汤，虽均属太阳病的发汗剂，但麻黄汤发表，而桂枝汤解肌。为示其别，麻黄汤证，常称之为表证，桂枝汤证，常称为外证。

冯世纶解读：称表、称外，是胡希恕老师仔细读原文而得出的区别，以是进一步明确伤寒与中风的实质特点，同时可进一步理解有关条文。如第 148 条，后世一些注家，仅以《内经》释"伤寒"，误认为"伤寒为伤于寒，证在里；中风为伤于风，证在表"，远离了经方实质，应仔细读原文为是。

《伤寒论》第 44 条：太阳病，外证未解，不可下也，下之为逆；欲解外者，宜桂枝汤。

胡希恕注：太阳病虽发汗，但外证未解者，不可下，下之为逆治，若解外，宜桂枝汤。

冯世纶解读：太阳病外证未解者，是说桂枝汤证仍在，故不可下，下则为逆治，解外仍宜桂枝汤。

《伤寒论》第 45 条：太阳病，先发汗不解，而复下之，脉浮者不愈。浮为在外，而反下之，故令不愈。今脉浮，故在外，当须解外则愈，宜桂枝汤。

胡希恕注：太阳病，先以麻黄汤发其汗，而病不解，医不详审脉证，只依先汗后下的庸俗成见，而复下之。若当时脉浮者，病必不愈，因浮为病在外表之应，发汗后表不解，依法当用桂枝汤以解外，而反下之，故令不愈。今下后脉仍浮，故知病还在外，仍宜桂枝汤，解外即愈。

按：太阳病，发汗或下后，而表还不解者，一般不得再用麻黄汤以发汗，而宜与桂枝汤以解肌，此为定法，须记。

《伤寒论》第 53 条：病常自汗出者，此为荣气和，荣气和者，外不谐，以卫气不共荣气谐和故尔。以荣行脉中，卫行脉外，复发其汗，荣卫和则愈，宜桂枝汤。

胡希恕注：病常自汗出者，即经常自汗出的病。此为荣气和，谓此自汗出，其责不在于脉内的荣气，故谓荣气和。荣气和而所以常自汗出者，乃由于脉外的卫不谐，即是说卫气不能共荣气保持谐调的缘故。以是则荣自行于脉中，卫自行于脉外，外不为固，中即失守，因使自汗出而不已，宜以桂枝汤复发汗，使荣卫和则愈。

按：人身的体液，行于脉内则为血，行于脉外则为气。血的作用谓为荣，气的作用谓为卫。前者是就本体说的，后者是就作用说的，不要以为血气外，另有荣卫的为物，它们均来自饮食，化生于胃，机体赖之生存，故又统称之为精气。至于荣卫的相互关系，即西医所谓为毛细血管的通透作用，解剖生理学述之颇详，可参考。

《伤寒论》第 54 条：病人藏无他病，时发热，自汗出，而不愈者，此卫气不和也。先其时发汗则愈，宜桂枝汤。

胡希恕注："藏"同"脏"，脏无他病，谓病人无其他内脏的疾病；时发热自汗出者，谓发热汗出有定时，非其时则和无病的常人一样，若此定时发热汗出经久不愈，此亦卫气不和的为患，宜于发热汗出前，与桂枝汤汗之即治。

冯世纶解读：以上二条，说明桂枝汤有调和荣卫的作用。病常自汗出，和时发热自汗出，就是荣卫不和的表现，是临床常见病，用桂枝汤多效，应当注意。例如熊某，女，56 岁，1964 年 8 月 20 日初诊：3 个月来，每日下午 3～5 点发热，两臂肘窝发紧，肩背拘急，热后汗出，舌苔薄白润，脉缓。给服桂枝汤：桂枝 9 克，白芍 9 克，生姜 9 克，大枣 4 枚，炙甘草 6 克。两剂而解。

《伤寒论》第 56 条：伤寒不大便六七日，头痛有热者，与承气汤；其小便清者，知不在里，仍在表也，当须发汗；若头痛者必衄，宜桂枝汤。

胡希恕注：伤寒不大便已六七日，若热自里以上迫，而头痛有热者，可与承气汤以下之。不过里热小便应赤，若小便清者，可知病不在里而仍在表，当以麻黄汤发其汗；若发汗后外仍不解，而头痛不已者，热邪已深，势必逼血上行而致衄，则宜桂枝汤更汗以解之。

按：头痛发热为表里共有证，而小便清或赤为宜汗与宜下的主要鉴别法。病有未汗而衄自愈者，亦有不汗而致衄，但仍须麻黄汤发其汗而始愈者；并亦有麻黄汤发汗后，因阳气重，瞑眩而衄，衄则解者；此又有发汗后头痛不已而衄，更须桂枝汤汗以解之。此为外邪有轻重，不可执一概其全也。

冯世纶解读：本条冒首以"伤寒"，是在说表无汗，即便病在表也不可与桂枝汤。但必头痛而衄者，则宜桂枝汤。桂枝甘温，益中滋液，其应用当以津血有所伤失为先决条件，这与有汗表虚同理。前条"脉浮紧，不发汗因致衄"者，虽衄，表仍实，故仍用麻黄汤。本条脉则浮弱可知，临证时必须细辨。

又本条之"若头痛者必衄"句，宜作"必头痛而衄"者解，不能解释为"若头痛者，则必衄"。

《伤寒论》第57条：伤寒发汗已解，半日许复烦，脉浮数者，可更发汗，宜桂枝汤。

胡希恕注：伤寒，以麻黄汤发汗后，则证已解，但经过多半日后，其人复发烦。而脉浮数，病还在表甚明，故可更发汗，宜桂枝汤。

冯世纶解读：太阳病服麻黄汤后，表未尽解，不可再用麻黄汤，而宜用桂枝汤；服桂枝汤后，如表未尽解，亦宜再与桂枝汤，而不可与麻黄汤，这被视为经方的定法，须记。

《伤寒论》第91条：伤寒，医下之，续得下利、清谷不止、身疼痛者，急当救里；后身疼痛，清便自调者，急当救表。救里宜四逆汤，救表宜桂枝汤。

胡希恕注：清谷，即下利完谷不化的粪便。清便自调，即正常大便。太阳伤寒，本当发汗，而医反下之，因继下药之后，续得下利、清谷不止，此已转变为虚寒在里的太阴重证，虽身疼痛，表证还在，亦宜急救其里，而后再治身疼痛。待里已治，而清便自调者，即当急救其表。救里宜用四逆汤，救表则宜桂枝汤。

按：表里并病，若里虚寒，宜先救里，而后治表，此为定法，须记。

《伤寒论》第95条：太阳病，发热汗出者，此为荣弱卫强，故使汗出，欲救邪风者，宜桂枝汤。

胡希恕注：太阳病，发热汗出，其脉阳浮而阴弱，故谓此为荣弱卫强。卫强（浮）则不固，荣弱则不守，此所以自汗出也，此为中风证，故谓欲救邪风者，宜桂枝汤。

按：前于太阳中风条谓"阳浮而阴弱"，与此所谓"荣弱卫强"为互词，正是承上条以说明脉的阴阳诊法，不然证治已见于前，重出于此，有何意思？

冯世纶解读：胡希恕先生认为"欲救邪风者"句有语病，后世"风伤卫之说"，可能缘此，应做欲祛外邪解。古人在长期与疾病的斗争中，虽然能总结出证治的规律，但限于当时的科技水平，对于病理的解说往往出现主观臆测的情况，当注意客观对待。

《伤寒论》第164条：**伤寒，大下后，复发汗，心下痞、恶寒者，表未解也。不可攻痞，当先解表，表解乃可攻痞。解表宜桂枝汤，攻痞宜大黄黄连泻心汤。**

胡希恕注：伤寒不宜下，医竟大下之；下后表不解，不宜麻黄汤再发汗，而竟复发汗，一误再误，故心下痞。仍恶寒者，则表犹未解，此宜桂枝汤先解其表，表解后而再以大黄黄连泻心汤以攻其痞。

按：表里并病，若里实应攻下者，宜先解表而后攻下，此亦是经方定法，须牢记。

《伤寒论》第234条：**阳明病，脉迟、汗出多、微恶寒者，表未解也，可发汗，宜桂枝汤。**

胡希恕注：阳明病，法多汗，今虽汗出多，但微恶寒，为表还未解也。脉迟，亦汗多表虚之应，宜桂枝汤汗以解表。

冯世纶解读：这里所说的阳明病，是指有胃家实的表现，如汗出多而身热等证，但今见脉迟，已为津液伤的反映。因汗出多、微恶寒者，是太阳表虚证，故实为太阳阳明合病。太阳阳明合病宜先解表（参见第32条），是为定法，故仍宜桂枝汤，以调和营卫的小发汗来解表。

《伤寒论》第240条：**病人烦热，汗出则解，复如疟状，日晡所热者，属阳明也；脉实者当下之；脉浮虚者，当发汗。下之宜大承气汤；发汗宜桂枝汤。**

胡希恕注：病人烦热，汗出则解者，暗示不汗出而烦躁的大青龙汤证，经服大青龙汤后则汗出烦热即解也。但又续如疟状，于日将暮则定时发热，此已转属阳明病；如果诊其脉实，宜与大承气汤以下之；若脉不实而浮虚，则不关系阳明病，乃荣卫不调于外，则宜桂枝汤以发汗。

按：时发热汗出者，为桂枝汤证。但发热于日晡所，与阳明病日晡所发热者，很难区别，此时唯有辨之于脉，实则属阳明，浮虚乃在外也。不过只日晡所发热，即脉实又何至用大承气汤猛攻？殊不知将发汗，即转属阳明，病势猛剧，正在变化莫测之顷，缓恐恶证蜂起，当头痛击，此正其时。医者不但要知常规，更须知机应变，可与后之急下诸条互参自明。

冯世纶解读：这里仅见日晡所发热、脉实，为何即用大承气汤攻之？这是因为大青龙汤为发汗重剂，服后，有可能因热盛再加汗出津伤而直传阳明，来势迅猛，正在发展变化甚明，当迎头痛击，此正其时。胡希恕先生指出：

医者不但要知常规，更须知机应变，要联系后之急下各条来解读。

《伤寒论》第 276 条：太阴病，脉浮者，可发汗，宜桂枝汤。

胡希恕注：太阴病，即指腹痛、自下利的为证言，但脉浮为病在表，此亦表里合病之属，故宜桂枝汤以发汗。

按：下利而有表证者，宜发汗解之。前之太阳阳明合病而下利者，用葛根汤，与本条用桂枝汤取法同。不过此只言脉浮，但必兼缓弱，或有自汗出，若脉浮紧而无汗，则宜葛根汤，而不宜桂枝汤。于此还须注意者，葛根汤与桂枝汤均属发汗解热剂，宜于阳证不宜于阴证。若真虚寒甚于里的太阴病，若为并病，虽表未解，亦宜先救其里，如太阳篇所述，下利清谷而身疼痛者的为例是也。若在合病，亦应用配伍姜附的白通汤，而葛根汤、桂枝汤俱不中与之，不可不知。

冯世纶解读：此所谓太阴病，当指自下利而言，此下利证轻。又下利而见脉浮，为欲自表解之势，故顺其势治之，宜桂枝汤。胡老在这里示意，当表里合病时，重视以脉来辨别桂枝汤证、葛根汤证，有深意，宜细读。

《伤寒论》第 372 条：下利、腹胀满、身体疼痛者，先温其里，乃攻其表。温里宜四逆汤，攻表宜桂枝汤。

胡希恕注：下利虚其里而腹反胀满，其为虚满而非实满甚明。身体疼痛，为太阳表证还在，此为太阳、太阴的表里并病，法当先温其里，而后攻其表。温里宜四逆汤，攻表宜桂枝汤。

按：表里并病，里实热宜攻下者，宜先解表，而后攻里；里虚寒须温补者，宜先救里，而后攻表。此为定法，前于"太阳病篇"已屡言之，宜互参。

《伤寒论》第 387 条：吐利止，而身痛不休者，当消息和解其外，宜桂枝汤小和之。

胡希恕注：吐利止，谓服理中丸后，霍乱、吐利即止，使里已和。而身疼不休者，为外未解也。故当和解其外，宜桂枝汤小和之，言外不可大量用，而使汗出多也。

按：吐利后津液大伤，虽身疼痛，宜桂枝汤以解外，但亦不可使大汗出，故嘱宜桂枝汤小和之，言外宜小量服也。

《金匮要略·妇人产后病脉证治》第 8 条：产后风，续之数十日不解，头微痛，恶寒，时时有热，心下闷，干呕，汗出，虽久，阳旦证续在耳，可与阳旦汤（即桂枝汤方，见"下利"中）。

胡希恕注：产后风，即产后感受风邪之意。产后感冒已数十日不解，今仍头微痛、恶寒、时时有热、心下闷、干呕、汗出，知桂枝汤证续在也。既有其证，当用其方，病虽久，可与桂枝汤也。

冯世纶解读： 桂枝汤源自《汤液经法》的小阳旦汤，故本条的阳旦汤，当指小阳旦汤，即桂枝汤。

以上是仲景书有关桂枝汤方证的论述，条文共 22 条，其重点在讲述桂枝汤的具体适应证，概括起来为：

（1）太阳病，发热、汗出、恶风、脉浮缓、浮弱者。

（2）病常自汗出，或时发热汗出者。

（3）发汗或下之，而表未解者。

（4）太阳阳明并病，汗多，脉迟表未罢者。

（5）病下利而脉浮弱，或自汗出者。

（6）霍乱吐利止，而身疼不休者。

如读懂这 22 条论述，临床应用桂枝汤当没什么问题了。但初读是书，尤其是联系西医诊断疾病名、病因，往往不得其要。因此，这里首先认识到：桂枝汤是治疗发热的方药，是发汗解热的解表剂，不但应用于急性病，而且也应用于慢性病；不但应用于常见的感冒、内伤杂病、急性、慢性发热、头疼、身疼痛、风湿病等，也应用于疟疾、肺炎、霍乱、伤寒等急性传染病。陶弘景在《辅行诀脏腑用药法要》中说：小阳旦汤（桂枝汤）"治天行病发热"。古代所称"天行病"即现代的急性传染病、瘟疫。不过要清楚，只有当症状反应为桂枝汤证时才可用桂枝汤。同时亦要认识到：中医与西医的主要不同是，中医是根据患者症状特点用药，即有是证，用是方。桂枝汤是用于疾病反应为在表的太阳病表虚证，功在发汗解热，其药物偏于甘温，而有益胃滋液作用，其特点谓之调和营卫、解肌，与麻黄汤专于发汗解表不同。也由于表证的有汗与无汗，《伤寒论》论述了以桂枝汤和麻黄汤加减变化的两大系列方剂和适应证。桂枝汤因病后经治疗或未经治疗、正确治疗或误治，皆因津液伤失，再加上合并痰饮、瘀血、传变等原因，因而以桂枝汤加减变化的方剂和方证更加多见。

【讨论归经】 本方证已明确为太阳病证。

【临证思辨】 本方证的辨证要点：发热、汗出、恶风、脉浮缓的表虚证。

本方证常见于急慢性发热或高热、低热。如治验：安某，女，66 岁，医师，2007 年 2 月 26 日初诊。不明原因发热 12 天，自测体温 39.2℃，全身疼痛。就诊于某医院，输头孢类抗生素 4 天后，体温降至 38.0℃，又输用清开灵，发生寒战输液反应，遂用地塞米松缓解。但仍汗出、身热，白细胞高，因收住院治疗，并用庆大霉素和阿奇霉素等抗生素，发热仍不见好转，患者为求中医会诊。

症见：白天体温正常，每至晚上 9 ~ 11 时之间，必先发寒战，5 ~ 6 分钟后，体温升至 39.0 ~ 40.0℃之间。发热持续 30 分钟后，大汗出，汗出后体温降至正常。由于汗出多，患者汗后内衣全湿，乏力，畏风。口干，小便调，大便 1 ~ 2 次 / 日，成形，眠可。化验检查：血、尿常规及风湿因子均在正常范围。舌质淡红，苔白腻，脉浮数。中医诊断：发热。西医诊断：发热原因待查。经方六经辨证属太阳阳明合病证，辨方证为桂枝汤证。又据《伤寒论》第 54 条："病人脏无他病，时发热，自汗出，而不愈者，此卫气不和也。先其时发汗则愈，宜桂枝汤。"给服桂枝汤：桂枝 10 克，白芍 10 克，炙甘草 6 克，大枣 4 枚，生姜 15 克。水煎服。嘱其在晚上 9 点前服用，药后再喝一碗稀粥，并盖被见微汗。结果：患者服上方一煎后，当晚即没有出现寒战，体温轻微升高至 37.6℃。第二日又服上方一煎，寒战发热症状消失，仍有自汗出，改服麻杏苡甘汤、桂枝甘草龙骨牡蛎汤，遂愈。

2. 桂枝加桂汤方证

桂枝加桂汤方：桂枝（去皮）五两，芍药三两，生姜（切）三两，甘草（炙）二两，大枣（擘）十二枚。

上五味，以水七升，煮取三升，去滓，温服一升。本云：桂枝汤，今加桂满五两，所以加桂者，以能泄奔豚气也。

【方解】

胡希恕注：于桂枝汤加重其用量，故治桂枝汤证，而气上冲剧甚者。本方于桂枝汤加重治气上冲的桂枝用量，故其适应证为桂枝汤证而气上冲剧烈者。

【参考处方】桂枝 15 克，白芍 10 克，炙甘草 6 克，生姜 15 克，大枣 4 枚。

上 5 味，先以冷水 600mL 浸泡 1 小时，煎开锅后 15 ~ 20 分钟，取汤 150mL，温服。证解，停服；未解，再续水煎一次温服。

【歌诀】桂枝加桂治上冲，用量不同治不同，

汗出上虚是主因，桂枝降逆要记清。

【解读仲景原文】

《伤寒论》第117条：烧针令其汗，针处被寒，核起而赤者，必发奔豚。气从少腹上冲心者，灸其核上各一壮，与桂枝加桂汤。

胡希恕注：本当汗出而解的太阳病，而以烧针令其汗，乃非法的治疗。若不慎针处被寒（即感染），因致红肿如核者，更必导致奔豚的发作，而为气从少腹上冲心的证候，宜灸其核上各一壮，以治针处肿赤。另与桂枝加桂汤，治奔豚并亦解外。

按：奔豚即气上冲的剧烈者，乃一种发作的神经证。《金匮要略》谓"奔豚病，皆从惊恐得之"。此之所谓惊恐，不是指来自可惊可恐的外界刺激，而是指发惊发恐的自身神经症。若瘀血、痰饮诸病均可致惊恐的发作，尤其非法的治疗，更易使之发惊恐。例如"少阳中风，两耳无所闻、目赤、胸中满而烦者，不可吐下，吐下则悸而惊"，又如"太阳伤寒者，加温针必惊也"。奔豚病，即常在此惊恐神经证的基础上而发生的。本条的烧针令其汗，亦正犯太阳伤寒加温针的逆治，再加针处感染，更给神经以猛烈刺激，未有不使其惊发者。另由于烧针劫汗太过，更易导致急剧的气上冲，所以必发奔豚也。

《金匮要略·奔豚气病脉证治》第4条：发汗后，烧针令其汗，针处被寒，核起而赤者，必发奔豚，气从少腹上至心，灸其核上各一壮，与桂枝加桂汤主之。

胡希恕注：本条是上条在《金匮要略》重出，而在前加"发汗后"三字，是衍文，应去之。

【讨论归经】本方证已明确为太阳病证。

【临证思辨】本方证的辨证要点：桂枝汤方证又见气上冲者。

仲景关于本方的论治仅此一条，但已很清楚说明，桂枝加桂汤证，是治疗桂枝汤证又见气上冲剧烈者。仲景书中提出"烧针令其汗"，是举例说用烧针大发汗，是津液伤、上虚、气上冲的病因病机。不要以为病因只限于烧针发汗，而是多种病因，即凡是急、慢性病，因津液伤、上虚下实者，皆可出现。现代医学常见于神经症、冠心病心律失常、室性期前收缩、气功走火入魔等。如治验：张某，女，1965年12月13日初诊。因练气功不得法，出现气从脐下上冲至胸已半年多，伴见心慌、汗出、失眠，舌苔白润，脉缓。证属营卫不和，汗出上虚，因致气上冲逆。治用桂枝加桂汤：桂枝15克，白芍10克，生姜10克，大枣4枚，炙甘草6克。结果：上药服3剂，气上冲已，但有时脐下跳动。上方加茯苓12克。服3剂，脐下跳动已，睡眠仍差，继服酸枣仁汤加减善后。

重症嗳气用桂枝亦验，如顾某，女，66 岁，2011 年 6 月 14 日初诊。尾骨、腰及臀部疼痛，遇冷加重；臀部一痛，小腹就胀气，气上嗳气，声响非常大，如呼吸机开动；下午 5：00 开始打嗝，一直到第二日天明方止，此打嗝症状已持续十五六年；失眠 20 年，同时打嗝也严重影响睡眠，出汗多，起夜两次，大便可，苔白腻，脉沉弦细。辨六经属太阳太阴合病，辨方证为茯苓饮加桂枝汤：清半夏 15 克，党参 10 克，陈皮 30 克，枳实 10 克，苍术 10 克，茯苓 15 克，桂枝 10 克，生姜 15 克。

九诊（2011 年 10 月 11 日）：上方据症变化加减 3 个多月，嗳气变化不明显，后认为是少阴太阴合病，改为茯苓饮合桂枝加附子加桂汤：桂枝 15 克，白芍 10 克，炙甘草 6 克，党参 10 克，苍术 10 克，茯苓 12 克，枳实 10 克，清半夏 15 克，陈皮 30 克，川附片 15 克，生姜 15 克，大枣 4 个。腰痛减，打嗝变化不大。左臀部环跳一痛就打嗝，怕冷，腰部尤甚，口中和，眠差需吃安定，汗可，二便可，舌淡苔白，脉细。上方增桂枝为 20 克。

十诊（2011 年 10 月 25 日）：嗳气已，其他症亦渐好转。

3. 桂枝加葛根汤方证

桂枝加葛根汤方：葛根四两，桂枝（去皮）三两，芍药三两，生姜（切）三两，大枣（擘）十二枚，甘草（炙）二两。

以水先煮葛根数沸，去上沫，再内余药，煎服法同桂枝汤。

（原方药组成及煎服法误为葛根汤，林亿等已有说明）。

【方解】

胡希恕注：葛根清凉解热解肌，主治项背强急，加于桂枝汤，故治桂枝汤证而项强急者。

冯世纶解读：葛根，《神农本草经》谓："味甘，平。主治消渴，身大热，呕吐，诸痹，起阴气，解诸毒。"胡希恕老师对药味的解说，多依据《神农本草经》及仲景书，同时出自亲身多年体会。"葛根清凉解热解肌"即如此，是分析了有关的方证，对比麻黄、桂枝辛温而体会葛根为清凉。

桂枝加葛根汤治桂枝汤证又见项背强几几者，仍是强调辨方证，而不是辨病。葛根有治项背强几几的特能，有汗出恶风者，加于桂枝汤中治之；若无汗恶风者，加于麻黄汤中；若喘而汗出、下利不止者，加于黄芩黄连汤中……现今临床常见，不问寒热虚实，凡遇项背强几几即用葛根，甚至以降血压、扩张血管为目标，皆与经方理论相违，临床亦难以取效。

【参考处方】葛根12克，桂枝10克，白芍10克，生姜15克，大枣（擘）4枚，炙甘草6克。

上6味，以冷水600mL浸泡1小时，煎开锅后15～20分钟，取汤150mL，温服，再续水煎一次温服。

【歌诀】桂枝又加葛根汤，表虚更显项背强，

葛根解肌有特能，加强解热略清凉。

【解读仲景原文】

《伤寒论》第14条：太阳病，项背强几几，反汗出恶风者，桂枝加葛根汤主之。

胡希恕注：几几，是形容短羽之鸟，尚不能飞腾，动则先伸其颈之状。项背强几几者，即项背强急，俯仰不自如的状词。太阳病汗出恶风，是桂枝汤证，今以项背强几几，故更加主治是证的葛根治之。

按：葛根汤，治太阳病项背强几几，无汗恶风者，而桂枝加葛根汤治项背强几几、汗出恶风者，因谓为反汗出恶风，暗示二方应用的鉴别点，而用一"反"字传其神，古文简妙如此。

【讨论归经】本方证已明确为太阳病证。

【临证思辨】本方证的辨证要点：桂枝汤方证见项背强几几者。

本方证是桂枝汤方证的延伸，即以桂枝汤方证为主，以项背强几几为辅。因此，当见项背强几几时，要详审是葛根汤方证，还是桂枝汤方证。这样才能确定本方证。如治验：任某，女，21岁，昨日感冒，头痛、头晕，汗出恶风，肩背疼痛，头向左顾则左项发紧且痛，舌苔薄白，脉浮稍数。此属太阳表虚证兼见项背强几几，为桂枝加葛根汤方证：桂枝10克，白芍10克，生姜10克，大枣4枚，炙甘草6克，葛根12克。结果：服一剂，症大减，两剂症已。

4. 栝楼桂枝汤方证

栝楼桂枝汤方：栝楼根三两，桂枝（去皮）三两，芍药三两，生姜（切）三两，大枣十二枚，甘草（炙）二两。

上六味，㕮咀，以水七升，微火煮取三升，去滓，适寒温服一升，日三服。

【方解】

胡希恕注：此于桂枝汤加滋枯润燥的栝楼根，故治桂枝汤证津液枯燥而痉者。

冯世纶解读：栝楼根亦称天花粉，性味苦寒，《神农本草经》谓："主消渴，身热，烦满，大热，补虚安中，续绝伤。"可见是一强壮性的滋润解热药。本方用之即取其滋润组织枯燥的作用，以治桂枝汤证而身拘急者。

【参考处方】栝楼根 12 克，桂枝 10 克，白芍 10 克，生姜 15 克，大枣 4 枚，炙甘草 6 克。

上 6 味，以冷水 600mL 浸泡 1 小时，煎开锅后 15～20 分钟，取汤 150mL，温服，再续水煎 1 次温服。

【歌诀】栝楼桂枝治拘急，是因津虚不养肌，

桂枝汤本调营卫，花粉强壮补津虚。

【解读仲景原文】

《金匮要略·痉湿暍病脉证治》第 11 条：太阳病，其证备，身体强，几几然，脉反沉迟，此为痉，栝楼桂枝汤主之。

胡希恕注：太阳病，其证备者，谓太阳中风发热、汗出的为证备也；身体有强直性的痉挛自觉证也。太阳病脉当浮，今以痉，故脉反沉迟也，栝楼桂枝汤主之。

冯世纶解读：仲景论述痉有刚、柔之分，《金匮要略·痉湿暍病脉证治》谓"太阳病，发热汗出，而不恶寒，名曰柔痉"。本条所述，当是柔痉的证治，此可对照葛根汤条分析。

【讨论归经】栝楼桂枝汤方证除具备太阳病证外，尚见身体强、几几然、脉沉迟，还有柔痉的特点：发热汗出，而不恶寒；从药味组成分析，栝楼根味苦气寒，其主治在阳明里，故本方证当属太阳阳明合病证。

【临证思辨】本方证辨证要点：痉挛拘急见于桂枝汤证。

本方证常见于慢性病，如冯某，女，35 岁。低热已 1 年余，近 1 周来头痛、身痛、汗出恶风、低热、面赤、口渴、两上肢拘急、肩背酸痛，舌苔薄白，脉沉细。证属津液本虚，复受外邪，而致表虚肌不和，是为栝楼桂枝汤证，治以栝楼桂枝汤：栝楼根 12 克，桂枝 10 克，白芍 10 克，生姜 10 克，大枣 4 枚，炙甘草 6 克。结果：一剂瘥，三剂已。本方证亦常见于急性病，不论急慢性鼻炎、咽炎、风湿病、骨质疏松、钙缺乏症、强直性脊柱炎等，皆可出现本方证，但先要排除表实葛根汤证及表虚桂枝加葛根汤证而确认为

本方证。

5. 桂枝加黄芪汤方证

桂枝加黄芪汤方：桂枝（去皮）三两，白芍三两，生姜（切）三两，大枣（擘）十二枚，甘草（炙）二两，黄芪二两。

上六味，以水八升，煮取三升，温服一升，须臾进饮热稀粥一升余，以助药力，温覆取微汗，若不汗，更服。

【方解】

胡希恕注：黄芪益气实表而有祛黄作用，于桂枝汤加黄芪，故治桂枝汤证而气不足于表发黄或黄汗出者。

按：黄汗之病，汗黄而人的皮肤不黄，与黄疸人发黄者迥异。此病很少见，在以往案中只有二例，略述于下，以供参考。

冯世纶解读：黄芪，味甘微温，《神农本草经》谓："主痈疽久败疮，排脓止痛，大风癞疾……补虚。"从所主来看，均属肌肤间病，也可知补虚主要是补表气的不足，故若表气虚衰、邪留肌肤不去，为湿、为水、为黄汗以及上述诸病，均有用本药的机会。加于桂枝汤中，更治表气虚弱。故本方用于桂枝汤证更见表虚明显者。

【参考处方】桂枝 10 克，白芍 10 克，生姜 15 克，大枣 4 枚，炙甘草 6 克，黄芪 15 克。

上 6 味，以冷水 600mL 浸泡 1 小时，煎开锅后 15 ～ 20 分钟，取汤 150mL，温服，并饮热稀粥 150mL，覆被取微汗。再续水煎一次温服，不须饮稀粥和覆被。

【歌诀】桂枝汤本治表虚，营卫不和是病机，

汗出恶风表虚甚，益气固表加黄芪。

【解读仲景原文】

《金匮要略·水气病脉证治》第 29 条：**黄汗之病，两胫自冷，假令发热，此属历节；食已汗出，又身常暮卧盗汗出者，此劳气也；若汗出已，反发热者，久久其身必甲错，发汗不止者，必生恶疮；若身重，汗出已辄轻者，久久必身𥆧，𥆧即胸中痛，又从腰以上必汗出，下无汗，腰髋弛痛，如有物在皮中状，剧者不能食，身疼重，烦躁，小便不利，此为黄汗，桂枝加黄芪汤主之。**

胡希恕注：黄汗病，则两胫自冷，若发热而历节黄汗出者，则属历节而

非黄汗也。

食后即汗出，又身常暮盗汗出，谓为劳气者，言其极虚也。

汗出后，而反发热者，邪胜精也，久久则血枯液燥，其身必甲错，发热不得止，必生恶疮也。

若身重，汗出后即轻者，为有水气也。水气而身眴动者，概由于气上冲，气上冲则胸中痛，故谓眴即胸中痛也。

气冲于上，故从腰以上有汗，而下无汗；阳气下虚，故腰髋弛痛。水气在皮中，故如有物在皮中状。若证之剧者，其人不能食，一身疼且重、烦躁、小便不利也，此为黄汗，桂枝加黄芪汤主之。

按：此述黄汗之正证、正治，汗出、发热、身重而痛为黄汗三大证候，分段逐一说明，甚精。此病之作，主要由于正气不足于表，客气湿气乃入踞肌肤而不去，湿郁热蒸久久为黄汗也。

冯世纶解读：后世注家以医经而论，谓"黄汗为营热外达""水湿郁其营血所致"（曹颖甫）"盗汗属阴虚"等，难于理解黄汗。胡希恕先生指出，黄汗的主要病机："主要由于正气不足于表，客气湿气乃入踞肌肤而不去，湿郁热蒸久久为黄汗也。"明显突出经方理论特点，简而明了。

《金匮要略·黄疸病脉证并治》第16条：诸病黄家，但利其小便；假令脉浮，当以汗解之，宜桂枝加黄芪汤主之。

胡希恕注：诸黄疸证，多为瘀热在里所致，故利其小便除湿、去热即治。但若见脉浮，为病在表，这时宜用桂枝加黄芪汤汗以解之。

按：由本条可知，黄芪有利湿祛黄作用甚明。但黄疸脉浮者，亦有用麻黄连翘赤小豆汤的机会，临证时宜适证选用之，不可不知。

【讨论归经】本方证已明确，为太阳病证。

【临证思辨】本方证的辨证要点：桂枝汤方证更恶风或出黄汗者。

本方仲景所论仅两条，主要论述治"黄"（黄疸和黄汗）。胡老曾治黄汗1例：韩某，女，41岁，哈尔滨人，以肝硬化来门诊求治。其爱人是西医，检查详尽，诊断肝硬化已确切无疑。但黄疸指数、胆红素皆无异常，皮肤、巩膜皆无黄染。其人面色黧黑，肝脾肿大，常有胸胁窜痛，曾经多年服中西药不效，而特来京求治。初数与疏肝和血药不效。后见其内衣领黄染，细问乃知其患病以来即不断汗出恶风，内衣每日更换，每日黄染，伴见腰髋痛重，行动困难，必有人扶持，舌苔白腻，脉沉细。经复诊确认为"黄汗"，证属表虚湿盛，为桂枝加黄芪汤证，与该方以益气固表、利湿祛黄为治。桂枝10

克，白芍 10 克，炙甘草 6 克，生姜 10 克，大枣 4 枚，生黄芪 10 克。嘱其温服之，并饮热稀粥，盖被取微汗。结果：上药服 3 剂，汗出身疼减，服 6 剂汗止，能自己走路。继依证治肝，逐渐恢复健康，返回原籍。两年后特来告之，仍如常人。本例是肝硬化并见黄汗之证，黄汗不去，则肝病长期治疗不效。当把黄汗治愈后，再治肝病，则肝病很快好转，这提示了仲景学说的"先表后里"治则的正确性、重要性。

又此案是黄汗的正证、正治，对其变证、变治也当熟悉。还值得注意的是，本案虽是肝病、黄汗并见，但黄疸指数、胆红素等皆无异常，因此胡希恕先生指出："黄汗之病，汗黄而人的皮肤不黄，与黄疸人发黄者迥异。"黄汗之黄的原因，有待进一步研究。

仲景书中用于治黄汗，但临床本方用于表虚的痹痛更为多见。凡风湿性关节炎、类风湿关节炎、强直性脊柱炎、产后风、骨质疏松等症，必见有本方证者，方可用之。

6. 黄芪芍药桂枝苦酒汤方证

黄芪芍药桂枝苦酒汤方：黄芪五两，芍药、桂枝各三两，苦酒一升。

上四味，以水七升，煎取三升，温服一升，当心烦，服至六七日乃解，若心烦不止者，以苦酒阻故也。

【方解】

胡希恕注：主用黄芪益气实表，桂枝、芍药调其荣卫，用苦酒者，敛汗救液也，故此治黄汗、发热、身体肿、表虚汗多、渴而脉沉者。

冯世纶解读：本方是桂枝加黄芪汤去甘草、大枣、生姜，而加黄芪、苦酒而成。去甘草、大枣因味甘易致壅满，去生姜因辛温偏辛散。增黄芪胡希恕先生已明确为"益气实表"，当知黄芪还有利湿作用，以治身体肿。加苦酒，以味酸，酸敛清热，敛汗救液，故治黄汗表虚多汗以至于口渴者。

【参考处方】黄芪 15 克，白芍 10 克，桂枝 10 克，米醋 30mL。

上 4 味，以冷水 600mL 浸泡 1 小时，煎开锅后 15 ～ 20 分钟，取汤 150mL，温服。再续水煎一次温服。

【歌诀】芪芍桂酒治黄汗，身肿痹痛亦可见，

　　　　黄芪补虚在实表，米醋救液功在敛。

【解读仲景原文】

《金匮要略·水气病脉证治》第 28 条：问曰：黄汗之为病，身体肿，发

热汗出而渴，状如风水，汗沾衣，色正黄如柏汁，脉自沉，何从得之？师曰：以汗出入水中浴，水从汗孔入得之，宜芪芍桂酒汤主之。

胡希恕注：状如风水，是说身体肿，发热汗出，与风水的证候表现很相似，但风水脉浮，而黄汗脉沉。最不同的是，黄汗所出之汗，色黄如柏汁，且质黏沾染衣服，这也就是黄汗的特征。汗出多而津伤，故口渴明显，此种黄汗，宜用芪芍桂酒汤治疗。

按：文中所说"以汗出入水中浴，水从汗孔入得之"，是略举黄汗的原因之一，并不是说患黄汗都是由汗出入水中浴所致。这里实际是在说明，这种黄汗为表虚水气外郁之证，故以黄芪为治此证的主药。而又据渴否治疗，不渴者，用桂枝加黄芪汤；渴者，用本方。苦酒，即指米醋，有酸敛阻止汗出的作用，初服故烦，服六七日后邪退身和，故烦自已。

冯世纶解读：状如风水，是说有表证；身体肿、脉自沉为湿在表；口渴为已传阳明，故此黄汗属太阳表虚有湿化热之证。

【讨论归经】本方证当属太阳阳明合病证。

【临证思辨】本方证的辨证要点：黄汗，或身肿痛、汗出恶风而口渴者。

本方与桂枝加黄芪汤皆用于黄汗，而更常用于风湿痹痛。症见口渴者，用本方。

胡老曾治验1例：李某，女，30岁，北京市工人。因长期低热来门诊治疗，屡经西医检查，未见任何器质性病变，经服中药亦未效。症见口渴、汗出黄黏、恶风、虚极无力、下肢浮肿、自感身重，舌苔薄白，脉沉细。查黄疸指数正常，身体皮肤无黄染。此为黄汗表虚津伤甚证，拟以黄芪芍药桂枝苦酒汤：生黄芪15克，白芍10克，桂枝10克，米醋30克。结果：上药服6剂，诸症尽除。

由桂枝加黄芪汤和芪芍桂酒汤皆治黄汗，可知：黄汗，汗黄而皮肤不黄，且肝胆红素无异常，故胡希恕先生谓"黄汗之病，汗黄而人的皮肤不黄，与黄疸人发黄者迥异"，其病因、病机有待进一步研究。

7. 黄芪桂枝五物汤方证

黄芪桂枝五物汤方：黄芪三两，桂枝（去皮）三两，芍药三两，生姜（切）六两，大枣（擘）十二枚。

上五味，以水六升，煮取二升，温服七合，日三服。

【方解】

胡希恕注：此于桂枝汤加补虚实表的黄芪，增生姜而去甘草，故治桂枝汤证阳气不足于外、身体麻痹不仁而不急迫者。

按：古人所谓血痹，即神经麻痹，据以上所述证和治，知为正气不足于表，邪气客之而不去也，以桂枝汤解肌除邪，加黄芪益气实表，则邪不得复留故治。

冯世纶解读：经方家宋孝志老师体会，本方加甘草效果不佳。邪之所凑，其气必虚，加黄芪，倍生姜，内振胃气，外以实表。去甘草者，以不急迫而使阳气尽快出表。

【参考处方】黄芪 15 克，桂枝 10 克，白芍 10 克，生姜 15 克，大枣 4 枚。

上 5 味，以冷水 600mL 浸泡 1 小时，煎开锅后 15～20 分钟，取汤 150mL，温服。再续水煎一次温服。

【歌诀】黄芪桂枝五物汤，桂枝去草增生姜，
　　　　　散寒固表调营卫，麻木不仁可调畅。

【解读仲景原文】

《金匮要略·血痹虚劳病脉证并治》第 2 条：血痹，阴阳俱微，寸口关上微，尺中小紧，外证身体不仁，如风痹状，黄芪桂枝五物汤主之。

胡希恕注：阴阳俱微者，谓脉浮沉俱微，为荣卫之气俱不足也；寸口关上微者，谓此微在寸口至关上，为荣卫不利于表也；尺中小紧者，为血虚于里，风寒内侵也；外证身体不仁如风痹状者，谓身体麻痹不仁，有如风痹状也，黄芪桂枝五物汤主之。

【讨论归经】本方证当属太阳病证。

【临证思辨】本方证的辨证要点：肢体麻木不仁、恶风而脉虚弱者。

本方证多见于慢性病，如风湿病等引起的神经麻痹症、脑动脉硬化、脑栓塞后遗症，如治验：马某，女，65 岁，1965 年 10 月 31 日初诊。1965 年 8 月 1 日跌倒一次，四肢不能活动，10 多天后恢复活动，但右臂无力，两手麻木不能紧握，口干不思饮，舌苔白少津，脉弦数。辨六经为太阳阳明合病，辨方证为黄芪桂枝五物加生石膏汤证：生黄芪 15 克，桂枝 10 克，生姜 10 克，白芍 10 克，大枣 4 枚，生石膏 30 克。结果：上药服 6 剂，两手麻木减轻，但仍握不紧。上方增黄芪为 24 克，因脉仍数，故仍加生石膏 30 克。继服 6 剂，两手麻木又减，左手已能正常握拳，继续调理之。

8. 桂枝加厚朴杏子汤方证

桂枝加厚朴杏子汤方：桂枝（去皮）三两，芍药三两，生姜（切）三两，甘草（炙）二两，大枣（擘）十二枚，厚朴（炙，去皮）二两，杏仁（去皮尖）五十个。

上七味，以水七升，微火煮取三升，去滓，温服一升，覆取微似汗。

【方解】

胡希恕注：杏仁主咳逆上气，厚朴理气化痰、消胀除满。此两味加于桂枝汤中，故治桂枝汤证兼见咳逆喘满者。

冯世纶解读：厚朴、杏仁温中化饮，当治太阴里寒，故桂枝加厚朴杏子汤为治太阳太阴合病的外邪里饮者，参见第 43 条。

喘家，为顽固慢性病，本条所述原是慢性病又发桂枝加厚朴杏子汤证，即慢性病又见太阳病，可知太阳病提纲不只是急性传染病提纲，而是常见病的提纲。

【**参考处方**】桂枝 10 克，白芍 10 克，生姜 15 克，炙甘草 6 克，大枣 4 枚，厚朴 10 克，杏仁 10 克。

上 7 味，以冷水 600mL 浸泡 1 小时，煎开锅后 15 ～ 20 分钟，取汤 150mL，温服。再续水煎一次温服。

【歌诀】桂枝汤中加厚杏，外邪内饮表虚证，

　　　　咳喘新久若如此，解表化痰皆能胜。

【解读仲景原文】

《伤寒论》第 18 条：喘家，作桂枝汤，加厚朴、杏子佳。

胡希恕注：平时有喘病者，谓为喘家。喘家外感而现桂枝汤证，宜于桂枝汤原方再加厚朴、杏仁，兼以治喘为佳。

按：喘家外感，喘当诱发，虽现桂枝汤证，亦宜加厚朴、杏仁兼以平喘。医者治病，当随证治之，不得执定成方，不知变化也。

冯世纶解读：本条冠首为喘家，给人以印象。本条重在论治喘，实际是重在讲桂枝汤的应用。有的版本本文断句为"喘家作"，即平素常咳喘者出现桂枝汤证，要加厚朴、杏仁之属，并不是说必定加这二味，而是依据有是证加是药。尤其对于喘家，用桂枝加厚朴杏子汤的机会不多，故本条后未见处方。而 43 条见处方，可知 43 条所述证，为桂枝加厚朴杏子汤的适应证，可能原列于前，互参即明。

《伤寒论》第43条：**太阳病，下之微喘者，表未解故也，桂枝加厚朴杏子汤主之。**

胡希恕注： 微喘亦下后气上冲的为候。太阳病本不宜下，若下后气上冲者，为表未解的确证，依法宜与桂枝汤。今以微喘，故以桂枝加厚朴杏子汤主之。

按： 麻黄汤专于发表，故服麻黄汤后而表不解者，常称之为外不解；若下后表不解者，多称之为表未解，均是桂枝汤证，只在发汗与否而以外或表别之。练词练字如此，对于后世学者，亦带来一些困难。

【讨论归经】 喘家素有里饮者，厚朴、杏子温中化饮，治属太阴，故本方证属太阳太阴合病证。

【临证思辨】 本方证辨证要点：里饮咳喘见桂枝汤方证者。

咳喘患者不论新久，不论是慢性支气管炎、咽喉炎，还是感冒等病，如排除实热证，再审有本方证，则可用之。如治验例：段某，男，5岁，2004年12月2日就诊。家长诉：患儿自2001年春季感冒后，每逢冬春易患感冒，咳嗽难愈。近日又发咳嗽、鼻流清涕、阵发喘逆，服用阿莫西林、红霉素等抗菌药，效果不佳，且增呕吐，停用西药后呕止，但咳喘仍重，吐白痰多，汗出恶风，苔白，脉细缓。与桂枝加厚朴杏子汤：桂枝10克，白芍10克，炙甘草6克，杏仁10克，厚朴10克，生姜12克，大枣4枚。结果：上药每剂服用一天半，连服3剂后，咳喘减轻，又继服6剂，诸症消失。此类患者，不论老幼男女，皆为常见。

9. 桂枝甘草汤方证

桂枝甘草汤方：桂枝（去皮）四两，甘草（炙）二两。

上二味，以水三升，煮取一升，去滓，顿服。

【方解】

胡希恕注： 此为桂枝汤的简化方，虽解外的作用较逊于原方，但加重二物的用量，降冲镇悸而缓急迫，则远非原方所能及也。

【参考处方】 桂枝12克，炙甘草6克。

上2味，以冷水500mL浸泡1小时，煎开锅后15～20分钟，取汤150mL，温服，再续水煎一次温服。

冯世纶解读： 前第15条有"下之后，其气上冲者，可与桂枝汤"的论述，后第65、67、117等条有"发汗后，其人脐下悸者，欲作奔豚，茯苓桂枝甘草大枣汤主之""若吐、若下后，心下逆满，气上冲胸，起则头眩，茯苓桂枝白术甘草汤主之""气从少腹上冲心者……与桂枝加桂汤"的论述，都是在强调用桂枝的适用证。这便是桂枝适用于不论是汗、下、吐等各种误治造成的津液大伤，气上冲是重要的特征。而后世一些注家、医者，遇到气上冲时，误于桂枝辛温发汗，认为津伤后阴虚不能再用桂枝，因而不会用桂枝，应细读原文。

【歌诀】桂枝甘草汤方简，二味量大而力专，

汗出过多心下悸，温阳降逆证能痊。

【解读仲景原文】

《**伤寒论**》**第 64 条：发汗过多，其人叉手自冒心，心下悸，欲得按者，桂枝甘草汤主之。**

胡希恕注：夺汗者亡血，若发汗过多，则血少、气虚故悸；汗多出于上体部，上下体液骤然失调，因致急迫的气上冲，其人不得不交叉其手，自冒于心下部，欲得按以抑制其冲悸，以桂枝甘草汤主之。

【讨论归经】本方证当属太阳病证。

【临证思辨】本方证的辨证要点：心下悸欲得按而无里实证者。

急性病可见于高烧汗后、感冒后，慢性病可见于冠心病心律失常。胡希恕先生指出：本方治疗心悸确实有效，但要注意，二味用量小则无效。当然外证明显时用于解外宜减量。如心悸明显者，桂枝多用在八两（24 克）以上，如治验：李某，男，30 岁。心慌、惊悸已三四年，眠差易醒，常自汗出，舌苔薄白，舌尖红，脉浮弦数。证属心气不足，水气凌心。治以温阳降逆利水，与桂枝甘草汤加茯苓：桂枝 30 克，炙甘草 15 克，茯苓 15 克。结果：上药服 3 剂，诸症减，继服 3 剂，心慌、惊悸全消。

10. 桂枝去芍药加蜀漆牡蛎龙骨救逆汤方证

桂枝去芍药加蜀漆牡蛎龙骨救逆汤方：桂枝（去皮）三两，甘草（炙）二两，生姜（切）三两，大枣（擘）十二枚，牡蛎（熬）五两，蜀漆（洗，去腥）三两，龙骨四两。

上七味，以水一斗二升，先煮蜀漆，减二升，内诸药，煮取三升，去滓，温服一升。本云：桂枝汤今去芍药加蜀漆、牡蛎、龙骨。

【方解】

胡希恕注：于桂枝去芍药汤，加祛胸中痰结的蜀漆和镇惊悸的牡蛎、龙

骨，故治桂枝去芍药汤证而胸腹动悸、惊狂不安者。

冯世纶解读：本方是由桂枝汤去芍药加蜀漆、牡蛎、龙骨而成。蜀漆为常山的嫩枝叶，苦辛温，有毒，有祛痰作用。牡蛎、龙骨皆敛汗涩精、镇惊安神，因此适用于桂枝去芍药汤证有顽痰（胡希恕先生称为痰结）而惊狂不安者，亦属外邪内饮之证。

【**参考处方**】桂枝 10 克，炙甘草 6 克，生姜 15 克，大枣 4 枚，生龙骨 15 克，生牡蛎 15 克，蜀漆 10 克。

上 7 味，先以冷水 800mL 浸泡 1 小时，煎开锅后 15 ～ 20 分钟，取汤 150mL，温服。再续水煎一次温服。

【**歌诀**】桂枝救逆治惊狂，痰饮阻滞津血伤，

　　　　　桂枝去芍加蜀漆，牡蛎龙骨来敛阳。

【**解读仲景原文**】

《伤寒论》第 112 条：**伤寒脉浮，以火迫劫之，亡阳必惊狂，卧起不安者，桂枝去芍药加蜀漆牡蛎龙骨救逆汤主之。**

胡希恕注：伤寒脉浮，本宜麻黄汤以发汗，而医竟以火迫使大汗出，以火助热而又大量亡其津液，则必致惊狂、卧起不安的剧变，宜桂枝去芍药加蜀漆牡蛎龙骨救汤主之。

按：伤寒本属表实热证，以火助热邪因更甚，津液大量亡失，导致气冲饮逆，此奔豚惊狂之所以作也。本方能治火劫的逆治证，故特名之为救逆汤。

冯世纶解读：《伤寒论》第 119 条说"太阳伤寒者，加温针必惊也"，是论述惊狂的成因，本条是详述其证治。伤寒本是表热证，用火逼迫汗出，火能助热，使热更盛，同时造成气冲饮逆，因而形成惊狂奔豚等症。本方能治疗因火劫亡阳的逆治证，故特意把本方名称为救逆汤。

这里要特别注意"亡阳"二字，这里是指亡津液。后世一些注家认为是亡心阳，并认为和少阴证的亡阳不同。少阴亡阳是有冷汗出、肢冷、筋惕肉瞤的症状；火邪的亡阳，则是惊狂卧起不安。前者所伤是肾阳，后者所伤是心阳。惊狂的发生，是因火邪逼迫，心神耗散，以致惊狂不安。这些解释很难自圆其说。《素问·至真要大论》说："诸躁狂越，皆属于火。"《难经·二十难》说："重阳者狂，重阴者癫。"可见《内经》《难经》把"狂"归因火热盛，而《伤寒论》则归结为亡阳。两者概念相反。如果不从两者有着不同理论体系来理解，是很难理解本方证的。

《金匮要略·惊悸吐衄下血胸满瘀血病脉证并治》第12条：火邪者，桂枝去芍药加蜀漆牡蛎龙骨救逆汤主之。

胡希恕注：《伤寒论》第114条："太阳病，以火熏之，不得汗，其人必躁，到经不解，必清血，名为火邪。"如上之火邪证，则以桂枝去芍药加蜀漆牡蛎龙骨救逆汤主之。

按：火邪可使津伤、亡阳，因此这里只提火邪，是简略了惊狂、心悸、卧起不安等症。

【讨论归经】本方证因火劫致津伤，入里为阳明热而惊狂；分析药味组成，牡蛎、龙骨敛汗、镇惊，主治在阳明里；蜀漆苦温，主治在太阴里。故本方当属太阳太阴阳明合病证。

【临证思辨】本方证当属太阳太阴阳明合病，其辨证要点：外有表证，为桂枝去芍药汤证，兼有痰饮的惊狂者。

急性热性病治疗不得法，或慢性病、内分泌功能紊乱、冠心病心律失常、神经症等皆可出现本方证。胡老曾治验一例：王某，女，26岁，空军翻译。旁观修理电线而受惊吓，出现惊悸、心慌、失眠、头痛、纳差、恶心，有时喉中痰鸣，每有声响则心惊变色，躁烦而骂人不能自控，逐渐消瘦，由两人扶持来诊。舌苔白腻，脉弦滑寸浮。此证属太阳阳明太阴合病，辨方证为救逆汤去蜀漆加半夏汤证：桂枝10克，生姜10克，炙甘草6克，大枣4枚，半夏12克，茯苓12克，生牡蛎15克，生龙骨15克。结果：上药服3剂，心慌、喉中痰鸣减轻；服6剂，纳增，眠好转；继服10剂，诸症皆消。

11. 桂枝甘草龙骨牡蛎汤方证

桂枝甘草龙骨牡蛎汤方：桂枝（去皮）一两，甘草（炙）二两，牡蛎（熬）二两，龙骨二两。

上四味，以水五升，煮取二升半，去滓，温服八合，日三服。

【方解】

胡希恕注：此于桂枝甘草汤加龙骨牡蛎，故治桂枝甘草汤证胸腹动悸而烦躁不安者。

冯世纶解读：本方是桂枝甘草汤加龙骨、牡蛎而成。本方的组成和证治皆与救逆汤相似，即都是桂枝甘草汤加龙骨、牡蛎，都治疗外邪内饮的躁烦、惊悸。不同的是，救逆汤有蜀漆、大枣、生姜，因痰饮重而见发狂，而本方证痰饮轻，以惊、悸、烦为主。

【参考处方】桂枝 6 克，炙甘草 10 克，生龙骨 15 克，生牡蛎 15 克。

上 4 味，先以冷水 600mL 浸泡 1 小时，煎开锅后 15～20 分钟，取汤 150mL，温服。再续水煎一次温服。

【歌诀】桂枝甘草龙牡汤，证治相似救逆汤，

躁烦惊悸痰饮轻，因此不用漆枣姜。

【解读仲景原文】

《伤寒论》第 118 条：**火逆下之，因烧针烦躁者，桂枝甘草龙骨牡蛎汤主之。**

胡希恕注：如前所述的火逆（第 116 条）证，病仍在表，即不自愈，亦宜汗解，下之已误，烧针再误，故病不解，而更烦躁不安者，桂枝甘草龙骨牡蛎汤主之。

按：此烦躁亦惊狂之渐，故用桂枝、甘草以解外，加龙骨、牡蛎以治烦惊。

【讨论归经】烧针伤津液，入里呈阳明热而烦躁；龙骨、牡蛎敛津液、镇静除烦而主治在阳明，故本方证当属太阳阳明合病证。

【临证思辨】本方证的辨证要点：桂枝去芍药加蜀漆牡蛎龙骨救逆汤证痰饮轻者。

本方证常见于神经症，出现心悸、烦等，呈现外寒内饮证。如治验例：刘某，男，30 岁，1966 年 4 月 5 日初诊。齐齐哈尔泰来地区出现一条疯狗，到处咬人。一次患者看到疯狗，虽未被咬，但被吓而致病，自感心慌、惊悸、恐惧，用中西药治疗不效而来京求治于胡希恕先生。诊其脉弦数，舌苔白腻。脉证合参，知为外邪内饮、水气上犯之证，与桂枝甘草龙骨牡蛎汤加味：桂枝 12 克，炙甘草 6 克，生龙骨 30 克，生牡蛎 30 克，茯苓 15 克。结果：上药服 6 剂，诸症已，高兴回原籍，并来信告之 1 年多也未复发。

12. 桂枝加龙骨牡蛎汤方证

桂枝龙骨牡蛎汤方：桂枝（去皮）、芍药、生姜（切）各三两，甘草二两，大枣（擘）十二枚，龙骨、牡蛎各三两。

上七味，以水七升，煮取三升，分温三服。

【方解】

胡希恕注：用桂枝汤调荣卫以和气血，加龙骨、牡蛎治动悸而敛心神，此治失精之良法。

冯世纶解读：用桂枝汤和营以调气血，加龙骨、牡蛎镇动悸而敛浮越。龙骨、牡蛎均为强壮性的收敛药，治疗烦惊、不眠、多梦等心神症状，尤其有治胸腹动悸的特能。故本方的适应证，为桂枝汤证又见胸腹动悸、烦惊不安、梦交、失精等。

按：后世注家如魏念庭认为："失精家肾阳大泄……而精失血亡，阴阳俱尽矣。"因而遇本方证治疗时，大补肾之阴阳，多致罔效。要知本方的主要作用是：桂枝汤调和营卫，生龙骨、生牡蛎敛浮越，才是治疗这类虚劳的关键。

【**参考处方**】桂枝 10 克，白芍 10 克，生姜 15 克，炙甘草 6 克，大枣 4 枚，生龙骨 15 克，生牡蛎 15 克。

上 7 味，先以冷水 600mL 浸泡 1 小时，煎开锅后 15 ～ 20 分钟，取汤 150mL，温服。再续水煎一次温服。

【**歌诀**】桂枝龙骨牡蛎敛，惊悸梦遗不得眠，
　　　　　皆因汗出伤津液，调营和卫使其安。

【**解读仲景原文**】

《金匮要略·血痹虚劳病脉证并治》第 8 条：**夫失精家，少腹弦急，阴头寒，目眩发落，脉极虚芤迟，为清谷、亡血、失精。脉得诸芤动微紧，男子失精，女子梦交，桂枝龙骨牡蛎汤主之**（《脉经》：桂枝后有"加"字）。

胡希恕注：少腹弦急，阴头寒者，阳气下虚也；目眩发落者，虚火上亢也；脉极虚芤迟，为清谷、亡血、失精诸虚之候；若脉芤动微紧，男子得之则失精，女子得之则梦交也，桂枝加龙骨牡蛎汤主之。

按：失精、梦交，多由情欲妄动，神志不宁，因生梦幻所致。其病也基于汗出津伤、荣卫不和。龙骨、牡蛎之用，不只为固精，还重在敛神定志而止胸腹动悸，合于桂枝汤调荣卫和气血，本方是该证的正治。《小品方》："虚弱浮热汗出者，除桂加白薇、附子，名曰二加龙骨汤。"这是该证的变治。用此二方适证加减，确有奇效。

冯世纶解读：失精家，指久病津虚、精气虚者，泛指大汗、亡津液、亡精血等虚劳证。这些患者大都呈现上实下虚证候，后世称之为心肾不交之证。下虚则寒，故少腹弦急、阴头寒；上实则热，故目眩发落。脉极虚芤迟，为清谷、亡血、失精等症之脉应，皆为虚损的证候。因此，在临床上脉见芤动微紧，则可知男子患梦遗、失精，女子患梦交。此是桂枝加龙骨牡蛎汤的适应证。这里必须明确，本方不仅治男子梦遗失精、女子梦交，还治男女老幼和慢性病出现的心神症状。无论是什么病，凡见虚劳诸不足，见桂枝加龙骨

牡蛎汤证者，皆可用本方治之。

【讨论归经】本方证当属太阳阳明合病证。

【临证思辨】本方证的辨证要点：桂枝汤证兼见津液虚、惊悸不安者。

治疗上用生龙骨、生牡蛎补涩是重要的，用桂枝汤调和荣卫则是关键。胡希恕先生注解本方证时，提出了正治和变治，即用桂枝加龙骨牡蛎汤是正治，用二加龙骨牡蛎汤为变治。值得注意的是，胡老用二加龙骨牡蛎汤常不去桂枝，如治验：蒲某，男，33岁，某首都机场会诊病例，1966年3月25日初诊。遗精已数年，常以补肾治疗无效，近年来加重，每周1～3次。常有汗出恶风，腰酸痛，舌苔白，舌尖红，脉浮而虚。与二加龙骨牡蛎汤：桂枝10克，赤芍10克，生龙骨15克，生牡蛎15克，生姜10克，大枣4枚，炙甘草6克，川附子6克，白薇12克。结果：4月8日复诊，上药服6剂，遗精未作。

13. 桂枝去芍药汤方证

桂枝去芍药汤方：桂枝（去皮）三两，甘草（炙）二两，生姜（切）三两，大枣（擘）十二枚。

上四味，以水七升，煮取三升，去滓，温服一升。本云：桂枝汤，今去芍药，将息如前法。

【方解】

胡希恕注：于桂枝汤去治腹挛急的芍药，故治桂枝汤证腹不挛急而虚弱者。

【参考处方】桂枝10克，炙甘草10克，生姜15克，大枣4枚。

上4味，以冷水600mL浸泡1小时，煎开锅后15～20分钟，取汤150mL温服，续水再煎一次温服。即1剂药煎，2次分服，服药时间最好在上午9～10时，下午3～4时。

【歌诀】桂枝去芍腹中虚，外有表证并未止，

去芍因无腹满痛，重在解表把邪驱。

【解读仲景原文】

《伤寒论》第21条：太阳病，下之后，脉促胸满者，桂枝去芍药汤主之。

胡希恕注：太阳病宜汗不宜下，若误下后，因气冲于上，而虚于下，以至脉促胸满者，宜桂枝去芍药汤主之；

按：促，为寸浮关以下沉之脉。注家多谓"数中一止"，乃宗叔和之说，实非。太阳病就由于误下，虚其腹气，但表未罢，故气上冲胸，以致胸满，上实下虚，脉亦应之促。下后气上冲，本宜桂枝汤，今腹气因下而虚，故去芍药。

冯世纶解读：这里注意：胸满与腹满不同，要联系桂枝加芍药汤证对照分析，桂枝加芍药汤证，是因桂枝汤证又见阳明里实之腹满，因加芍药。本条的胸满，是因下后腹虚，而表不解、气上冲而致胸满。胸满而喘还见于麻黄汤证，腹满而喘还见于大承气汤证，可互参。

【讨论归经】本方证当属太阳病证。

【临证思辨】本方证辨证要点：桂枝汤证又见寸脉独浮、胸满者。

本方证多见于感冒、发热后。如治验例：张某，女，28 岁，延庆农民，1967 年 8 月 3 日初诊。由于心情不佳，疲劳受凉，出现感冒发热，服阿司匹林后，热退而胸闷、汗出、恶风、身微痛，口中和，不思饮，舌苔薄白，脉沉细，左寸浮。此为太阳表虚证未解，应与桂枝去芍药汤治之：桂枝 10 克，生姜 10 克，大枣 4 枚，甘草 6 克。因家住山区，买药不方便，问知家中有桂皮，即将桂枝改用桂皮 1 小片（1 ~ 2 克），甘草由东山坡自挖筷子粗约 20 厘米，又加生姜 3 大片、红枣 4 枚合为 1 剂煎服。结果：晚服一煎，眠中微汗出，诸症已。

14. 桂枝去芍药加皂荚汤方证

桂枝去芍药加皂荚汤方：桂枝、生姜各三两，大枣十二枚，甘草二两，皂荚（去皮子，炙焦）一枚。

上五味，以水七升，微微火煮，取三升，分温三服。

【方解】

胡希恕注：肺痿咳逆上气，胸满不得卧，而唾涎沫不止者，有用本方的机会。

冯世纶解读：本方是由桂枝汤去芍药加皂荚而成。皂荚辛温，有温化寒饮、排痰排脓功能，加于桂枝去芍药汤中，则有解表化痰作用，而适用于痰涎壅盛的咳喘、肺痿等证。

【参考处方】桂枝 10 克，生姜 15 克，大枣 4 枚，炙甘草 10 克，皂荚 10 克。

上 5 味，以冷水 600mL 浸泡 1 小时，煎开锅后 15 ~ 20 分钟，取汤

150mL 温服，续水再煎一次温服。即 1 剂药煎，2 次分服，服药时间最好在上午 9 ～ 10 时或下午 3 ～ 4 时。

【歌诀】桂枝去芍加皂荚，咳吐涎沫用温法，

辛温解表兼排痰，治疗肺痿肺冷家。

【解读仲景原文】

《金匮要略·肺痿肺痈咳嗽上气病脉证治》附方（四）:《千金》桂枝去芍药加皂荚汤治肺痿，吐涎沫。

冯世纶解读:《金匮要略·肺痿肺痈咳嗽上气病脉证治》说:"寸口脉数，其人咳，口中反有浊唾涎沫者何？师曰：为肺痿之病。"本方所治，是指上述的肺痿吐涎沫多者，当属肺中冷一类。

【讨论归经】吐涎沫为里饮；皂荚辛温治里寒饮，故本方证当属太阳太阴合病证。

【临证思辨】本方证辨证要点：外有桂枝汤证，里有寒饮者。慢性气管炎、支气管扩张、慢性鼻炎等出现表虚而咳吐涎沫多时可适证用本方。若虚热的肺结核病，皂荚辛燥不可轻试。

15. 小建中汤方证

小建中汤方：桂枝（去皮）三两，甘草（炙）二两，大枣（擘）十二枚，芍药六两，生姜（切）三两，胶饴一升。

上六味，以水七升，煮取三升，去滓，内饴，更上微火消解，温服一升，日三服。呕家不可用建中，以甜故也。

【方解】

胡希恕注：此于桂枝汤倍增芍药，更加大量温中补虚的胶饴，芍药治腹中拘挛痛，但芍药微寒，因此用大量饴糖甘味补中缓急制寒，故治桂枝汤证中虚有寒而腹中急痛者。

冯世纶解读：胡老对饴糖的功能论述，是理解桂枝加芍药汤和小建中汤的关键。在注解桂枝加芍药汤证时指出："太阳病误下之，引邪入里，而腹满为实满，痛为实痛。"即为太阳阳明合病证。桂枝加芍药再加饴糖而称为小建中，是因大量饴糖治中虚有寒而腹中急痛者，故其适应证为太阳阳明太阴合病证。谓之小者，以其来自桂枝汤，仍兼解外，与专于温里祛寒的大建中汤相比较为小也。

【参考处方】桂枝 10 克，炙甘草 6 克，大枣 4 枚，芍药 18 克，生姜 15

克，饴糖 50 克。

上 6 味，先以冷水 700mL 浸泡前五味 1 小时，煎开锅后 15 ～ 20 分钟，取汤 150mL，加入饴糖 25 克温服，再续水煎一次温服。

【歌诀】小建中本桂枝汤，芍药加倍加饴糖，

甘温补中兼解外，胃腹满痛力能攘。

【解读仲景原文】

《伤寒论》第 100 条：**伤寒，阳脉涩，阴脉弦，法当腹中急痛，先与小建中汤，不差者，小柴胡汤主之。**

胡希恕注：浮取脉涩，谓为阳脉涩；沉取脉弦，谓为阴脉弦。涩主血少，弦主寒盛。今伤寒脉浮涩沉弦，为津血外虚，寒盛于里之候，依法当腹中急痛，因先与小建中汤以治腹急痛。服后不差者，即未痊愈之意。以少阳病亦有此脉，盖此为太阳少阳并病而又里虚有寒的为证，服小建中只治其半，故再与小柴胡汤以解少阳之邪，则当全治矣。

按：脉浮涩而沉弦，为小建中汤与小柴胡汤共有的脉，故此腹中急痛，半属于小建中汤证，半属于小柴胡汤证。先与小建中汤，亦先救里而后解外的定法，非是先试之以小建中汤，不愈，而又试之以小柴胡汤也。

冯世纶解读：先与小建中汤，不只是治腹中急痛，而且也因表里实，津液自和，使表证自汗出而解。假如症状没全消除，知已转属少阳，当用小柴胡汤治疗。这里要注意，"不差者，小柴胡汤主之"，是必看有小柴胡汤方证时，方可用小柴胡汤。先与小建中汤，亦示先表后里法则。

《伤寒论》第 102 条：**伤寒二三日，心中悸而烦者，小建中汤主之。**

胡希恕注：血少、心气虚则悸，外不得解则烦，小建中汤内能补虚，外能除邪，故主之。

冯世纶解读：伤寒二三日，即见心中悸，是营虚血少，此时虽有表证，不可发汗。当宜首先建中，中气建，营血充足，津液自和，则汗自出、表自解。小建中内能补虚，外能除邪，故主之。本条即"不可发汗……须表里实，津液自和，便自汗出愈"的诊治例子，与第 49、50 条互参，更能理解条文精神。

《金匮要略·血痹虚劳病脉证并治》第 13 条：**虚劳里急，悸，衄，腹中痛，梦失精，四肢酸疼，手足烦热，咽干口燥，小建中汤主之。**

胡希恕注：里急，为血虚津枯、腹肌不和也；腹中痛，为里寒；血不足以养心则悸，精血失收，则上衄而下遗；荣卫不利，故四肢酸痛；虚热内扰，

故手足烦热；血枯不润，故咽干口燥，小建中汤主之。

冯世纶解读：虚劳，为古人对虚损不足之病的通称。里急、腹中痛，即腹中痛的互词。悸者，为血少、心气不足。衄者，为气冲热亢。梦失精者，为下焦虚，精不内守。四肢酸疼者，为荣卫不利，外邪未解。手足烦热者，为虚热。咽干口燥者，为津液枯燥。

《金匮要略·妇人杂病脉证并治》第18条：妇人腹中痛，小建中汤主之。

胡希恕注：本条述证简略，宜参照有关条文用之。

按：腹中痛，即腹中急痛的简词。妇女腹中急痛者，当以小建中汤主之。

冯世纶解读：妇人腹中痛，有用小建中汤的机会，但要看症状反应，胡希恕先生谓"宜参照有关条文"，即要参照有关小建中汤证的条文。

【讨论归经】胡老注解本方证时指出：桂枝汤加芍药是因阳明里热腹满痛，今加大量饴糖而由攻清里热而改为温中补虚。故本方证当属太阳阳明太阴合病证。

【临证思辨】本方证的辨证要点：桂枝汤证又见腹中急痛或心悸而不呕者。

本方是治腹痛的常用方，多用于胃溃疡、胃炎等胃腹痛，如治验：刘某，男，46岁，1965年11月30日初诊。十多年来胃脘疼痛，近来加重，在当地中西医治疗无效，中药多是温中理气、活血祛瘀之品。西药治疗无效，动员其做手术，因惧怕手术而来京治疗。近症：胃脘刺痛，饥饿时明显，背脊发热，午后手心发热，有时烧心，心悸，头晕，身冷畏寒，汗出恶风，口中和不思饮，大便微溏，舌苔白，舌尖红，脉细弦。X线钡剂造影检查：十二指肠球部溃疡，溃疡面积0.4cm×0.4cm。予小建中汤：桂枝10克，白芍18克，生姜10克，大枣4枚，炙甘草6克，饴糖45克（分冲）。1965年12月3日二诊：疼减，手足心热亦减，仍有时胃脘刺痛，背脊发热，大便日一行。上方加炒五灵脂6克，延胡索粉2克（分冲）。1965年12月9日三诊：胃脘疼已不明显，唯食后心下堵满，四肢发凉，夜寐欠安。将返东北原籍，改服茯苓饮（茯苓15克，党参10克，枳壳10克，苍术10克，生姜10克，陈皮30克，半夏12克），带方回家调理。

本方治疗胃黏膜脱垂也有效，如治验：张某，男，42岁，某厂门诊病例，1966年6月10日初诊。胃脘隐痛反复发作已5年，经检查诊为"胃黏膜脱垂"。近症：常于饥饿时胃脘疼，恶寒怕冷，口中和，不思饮。无恶心吞酸，大便微溏，日二次行，下肢酸软。先予附子理中汤治之不效。后细问症，据有汗出恶风，脉缓，知为表虚中寒之证，故予小建中汤：桂枝 10 克，白芍 18 克，生姜 10 克，大枣 4 枚，炙甘草 6 克，饴糖 45 克（分冲）。结果：上药服 6 剂，胃脘疼已，但饥饿时仍感胃脘不适，大便溏好转，仍日二行。仍服上方。7 月 1 日复诊，除大便微溏外，他无不适。

本方还常见于肠炎、痢疾、前列腺炎、盆腔炎等病，如辨证准确，则其效如神。但要注意，实热性腹痛是不能用的。

16. 当归建中汤方证

当归建中汤方：当归四两，桂枝三两，芍药六两，生姜三两，甘草二两，大枣十二枚。

上六味，以水一斗，煮取三升，分温三服，一日令尽。若大虚加饴糖六两，汤成内之，于火上暖令饴消。若去血过多，崩伤内衄不止，加地黄六两、阿胶二两，合八味，汤成内阿胶。若无当归，以芎劳代之；若无生姜，以干姜代之。

【方解】

胡希恕注：此于小建中汤加有补血作用的当归，故治疗该方证而有血虚证候者。

冯世纶解读：此于桂枝加芍药汤或小建中汤中加补血作用的当归，故治疗该方证而有血虚证候者。

【参考处方】当归 12 克，桂枝 10 克，芍药 18 克，生姜 15 克，炙甘草 6 克，大枣 4 枚，饴糖 50 克。

上 7 味，先以冷水 700mL 浸泡前 6 味 1 小时，煎开锅后 15 ～ 20 分钟，取汤 150mL，加入饴糖 25 克温服，再续水煎一次温服。

【歌诀】当归建中补血虚，小建中加当归齐，
　　　　不论男女腹中痛，适证应用效神奇。

【仲景论述解析】

《金匮要略·妇人产后病脉证治》附方（二）：《千金》内补当归建中汤，治妇人产后虚羸不足，腹中刺痛不止，吸吸少气，或苦少腹中急，摩痛引腰背，不能食饮，产后一月，日得服四五剂为善。令人强壮宜。

冯世纶解读：吸吸少气，指吸气性的呼吸困难。腹中急痛有实有虚，如腹痛血虚明显者，用本方有效。但不只限于妇人产后，凡不论男女见血虚腹

痛时，皆可适证服用。

【讨论归经】小建中汤方证为太阳阳明太阴合病证，当归温中治在太阴，故本方证当属太阳阳明太阴合病证。

【临证思辨】本方证为小建中汤证更见血虚者。

本方不论男女皆可适证应用，如治验例：刘某，男，44 岁，1964 年 9 月 9 日初诊。1962 年胃穿孔做切除术后，大便溏泄迄今未已。常有肠鸣腹痛，腰痛两足拘急，头晕乏力，心悸短气，汗出如流，曾多次昏倒（西医诊断为贫血），舌苔光，脉沉细。此属表里俱虚、卫弱血衰，拟以补虚和中、调卫和营，予当归建中汤加术泽汤：当归 12 克，白芍 18 克，桂枝 18 克，炙甘草 6 克，生姜 10 克，大枣 4 枚，苍术 10 克，泽泻 12 克，饴糖 45 克（分冲）。结果：上药服 3 剂，诸症减，唯心悸气短尚明显，增桂枝为 12 克，加生龙骨、生牡蛎各 15 克，继服，诸症渐渐好转。在上方基础上适证变化治疗，至 11 月 30 日复诊，除脘腹微胀外，余无所苦。

17. 黄芪建中汤方证

黄芪建中汤方：桂枝（去皮）三两，芍药六两，生姜（切）三两，大枣（擘）十二枚，甘草（炙）二两，胶饴一升，黄芪一两半。

于小建中汤加黄芪一两半，余依上法。气短胸满者加生姜，腹满者去枣加茯苓一两半，及疗肺虚损不足。补气加半夏三两。

【方解】

胡希恕注：于小建中汤加补虚实表的黄芪，故治小建中汤证中气益虚，而表更虚者。方后加减法系后人所加，不可从。疗肺虚损不足语更不可信。黄芪用量宜酌加，原量一两半较少。

按：黄芪味甘，古人谓甘补脾，是误把脾看作消化器官，其实即是补胃，黄芪补虚，即补益胃气也。谓为实表者，饮食入胃后，经过消化吸收，中医称之为精气（即所谓营养成分），若精气不足于体表，则肌肤失养，腠理松虚，客气乘虚踞之而不去，则风湿、风水、麻痹不仁、甚则痈疽恶疮等证起矣。黄芪补益精气以实表，表实，则邪自去也。

冯世纶解读：本方是在小建中汤中再加黄芪，其适应证为小建中汤又见黄芪证者。黄芪味甘，微温，《神农本草经》谓："主痈疽，久败疮，排脓止痛……补虚。"益卫固表，利水消肿。所以能固表者，因饮食入胃后，经消化吸收变为精气、卫气。如人体精气不足于体表，则肌肤失养，腠理松虚，皮肤失润，邪气乘虚侵入且踞而不去，造成自汗、盗汗，甚则造成痈疽、败疮等。黄芪能补虚益精而使表实，表固则邪自去，加于小建中汤中更能补中益气、固表。

【参考处方】桂枝 10 克，芍药 18 克，生姜 15 克，炙甘草 6 克，大枣 4 枚，饴糖 50 克，黄芪 15 克。

上 7 味，先以冷水 700mL 浸泡前 6 味 1 小时，煎开锅后 15～20 分钟，取汤 150mL，加入饴糖 25 克温服，再续水煎一次温服。

【歌诀】黄芪建中补中虚，小建中汤加黄芪，

能治虚劳里急病，益气固表最有力。

【解读仲景原文】

《金匮要略·血痹虚劳病脉证并治》第 14 条：虚劳里急，诸不足，黄芪建中汤主之。

胡希恕注：里急，为里急腹中痛的略词，为小建中汤的主证，虚劳若里急腹中痛，而诸不足者，黄芪建中汤主之。

《金匮要略·黄疸病脉证并治》第 22 条：男子黄，小便自利，当与虚劳小建中汤。

胡希恕注：中气虚，则小便失禁而自利，即所谓上虚不能制下者是也，当与虚劳小建中汤，可能是指黄芪建中汤，以黄芪能祛黄，注家谓为小建中汤，恐非。

男子黄，这里多指女劳疸病。《金匮要略·黄疸病脉证并治》第 14 条记载："黄家，日晡所发热，而反恶寒，此为女劳得之。"黄疸多伴有小便不利，今小便自利，是中气虚，这种黄疸病宜用黄芪建中汤治疗。

冯世纶解读：本条所述小便自利，是中气虚所致，即所谓上虚不能制下，与甘草干姜汤方证类同，可互参。有的注家认为，虚劳小建中汤是指小建中汤。但从桂枝加黄芪汤有治黄疸、黄汗作用来分析，则说明黄芪有祛黄作用甚明。小建中汤没有黄芪就没有祛黄作用，所以虚劳小建中汤应是黄芪建中汤。

按：黄疸见本方证者，男女均可用之，不仅限于男子黄。

【讨论归经】黄芪解表固表，小建中汤加黄芪当治太阳阳明太阴合病证。

【临证思辨】本方的辨证要点，是里急腹痛，汗出恶风明显者。

20 世纪 60 年代曾报道，黄芪建中汤治疗胃溃疡有效，一西学中者借名老中医撰文说："胃溃疡多数用黄芪建中汤治疗。"刊出后全国哗然，纷纷指出其

错误，溃疡病有实有虚，有寒有热，其说背离了中医辨证论治理论，是不符合实际、不科学的。不可否认有的胃溃疡可用黄芪建中汤治疗，但一定要看有黄芪建中汤方证时才能应用。黄芪建中汤还可用于慢性胃炎、肠炎、肝炎、胆囊炎等病，也一定要看是否有黄芪建中汤方证。

如治验例：蔡某，男，48 岁，1965 年 11 月 23 日初诊。半月来高热、腹痛，在保定市诊断为：肠系膜淋巴结核。曾服中药 10 余剂不效，来京求治。症见：自汗盗汗甚，腹痛剧甚，胃脘亦痛，午后高热 40℃，舌苔白微腻，脉沉弦紧。此为表虚里饮、里饮郁久化热之证，先以温阳化饮治之，予附子粳米汤合小半夏加茯苓汤：川附子 10 克，粳米 15 克，炙甘草 6 克，大枣 3 枚，半夏 12 克，生姜 10 克，茯苓 10 克。结果：上药服 3 剂，于 11 月 26 日二诊，腹痛减，胃痛、高热如故，仍汗出多，且恶风明显，脉数而虚。此为里寒虽稍减，而表虚不固，故治以温中固表之法，予黄芪建中汤：生黄芪 10克，桂枝 10 克，白芍 18 克，生姜 10 克，炙甘草 6 克，大枣 3 枚，饴糖 30克（分冲）。结果：服 3 剂，热渐退，汗出已减。继服 3 剂，热平身凉和，但晚上仍腹痛肠鸣，再予 11 月 23 日方调之。12 月 5 日告之：腹痛已。

18. 桂枝加芍药生姜各一两人参三两新加汤方证

桂枝加芍药生姜各一两人参三两新加汤方：桂枝（去皮）三两，芍药四两，甘草（炙）二两，人参三两，大枣（擘）十二枚，生姜四两。

上六味，以水一斗二升，煮取三升，去滓，温服一升。本云：桂枝汤，今加芍药、生姜。人参。

【方解】

胡希恕注：此于桂枝汤加芍药、生姜、人参，补中健胃，故治桂枝汤证胃气虚而津液不足者。

冯世纶解读：于桂枝汤加人参、生姜健胃，增芍药以养液，故治桂枝汤证胃气沉衰、津液不足、心下痞硬而脉沉迟者。

【参考处方】桂枝 10 克，白芍 15 克，炙甘草 6 克，人参 10 克，生姜 15克，大枣 20 克。

上 6 味，以冷水 800mL 浸泡 1 小时，煎开锅后 15 ～ 20 分钟，取汤150mL，温服，再续水煎一次温服。

【歌诀】新加汤增芍姜量，更添人参使胃强，
汗出身痛表里虚，扶正祛邪效能彰。

【解读仲景原文】

《伤寒论》第62条：发汗后，身疼痛，脉沉迟者，桂枝加芍药生姜各一两人参三两新加汤主之。

胡希恕注： 发汗以后，身仍疼痛，为外未解可知，依法当予桂枝汤以解外，但脉沉迟，为里虚之应，已非原方所宜，势须新加芍药生姜各一两、人参三两，即本方者主之。

按： 表证见里虚之候，必须扶里之虚，才能解外之邪，若只着眼表证，连续发汗，表热虽可能一时减退，但随后即复。此时唯有新加汤法，健胃于中，益气于外，邪自难留，表乃得解。若执迷不悟，见汗后有效，反复发之，必致其津枯肉脱于不起。本条所述只说脉迟，里虽虚但未见阴寒重证，假如另有厥逆下利等证，即本方亦不得用，应按先救里而后救表的定法处之。

【讨论归经】 身疼痛为太阳表未解，脉沉迟为里虚寒；人参、生姜温中健胃，主治在太阴，增芍药辅佐生津血，故本方证当属太阳太阴合病证。

【临证思考】 本方证辨证要点，为桂枝汤证身疼明显、胃气虚、脉沉迟者。

本方证常见于急性病后期，或各种慢性病中，当有表证和胃气虚症状时，可进一步细审是否有本方证。如治验例：宋某，女，35岁。2个月来，每日下午发热身疼、头痛、臂及背拘急酸痛，发热后汗出恶风明显，纳差，乏力，舌苔白润，脉沉迟。此属胃气沉衰，精气不振，营卫不固，以致外邪久客不去，故拟建中益气、扶正祛邪之法，予桂枝加芍药生姜人参汤：桂枝10克，白芍12克，生姜12克，炙甘草6克，大枣4枚，党参10克。结果：服1剂后，发热向后延时，且时间缩短，3剂后热除，诸症悉愈。

19. 桂枝人参汤方证

桂枝人参汤方： 桂枝（别切）四两，甘草（炙）四两，白术三两，人参三两，干姜三两。

上五味，以水九升，先煮四味，取五升，内桂更煮，取三升，去滓，温服一升，日再、夜一服。

【方解】

胡希恕注： 此即桂枝甘草汤与人参汤（即理中汤）合方，故治二方证的合并者。

【参考处方】 桂枝12克，炙甘草12克，白术10克，人参10克，干姜

10 克。

上 5 味，先以冷水 800mL 浸 1 小时，煎开锅后 15 ～ 20 分钟，取汤 150mL，温服。再续水煎一次温服。

【歌诀】桂枝人参汤方并，桂枝甘草合理中，

太阳未解并太阴，补中解外是其宗。

【解读仲景原文】

《伤寒论》第 163 条：**太阳病，外证未除，而数下之，遂协热而利，利不止，心下痞硬，表里不解者，桂枝人参汤主之。**

胡希恕注：太阳病外证未解，医不知用桂枝汤以解外，而竟数下之，遂使里虚邪陷，因致协热而利，利下不止。心下痞硬，为胃虚邪乘之征；表里不解者，谓表证未除，复里虚而协热利也，因以桂枝人参汤主之。

按：外证未解，为暗示服过麻黄汤而外证还未解之意，当用桂枝汤类方解外。下利不止、心下痞硬，是因频繁误下，已陷于太阴病理中汤证，故用理中汤救里。因还有外证未解，故合用桂枝甘草汤来两解表里。

【讨论归经】本方证属太阳太阴合病证。

【临证思辨】本方辨证要点：桂枝甘草汤证又见理中汤证者。

本方证常见于发热、感冒自服一些成药，或医生开方不对证，或平时常服减肥药、保健药，感冒后仍继服，造成表里不解者。如验案：姜某，女，31 岁，1963 年 4 月 9 日初诊：两年来常发腹痛、腹泻，昨晚受凉后，又出现腹痛、腹胀，大便溏泄 3 次，并感身疼恶寒，口中和，不思饮，舌苔薄白，脉沉细。此为太阳太阴合病，与桂枝人参汤：桂枝 10 克，党参 10 克，干姜 6 克，炙甘草 6 克，苍术 12 克。结果：服 1 剂，身疼痛减，服 3 剂，身疼痛已，腹泻已，仍纳差，予茯苓饮消息之。

20. 当归四逆汤方证

当归四逆汤方：当归三两，桂枝（去皮）三两，芍药三两，细辛三两，甘草（炙）二两，通草二两，大枣（擘）二十五枚（一法，十二枚）。

上七味，以水八升，煮取三升，去滓，温服一升，日三服。

【方解】

胡希恕注：此即桂枝汤以细辛易生姜，而加当归、通草，通草有通利血脉的作用，与当归合用，补血行滞也。故此治内则血虚、外则荣卫不利而脉细欲绝、手足厥寒者。

冯世纶解读：本方为桂枝汤去生姜加当归、细辛、通草而成。当归甘温、补血通脉，通草有通利血脉的作用，细辛辛温化寒饮，《神农本草经》谓"主……百节拘急，风湿痹痛，死肌"。故治桂枝汤证，又见因血虚寒饮而致手足厥寒而脉细欲绝者。

【参考处方】当归 10 克，桂枝 10 克，白芍 10 克，细辛 10 克，炙甘草 6 克，通草 5 克，大枣 4 枚。

上 7 味，以凉水 800mL 浸泡 1 小时，煎取 100mL，温服。续水再煎一次温服。

【歌诀】当归四逆病太阳，桂枝汤中无生姜，

　　　　当归细辛和通草，调和营卫血脉畅。

【解读仲景原文】

《伤寒论》第 351 条：**手足厥寒，脉细欲绝者，当归四逆汤主之。**

胡希恕注：手足厥寒，脉细欲绝者，为血虚于内，荣卫不利于外也，故以当归四逆汤主之。

按：此即 347 条所谓血虚之厥，而出其治也。

冯世纶解读：由胡希恕先生方解可知，本方治外邪里饮证，故本方证当属太阳太阴合病证。

【讨论归经】当归、细辛温中化饮，治在太阴，桂枝汤治太阳表，故本方证当属太阳太阴合病证。

【临证思辨】本方证辨证要点：手足凉、表虚而里寒不甚者。

此为桂枝汤的加减方，故主荣卫不利的外寒，与四逆汤、通脉四逆汤专以里寒为治者大异。此所谓厥寒，亦为伤寒之寒，以示寒之在外，血脉不通，与厥冷不同。本方治冻疮、脉管炎，所谓"死肌"有验，亦由于寒重在肢体。如治验：郝某，女，30 岁，华北无线电厂工人，初诊日期 1965 年 12 月 6 日。四肢关节疼 10 余年，遇冷即发，近三四年来发作较频，常有头晕、四肢逆冷，天气刚冷手足即出现冻疮，口中和，不思饮，苔白润，舌质暗红，脉沉细。此属外寒内饮、寒凝血滞之证，治以调荣和卫，温通气血，予当归四逆汤：当归 10 克，桂枝 10 克，白芍 10 克，细辛 10 克，炙甘草 6 克，通草 6 克，大枣 5 枚。结果：上药服 3 剂，四肢觉温，继服 20 余剂，四肢冷及关节疼消除。

21. 当归四逆加吴茱萸生姜汤方证

当归四逆加吴茱萸生姜汤方： 当归三两，桂枝（去皮）三两，芍药三两，细辛三两，甘草（炙）二两，通草二两，大枣二十五枚，吴茱萸二升，生姜（切）半斤。

上九味，以水六升，清酒六升和，煮取五升，去滓，温分五服。（一方，水酒各四升）。

【方解】

胡希恕注： 此于当归四逆汤加温中止呕的吴茱萸、生姜，故治当归四逆汤证，内有久寒而呕逆者。

冯世纶解读： 本方是当归四逆汤又加吴茱萸、生姜，是针对内有久寒，又加清酒是加强温里活血之力，可知本方主治较当归四逆汤证里寒更重者。

【参考处方】当归 10 克，桂枝 10 克，白芍 10 克，细辛 10 克，生姜 24 克，吴茱萸 30 克，炙甘草 6 克，通草 5 克，大枣 4 枚。

上 9 味，以凉水 800mL 浸泡 1 小时，煎取 150mL，加入黄酒 20mL，温服。续水再煎一次温服。

【歌诀】当归四逆加茱姜，是因里虚更寒凉，

莫忘煎时加入酒，温通祛寒增力量。

【解读仲景原文】

《伤寒论》第 352 条：若其人内有久寒者，宜当归四逆加吴茱萸生姜汤主之。

胡希恕注： 久寒者，当指积冷、疝瘕等证。此承上条言，若其人内有久寒，而手足厥冷，脉细欲绝者，则宜予当归四逆加吴茱萸生姜汤。

【讨论归经】本方证当属太阳太阴合病证。

【临证思考】本方证的辨证要点，为当归四逆汤证更见心腹痛、呕逆、头痛者。

条文只言内有久寒者，未详其证，但由所加吴茱萸、生姜观之，当不外有阴虚寒的心腹剧痛、呕逆、头痛等症。故本方适用于内外皆寒的慢性病，如治验：李某，女，36 岁，初诊 1966 年 5 月 6 日。产后所患左偏头痛，已 3 年未愈，时心下痛，左上下肢酸胀，口干不思饮，有时恶心吐清水，苔白润，脉弦细。证属表虚饮盛，治以建中和荣固卫，更以温中化饮，予当归四逆加吴茱萸生姜汤：当归 10 克，桂枝 10 克，芍药 10 克，生姜 15 克，炙甘草 6 克，细辛 10 克，通草 6 克，大枣 6 枚，吴茱萸 10 克。结果：上药服 4 剂，

头痛明显减轻，心下痛未作，左上下肢酸胀亦减。上方增吴茱萸为12克，继服7剂，已自感无不适。

22. 苓桂术甘汤方证

苓桂术甘汤方：茯苓四两，桂枝（去皮）三两，白术三两，甘草（炙）二两。

上四味，以水六升，煮取三升，去滓，分温三服。

【方解】

胡希恕注：赵开美及成注本白术为二两，《金匮玉函经》及《金匮要略》均为三两。胃有水饮而致头晕，白术须多用，故从三两，改之。

此于桂枝甘草汤加茯苓、白术，故治桂枝甘草汤证小便不利、心下逆满而头眩心悸者。

冯世纶解读：本方是桂枝甘草汤加茯苓、白术而成。茯苓、白术功在利尿逐水，加于桂枝甘草汤中，则解表同时利水，故本方用于桂枝甘草汤证而里有水饮、小便不利者。胡希恕老师强调本方证为外邪内饮及治疗原则，并对白术作用、剂量重加论述，值得细读。

【参考处方】茯苓12克，桂枝10克，白术10克，炙甘草6克。

上4味，以冷水600mL浸泡1小时，煎开锅后15～20分钟，取汤150mL，温服，再续水煎一次温服。

【歌诀】苓桂术甘痰饮主，桂枝甘草加苓术，
　　　　气冲胸满头眩晕，解外化饮同时除。

【解读仲景原文】

《伤寒论》第67条：伤寒，若吐、若下后，心下逆满、气上冲胸、起则头眩、脉沉紧，发汗则动经，身为振振摇者，茯苓桂枝白术甘草汤主之。

胡希恕注：伤寒病在表，宜发汗解之，若吐、若下均属逆治。表不解，故气上冲胸；饮伴冲气以上犯，故心下逆满；起则头眩、脉沉紧，为里有寒饮之应。虽表未解，亦不可发汗，若误发之，激动里饮，更必致身为振振摇的动经之变，宜以茯苓桂枝白术甘草汤主之。

按：平时即有水饮之人，若感冒而误施吐下，表不解而冲气上者，最易诱致里饮共冲气以上犯，心下逆满、气上冲胸、起则头眩即其候也。此时以本方降冲气兼逐水饮，则表亦自解。若再误发其汗，益激使饮气冲动，则使身为振振摇矣，此仍宜本方主之。

《伤寒论》第160条：伤寒吐下后，发汗、虚烦、脉甚微、八九日心下痞硬、胁下痛、气上冲咽喉、眩冒、经脉动惕者，久而成痿。

胡希恕注：此即上条重出，前条说脉沉紧，是指发汗前，本条说脉甚微，则是指发汗后。心下痞硬、胁下痛、气上冲咽喉、眩冒，虽然也属气冲饮逆的证候，但与发汗前比更加严重。经脉动惕，即前条所称身为振振摇的互词。久而成痿，是说此证若不速治，日子长了将成为肢体不用的痿证。

按：此条虽未提出治疗方药，但据所述，当肯定是苓桂术甘汤。

《金匮要略·痰饮咳嗽病脉证并治》第16条：心下有痰饮，胸胁支满，目眩，苓桂术甘汤主之。

胡希恕注：痰饮，在《金匮要略》有专篇论述，可细读自明。这里的心下有痰饮，即指胃中有停饮。胸胁支满、目眩亦是水气上冲的证候，这是苓桂术甘汤的适应证。

《金匮要略·痰饮咳嗽病脉证并治》第17条：夫短气有微饮，当从小便去之，苓桂术甘汤主之，肾气丸亦主之。

胡希恕注：《金匮要略·痰饮咳嗽病脉证并治》第12条说："凡食少饮多，水停心下，甚者则悸，微者短气。"短气是胃有微饮的证候。这种微饮，用利小便的方法治疗，饮从小便排出则愈，适用苓桂术甘汤治疗。当有金匮肾气丸证时，亦可用金匮肾气丸治疗。

按：因微饮出现短气，可见于苓桂术甘汤方证，亦可见于金匮肾气丸方证，因此临床遇到微饮、短气，要细辨是苓桂术甘汤方证，还是金匮肾气丸方证。不是说任取一方都可，要注意。

【讨论归经】本方证当属太阳太阴合病证。

【临证思辨】本方的辨证要点：为外邪内饮的头晕目眩、短气、小便不利、气上冲者。

本方治疗头晕、目眩确有良效，但如果无气冲之候者则不验。心下逆满、气上冲咽喉、心下痞硬、胁下痛、气上冲胸、胸胁支满等皆气冲之候，宜注意。当然眩晕属实热者更不能用本方。如治验：刘某，女，19岁，1977年10月3日初诊。2个月来耳鸣耳聋，鸣甚则头眩，舌苔白，脉沉细。此属水饮上犯之证，予苓桂术甘汤：桂枝10克，茯苓18克，苍术10克，炙甘草6克。结果：上药连服8剂，耳聋好转，头已不晕，耳鸣大有好转。原方增桂枝为12克、茯苓为24克，又服6剂，痊愈。

23. 苓桂枣甘汤方证

苓桂枣甘汤方：茯苓半斤，桂枝（去皮）四两，甘草（炙）二两，大枣（擘）十五枚。

上四味，以甘澜水一斗，先煮茯苓，减二升，内诸药，煮取三升，去滓，温服一升，日三服。

作甘澜水法：取水二斗，置大盆内，以杓扬之，水上有珠子五六千颗相逐，取用之。水煎温服。

【方解】

胡希恕注：此于桂枝甘草汤加大量茯苓和大枣，故治桂枝甘草汤证小便不利而腹悸动者。

冯世纶解读：本方是由桂枝甘草汤加大枣和大量茯苓，并增加桂枝用量而成。本方和苓桂术甘汤看似无大出入，但在主治上大异其趣。即方中无白术，则知胃无停饮或少停饮，故不治心下痞硬和眩冒；改加大枣，则善治腹挛急；增大茯苓用量，则善治悸烦；增量桂枝，则加重治冲气。故本方的适应证是小腹挛急、悸动而气上冲较甚者。

【参考处方】茯苓 24 克，桂枝 12 克，炙甘草 6 克，大枣 20 克。

上 4 味，以冷水 600mL 浸泡 1 小时，煎开锅后 15～20 分钟，取汤 150mL，温服，再续水煎一次温服。

【歌诀】苓桂枣甘治上冲，桂枝甘草加枣苓，

增桂加重治冲气，欲作奔豚本方中。

【解读仲景原文】

《伤寒论》第 65 条：发汗后，其人脐下悸者，欲作奔豚，茯苓桂枝甘草大枣汤主之。

胡希恕注：发汗后，其人脐下悸者，这是误发了里有水饮人的汗，水饮被激而动，再伴急剧的气上冲，势必发作奔豚。脐下悸即其预兆，宜以茯苓桂枝甘草大枣汤主之。

按：奔豚是病名，《金匮要略·奔豚气病脉证治》曰："奔豚病，从少腹起，上冲咽喉，发作欲死，复还止。"可见这是一种发作性的神经证。小便不利，停水于里，必须兼利小便，表始得解，若强发其汗，激动停水，变证百出。《伤寒论》言之屡屡，详参自明。又本方不只能治脐下悸欲作奔豚，即奔豚证而脐下悸者亦能治之。他如腹痛而气上冲胸，以及诸水饮而脐下悸者，用之亦皆验，以桂枝、甘草治气冲，茯苓、大枣治脐下悸或痛也。

《金匮要略·奔豚气病脉证治》第5条：发汗后，脐下悸者，欲作奔豚，茯苓桂枝甘草大枣汤主之。

胡希恕注：本条是在《金匮要略》重出。

【讨论归经】本方证当属太阳太阴合病证。

【临证思辨】本方证的辨证要点：外寒内饮呈现心下悸、腹挛急、气上冲者。

本方证多见于神经症，如治验案：张某，女，65岁，1965年12月13日初诊。多年失眠，久治无效。近症：头晕，心悸，脐左跳动，有时感气往上冲，冲则心烦、汗出，口干不思饮，舌苔白，脉缓。此属寒饮上扰心神，治以温化降逆、佐以安神，予苓桂枣甘汤加味：茯苓24克，桂枝12克，大枣5枚，炙甘草6克，酸枣仁15克，远志6克。结果：上药服3剂，睡眠稍安，头晕、心烦、气上冲感亦减，前方加生龙骨、生牡蛎各15克，继服6剂，除眠多梦外他无不适。

24. 茯苓甘草汤方证

茯苓甘草汤方：茯苓二两，桂枝（去皮）二两，甘草（炙）一两，生姜（切）三两。

上四味，以水四升，煮取二升，去滓，分温三服。

【方解】

胡希恕注：此于桂枝甘草汤加茯苓、生姜，故治桂枝甘草汤证小便不利而悸烦者。

【参考处方】茯苓12克，桂枝10克，炙甘草6克，生姜15克。

上4味，以冷水600mL浸泡1小时，煎开锅后15～20分钟，取汤150mL，温服，再续水煎一次温服。

【歌诀】茯苓甘草为变方，仍出桂枝甘草汤，

苓姜治呕和心悸，解表利水是其长。

【解读仲景原文】

《伤寒论》第73条：伤寒，汗出而渴者，五苓散主之；不渴者，茯苓甘草汤主之。

胡希恕注：伤寒，里有停水者，虽发汗汗出，而表热不解，若脉浮、微热、小便不利而烦渴者，五苓散主之；不渴者，茯苓甘草汤主之。

按：此承前五苓散条而言者，渴与不渴为五苓散证与茯苓甘草汤证的主

要鉴别点，因并提出，以示区别，证详于前，故此略之。否则，若伤寒汗出而渴者，即以五苓散主之，不渴者，即以茯苓甘草汤主之，便不可理解了。分析文义，本条有漏字处，即"伤寒，汗出"后，似脱漏"脉浮数，小便不利"七字；"不渴"后，似脱漏"而呕"二字，不然则无法理解。

本条大意应是：太阳伤寒证，里有停水，治疗用发汗解表而表不解，则呈外邪里饮证。对于这种证，若脉浮数，小便不利而渴者，宜五苓散主之；若不渴而呕者，宜茯苓甘草汤主之。

《伤寒论》第356条：伤寒厥而心下悸者，宜先治水，当服茯苓甘草汤，却治其厥，不尔，水渍入胃，必作利也。

胡希恕注：《金匮要略》曰："水停心下，甚者则悸。"故伤寒厥而心下悸者，此厥为胃中停饮所致，当先治水，宜服茯苓甘草汤，使水饮去而厥自已。虽说治水，反而能治其厥，若不知厥由水作，一味治厥，不但厥不能治，而水充斥胃中，更必作利。

按：此述水饮所致之厥，虽说先治水，实亦治厥，由水渍入胃一语观之，当有小便不利一症甚明，水不得下泄，故上渍入胃也。

冯世纶解读：后世医家喜把疾病分为内伤、外感两类，将失眠、心悸归为虚劳，治疗注重补五脏、气血，却往往忽略外邪和里邪，使病拖延不愈，宜注意。

【讨论归经】本方证当属太阳太阴合病证。

【临证思辨】本方证辨证要点：桂枝甘草汤证又见呕逆者。

本方证常见于神经症见失眠、心悸而呈现太阳太阴合病证者，如刘某，女，56岁，初诊日期：2011年2月26日：汗出多10余年，经服玉屏风散、薯蓣丸等无效，现汗出身热，怕冷，易感冒，心悸，长期服黄杨宁抑制，腰酸，小便可，夜尿1～2次/晚，大便1日2～3次不成形，舌淡苔白，脉弦细。辨六经属太阳太阴合病夹饮证，辨方证为茯苓甘草汤加白术山药汤方证。处方：桂枝10克，炙甘草6克，茯苓15克，生姜12克，焦白术10克，生山药10克。患者服完7剂后，感觉症状减轻，又服7剂，诉腰酸已，发热，汗出多稍减，心悸需服黄杨宁，大便1日1～2次，成形、排出不畅，上方桂枝加量至15克，又服用7剂后，发热已，汗多明显减轻，心悸已，停服黄杨宁。

25. 茯苓泽泻汤方证

茯苓泽泻汤方：茯苓半斤，泽泻四两，甘草（炙）二两，桂枝（去皮）二两，白术三两，生姜四两。

上六味，以水一斗，煮取三升，内泽泻，再煮取二升半，温服八合，日三服。

按：方后用法说明应为："上六味，以水一斗，先煮五味，煮取三升，内泽泻。"后下泽泻，魏念庭谓："服法后煮泽泻，取其阴性以利水，不宜煮之太过也。"其观点仅作参考。

【方解】

胡希恕注：茯苓、白术、泽泻利水逐饮，生姜、桂枝、甘草降逆和胃，故治胃虚有留饮、吐而渴欲饮水、小便不利者。

冯世纶解读：本方是由茯苓甘草汤加倍茯苓用量，又加泽泻、白术而成，即用五苓散去猪苓，利水、止渴治其标，又用白术、甘草、生姜温药健胃治其本，胃气恢复则不再停水，使本方大大加强了逐饮利尿的作用，故本方在解表（用桂枝、生姜）的同时大力利水（茯苓、泽泻、白术），其适应证是胃虚有留饮、呕吐、渴欲饮水而小便不利者。

【参考处方】茯苓24克，泽泻12克，炙甘草6克，桂枝10克，白术10克，生姜15克。

上6味，以冷水600mL浸泡1小时，煎开锅后15～20分钟，取汤150mL，温服，再续水煎一次温服。

【歌诀】茯苓泽泻汤方好，原本于茯苓甘草，

加倍茯苓加泽术，呕渴逐水效能保。

【解读仲景原文】

《金匮要略·呕吐哕下利病脉证治》第18条：**胃反，吐而渴欲饮水者，茯苓泽泻汤主之。**

胡希恕注：胃反之病，亦有胃虚留饮所致者，若吐而渴欲饮水者，茯苓泽泻汤主之。

按：胃虚弱则饮水留中不化，积至相当程度则吐，吐则胃中干，故渴。渴饮至相当程度复吐，今之胃下垂、胃扩张等慢性病多见此证，宜注意。

冯世纶解读：胃反，是指"朝食暮吐，暮食朝吐"，多见于实证。本胃反病属于虚证，因见呕吐而渴欲饮水，用茯苓泽泻汤治疗。茯苓泽泻汤证较猪苓散证为重，为外邪内饮而胃气更加虚衰者。

【讨论归经】渴欲饮水，不但为饮停，而还因饮停化热，泽泻清热利饮，故本方证当属太阳太阴阳明合病证。

【临证思辨】本方证的辨证要点：茯苓甘草汤证又见口渴而呕吐者。

"朝食暮吐，暮食朝吐"是约略之词。简而言之，胃反为发作性呕吐，有一日发作者，亦有数日发作者，大都由于胃的消化功能差，停食或停水所致。常见于慢性十二指肠溃疡、胃炎、胃癌等病。本条所述偏于停水，水停不消，积至相当程度必吐。因呕吐多，全身组织缺少水的营养，故感到口渴，也是本方证的特点。如胃有停饮，不吐但痛，见渴欲饮水者，用本方亦有验。

26. 苓桂五味甘草汤方证

苓桂五味甘草汤方：茯苓四两，桂枝（去皮）四两，五味子半升，甘草（炙）三两。

上四味，以水八升，煮取三升，去滓，分温三服。

【方解】

胡希恕注：桂枝、甘草降气冲而缓急迫，茯苓利小便而祛水饮，五味子治咳逆上气，故此治气冲饮逆、咳逆而小便不利者。

冯世纶解读：本方也是桂枝甘草汤加味而成，加茯苓加强利尿逐饮的作用，加五味子治咳逆上气，两味加于桂枝甘草汤中，治疗桂枝甘草汤证见咳逆上气者。

【参考处方】茯苓12克，桂枝10克，五味子15克，炙甘草6克。

上4味，以冷水600mL浸泡1小时，煎开锅后15～20分钟，取汤150mL，温服，再续水煎一次温服。

【歌诀】苓桂五味甘草汤，桂枝甘草味苓镶，
　　　　咳逆上气痰饮重，解表化饮是良方。

【解读仲景原文】

《金匮要略·痰饮咳嗽病脉证并治》第36条：青龙汤下已，多唾，口燥，寸脉沉，尺脉微，手足厥逆，气从小腹上冲胸咽，手足痹，其面翕热如醉状，因复下流阴股，小便难，时复冒者，与茯苓桂枝五味甘草汤，治其气冲。

胡希恕注：青龙汤下已者，谓服下小青龙汤，则咳逆倚息不得卧的为证即已也，不过口燥而还多唾，寒饮未尽去也。寸脉沉，为有饮，尺脉微，为血虚，故手足厥而且痹也。气从少腹上冲胸咽者，气夹饮以上冲也。其面翕

翕然如醉状者，胃中有热，上熏其面也。气冲暂止，饮亦随下之，因复下流阴股也，冲气复作饮亦随之上，故小便难而复冒也。以上证情虽极复杂，治气冲以降饮逆，实当前之所急，因与茯苓桂枝五味甘草汤治之。

冯世纶解读： 本条是承继"咳逆倚息不得卧，小青龙汤主之"一条而说。青龙汤下已，是说服下小青龙汤后，原有的症状没有了。多唾、口燥，是服小青龙汤使寒饮欲解的证验。但支饮重证多不是一击即退，今寸脉沉而尺脉微，仍属饮盛里虚的反映。手足厥逆，即因水气冲逆所致。气从小腹上冲胸咽，即发作性的上冲症状。手足痹，是由于血虚。其面翕热如醉状，为有虚热上蒸。气冲休止，则水饮因复下流阴股，故亦不出现眩冒。气冲发作，则水饮伴随上逆，故又出现小便难而眩冒，因此用苓桂五味甘草汤先治其气冲。

【讨论归经】 本方证当属太阳太阴合病证。

【临证思辨】 本方证的辨证要点：桂枝甘草汤证又见咳逆上气眩晕者。

慢性支气管炎、哮喘、肺气肿、肺心病等常见本方证。不论是否服过小青龙汤，只要是外邪里饮气上冲、眩晕明显者，皆可考虑选本方。

27. 五苓散方证

五苓散方：猪苓（去皮）十八铢，泽泻一两六铢，白术十八铢，茯苓十八铢，桂枝（去皮）半两。

上五味，捣为散，以白饮和服方寸匕，日三服。多饮暖水，汗出愈。如法将息。

按： 以上量作煎剂也可，但水逆证仍以散服佳。

【方解】

胡希恕注： 猪苓、泽泻、白术、茯苓均利小便，泽泻用量独重，取其甘寒，用为方中主药，以解烦渴也。复用桂枝，不但兼以解外，而且降气冲，使水不上犯而就下，故亦能治水逆也。

冯世纶解读： 胡希恕老师对本条及五苓散的注解皆简而明，又一次论述外邪内饮的治则，宜细读。

【参考处方】 猪苓10克，泽泻18克，白术10克，茯苓12克，桂枝10克。

上5味，以冷水600mL浸泡1小时，煎开锅后15～20分钟，取汤150mL，温服，再续水煎一次温服。

【歌诀】 五苓散即猪茯苓，泽泻白术桂枝行，外邪内饮已化热，解外利水表里宁。

【解读仲景原文】

《伤寒论》第 71 条：**太阳病，发汗后，大汗出、胃中干、烦躁不得眠、欲得饮水者，少少与饮之，令胃气和则愈；若脉浮、小便不利、微热消渴者，五苓散主之。**

胡希恕注：太阳病，当发汗，但发汗以取微似有汗者佳，若发汗不得法，而使大汗出，津液亡失，胃中水分被夺，因致干燥而不和，故烦躁不得眠。若欲得饮水者，可少少与饮之，使胃中滋润即愈。

若发汗后，而脉浮、小便不利、微热、消渴者，为水停不行，表不得解的为证，宜五苓散主之。

按：里有停水，发汗则表不解，此和前之桂枝去桂（芍药）加茯苓白术汤条的道理同，可互参。小便不利，废水不得排除，新水不能吸收，组织缺乏水营养，故渴欲饮水，虽饮亦只留于胃肠，因致随渴随饮的消渴证，此时与五苓散利其尿，使水代谢恢复正常，则消渴自治。

《伤寒论》第 72 条：**发汗已，脉浮数、烦渴者，五苓散主之。**

胡希恕注：此以误发里有停水人的汗，故表热不解而脉仍浮数，若烦渴、小便不利者，五苓散主之。

按：烦渴后，应有小便不利四字，不然与白虎加人参汤证将难区别，以详见上条，故略之也。

《伤寒论》第 73 条：**伤寒，汗出而渴者，五苓散主之；不渴者，茯苓甘草汤主之。**

胡希恕注：伤寒，里有停水者，虽发汗汗出，而表热不解，若脉浮、微热、小便不利而烦渴者，五苓散主之；不渴者，茯苓甘草汤主之。

按：此承前五苓散条而言者，渴与不渴为五苓散证与茯苓甘草汤证的主要鉴别点，因并提出，以示区别，证详于前，故此略之，否则，若伤寒汗出而渴者，即以五苓散主之，不渴者，即以茯苓甘草汤主之，便不可理解了。

《伤寒论》第 74 条：**中风发热，六七日不解而烦，有表里证，渴欲饮水，水入则吐者，名曰水逆，五苓散主之。**

胡希恕注：中风发热，即发热自汗出的太阳中风证略词。病已六七日，虽服桂枝汤，热仍不解而烦。有表里证者，即指有上述发热而烦的表证，又有下述饮水则吐的里证言。水停不化，故渴欲饮水；胃有停水，故水入则吐，此名为水逆，宜五苓散主之。

按：此亦因蓄水在里，虽服桂枝汤而表热不解，并激动里水而致水逆证，可见无论伤寒或中风，若里有停水，必须兼逐水而表始得解也。

《伤寒论》第141条：**病在阳，应以汗解之，反以冷水潠之，若灌之，其热被劫不得去，弥更益烦，肉上粟起，意欲饮水，反不渴者，服文蛤散，若不差者，与五苓散。**

胡希恕注：服文蛤散，当是文蛤汤之误，宜改之。潠之，即以水喷面。灌之，即以水浇身。肉上粟起，即皮肤起如小米大的疹状物，即俗所谓鸡皮疙瘩。

病在太阳，本当发汗解之，而医反以冷水潠之，或灌之。则表热为冷水所却，而不得汗以外越，故其人更烦。皮肤由于受冷水刺激，因而粟起。烦热不除，故意欲饮水，但胃中无热，故反不渴，与服文蛤汤除烦，并治肉上粟起。服药后若烦热不解而渴若不止者，与五苓散。

按：文蛤散见于《金匮要略·消渴小便不利淋病脉证并治》篇，原文为"渴欲饮水不止者，文蛤散主之"。本条"意欲饮水，反不渴者"自无与文蛤散的必要，尤其明谓"其热被却不得去，弥更益烦"，显系不得汗出的烦躁证，与文蛤汤发汗解烦为是。文蛤汤见于《金匮要略·呕吐哕下利病脉证治》篇，原文为"吐后，渴欲得水而贪饮者，文蛤汤主之"。岂有吐后，渴欲得水而贪饮者，复用文蛤汤发汗的道理，其为文蛤散之误甚明。可见《伤寒论》的文蛤汤误为文蛤散，《金匮要略》的文蛤散，误为文蛤汤也。想是传抄之误，宜改之。

《伤寒论》第156条：**本以下之，故心下痞，与泻心汤，痞不解，其人渴而口燥烦、小便不利者，五苓散主之。**

胡希恕注：本因为误下太阳病，故心下痞，但与泻心汤而痞不解，审其人渴欲饮水而口燥烦、并小便不利者，知为水气逆于心下，故非泻心汤所能治，宜以五苓散主之。

按：此亦误下里有水气的太阳病，表不解则水伴冲气以上逆，故心下痞。渴而口燥烦、小便不利，为五苓散证，故用泻心汤则不治。

《伤寒论》第244条：**太阳病，寸缓、关浮、尺弱，其人发热、汗出，复恶寒，不呕，但心下痞者，此以医下之也；如其不下者，病人不恶寒而渴者，此转属阳明也；小便数者，大便必硬，不更衣十日，无所苦也，渴欲饮水，少少与之，但以法救之；渴者，宜五苓散。**

胡希恕注：寸缓、关浮、尺弱，疑非仲景语，其实即浮而缓弱的脉。

太阳病脉浮缓弱，为中风脉。其人发热、汗出、复恶寒，为中风证。里无饮、胃中无水，故不呕。而所以心下痞者，当不外以医误下所致，言外先宜桂枝汤以解外，外解已，再以泻心汤以攻痞。

如果不经误下，其人已不恶寒而渴者，此已转属为阳明病。既汗出，若复小便数者，则大便必硬，此由于津液内竭，与热实燥结的大便成硬者不同，即不大便十日，亦必无满痛之苦，言外不可与大承气汤攻之。至于渴欲饮水，可依少少与饮之方法救之。若与之饮而渴不止者，当是水不化气，宜与五苓散。

按：小便数而致大便硬，何以还用五苓散以利小便？历来注家多有争论，甚则以为条文有误，此皆只知利尿药能治小便不利，而不知其并治小便数也（书中亦常称小便自利）。基于多年的经验和研究，则小便频数，大多由于有水毒的存在，机体欲自小便加速排出的反应，但以自然良能的有限，虽使小便数，而竟达不到预期的效果，此时与以利尿的适方，使水毒得到排出，则小便数亦自止，并由于小便数所导致的大便硬和渴，亦不治而自愈。前白术附子汤条，亦以小便自利而致大便硬，乃去桂加术以利尿，其治疗手段前后同，可互参。

《伤寒论》第 386 条：霍乱，头痛、发热、身疼痛、热多欲饮水者，五苓散主之；寒多不用水者，理中丸主之。

胡希恕注：霍乱发作初起，亦常见头痛、发热、身疼痛的表证。若病人渴欲饮水，为有热，宜用五苓散两解表里；若病人口中和而不用水，为里多寒，宜先救里而后解表，用理中丸主之。

呕吐下利的霍乱病，亦形似伤寒而有头痛、发热、身疼痛等表证，若热多而渴欲饮水者，乃外邪里水的为患，宜五苓散两解其表里；若寒多而不渴者，此为脏寒，虽有表证，亦急当救里，宜以理中丸主之。

按：吐利而渴者，只是水气在里的为患，故以五苓散两解表里；吐利不渴者，属太阴，以其脏虚寒，当先救里，故以理中丸温中以补虚，此霍乱的正证正治，但用丸不如用汤有捷效。

霍乱上吐下泻，耗人精气至烈，虽有表证，亦不可发汗，热比较明显者，只有用五苓散两解表里一法。寒比较明显者，五苓散也不能用，须用理中汤（丸）先救其里。

《金匮要略·痰饮咳嗽病脉证并治》第 31 条：假令瘦人脐下有悸，吐涎沫而癫眩，此水也，五苓散主之。

胡希恕注：饮家多瘦，以久病水饮，津液不充于形体也。脐下有悸者，为水气冲动于脐下也；吐涎沫而癫眩者，癫即癫痫，谓脐下有悸则发作吐涎沫的癫痫、眩冒证也，此癫痫为水饮所致，五苓散主之。

按：癫痫多瘀血证，然亦间有水饮所致者。曾治一患儿，以脐下悸则发作吐涎沫、昏冒不知人，与五苓散煎剂得速治。后世注家认为五苓散不能治癫痫，故把"癫眩"改成"颠眩"，不妥。

【讨论归经】本方证为外邪内饮，饮停化热，因成太阳太阴阳明合病证。

【临证思辨】本方的辨证要点：太阳表虚证兼见心下停饮、小便不利而见口渴者。

本方证常见于急慢性外邪内饮证，如治验：李某，男，47岁，会诊日期1975年7月27日。患者自感上腹有肿物已2个多月，因无不适，未曾检查治疗。近1个月来因感左上腹痛而来门诊治疗。经内外科检查，怀疑是肿瘤而收住院治疗。查体：上腹左右均可触及拳头大实性肿物，表面不光滑，轻度压痛，部位深，与体位无关。尿常规：蛋白（＋），红细胞（15～20）×10^9/L，白细胞（3～5）×10^9/L。血沉61mm/h。尿酚红排泄试验：一杯3%、二杯5%、三杯5%、四杯7%。静脉肾盂造影：左肾扩大，右肾未显影。临床诊断：双肾肿瘤？肾结核？因尚等待手术，要求服中药一试。会诊症见：左腹胀痛，头晕，心悸，汗出，恶风，口渴思饮，饮后渴仍不止，心下有水响，尿频涩痛，舌苔白，脉浮数，心率100次/分。此属太阳表虚兼心下停饮证，为五苓散合猪苓汤加大黄薏苡仁汤证：猪苓10克，泽泻15克，苍术10克，茯苓12克，桂枝10克，滑石30克，阿胶（烊化）10克，生大黄3克，生薏苡仁30克。结果：上药服两剂后，小便增多，意想不到尿中排出绿豆大结石。3剂服完后，连续四五天排出细沙样结石，腹部肿物消逝于无形，其他症状也全消失。追访5年未见复发。

本方证在临床应用很广，不但应用急性病，而且用于慢性病，还用于急性传染病如霍乱。有人怀疑古时的霍乱不同于现代的霍乱，这是对经方不了解的缘故。梁代陶弘景在《辅行诀脏腑用药法要》记载："外感天行经方之治，有二旦、六神、大小等汤。"外感天行，即急性传染病、瘟疫。二旦、六神、大小，即《伤寒论》中的主要方剂。问题的关键是不论什么病，只要认清有五苓散证，即可用五苓散治疗。

28. 防己茯苓汤方证

防己茯苓汤方：防己三两，黄芪三两，桂枝三两，茯苓六两，甘草二两。

上五味，以水六升，煮取二升，分温三服。

【方解】

胡希恕注： 防己、茯苓协力祛水而利小便，黄芪实表使水不得复留。桂枝、甘草除气冲，与茯苓为伍并治动悸，故此治小便不利、气上冲心、心下悸、四肢肿而聂聂动者。

【参考处方】防己 10 克，黄芪 15 克，桂枝 10 克，茯苓 18 克，炙甘草 6 克。

上 5 味，以冷水 600mL 浸泡 1 小时，煎开锅后 15 ～ 20 分钟，取汤 150mL，温服，再续水煎一次温服。

【歌诀】防己茯苓用黄芪，桂枝甘草治表虚，

此治皮水是正法，固表利水肿自去。

【解读仲景原文】

《金匮要略·水气病脉证治》第 24 条：皮水为病，四肢肿，水气在皮肤中，四肢聂聂动者，防己茯苓汤主之。

胡希恕注： 皮水为病，多由表虚，水踞于皮中而不去也。四肢肿者，四肢为尤虚也；聂聂动即微动状，四肢聂聂动者，为水气相击也，防己茯苓汤主之。

【讨论归经】桂枝、甘草、黄芪解太阳之表，防己、茯苓治在太阴，故本方证当属太阳太阴合病证。

【临证思辨】本方证的辨证要点：表虚之外邪内饮见四肢浮肿、聂聂动者。

本方治浮肿，适用于表虚证的浮肿，当有汗出恶风症。亦见于慢性肾炎浮肿。如治验：冯某，女，30 岁，1959 年 4 月 25 日初诊。发现慢性肾炎已 5 年，常四肢浮肿，腰痛，头晕或痛，月经量多后期，查酚红排泄试验，第一小时 60%，第二小时 10%，苔白厚腻，脉沉弦，证属表虚里饮，治以益气养血，调荣利水，与防己茯苓汤合当归芍药散加减：防己 10 克，茯苓 24 克，桂枝 10 克，生黄芪 12 克，炙甘草 6 克，当归 10 克，白芍 12 克，川芎 10 克，苍、白术各 6 克，猪苓 10 克，生姜 10 克。结果：上药服 6 剂，服药期间诸症差，但停药浮肿又复发，继加减服用一月余，浮肿未再复发。

29. 蜘蛛散方证

蜘蛛散方：蜘蛛（熬焦）十四枚，桂枝半两。

上二味，为散，取八分一匕，饮和服，日再服，蜜丸亦可。

【方解】

胡希恕注：《名医别录》谓："蜘蛛主大人小儿癫。"癫，即阴狐疝也，其有治本证的特能，可知蜘蛛善织纲捕食物，而能治脏器漏入阴囊的狐疝，亦甚有趣也。本方用为主药，佐桂枝以温中解外也。

冯世纶解读：经方用蜘蛛仅见于蜘蛛散方证，《神农本草经》无记载，《名医别录》称其味微寒。《长沙药解》称其有"破瘀消肿"作用。曹颖甫有治小儿疝气验案，如《金匮发微》记载："乙亥重九日，有倪姓来诊，其证时发时止，今遇寒而发，偏坠微痛，夜有寒热，睡醒汗出，两脉迟滑，方用蜘蛛一枚，炙过，川桂枝四钱，一剂即愈。"说明蜘蛛有行气退疝之功。后世记载：蜘蛛，味苦，微寒。有破结通利、祛瘀消肿的作用。

【参考处方】蜘蛛2枚，桂枝10克。

上2味，以冷水500mL浸泡1小时，煎开锅后15～20分钟，取汤150mL，温服，再续水煎一次温服。

【解读仲景原文】

《金匮要略·趺蹶手指臂肿转筋阴狐疝蛔虫病脉证治》第4条：阴狐疝气者，偏有小大，时时上下，蜘蛛散主之。

胡希恕注：偏有小大者，时时上下者，谓阴囊的一侧有肿状物，时上入腹而隐，时入阴囊而现也，以其出没无常，故谓为阴狐疝，蜘蛛散主之。

按：由于时时上下的说明，似述无痛苦而能自复的疝气症，即进入阴囊的脏器，自能复原于腹内，与嵌顿性之疝气症不能自复而发剧烈疼痛者不同，此症多见于小儿，大人亦间有之。为病之因，大都由先或后天的腹壁虚弱所致。

【讨论归经】蜘蛛味苦，微寒，治在阳明，故本方证当属太阳阳明合病证。

【临证思辨】由于时时上下的说明，似述无痛苦而能自复的疝气症，即进入阴囊的脏器，自能复原于腹内，与嵌顿性之疝气症不能自复而发剧烈疼痛者不同，此症多见于小儿，大人亦间有之。为病之因，大都由先或后天的腹壁虚弱所致，亦包括阴囊积水肿大。《名医别录》谓："蜘蛛主大人小儿。"癫即阴狐疝也。据临床观察，蜘蛛所治之疝当是阴囊积水肿大之类，如治验：胡某，男，6岁。2010年4月19日初诊：患儿两年前因阴囊偏坠诊断为"睾丸鞘膜积液"，家长求助于中医治疗。诊见：左阴囊水肿，盗汗、口干、晨起咽干，大便干结，四逆，面白。易反复"感冒"。舌苔白，根腻，脉细弦。辨六经属太阳太阴阳明合病，辨方证属蜘蛛散加甘草龙骨牡蛎赤小豆当归细辛泽泻地龙方证：桂枝10克，炙甘草6克，生龙骨、牡蛎各15克，细辛6克，地龙10克，泽泻10克，赤小豆15克，当归10克，蜘蛛两枚（焙干）。2010年4月26日二诊：药后阴囊水肿好转，大便畅利，每日1行（家长用"非常好"描述），尚有盗汗、口干。上方去泽泻、地龙继服。2010年5月24日四诊：上药续服二周，近3周睾丸未见偏坠，近几天参加幼儿园表演活动，活动量较大，也未见偏坠。

按：治验小儿疝气当属中医水疝，即阴囊积液之属，服本方有效。如是斜疝、成年疝气，宜当多求手术修复。

30. 桂枝生姜枳实汤方证

桂枝生姜枳实汤方：桂枝三两，生姜三两，枳实五枚。

上三味，以水六升，煮取三升，分温三服。

【方解】

胡希恕注：本方用枳实配伍主气冲的桂枝，治饮逆的生姜，故治诸逆（指痰饮客气冲逆而言），以至心中痞塞而心悬痛者。

【参考处方】桂枝10克，生姜15克，枳实10克。

上3味，以冷水500mL浸泡1小时，煎开锅后15～20分钟，取汤150mL，温服，再续水煎一次温服。

【解读仲景原文】

《金匮要略·胸痹心痛短气病脉证治》第8条；**心中痞，诸逆心悬痛，桂枝生姜枳实汤主之。**

胡希恕注：心中痞者，谓心中有痞塞感也；诸逆者，咳、呕、哕、以及气逆等言之也；心悬痛者，谓心痛如悬状也，桂枝生姜枳实汤主之。

按：此似述心绞痛的证治，不过依据实验，此证单用本方的机会甚少，而以大柴胡汤与桂枝茯苓丸合方的机会较多。血压高、烦热者宜加石膏；心悸甚者增量桂枝，均有捷效，学者试之。

冯世纶解读：诸逆心悬痛、心中痞，饮逆上气所致。饮郁化热是心中痞、心悬痛的原因之一，故用枳实苦寒清热化饮清上热。气上冲逆，多是表不解的桂枝证，故以桂枝、生姜解表降冲逆，此即桂枝生姜枳实汤的适应证。

【讨论归经】本方证当属太阳阳明合病证。

【临证思辨】本方的辨证要点：气上冲、心下痞塞、胸胁闷痛者。

本条颇能说明心绞痛的证治，不过实践证明，此证单用本方的机会反少，而以用大柴胡汤与桂枝茯苓丸，或桃核承气汤合方的机会为多，此于大柴胡汤详述之，可互参。

31. 桂枝茯苓丸方证

桂枝茯苓丸方：桂枝、茯苓、牡丹（去心）、桃仁（去皮尖，熬）、芍药各等分。

上五味，末之，炼蜜和丸，如兔屎大，每日食前一丸，不知，加至三丸。

【方解】

胡希恕注：本方为桂枝汤去生姜、大枣、甘草，加茯苓、牡丹皮、桃仁而成，可知其适应证为太阳病合并瘀血证。方中桂枝、茯苓镇气冲而治心悸，桃仁、牡丹皮、芍药协力以瘀血而解癥瘕，故此治癥病或瘀血而气上冲心悸者。

冯世纶解读：多数人都常用桂枝茯苓丸治疗慢性病、久有瘀血者，自然多认为该方是治疗内伤杂病的，不再认为其有表证，但从《伤寒论》第15条"太阳病，下之后，其气上冲者，可与桂枝汤"可知，凡气上冲、呕逆、脐上动悸等，多用桂枝，其意皆在解表降冲，故从经方六经归类看，本方证是太阳表证合病瘀血。由此也可知经方的外感和内伤的概念，不是截然分开的，不论是急性病还是慢性病，都是相对并存的，即急性病也可现太阴病，慢性病也可现太阳病或表里合病，也即伤寒、杂病常在一起，这就不难体悟《伤寒杂病论》的真实意义了。

【参考处方】桂枝10克，茯苓12克，牡丹皮10克，桃仁10克，白芍10克。

上5味，以冷水600mL浸泡1小时，煎开锅后15～20分钟，取汤150mL，温服，再续水煎一次温服。

【歌诀】桂枝茯苓丸用多，丹皮桃仁芍药和，

冲悸身疼有定处，治在降逆祛瘀血。

【解读仲景原文】

《金匮要略·妇人妊娠病脉证并治》第2条：妇人宿有癥病，经断未及三

月，而得漏下不止，胎动在脐上者，为癥痼害。妊娠六月动者，前三月经水利时，胎也。下血者，后断三月，衃也。所以血不止者，其癥不去故也，当下其癥，桂枝茯苓丸主之。

胡希恕注：癥病者，即瘀血的积块也。妇人宿有癥病，经断还不满三月，而下血不止，且觉有胎动在脐上者，当是癥痼的为害。因为妊娠胎动于六月，即动亦不会在脐上，故肯定其为癥痼害也。至于是否怀胎，则可验之于三月前的经水利否，如果经断前三月，经来均很正常，则可断定为胎；若前三月即不断下血，虽后断三月，亦必非胎而为衃。衃者，为蓄积的恶血也。不论胎或衃，其所以下血不止者，由于其癥不去故也，当下其癥，桂枝茯苓丸主之。

【讨论归经】桂枝、茯苓治外邪内饮的气冲、心悸动，芍药、牡丹皮、桃仁凉血祛瘀而治腹满痛，故本方证当属太阳阳明太阴合病证。

【临证思辨】本方证的辨证要点：久有瘀血、腹痛胁痛有定处，或有肿块，或下血者。

本方不仅能治妇人癥病下血，无论男女，凡因瘀血而下血，或因瘀血引起的胸腹痛、痛有定处其他血证，不宜桃核承气汤的攻下者，大多宜本方。临床常见于冠心病、胆囊炎、胆石症等病，且多与大柴胡汤合用。

如治验：例1，郑某，男，51岁，2012年12月3日初诊。3天来心痛彻背，因见汗出、四逆，自服四逆汤好转，但未见大便，今胃脘疼胀，口干胸闷不明显，无四逆，两胁胀痛，苔白腻，脉沉细弦滑。经查：白细胞15.69×10⁹/L，中性粒细胞83.7%。B超示胆囊炎，胆囊结石。血生化检查示肝炎、胰腺炎：ALT：203U/L，ALP：184U/L，GGT：382U/L，AMY：208U/L。辨六经属少阳阳明合病夹瘀，为桂枝茯苓丸合大柴胡汤方证：桂枝10克，白芍10克，牡丹皮10克，桃仁10克，茯苓12克，柴胡12克，黄芩10克，枳实10克，清半夏15克，大黄6克，炙甘草6克，生姜15克，大枣4枚。2012.12.5二诊：服3剂心胸痛明显减，疼痛范围缩小，口微干，胃胀，大便稀，里急。上方加丹参18克，茵陈15克。继续治疗诸炎症。

例2：陈某，女，50岁，1966年3月2日初诊。1年来头晕心悸，气上冲胸闷或胸痛，时汗出，常失眠。服用安眠药，常身疲倦息，心电图示冠状动脉供血不足，苔黄，脉弦迟。证属久有痰瘀阻滞，治以化痰祛瘀，与桂枝茯苓丸合大柴胡加甘草石膏汤证：桂枝10克，桃仁10克，茯苓15克，牡丹皮10克，白芍10克，柴胡12克，半夏10克，黄芩10克，生姜10克，枳实 10 克，大枣 4 枚，大黄 6 克，生石膏 45 克，炙甘草 6 克。结果：上药服 3 剂后诸症均减，睡眠好转，胸痛也好转，上方加赤芍 10 克，继服，今自感无不适，以前不敢走路，现走路如常人。

32. 半夏散及汤方证

半夏散及汤方：半夏（洗）、桂枝（去皮）、甘草（炙）。

上三味，等分。各别捣筛已，合治之，白饮和服方寸匕，日三服。若不能散服者，以水一斗，煎七沸，内散两方寸匕，更煮三沸，下火令小冷，少少咽之。半夏有毒，不当散服。

【方解】

胡希恕注：《神农本草经》谓桂枝主结气、喉痹，与半夏合用，利咽喉而治肿痛，更以甘草缓急止痛，少少咽之，亦使溃患处也。

【参考处方】生半夏 10 克，桂枝 10 克，炙甘草 10 克。

上 3 味，以水 800mL，煎取 150mL，置凉，少少咽之。

冯世纶解读：本条较难解读，近常用半夏治咽及支气管扩张等症，体会本方的半夏是关键。咽痛指或左或右的一侧痛，甘草汤或桔梗汤主治，治属少阳。咽中痛，指全咽俱痛，为比较重的证，是因痰饮结于里，但未化脓成疮，因亦未至不能语言声不出，多伴有外证，因用桂枝、甘草解外，治属太阳。已知桂枝不治咽痛，故治咽中痛的药主在甘草、半夏。再分析半夏主治太阴，此前以半夏温中化饮，因把本方证归类于太阴，今考《神农本草经》谓："半夏，味辛、平。主治伤寒寒热……喉咽肿痛。"本治痰饮内结的咽喉肿痛；已知甘草汤治属少阳，可知半夏散及汤方证为太阳少阳太阴合病证，这样再解读本条原文就容易了。即原是津液虚明显的太阳病，最忌大发汗，故本条以少阴病冒之。表证，传于半表半里少阳因见咽痛，同时见痰饮内结，因见咽中痛，形成太阳少阳太阴合病。

有关半夏用生，原记载即用生半夏，是水煎服用生者，作散服绝不能用生。这里对半夏的毒性及煎服法必须清楚，即半夏毒主要是引起喉麻痹，用散服半夏直接作用于舌，很快引起中毒、喉麻痹，所以煎服法后注有"半夏有毒，不当散服"，是古人临床观察总结。近代不少中医大家，如姜春华、朱良春等，都通过临床指出，治咳喘，特别是支气管扩张症必用生半夏水煎服，剂量最少 15 克，这些经验值得注目。

【歌诀】半夏散及汤方并，桂草半夏等分用，桂枝甘草证咽痛，当知不是少阴病。

【解读仲景原文】

《伤寒论》第313条：少阴病，咽中痛，半夏散及汤主之。

胡希恕注：前之（第311、312条）咽痛，是指或左或右咽之一处痛。此之咽中痛，是全咽中均痛，较桔梗汤证更肿重而痛剧，但未化脓成疮，因亦未至不能语言声不出，此宜半夏散及汤主之。

按：此即上条所说的为病，始得之的表证还在，故以半夏逐痰涎，并治咽喉肿痛，合桂枝、甘草以解外邪。以上三条除甘草汤、桔梗汤条外，又可说是少阴少阳的并病。至于以后二条（第312、313条），均与少阴病无关，可能因为是证，亦常发热、恶寒，但最忌发汗，冒以少阴病，以示警戒，亦未可知。

【讨论归经】本方证属太阳少阳太阴合病。

【临证思辨】本方证的辨证要点：咽痛，有表证而口不渴者。

咽痛以急性发作常见，也有慢性发作者。多见于急慢性咽喉炎、扁桃体炎。当出现表虚证，更确切说呈现桂枝甘草汤证时，也可用本方。临证要注意，小柴胡汤证的咽痛也常见，应细审属何方证。如治验1：张某，男，51岁，河北灵寿县中学工友，1968年11月26日初诊。咽痛3个多月，曾以清热解毒、养阴清咽等法治疗，无效。医院认为是喉癌。视其咽喉，双扁桃体及咽后壁皆有多处脓点，常头痛，汗出，恶寒，口中和，不思饮，舌苔白腻，脉沉细，两寸浮。此为太阳表虚，邪久伤津，治以半夏散及汤合桔梗诃子汤：清半夏12克，桂枝10克，炙甘草10克，桔梗6克，诃子肉6克。结果：服药当天即感咽痛减轻，原方服半月，诸症消，咽及双侧扁桃体已无脓点。

本方治声带息肉音哑亦有效，治验2：叶某，男，66岁，2012年12月10日初诊：原有心房颤动、痛风，近半月感冒咳嗽未愈，又吃一次火锅，出现音哑，查喉镜诊为声带息肉，谓须手术，不同意而试中药治疗。症见早起有痰，咳嗽，咽中有痰咯不出，声音沙哑，汗出不多，口中和，舌淡苔白，脉细结代。六经辨证属太阳太阴合病，辨方证为半夏散及汤合半夏厚朴去茯苓生姜加诃子汤证：清半夏60克，桂枝10克，炙甘草6克，厚朴10克，苏子10克，诃子肉6克。结果：上药服3剂，音哑好转，服7剂显著减轻。继据症治原病。

33. 炙甘草汤方证

炙甘草汤方：甘草（炙）四两，生姜（切）三两，人参二两，桂枝（去皮）三两，生地黄一斤，阿胶二两，麦门冬（去心）半升，麻仁半升，大枣三十枚。

上九味，以清酒七升，水八升，先煮八味，取三升，去滓，内阿胶烊消尽，温服一升，日三服。一名复脉汤。

【方解】

胡希恕注：以生地黄、麦冬、火麻仁、阿胶滋血液于内，以桂枝去芍药调荣卫于外，尤其增量甘草，更加人参，补益中气，以资血气之源。此治津血枯燥，而脉结代、心动悸的良法。生地黄用量独多，为本方主药，但名以炙甘草汤者，正示人以甘滋液之道也。不过重用甘寒，方后虽有复脉之名，若虚脱的阴虚寒重证，脉微欲绝，或无脉者，本方不中与之。

冯世纶解读：胡希恕老师对本方注解精详，有助于理解炙甘草汤方证，但六经归属未曾明示，今做初步探讨。关于本方证仅见心动悸、脉结代，参见《金匮要略》亦仅提到"虚劳诸不足、汗出而闷"。胡老明示谓"此大虚候，伤寒见之，慎不可发汗"，可知病主在里。但胡老在方解中指出，炙甘草汤是以生地黄、麦冬、火麻仁、阿胶滋血液于内，以桂枝汤去芍药调荣卫于外，明确了本方证是有外证的。已知桂枝去芍药汤治太阳，那么里证为阳明还是太阴？分析药物组成可知，即人参、甘草、大枣、生姜等补中益气，治在太阴。以生地黄、阿胶、麦冬、火麻仁等养血，而生地黄量独重，重在养血生津而清里热，治属阳明，故炙甘草汤方证，当属太阳太阴阳明合病兼血虚证者。

煎药用酒很重要，不用酒煎效果差。原用药说明用酒煎（酒水比为7：8），临床改煎成后兑入黄酒20～30mL 同服效也佳。

【参考处方】炙甘草12克，生姜15克，党参10克，生地黄50克，桂枝10克，阿胶10克，麦门冬15克，火麻仁15克，大枣10枚，。

上9味，除阿胶外，以冷水800mL 浸泡1小时，煎15～20分钟，取汤150mL，烊化入阿胶10克，加入黄酒20mL，温服。再续水煎一次温服。

【歌诀】炙甘草汤胶桂人，枣姜生地麦麻仁，

　　　　津血虚极脉结代，煎药用酒功可垂。

【解读仲景原文】

《伤寒论》第177条：**伤寒脉结代，心动悸，炙甘草汤主之。**

胡希恕注：血不足以荣脉，则脉结代。血不足以养心，则心动悸。此大虚候，伤寒见之，慎不可发汗，炙甘草汤主之。

按：心动为脉动之源，脉结代者，心自间歇，心动悸即其应征也。此证有虚有实，本条是指其虚者。

《金匮要略·血痹虚劳病脉证并治》附方（一）:《千金翼方》炙甘草汤，治虚劳不足，汗出而闷，脉结悸，行动如常，不出百日，危急者，十一日死。

胡希恕注：血不充于脉则结，血不足以养心则悸，复有虚热，故汗出而闷。肺结核末期常见此证，与本方确有一时之效，但多不能救其死。如结合西医西药，可降低死亡率。

按：久病虚极而脉结代、心悸，确多凶险，亦只可与本方治之。如病还不十分危急者，亦间有得救者。肺结核后期多此证。平人脉结代并不足虑，即不服药亦可自愈。

《金匮要略·肺痿肺痈咳嗽上气病脉证治》附方（一）:《外台》炙甘草汤，治肺痿涎唾多，心中温温液液者。

胡希恕注：心中温温液液，即恶心剧甚、心中烦恼的意思。病肺痿，若涎唾多，心中温温液液者，本方治之。

【讨论归经】本方证当属太阳太阴阳明合病证。

【临证思辨】本方的辨证要点：心动悸，脉结代气血俱虚者。

多数版本，把本方置于太阳病篇末，一是说人体患病规律多先在表、后渐入里，二是说病在表应汗以解之，但不正确的治疗造成人体气血俱伤、表里并病，以至成本方证。

从西医诊断看来，者本方证常见于心脏病心律失常，如治验：张某，女，32岁，1965年3月12日初诊。心悸气短5年多，在哈尔滨市诊断为"风湿性心脏病"，住院治疗5个月，关节疼痛缓解，但仍心慌、惊悸、多梦，少劳即喘，二便如常，两颧红，苔白，舌有瘀点，脉沉细结代。证属外邪内饮，血虚里热，治以解外祛饮，养血安神，与炙甘草汤：生地黄30克，麦冬12克，火麻仁10克，炙甘草10克，党参10克，桂枝6克，生姜10克，大枣8枚，生龙骨、生牡蛎各15克，阿胶10克（烊化）。结果：上药服用2个月，心慌心悸好转，走五六里地不感气喘，来信告之参加工作。

本方补虚润燥，若肺结核后期骨瘦如柴，往往有用之的机会。劳热咯血不止，以本方去桂姜治之有效。

二、麻黄汤类方证

1. 麻黄汤方证

麻黄汤方：麻黄（去节）三两，桂枝（去皮）二两，甘草（炙）一两，杏仁（去皮尖）七十个。

上四味，以水九升，先煮麻黄减二升，去上沫，内诸药，煮取二升半，去滓，温服八合。覆取微似汗，不须饮粥，余如桂枝法将息。

【方解】

胡希恕注：麻黄为发表致汗的要药，凡由于表气闭塞，而致咳喘水气诸疾，均可用之。本方为主药，与桂枝为伍，发汗止痛，佐杏仁以平喘，使甘草以缓急，故治太阳病表实无汗、身体疼痛而喘者。

【参考处方】麻黄 10 克，桂枝 10 克，炙甘草 6 克，杏仁 10 克。

上 4 味，以冷水 600mL 浸泡 1 小时，煎开锅后 15～20 分钟，取汤 150mL，温服，同时盖棉被取微微汗出。不汗出，再续水煎一次温服。

【歌诀】麻黄汤桂草杏仁，太阳表实脉浮紧，

发热无汗身疼痛，发汗解表要温饮。

【解读仲景原文】

《伤寒论》第 35 条：太阳病，头痛、发热、身疼、腰痛、骨节疼痛、恶风、无汗而喘者，麻黄汤主之。

胡希恕注：太阳病以头痛、发热、恶寒为常，若更身疼、腰痛、骨节疼痛、恶风、无汗而喘者，亦麻黄汤主之。

按：桂枝汤证，由于自汗出，郁滞体表的体液和毒素，得到部分排出，虽亦身疼痛，但不剧甚，并亦不至逆迫于肺，因亦不喘。而麻黄汤证，由于不汗出，体液和毒物充实于体表，压迫肌肉和关节，因使身、腰、骨节无处不痛，并逆迫于肺而发喘。只由于汗出或汗不出的关系，遂有虚实不同的表证反映，亦即或宜桂枝或宜麻黄的用药关键。

《伤寒论》第 36 条：太阳与阳明合病，喘而胸满者，不可下，宜麻黄汤。

胡希恕注：同时发作太阳病发热、恶寒的表证，和阳明病大便难的里证者，亦可谓为太阳与阳明合病。喘为麻黄汤和大承气汤的共有证，不过大承气汤证为腹满而喘，今喘而胸满为麻黄汤证，仍宜责在表，虽大便难亦不可下，而宜麻黄汤以解表。

按：大承气汤证、大柴胡汤证腹满而喘，为里实之极，势必上迫胸膈，阻碍呼吸而作喘。此喘由里实所起，主证为腹满，以大承气汤攻其里，腹满消则喘自平；麻黄汤证为喘的胸满，表实汗不出，涉及于肺而喘。呼吸困难，气充胸膛，因而发满，此满由喘所起，主证为喘，以麻黄汤发其汗，表解则喘止，而胸满亦自消。证有主从，治分表里，此于辨证甚关重要。

本条就喘之一证，以示麻黄汤证与承气汤证的鉴别法，对于辨证甚关重要，应仔细玩味。

冯世纶解读：胡希恕老师提示：治喘有麻黄汤证和大承气汤证的不同，即显示经方用麻黄必有表证时方可用之，而脏腑辨证强调宣肺定喘，而不强调表不解。当无表证时，里实之喘误用麻黄，使喘加重，临床屡见不鲜。

《伤寒论》第37条：太阳病，十日已去，脉浮细而嗜卧者，外已解也。设胸满胁痛者，与小柴胡汤；脉但浮者，与麻黄汤。

胡希恕注：脉浮细，为血气不充于外，困倦嗜卧，为病传少阳之征，故断言曰外已解也。设更胸满胁痛者，则柴胡汤证具，故宜与小柴胡汤；若脉但浮而不细，且无嗜卧、胸满胁痛者，病仍在表，虽十日已去，当与麻黄汤。

按：后之小柴胡汤条，有"血弱、气尽、腠理开"的说明，即指病传少阳时，则体表的气血不足也。本条的脉浮细，即血弱、气尽于体表之应，疲倦、嗜卧为病传少阳的确征。较重感冒表解而热不退，多见此情，以小柴胡汤随症加减治之，无不立验，但不限于十余日，三四日即常见之，宜注意。

《伤寒论》第46条：太阳病，脉浮紧、无汗、发热、身疼痛，八九日不解，表证仍在，此当发其汗。服药已微除，其人发烦目瞑，剧者必衄，衄乃解。所以然者，阳气重故也。麻黄汤主之。

胡希恕注：太阳病，若脉浮紧、无汗、发热、身疼痛，其为麻黄汤证确切无疑，故虽八九日，若上之表证仍在不解者，亦宜麻黄汤主之。服药已微除，谓服麻黄汤后，则上述为证稍有减退的意思。其人发烦目瞑，为病欲解前，发作的瞑眩状态。剧者必衄，谓此瞑眩发作剧甚者，更必鼻衄，但病亦必随衄而解。阳气，指津液言，其所以致衄，是日久不得汗出，则郁集体表的津液过重的关系。

按：阳气，指津液，注家谓为阳热之阳，实误。桂枝汤证自汗出，则阳气虚于表；麻黄汤证不汗出，则阳气实于表，若久不得汗，则阳气益实，因谓为阳气重。瞑眩为服药有验的反应，看似惊人，少时即已，而且所病亦必随之而解，故古人有"若药不瞑眩，厥疾弗瘳"的说法，医家病家均当识此，免得临时惊惶，乱投药物，反而误事。

冯世纶解读：本条的"阳气重"，是全书的解读重点。胡希恕先生率先提出阳气指津液，本条最能体现其科学性。历代注家把阳气重做"阳气重盛""阳气郁遏较重"解，如张志聪认为是"太阳合并于三阳……阳热盛"，三阳阳热盛，应用白虎或承气清热，怎还能用辛温的麻黄汤发汗？显然其说不妥。如再联系看第 27 条的"无阳"则更不妥。经方体系的阳气，不是指阳热，这里指津液，概含津血、水、湿、邪气等，姜春华即持这种观点。

《伤寒论》第 51 条：**脉浮者，病在表，可发汗，宜麻黄汤。**

胡希恕注：脉浮者，提示病在表，若无汗，宜麻黄汤以发汗。

《伤寒论》第 52 条：**脉浮而数者，可发汗，宜麻黄汤。**

胡希恕注：脉浮而数者，为表实，可与麻黄汤发其汗解之。

按：以上二条，均属简文，当指无汗一类的表实证，因略解如上。

《伤寒论》第 55 条：**伤寒脉浮紧，不发汗，因致衄者，麻黄汤主之。**

胡希恕注：伤寒脉浮紧，本宜麻黄汤发其汗，若延不发汗，因致鼻衄者，麻黄汤来主之。

按：宜发汗的麻黄汤证，若延不与麻黄汤以发汗而致衄者，病有因衄即愈者（可参前第 47 条）。若虽衄而病仍不解者，仍须麻黄汤以发汗，不可不知。

冯世纶解读：表实宜发汗，如果拖延不发汗，往往造成阳气重于表而致衄，亦有因鼻衄而表解病愈者。本条所述为鼻衄后而表不解，故用麻黄汤发汗来解表，表解则鼻衄亦自然好转。另外，要注意，患太阳病后出现的鼻衄，要与衄家相鉴别。所谓衄家是指长期鼻衄、衄血的病，如白血病、再生障碍性贫血、血小板减少等，由于长期失血，津血内虚，即遭受外感亦不可发汗，因汗出夺津液，进一步使血虚。而本条所述之证，是本应发汗而不发汗治疗，致使体液（阳气）上冲而致衄，这时发汗表解而鼻衄亦自止。

《伤寒论》第 235 条：**阳明病，脉浮、无汗而喘者，发汗则愈，宜麻黄汤。**

胡希恕注：脉浮为太阳脉，无汗而喘为表实，此发汗则愈，宜麻黄汤。

按：此述太阳阳明的并病而表未解者，故须先解表，依证而选用适方。

【**讨论归经**】本方证已明确为太阳病证。

【**临证思辨**】本方证的辨证要点：恶寒、身疼、无汗、脉浮紧。

麻黄汤与桂枝汤皆用于治疗太阳病，桂枝汤适用于有汗的表虚，麻黄汤适用于无汗的表实，两方皆常用于急性和慢性疾病。不过麻黄汤更多见于急性病、外感之初起。如治例：陈某，男，24 岁，1965 年 10 月 9 日初诊。昨天打篮球后用凉水洗澡，今早感恶寒、无汗、身热、头痛、身酸痛、口不渴，舌苔薄白，脉浮紧，体温 38.6℃。此属太阳表实证，治以发汗解表，与麻黄汤：麻黄 10 克，桂枝 6 克，炙甘草 6 克，杏仁 10 克。结果：上药急煎服，并盖棉被得微汗出，热渐退，未再服药，调养 2 天如常。

本方加减变方则见于临床各病，在临床常见证为：

（1）太阳病，头痛、发热、身疼、腰痛、骨节疼痛、恶风、无汗而喘者。

（2）太阳阳明合病，喘而胸满者。

（3）太阳病，脉浮紧、无汗、发热身疼痛者。

（4）太阳伤寒脉浮紧、不发汗因致衄者。

（5）阳明病，脉浮无汗而喘者。

2. 葛根汤方证

葛根四两，麻黄（去节）三两，桂枝（去皮）二两，生姜（切）三两，芍药二两，甘草（炙）二两，大枣（擘）十二枚。

上七味，以水一斗，先煮麻黄、葛根，减二升，去上沫，内诸药，煮取三升，去滓，温服一升，覆取微似汗，余如桂枝汤将息及禁忌。诸汤皆仿此。

【方解】

胡希恕注： 此于桂枝加葛根汤，更加发汗的麻黄，故治桂枝加葛根汤证而无汗者。葛根甘平，《神农本草经》谓"主身大热"，其为一解肌除热药甚明。桂枝本为解肌，但肌不和以致项背强几几的高度者，则须加葛根以解之。若更无汗，又须加麻黄以发汗也。

冯世纶解读： 葛根汤是治太阳伤寒见项背强几几者，《伤寒论》第 31 条以下主论麻黄汤加减证治，其实际与桂枝汤加减证治密切相关。胡希恕老师注解本条时用"宜更加麻黄的葛根汤主之"恰切地说明了这一关系，说明了中风与伤寒，并不是中风邪和伤寒邪的不同，而是感外邪后出现的症状不同，根据不同的症状，用不同的方药治疗。这样方证的积累，便产生了表证的不同治法，同时也自然渐渐认识到里证的治法，六经来自八纲，是经方发展自然之理。

本方是桂枝加葛根汤再增量麻黄而成。故治桂枝加葛根汤证无汗而喘者。

【参考处方】葛根 12 克，麻黄 10 克，桂枝 10 克，生姜 15 克，炙甘草 6 克，白芍 10 克，大枣（擘）4 枚。

上7味，以冷水800mL浸泡1小时，煎开锅后15～20分钟，取汤150mL，温服，同时盖棉被取微微汗出。再续水煎一次温服。

【歌诀】葛根汤本桂枝汤，加入葛根增麻黄，

太阳项背强几几，无汗而喘用之良。

【解读仲景原文】

《伤寒论》第31条：**太阳病，项背强几几，无汗恶风，葛根汤主之。**

胡希恕注：脉浮、头项强痛而恶寒的太阳病，若同时项背强几几，无汗恶风者，葛根汤主之。太阳病，项背强几几、汗出恶风者，桂枝加葛根汤主之，有如上述。今太阳病，项背强几几、无汗恶风者，故宜更加麻黄的葛根汤主之。

《伤寒论》第32条：**太阳与阳明合病者，必自下利，葛根汤主之。**

胡希恕注：既有太阳病的表热证，又有阳明病的里热证，二者不分先后同时发作者，则谓为太阳阳明合病。二阳的邪热不得外越而迫于里，故必自下利，宜葛根汤主之。

按：此虽谓为二阳合病，但主要矛盾在于太阳病。由于表不解，则热邪水气不得随汗以外越，因下注胃肠而下利，此时用本方以发汗，使热和水从体表排出，则下利亦自止。以是则无论水泻痢疾，凡同时发作太阳病征候者，自汗出者，可用桂枝汤；无汗者，可以用本方，均当有验。合病之说，只是古人对此证的一种看法，并无关紧要。下利而现太阳病，为欲自表解之机，故发汗则愈，脉弱汗出者，宜桂枝汤；脉紧无汗者，宜本方。读者于此必注意，不要以为发汗即能治下利，若不伴太阳病证，用之反而有害无益，此治病所以即须辨证也。

冯世纶解读：胡希恕老师讲解时还提示，"必自下利"为倒装句，应看为"太阳与阳明合病，必自下利者，葛根汤主之"。强调本方治下利，必是太阳阳明合病时才能用之。太阳阳明合病不一定有下利。后文还将提到太阳阳明合病，就没有下利而见其他症状。葛根不仅有解肌的作用，还有治下利的作用，其他发汗剂就没有治利的作用。以发汗法治疗下利，是现代医学无法解释的。同是外感兼有下利，无汗用葛根汤，有汗用桂枝汤，这与后文"太阴病，脉浮者，可发汗，与桂枝汤"可以互参。

《金匮要略·痉湿暍病脉证治》第12条：**太阳病，无汗而小便反少，气上冲胸，口噤不得语，欲作刚痉，葛根汤主之。**

胡希恕注：太阳病无汗，为表实，无汗者小便当多，今以气上冲胸，水

伴冲气以上迫，故小便反少。口噤不得语，痉之为候已显，此欲作刚痉也，葛根汤主之。

按：《金匮要略》曰："病者，身热足寒，颈项强急、恶寒、时头热、面赤目赤、独头动摇、卒口噤、背反张者，痉病也。"又曰："太阳病，发热、无汗、反恶寒者，名曰刚痉。"本条即述刚痉的证治。葛根汤本治项背强几几，实即颈项肌肉失和因致痉挛的证候。若此证严重时，则致项背反张的痉病，故太阳病发热、恶寒、无汗而痉者，当然须以本方主之。不过本方的应用，并不限于以上所论。由于葛根汤清凉解肌，而且解毒，故疹痘诸疾于初期太阳病时，多以本方治之。

【讨论归经】本方证已明确为太阳病证。

【临证思辨】本方证的辨证要点：太阳病，项背强几几、无汗恶风或见下利者。

本方证多见于急性病，如郭某，女，27 岁，初诊日期：2011 年 3 月 31 日：昨日早晨醒后即感颈项僵疼、头痛、身热、关节痛，自服感冒清热冲剂 3 包，仍不见好转，仍恶寒，并述鼻塞，流清涕，口中和，舌苔薄白，脉象浮紧。辨六经属太阳病，辨方证为葛根汤证：葛根 12 克，麻黄 10 克，桂枝 10 克，白芍 10 克，炙甘草 6 克，生姜 15 克，大枣 4 枚。结果：服 1 剂，身濈然汗出而解。

依据经验，外感咳喘须发汗者，以用本方的机会为多。尤其发热无汗而恶寒剧甚者，不问项背急与否，多属本方证。他如腰肌劳损，与本方治之屡验。《神农本草经》谓葛根治"诸痹"，痉与痛，皆得之肌不和，这可能都是痹之属？

3. 甘草麻黄汤方证

甘草麻黄汤方：甘草二两，麻黄四两。

上二味，以水五升，先煮麻黄，去上沫，内甘草，煮取三升，温服一升，重覆汗出。不汗再服。慎风寒。

【方解】

胡希恕注：麻黄发汗治喘，甘草缓急，故治无汗而喘且急迫者。若里水见此证，当亦可用之，以麻黄有发越水气的功能。

本方是麻黄汤去桂枝、杏仁，增麻黄、甘草的用量而成，其功能虽也是发汗解表，但无桂枝则不治身疼，无杏仁则治喘的作用亦减弱。故本方主要作用在解表行水，而治水湿有表邪者。

【参考处方】炙甘草 6 克，麻黄 12 克。

上 2 味，以冷水 500mL 浸泡 1 小时，煎开锅后 15 ～ 20 分钟，取汤 150mL，温服，同时盖棉被取微微汗出。再续水煎一次温服。

【歌诀】甘草麻黄二味行，表实无汗此为营，

增量麻黄为祛水，不似越婢治身疼。

【解读仲景原文】

《金匮要略·水气病脉证治》第 25 条：里水，越婢加术汤主之；甘草麻黄汤亦主之。

胡希恕注：里水，即指《金匮要略·水气病脉证治》所述"里水者，一身面目黄肿，其脉沉，小便不利，故令病水"而言也，越婢加术汤主之，说在前。甘草麻黄汤亦主之者，谓此里水，若为甘草麻黄汤证者，则亦可与之也。

【讨论归经】本方证当属太阳病证。

【临证思辨】本方的辨证要点：浮肿表实无汗者。

浮肿症有表证，而里热不明显者可选用本方。在临床可见于急性肾炎，以本方加减的方更多见，宜注意。

4.《千金》麻黄醇酒汤方证

《千金》麻黄醇酒汤方：麻黄三两。

上一味，以美清酒五升，煮取二升半，顿服尽。冬月用酒，春月用水煮之。

【方解】

胡希恕注：外感伤寒，湿热在表，郁而成黄，当以汗解之，有用本方的机会。但当湿明显时，当加茵陈、五苓散利湿为宜。

冯世纶解读：麻黄辛温发汗，用酒煎加强发汗之力，使湿热从表解则黄亦自除。

按：本方用麻黄治黄，以酒煎药，其治疗方法、理念，很值得注意。

【参考处方】麻黄 10 克，白酒 200mL。

上 2 味，以冷水 200mL 浸泡 1 小时，煎开锅后 15 ～ 20 分钟，取汤 150mL，温服。再续水煎一次温服。

【解读仲景原文】

《金匮要略·黄疸病脉证并治》附方:（二）《千金》麻黄醇酒汤，治黄疸。

胡希恕注: 外感伤寒，湿热在表，郁而成黄，当以汗解之，有用本方的机会。但当湿明显时，当加茵陈、五苓散利湿为宜。

冯世纶解读: 这里的黄疸，当指表实无汗而湿热在表之证，是单纯的太阳表实证，湿热在表郁而成黄，故用麻黄发汗解表、祛湿，使黄从表解。

【讨论归经】本方证当属太阳病证。

【临证思辨】本方证的辨证要点：黄疸，见发热、恶寒、无汗、口不渴者。

这里值得注意的是，仲景治病非常重视病位，黄疸多是湿热盛于里，而多呈阳明里热证，但黄疸初起，亦可见无里热证而以表实证明显者，或太阳阳明合病表证明显者，如本方证，则应试用本方。

5. 半夏麻黄丸方证

半夏麻黄丸方： 半夏、麻黄各等分。

上二味，末之，炼蜜和丸，小豆大，饮服三丸，日三服。

【方解】

胡希恕注: 半夏降水饮，麻黄散水气，故治胃中有水气、心下悸，或有浮肿者，炼蜜为丸，服量甚轻，亦久病缓治之法也。

【参考处方】半夏 12 克，麻黄 6 克。

上 2 味，以冷水 500mL 浸泡 1 小时，煎开锅后 15 ～ 20 分钟，取汤 150mL，温服。再续水煎一次温服。

【解读仲景原文】

《金匮要略·惊悸吐衄下血胸满瘀血病脉证并治》第 13 条：心下悸者，半夏麻黄丸主之。

胡希恕注: 心下悸，由于水饮所致者，半夏麻黄丸主之。

【讨论归经】本方证当属太阳太阴合病证。

【临证思辨】本方证的辨证要点：表实见心下悸者。

心下悸者以茯苓、桂枝适应证较多见，但临床如见表实证明显又心下停饮而心下悸者，可选用本方证。

6. 葛根加半夏汤方证

葛根加半夏汤方：葛根四两，麻黄（去节）三两，桂枝（去皮）二两，生姜（切）二两，芍药二两，甘草（炙）二两，半夏（洗）半升，大枣十二枚。

上八味，以水一斗，先煮葛根、麻黄，减二升，去上沫，内诸药，煮取三升，去滓，温服一升，覆取微似汗。

【方解】

胡希恕注：此于葛根汤加治呕逆的半夏，故治葛根汤证而呕逆者。

冯世纶解读：于葛根汤加半夏，实际其组成和功能与葛根汤与小半夏汤的合方相似，故治二方的合并证。

【参考处方】葛根12克，麻黄10克，炙甘草6克，白芍10克，桂枝10克，生姜15克，大枣（擘）20克，半夏15克。

上8味，以冷水800mL浸泡1小时，煎开锅后15～20分钟，取汤150mL，温服，同时盖棉被取微微汗出。再续水煎一次温服。

【解读仲景原文】

《伤寒论》第33条：**太阳与阳明合病，不下利，但呕者，葛根加半夏汤主之。**

胡希恕注：如上述（第32条）的太阳阳明合病，若病邪不下迫为利，而上逆为呕者，宜葛根加半夏汤主之。

【讨论归经】半夏温中化饮止呕，故葛根加半夏汤方证当属太阳太阴合病证。

【临证思考】本方证的辨证要点：葛根汤方证兼见下利或无下利而呕者。

本方证即是葛根汤证与小半夏汤证的合并证，故凡见葛根汤证有呕者，皆可用本方治疗。本方证多见于外感初起，如治验：任某，女，21岁，1965年12月21日初诊。昨天感冒头痛、头晕、身疼、腰疼、恶心欲呕、恶寒、素有腹疼，大便稀，脉浮数，苔白。证属太阳太阴合病，为葛根加半夏汤的适应证：葛根12克，麻黄10克，桂枝10克，生姜10克，白芍10克，大枣4枚，炙甘草6克，半夏12克。结果：上药服一剂，症大减，两剂症已。

7. 麻黄加术汤方证

麻黄加术汤方：麻黄（去节）三两，桂枝（去皮）二两，甘草（炙）一两，杏仁（去皮尖）七十个，白术四两。

上五味，以水九升，先煮麻黄减二升，去上沫，内诸药，煮取二升半，去滓，温服八合，覆取微似汗。

【方解】

胡希恕注：麻黄汤发汗解表，加白术兼逐湿痹，故治风湿相搏而身烦痛者。

冯世纶解读：本方由麻黄汤加白术而成，胡老从临床观察认为用苍术更好。白术、苍术皆苦温，主风寒湿痹，且有止汗作用。《神农本草经》谓："白术治风寒湿痹，止汗。"麻黄汤虽为强有力的发汗药，但加入白术，则湿从下走，从尿出，因此原有麻黄汤的发汗作用减弱，而增加了利湿除痹的作用。又要注意，发汗剂中加利尿药为小发汗法，是经方常用之法，本方属之。

【参考处方】麻黄 10 克，桂枝 10 克，炙甘草 6 克，杏仁 10 克，苍术 15 克。

上 5 味，以冷水 800mL 浸泡 1 小时，煎开锅后 15 ～ 20 分钟，取汤 150mL，温服。再续水煎一次温服。

【歌诀】麻黄加术治湿家，发表利水同时下，

　　　　汗出变少而尿多，身体痛烦效果佳。

【解读仲景原文】

《金匮要略·痉湿暍病脉证治》第 20 条：湿家，身烦疼，可与麻黄加术汤，发其汗为宜，慎不可以火攻之。

胡希恕注：风湿证，身疼而烦者，可与麻黄加术汤微发其汗为宜，慎不可以火攻之也。

【讨论归经】本方证当属太阳太阴合病证。

【临证思辨】本方证的辨证要点：麻黄汤证而见湿痹烦疼者。

风湿性关节炎初期，有见本方证的机会，也可见葛根汤加白术再加生薏苡仁方证，宜注意辨证用方。本条所说的火攻，是指火烤、熏蒸、火针、艾灸等，近代的红外线、蜡疗等热疗也属之。

8. 射干麻黄汤方证

射干麻黄汤方：射干三两，麻黄四两，生姜四两，细辛三两，紫菀三两，款冬花三两，五味子半升，大枣七枚，半夏（洗）半升。

上九味，以水一斗二升，先煮麻黄两沸，去上沫，内诸药，煮取三升，分温三服。

【方解】

胡希恕注：射干、紫菀、款冬花、五味子均主咳逆上气，而射干尤长于清痰泻火，以利咽喉。麻黄、生姜发汗解表，半夏、细辛、大枣降逆逐饮，故此治外邪内饮，而致咳逆上气、喉中痰鸣者。

【参考处方】射干 10 克，麻黄 12 克，生姜 15 克，细辛 10 克，紫菀 10 克，款冬花 10 克，五味子 15 克，大枣 4 枚，半夏 15 克。

上 9 味，以冷水 800mL 浸泡 1 小时，煎开锅后 15～20 分钟，取汤 150mL，温服。再续水煎一次温服。

【歌诀】射干麻黄枣生姜，五菀冬夏细辛镶，

小青龙汤主同近，外寒内饮上热彰。

【解读仲景原文】

《金匮要略·肺痿肺痈咳嗽上气病脉证治》第 6 条：咳而上气，喉中水鸡声，射干麻黄汤主之。

胡希恕注：表不解则气不得旁通，壅逆于肺，故咳而上气，若复有痰饮与气相击于喉中，则声嘶如蛙鸣也，射干麻黄汤主之。

冯世纶解读：咳逆喘满，喉中有痰鸣声者，本方有捷效，气管炎或哮喘多有本方证，宜注意。

【讨论归经】本方证当属太阳太阴阳明合病证。

【临证思辨】本方证的辨证要点：小青龙汤证又见喉中痰鸣明显者。

本方证常用于气管炎哮喘咳逆痰多、咽中不利者，多有良效。如治验：康某，男，49 岁，1965 年 12 月 2 日初诊。1958 年脊柱骨折后患喘息性支气管炎合并肺气肿。近 1 周受寒，咳喘加重，喉中痰鸣，不能平卧，咳吐白黏痰，量多，头痛，背痛，口干不思饮，苔白腻，脉浮弦。证属外寒内饮化热的射干麻黄汤证：麻黄 12 克，射干 10 克，生姜 12 克，大枣 4 枚，紫菀 10 克，款冬花 10 克，细辛 10 克，五味子 10 克，清半夏 15 克。结果：上药服 3 剂，咳喘减，稍能平卧。因口渴明显，汗出较多，上方加生石膏 45 克，服 7 剂咳喘明显减轻，可以平卧。

9. 牡蛎汤方证

牡蛎汤方：牡蛎（熬）四两，麻黄（去节）四两，甘草二两，蜀漆三两。

上四味，以水八升，先煮蜀漆、麻黄，去上沫，得六升，内诸药，煮取二升，温服一升，若吐，则勿更服。

【方解】

胡希恕注：此方同蜀漆散意，但有麻黄，宜于表实无汗或有水气者。以是可知，则所谓牡疟为内有水饮而有惊悸等精神证的一类疟疾。古人以心主神明，因谓为牡疟。

冯世纶解读：胡老谓"此方同蜀漆散意"，是说以蜀漆主治疟多寒的牡疟，两方是相似的，而两方的不同为牡蛎汤有麻黄解表。本方是甘草麻黄汤加牡蛎、蜀漆而成。甘草麻黄汤用于表实无汗。蜀漆，即常山苗，《神农本草经》称其"辛平，主疟及咳逆寒热，腹中癥坚痞结"，为有力祛痰逐饮药。牡蛎，《神农本草经》称"味咸平，主伤寒寒热"，故四味组合，治甘草麻黄汤证胸腹悸动而有痰饮者。

【参考处方】生牡蛎 15 克，麻黄 10 克，甘草 6 克，蜀漆 10 克。

上 4 味，以冷水 600mL 浸泡 1 小时，煎开锅后 15 ～ 20 分钟，取汤 150mL，温服。再续水煎一次温服。

【歌诀】牡蛎汤内四味药，甘草麻黄蜀漆到，
胸腹悸动痰饮作，解表逐饮治牡疟。

【解读仲景原文】

《金匮要略·疟病脉证并治》附方（一）：牡蛎汤，治牡疟（《外台秘要》方）。

冯世纶解读：《金匮要略·疟病脉证并治》第 5 条曰："疟多寒者，名曰牡疟。"古人以心为牡脏，心阳为痰所阻，故多寒，因称之为牡疟。蜀漆逐痰，为治牡疟的要药。当无表证、不须发汗者，宜蜀漆散；当有表证须解表化饮者，宜本方。

【讨论归经】对于本方方证论述不全，只有"治牡疟"；"疟多寒者，名牡疟"，以药测证，则蜀漆辛平祛痰饮，而牡蛎咸平清里热，甘草、麻黄解表，故本方证当属太阳太阴阳明合病证。

【临证思辨】本方证的辨证要点：疟疾寒多热少，无汗身疼者。

本方证可见于疟疾病或热性病、传染病，证属外寒内饮，且内饮重甚则成痞坚者。

10. 桂枝麻黄各半汤方证

桂枝麻黄各半汤方：桂枝（去皮）一两十六铢，芍药、生姜（切）、甘草（炙）、麻黄（去节）各一两，大枣（擘）四枚，杏仁（汤浸，去皮尖及双仁

者）二十四枚。

上七味，以水五升，先煮麻黄一二沸，去上沫，内诸药，煮取一升八合，去滓，温服六合。本云：桂枝汤三合，麻黄汤三合，并为六合，顿服。将息如上法。

【方解】

胡希恕注：取桂枝汤和麻黄汤各三分之一而合之，故治二方合并证的轻微者。

【参考处方】桂枝 6 克，芍药 6 克，生姜 10 克，炙甘草 3 克，麻黄 6 克，大枣（擘）10 克，杏仁 6 克。

上 7 味，以冷水 800mL 浸泡 1 小时，煎开锅后 15～20 分钟，取汤 150mL 温服，续水再煎一次温服。

【歌诀】桂枝麻黄各半汤，邪在表而身发痒，

发热不得小汗出，热多寒少如疟状。

【解读仲景原文】

《伤寒论》第 23 条：**太阳病，得之八九日，如疟状，发热恶寒，热多寒少，其人不呕，清便欲自可，一日二三度发。脉微缓者，为欲愈也；脉微而恶寒者，此阴阳俱虚，不可更发汗、更下、更吐也；面色反有热色者，未欲解也，以其不能得小汗出，身必痒，宜桂枝麻黄各半汤。**

胡希恕注：太阳病已八九日，其人定时发寒热如疟状，热多寒少，则未转为阴证。其人不呕，则未传入少阳；清便欲自可，则未传入阳明。只如疟状发热恶寒，一日二三次发，诊脉微缓，病邪已衰，故肯定其为欲愈也。

若太阳病，八九日不解，脉甚微，并不发热而但恶寒者，此表里俱虚，已陷于阴证，当随证治以附子剂，不可更发汗、更下、更吐也。

若如上一节的为证，虽脉微缓，其人面色反有热色者，乃郁热在表之候，可肯定其为未欲解也。以其不能得小汗出，表终未解，则身必痒即其候也，宜桂枝麻黄各半汤微发汗则愈。

按：恶寒是太阳病的要证，邪之轻重，往往可验之于寒多或少，宜注意。尤其脉微缓为邪衰正复之应，热多寒少见此脉，大都为欲愈之兆。又时发热汗出者，为桂枝汤证（见 54 条）。今虽时发热，而身痒不得小汗出，又有麻黄汤证，因以桂枝麻黄各半汤治之。

冯世纶解读：身必痒，为湿在表，故小发其汗可解。

太阳病开篇是先论述桂枝汤方证及其加减方证，临床变化多端，加减用

药亦就多变。本条是讲出现中风桂枝汤证和伤寒麻黄汤证，故以合方治之。

由本条可体会，临床治病主在方证相应，其用量多少，亦必与证相应，决不能胶柱鼓瑟。那种不看临床症状、病情，而评价某药用量大小是不科学之举，是未正确理解经方治病之道。胡希恕老师体悟了本方证之旨，常用桂枝汤加荆芥、防风于临床，尤其治疗湿疹、皮肤病等，疗效卓著，正是悟道致臻。近年仿老师用之，亦屡试不爽。

【讨论归经】本方证当属太阳病证。

【临证思辨】本方证常见于感冒、发热病后期、慢性病复感外邪时见湿疹或身痒者。

本方治痒、解表，主要能调和营卫祛邪外出。据此方义，临床常以桂枝汤加荆芥、防风，功类麻黄、杏仁，治发热恶寒、身痒起疹者屡见良效。如治验：例1，房某，男，43岁，1965年5月24日初诊。原有慢性肝炎，近几天皮肤痒甚，尤以夜间瘙痒难忍，至抓破为止。时有寒热，苔薄白，脉浮缓。此属营卫不和，外邪客表，治以调和营卫，解表祛邪，与桂枝汤加荆芥、防风：桂枝10克，白芍10克，生姜10克，大枣4枚，荆芥10克，防风10克，炙甘草6克，白蒺藜10克。结果：上药服3剂，身痒已。因有两胁痛、口苦等，与柴胡桂枝干姜汤加味治之。

例2，王某，女，13岁，2003年3月6日初诊。自感身痒1周多，自服息斯敏效不明显，白天痒轻，晚上痒较重，用手挠之起小丘疹，白天却看不到。有时感面热，无汗出，口中和，别无所苦，舌苔薄白，脉细，寸微浮。证属外邪客表，营卫不和，与麻黄桂枝各半汤：桂枝5克，麻黄3克，白芍3克，生姜2片，炙甘草3克，赤小豆10克，白蒺藜6克，大枣2枚。结果：上药晚上服1剂，身见微汗，身痒未再发作。

11. 桂枝二麻黄一汤方证

桂枝二麻黄一汤方：桂枝（去皮）一两十七铢，芍药一两六铢，麻黄（去节）十六铢，生姜（切）一两六铢，杏仁（去皮尖）十六个，甘草（炙）一两二铢，大枣五枚。

上七味，以水五升，先煮麻黄一二沸，去上沫，内诸药，煮取二升，去滓，温服一升，日再服。本云：桂枝汤二分，麻黄汤一分，合为二升，分再服。今合为一方，将息如前法。

【方解】

胡希恕注：取桂枝汤二、麻黄汤一合之，故治桂枝汤证多麻黄汤证少者。

【参考处方】桂枝 10 克，芍药 10 克，麻黄 6 克，生姜 10 克，杏仁 6 克，炙甘草 3 克，大枣（擘）10 克。

上 7 味，以冷水 800mL 浸泡 1 小时，煎开锅后 15 ~ 20 分钟，取汤 150mL 温服，续水再煎一次温服。

【歌诀】桂枝二麻黄一汤，表证在而非少阳，

形似疟一日再发，小汗出则营卫畅。

【解读仲景原文】

《伤寒论》第 25 条：**服桂枝汤，大汗出，脉洪大者，与桂枝汤，如前法。若形如疟，日再发者，汗出必解，宜桂枝二麻黄一汤。**

胡希恕注：脉洪大，当是脉浮。脉洪大为里热盛，如何可与桂枝汤？可能是白虎加人参汤条的脉洪大，错乱在此，宜改之。

服桂枝汤不得法，而致大汗出，病必不解，脉浮者，病仍在外，可再与桂枝汤如前法服之；若形似疟状，只一日两次发寒热，外邪已微，稍使汗出即解，宜用桂枝二麻黄一汤。

按：服桂枝汤后，表不解，仍宜桂枝汤，不可与麻黄汤，此为定法。但服桂枝汤后，脉浮无汗，其人形似疟、日再发者，乃桂枝汤与麻黄汤的合并证，故可与桂枝汤与麻黄汤的合方。由于桂枝汤证较多，麻黄汤证较少，因取桂枝二麻黄一法，此与前之各半汤均示人以合方之法，学者当细玩。

【讨论归经】本方证当属太阳病证。

【临证思辨】本方证的辨证要点：桂枝汤证多而麻黄汤证少者。

本方证大致与桂枝麻黄各半汤方证相似，如桂枝汤证明显者，可用本方。如汗出不明显而发热明显者，可用前方。

12. 小青龙汤方证

小青龙汤方：麻黄（去节）、芍药、细辛、干姜、甘草（炙）、桂枝（去皮）各三两，五味子半升，半夏（洗）半升。

上八味，以水一斗，先煮麻黄，减二升，去上沫，内诸药，煮取三升，去滓，温服一升。

【方解】

胡希恕注：麻黄、桂枝、芍药、甘草发汗以解表，半夏、干姜、细辛、

五味子温中逐饮而治咳逆，故此治外邪内饮、发热无汗、咳而微喘，或呕逆者。

按： 本方后原有加减法，其实或以下，皆是或有或无的客证，只要主证备，不论客证有无，本方均主之。而且所加减药味，多不合理，当为后人所附，故去之，以下诸方均仿此。

【参考处方】麻黄 10 克，白芍 10 克，桂枝 10 克，细辛 10 克，干姜 10 克，炙甘草 6 克，五味子 15 克，清半夏 15 克。

上 8 味，以冷水 800mL 浸泡 1 小时，煎开锅后 15 ～ 20 分钟，取汤 150mL，温服，再续水煎一次温服。

【歌诀】小青龙本桂枝汤，去姜枣后加干姜，

麻黄五味半细辛，外邪内饮治之良。

【解读仲景原文】

《伤寒论》第 40 条：**伤寒表不解，心下有水气，干呕、发热而咳，或渴，或利，或噎，或小便不利、少腹满，或喘者，小青龙汤主之。**

胡希恕注： 伤寒心下有水气，虽发汗则表不解，水被激动，故干呕。表未解则仍发热而咳；水停不化故渴；水气冲逆故食则噎；气蓄不行故小便不利，少腹满；外邪内饮上干于肺故喘，小青龙汤主之。

按： 里有停饮的表证，无论伤寒或中风，若不逐水而只发汗以解表，则表必不解，且由于发汗激动里水为证多变，前于桂枝去芍药（桂）加茯苓白术汤条已略述之，此亦其一例。

《伤寒论》第 41 条：**伤寒，心下有水气，咳而微喘，发热不渴，服汤已渴者，此寒去欲解也，小青龙汤主之。**

胡希恕注： 平时胃有停饮的人，一旦外感，发为太阳伤寒证，外邪激动里饮，上迫呼吸，故咳而微喘。病在表故发热，里有饮故不渴，宜以外解表邪、内逐水饮的小青龙汤主之。服小青龙汤后而渴者，此即寒饮被祛除的征验，故谓寒去欲解也。

按： 小青龙汤为外邪内饮而致咳喘的主方，以上二条是说明其具体证治。

《金匮要略·痰饮咳嗽病脉证并治》第 23 条：**病溢饮者，当发其汗，大青龙汤主之，小青龙汤亦主之。**

胡希恕注： 溢饮，本当汗出而不汗出在表的病，法当发其汗。大青龙汤主之。小青龙汤亦主之者，谓二方均有发汗祛水的作用，可依证选用二方中的一方主之。

《金匮要略·痰饮咳嗽病脉证并治》第35条：咳逆倚息不得卧，小青龙汤主之。

胡希恕注： 咳逆，即咳而上气之谓。倚息不得卧，谓呼吸困难，只有凭倚于物而喘息，不得平卧也，小青龙汤主之。

按： 据"小青龙汤主之"观之，不只有支饮，亦必有外邪，故于上述证候外，应有脉浮、发热等表证为是，未言者，特略之耳。

《金匮要略·妇人杂病脉证并治》第7条；妇人吐涎沫，医反下之，心下即痞，当先治其吐涎沫，小青龙汤主之。涎沫止，乃治痞，泻心汤主之。

胡希恕注： 吐涎沫者，为心下有寒饮，暗示小青龙汤证也。医反下之，外邪内陷，因致心下痞，若仍吐涎沫，小青龙汤证续在者，当先以小青龙汤主之，涎沫止再与泻心汤以攻痞。

按： 先青龙而后泻心，即先表后里之定法也，宜与下利篇四逆汤条互参。

【讨论归经】本方证当属太阳太阴合病证。

【临证思辨】本方证的辨证要点：外邪里饮而致咳喘者。

笔者大学实习跟随经方家宋孝志老师治验一例，体验较深：王某，男，27岁，文化馆画家，1961年12月14日初诊。自幼患咳喘病，15岁以后加重，经西医多方诊治无效。10月来本院治疗，前医以宣肺、润肺化痰方药多治无效，用黑锡丹过两，亦不见效果。刻下症：喘咳重，不能平卧，不得已吞服麻黄素、氨茶碱以平喘。胸胀满闷，气短，痰不易咯出，吐白泡沫清痰，自感周身冷，小便频数，张口则口水流出，苔厚腻黄滑，脉沉细滑数。因患者满口涎水，故语言不清，却不时自语："服热药后吐黄痰，则症可愈，若痰不出，将憋死矣！"精神消沉，痛苦万状。辨证为外邪内饮，与小青龙汤：麻黄10克（泡去上沫），桂枝木10克，五味子10克，半夏12克，细辛10克，干姜10克，白芍10克，炙甘草10克。结果：12月21日来诊：述服药3剂后感身热，吐痰爽快，喘减已能平卧睡觉，口水减少，说话清楚，仍小便频，舌苔黄腻除，脉稍滑不数。前方加杏仁10克，同时间服六君子汤。服一月，咳喘缓解。

本方证常见于急慢性虚寒性咳喘，但症以喘为主，如以咳为主多适宜半夏厚朴汤。

13.《千金》三黄汤方证

《千金》三黄汤方：麻黄五分，独活四分，细辛二分，黄芪二分，黄芩三分。

上五味，以水六升，煮取二升，分温三服。

【方解】

胡希恕注：此治历节无汗表实的治剂，不可与中风混为一谈。

冯世纶解读：本方中麻黄、独活、细辛重在利湿兼以解表，通络以解痹痛拘挛。同时用黄芪利湿固表，可防麻黄发汗太过。复用黄芩以除烦热，故此治历节疼痛、手足拘急，无汗恶寒而烦热者。

【参考处方】麻黄10克，独活10克，细辛10克，生黄芪15克，黄芩10克。

上5味，以冷水600mL浸泡1小时，煎开锅后15～20分钟，取汤150mL，温服，再续水煎一次温服。

【解读仲景原文】

《金匮要略·中风历节病脉证并治》附方：《千金》三黄汤，治中风手足拘急，百节疼痛，烦热，心乱，恶寒，终日不欲饮食。

冯世纶解读：太阳中风证而见手足拘急、一身关节俱疼、烦热、心乱、恶寒而不欲饮食，以本方治之。本方证的形成，因风湿困表，血脉受阻故手足拘急、一身关节俱痛，湿郁化热上扰则烦热心乱，湿阻营卫不利故恶寒，湿阻于里，胃气被困故不欲饮食。总之，本方证是湿困而营卫不利。

按：本方证谓中风，却用麻黄治之，可能是据《神农本草经》记载"麻黄，主中风"。魏念庭认为："亦为中风正治而少变通者也，以独活代桂枝，为风入之深者设也……以黄芪补虚以息风也，以黄芩代石膏清热，为湿郁于下、热甚于上者设也。"是在说，本方证以下湿上热为特点，表亦因湿困而似表虚，故治用麻黄、独活、细辛重在化湿，黄芪利湿又兼固表，复用黄芩清上热止烦。故用于中风历节。

【讨论归经】本方证当属太阳太阴阳明合病证。

【临证思辨】本方证的辨证要点：关节疼痛、无汗恶寒而烦热者。

14.《古今录验》续命汤方证

《古今录验》续命汤方：麻黄、桂枝、当归、人参、石膏、干姜、甘草各三两，芎䓖一两，杏仁四十枚。

上九味，以水一斗，煮取四升，温服一升，当小汗出，薄覆脊，凭几坐，汗出则愈。不汗，更服，无所禁。勿当风，并治但伏不得卧，咳逆上气，面

目浮肿。

【方解】

胡希恕注：此于麻黄加石膏汤，复加补气养血等味，当治麻黄加石膏汤证而气血不足而烦躁者。

冯世纶解读：本方以麻黄加石膏汤发汗解表兼清里热，以人参、干姜温中补虚，当归、川芎强壮补血活血，当治麻黄加石膏汤证而气血虚兼瘀血者，中风虚极而有表证者，可适证用之。

【参考处方】麻黄 10 克，桂枝 10 克，当归 10 克，党参 10，生石膏 45 克，干姜 10 克，炙甘草 6 克，川芎 6 克，杏仁 10 克。

上 9 味，以冷水 800mL 浸泡 1 小时，煎开锅后 15 ～ 20 分钟，取汤 150mL，温服，再续水煎一次温服。

【解读仲景原文】

《金匮要略·中风历节病脉证并治》附方:《古今录验》续命汤：治中风痱，身体不能自收持，口不能言，冒昧不知痛处，或拘急不得转侧。（姚云：**与大续命同，兼治妇人产后去血者及老人小儿**）

冯世纶解读:《楼氏纲目》云：痱，废也，痱即偏枯之邪气深者，以其半身无气营运，故名偏枯，以其手足废而不收，或名痱，或偏枯或全废皆曰"痱"也。临床见半身不遂，不能自收持，口不能言，昏冒而知觉减弱，或身体拘急，难以转侧，当有外邪里热时，可适证用本方。

按：本方来历及临床应用历来存在争议。南京中医学院主编《金匮要略译释》考证："此方出《外台秘要》第十四卷风痱门，冒昧下有'不知人'三字。方用麻黄三两，芎藭一两，杏仁四十枚，余各二两。煮服法后云：范王方，主病及用水升数、煮取多少并同。汪云：是仲景方，本欠两味。可知本方原是仲景旧方，而《金匮要略》失载，故林亿等取附篇末。"力主本方为仲景方，可参考。近有黄仕沛先生用该方治疗多发性硬化症、脊髓膜瘤术后急性胸、颈段神经根炎、帕金森等症有突出疗效，并对该方证有独到认识，如据《神农本草经》记载："麻黄，主中风，伤寒头痛，温疟，发表出汗，去邪热气，止咳逆上气，除寒热，破癥坚积聚。"认为麻黄有"温散宣通，破癥坚积聚之效"。但统观所治病例，多有表证，更说明本方的适应证，必有表证时方可应用。

【讨论归经】本方证当属太阳太阴阳明合病证。

【临证思辨】本方证的辨证要点：肢体偏枯，或拘急不能转侧见外邪里热者。黄仕沛先生曾用本方加减治疗多例多发性硬化症，可资参考。

三、其他解表类方证

1. 防己黄芪汤方证

防己黄芪汤方：防己一两，黄芪一两一分，甘草（炙）半两，白术三分。

上锉麻豆大，每抄五钱匕，生姜四片，大枣一枚，水盏半，煎八分，去滓，温服，良久再服。喘者加麻黄半两。胃中不和者，加芍药三分。气上冲者，加桂枝三分。下有沉寒者，加细辛三分。服后当如虫行皮中，从腰下如冰，后坐被上，又以被绕腰以下，温令微汗差。

【方解】

胡希恕注：黄芪、甘草益气实表，防己、白术利水逐湿，故此治风湿、风水、表虚汗出而恶风者。

按：以黄芪为主药的本方证，其特点是对风特别敏感，虽居密室，亦感风寒的来袭，比桂枝汤证的恶风更加明显。又此方的药量和煎法、服法不似仲景常规，当系后代篡改，用时宜酌情增损之。

冯世纶解读：黄芪、甘草、大枣、生姜补中益气实表。防己、白术逐湿利水以除邪，故此治风湿风水、表虚汗出而恶风者。值得注意的是，本方与防己茯苓汤虽均主水气浮肿，但本方无桂枝、茯苓，故不治气冲肉瞤。因有白术、生姜、大枣，增量黄芪，则治胃虚于里而气更不足于外，见身重、汗出恶风的证候者。本方用生姜、黄芪发汗解表，用甘草、大枣、白术补中益气固表，故本方证的表虚比桂枝汤证更甚，当属太阳太阴合病的表虚证。

按：以黄芪为主药的本方证，其特点是恶风特别明显，虽居密室，亦感风寒的来袭，比桂枝汤证的恶风更加明显。北京著名中医袁鹤侪临床用黄芪体会颇深，认为黄芪的主要作用是"益卫气"："《神农本草经》谓其治'痈疽久败疮，排脓止痛，大风癞疾'者，卫气不充于皮肤也，黄芪益卫气，故能医以上诸证。"并指出黄芪主治在表，是因"芪则益卫气，能止汗亦能发汗""卫实于表则汗自止，阳虚受表邪不能外达者，得芪则阳气足而邪得汗解，故黄芪亦能发汗"。

【参考处方】防己 10 克，生黄芪 18 克，炙甘草 6 克，苍术 15 克，生姜 15 克，大枣 4 枚。

上 6 味，以冷水 800mL 浸泡 1 小时，煎开锅后 15～20 分钟，取汤 150mL，温服，再续水煎 1 次温服。

【歌诀】防己黄芪汤表虚，白术甘草姜枣宜，

身重汗出恶风重，解表重在补中气。

【解读仲景原文】

《金匮要略·水气病脉证治》第20条：风水，脉浮，身重，汗出恶风者，防己黄芪汤主之。腹痛者加芍药。

胡希恕注：风水脉浮为在外，身重为有湿，表虚不固故汗出恶风。

按：此脉浮、汗出恶风，有似桂枝汤证，其实是由于表虚不固，与外感无关，故重用黄芪补虚即治。又此恶风极其敏感，虽居密室亦感风寒的来袭，与桂枝汤证亦易区别。

《金匮要略·痉湿暍病脉证治》第22条：风湿，脉浮，身重，汗出恶风者，防己黄芪汤主之。

胡希恕注：解同上。

《金匮要略·水气病脉证治》附方:《外台秘要》防己黄芪汤。治风水，脉浮为在表，其人或头汗出，表无他病，病者但下重，从腰以上和，腰以下当肿及阴，难以屈伸。

胡希恕注：表无他病，指无头项强痛、身疼痛等表证言。水气集中于下体部，故但下重，从腰以上无异于平时，故谓为和，腰以下当肿及阴，以至两下肢难以屈伸者，本方治之。

【讨论归经】本方证当属太阳太阴合病证。

【临证思辨】本方的辨证要点：脉浮、汗出恶风、身重、身肿、下肿重者。

本方证与防己茯苓方证近似，虽有风水和皮水称谓不同，但都有表虚不固证，本方较重，故黄芪用量大。皮水有皮肤聂聂动而用茯苓，本方证无皮肤聂聂动则不用茯苓，而用白术利水，以是可看出两方的特点。如治验：姚某，男，23岁，初诊日期1965年12月11日。1965年5月发现肾小球肾炎，服激素治疗未能治愈，近仍乏力，纳差，心悸，双下肢浮肿，口干思饮，汗出恶风，苔白腻，脉细弦滑。尿常规：比重1.020，蛋白（+++），白细胞（1～3）/HP，红细胞15～20/HP。证属表虚里饮，治以固表利水，与防己黄芪汤：防己10克，生黄芪12克，炙甘草6克，苍术10克，生姜10克，大枣4枚。结果：上药服3剂，小便增多，双下肢肿减，汗出减少。继加减服用1个月，浮肿消除，唯感乏力，查尿常规：尿比重1.016，尿蛋白（+），白细胞（0～1）/HP，红细胞（1～10）/HP，再继续随证治之。3个月后查

尿蛋白为（±）。

2. 桂枝去桂加茯苓白术汤方证

桂枝去桂加茯苓白术汤方： 芍药三两，甘草（炙）二两，生姜（切）、茯苓、白术各三两，大枣（擘）十二枚。

上六味，以水八升，煮取三升，去滓，温服一升，小便利则愈。本云：桂枝汤，今去桂枝，加茯苓、白术。

【方解】

胡希恕注： 此于桂枝去芍药加利小便的茯苓、白术，故治桂枝去芍药汤证而小便不利者。

冯世纶解读： 胡老从于《医宗金鉴》之说，认为本方是桂枝去芍加茯苓、白术，我们认为本方是桂枝去桂枝汤加茯苓白术，即本方主用生姜解表，复用茯苓、白术主于利水除饮，主治外邪内饮证，又用芍药除心下满微痛。故本方适用津虚表不解、津伤致心下满微痛、小便不利者。

【参考处方】 芍药 10 克，炙甘草 6 克，生姜 15 克，白术 10 克，茯苓 12 克，大枣 20 克。

上六味，以冷水 700mL 浸泡 1 小时，煎开锅 15 ～ 20 分钟，取汤 150mL 温服，续水再煎一次温服。服药时间：上午 9 ～ 10 时，下午 3 ～ 4 时。

【歌诀】 桂枝去桂加苓术，津虚解表生姜主，

外邪不解里停饮，解表利水要同伍。

【解读仲景原文】

《伤寒论》第 28 条：服桂枝汤，或下之，仍头项强痛、翕翕发热、无汗、心下满微痛、小便不利者，桂枝去桂加茯苓白术汤主之。

胡希恕注:《医宗金鉴》谓："桂枝去桂，当是去芍药之误，因为头项强痛的表证还在，去桂将何以为治？"此说有理，可从。

大意是说：医者误于"头项强痛，翕翕发热"的表证，而与桂枝汤，又误于"心下满、微痛"的里证而下之，不知此乃小便不利、蓄水在里而表不解的为证。既不是桂枝汤证，亦无关于里实证，故服桂枝汤或下之均属误治，当幸未成坏病，证仍如初，因以桂枝去芍药加茯苓白术汤主之。

按： 小便不利，蓄水于里，上下气有所阻，表里亦失宣通，此即所谓"北牖不开，南风不入"也。故表证里有停饮，尤其小便不利者，若不兼利其水，则表必不解；若强发其汗，激动水饮，变证百出。此古人经久实践的结

论，对于治疗甚关重要，学者当细研之。

冯世纶解读：对本方证的争议，历来不断，焦点是去桂枝还是去芍药，胡希恕老师从于《医宗金鉴》，我们在继承其学术观点上，提出我们的体会。

胡希恕老师认为本条之证，治疗前为外邪内饮证，治疗后仍是外邪内饮证，治疗法当解表化饮。加茯苓、白术化饮，各家认识基本一致，那么去桂枝还是去芍药认识不一致，关键是否是有芍药证，还是有桂枝证。

有关芍药证之辨：前第21条："太阳病，下之后，脉促、胸满者，桂枝去芍药汤主之。"去芍药是因无腹满痛。本条无脉促，无胸满，而有心下满微痛，故当用芍药。又根据第279条："腹满时痛者，属太阴也，桂枝加芍药汤主之。"腹满痛加芍药，故心下满微痛治当用芍药。老师从于《医宗金鉴》的原因之一，是认为"心下满微痛"为里虚，"心下满微痛，虽有似里实证，但里实者小便当利，今小便不利，其亦非里实甚明"，故认为不是芍药的适应证。

这里参考真武汤方证，同时细详老师有关芍药的注解，可以明了这一问题。对桂枝加芍药汤证的注解老师写道："太阴病有腹满时痛证，单就此证言之，因谓属太阴，其实此腹满痛并非太阴的虚满，此时痛亦非太阴的寒痛，乃由于太阳病误下，邪热内陷而为表里的并病，但不是阴证而是阳证，故以桂枝汤解其外，加芍药以治腹满痛。"并认为"芍药缓挛急而止痛，尤有作用于腹挛痛。"由于芍药"味苦微寒，大量用有缓下除满作用，今于桂枝汤方而倍其量，乃成为表里并病的治剂，故治桂枝汤证而腹满痛者"。这里我们明确了芍药的适应证为腹满痛。再参看真武汤证，也是外邪内饮证，亦有小便不利，方中有芍药，老师对真武汤的注解谓："真武汤由茯苓、芍药、生姜、白术、附子组成……陷于阴证，可能出现腹痛，故以芍药缓急止痛。"这样两方对比分析，更明了本条的心下满微痛，理当用芍药治之。

有关桂枝证之辨："服桂枝汤或下之"造成的症状是"仍头项强痛，翕翕发热，无汗，心下满微痛，小便不利者"，这是外邪内饮的太阳病，宗胡希恕老师教导，外邪内饮治必解表同时兼以利水，五苓散、苓桂术甘汤等是其例，但是否唯有桂枝才能解其表呢？这一问题，仲景在论中已做说明：其一，本文已明示服桂枝汤不效，已暗示不是桂枝汤证，无汗更在证明不是桂枝证。其二，仲景用于解表发汗药除了麻黄、桂枝、葛根、葱白外，还用了生姜。胡希恕老师在桂枝汤方解中强调："桂枝、生姜均属辛温发汗药。"明确了生姜为辛温发汗药。服桂枝汤发汗，或下之皆伤津液，津伤则产生变证。其津伤重者，可陷于少阴如真武汤证、白术附子汤；其津伤轻者，可能还在太阳之表，但因津虚不再适合桂枝发汗解表，唯宜以生姜微发其汗。值得注意的是，真武汤和白术附子汤皆用生姜解表，因是少阴之表，故皆伍以附子温阳解表。本条文明确说明：服桂枝汤或下之，津虚表不解，再也不能用桂枝，唯适宜以生姜解表。也就是说，本条文所述，对于表证而言，无桂枝证，而有生姜证，故去桂枝是应该的。

总之，本条是太阳太阴合病的桂枝去桂加茯苓白术汤证，故应是去桂不是去芍。

【讨论归经】本方证当属太阳太阴合病证。

【临证思辨】本方证可见于各种急性病、慢性病，其辨证要点：外邪内饮见身热头痛、胃腹痛、小便不利者。

3. 葛根黄芩黄连汤方证

葛根黄芩黄连汤方：葛根半斤，甘草（炙）二两，黄芩三两，黄连三两。

上四味，以水八升，先煮葛根，减二升，内诸药，煮取二升，去滓，分温再服。

【方解】

胡希恕注：主用葛根解肌热于外，复用黄芩、黄连除热烦于内，三物均有治下利的作用。另以甘草缓其急迫，故治烦热下利而急迫者。

【参考处方】葛根 15 克，炙甘草 6 克，黄芩 10 克，黄连 10 克。

上 4 味，以冷水 600mL 浸泡 1 小时，煎开锅后 15 ～ 20 分钟，取汤 150mL，温服，再续水煎一次温服。

本方由葛根、黄芩、黄连、甘草四味药组成。葛根解肌热于外，黄芩、黄连除烦热于内，三物合用有治下利的作用。甘草和诸药而缓急迫，故治热壅内外，喘而汗出，下利不止者。

【歌诀】葛根黄芩黄连汤，太阳阳明合病方，

　　　　甘草和之缓急迫，解表止利两解良。

【解读仲景原文】

《伤寒论》第 34 条：**太阳病，桂枝证，医反下之，利遂不止，脉促者，表未解也；喘而汗出者，葛根黄芩黄连汤主之。**

胡希恕注：本太阳病桂枝汤证，医未用桂枝汤以解外，而反下之以攻里，遂使邪热内陷，下利不止，但表还未解，故脉应之促，热壅于里，故喘而汗

出，以葛根黄芩黄连汤主之。

按：本条曰脉促，是指关尺皆沉、寸脉独浮的脉象，与《脉经》的概念不同，在前已专有论述，请参考。

冯世纶解读：胡希恕老师对促脉的解读，是联系《伤寒论》中四条论促脉的条文而提出个人见解，即指出，《伤寒论》中的脉促，不同于王叔和《脉经》的概念，是关尺俱沉而寸脉独浮，是表未解之脉。本条有"表未解也"，正是说葛根黄芩黄连汤证是太阳阳明合病的表未解，反映了脉证相应。如按《脉经》所述数而中止解之，则终不得其解。

【讨论归经】本方证当属太阳阳明合病证。

【临证思辨】本方证的辨证要点：下利、汗出、不恶寒、寸脉独浮者。

常见于急性胃肠型感冒或痢疾初期。如治验：彭某，女，30岁，1965年8月26日初诊。前天中午吃葡萄，晚上又受凉，今早感无力，腿酸口渴，喝了四杯热茶，即觉身热恶寒。下午心烦汗出，腹痛，腹泻3次，而来门诊，苔白腻，脉滑数寸浮。证属外内皆热之下利，为葛根芩连汤的适应证：葛根24克，黄芩10克，黄连6克，炙甘草6克。结果：上药服1剂后，腹痛腹泻减，3剂后症已。

4. 升麻鳖甲汤方证

升麻鳖甲汤方：升麻二两，当归一两，蜀椒（炒，去汗）一两，甘草二两，鳖甲（炙）手指大一片，雄黄（研）半两。

上六味，以水四升，煮取一升，顿服之，老少再服取汗。

【方解】

胡希恕注：升麻杀菌解毒，用为本方主药。用蜀椒以致汗，用甘草治咽痛，鳖甲、当归活血化瘀。雄黄攻肿毒痈脓，故此治咽喉肿疼、唾脓血而宜汗者。

冯世纶解读：胡希恕先生在这里指出，"用以致汗"，即说明蜀椒有发汗解表作用，同时也说明本方有解表作用，故本方证属太阳阳明合病证。

蜀椒，味辛，温。《神农本草经》谓："主风邪气，温中，除寒痹。"《名医别录》谓："疗喉痹……大风汗不出。"可知蜀椒善治咽喉而有发汗作用，方后说明有"老少再服取汗"及阴毒去蜀椒，更可知。本方用大量升麻、甘草，旨在清热解毒（清阳明热）、排脓、利咽。升麻伍以蜀椒解肌致汗，复用鳖甲、当归和血祛瘀。雄黄苦平寒，主寒热，杀百虫毒，这里用其攻肿毒痈脓。

故本方合力治瘟疫，呈太阳阳明合病的咽喉痛而有痈脓或瘀血之变者。

【参考处方】升麻 15 克，当归 10 克，蜀椒 10 克，炙甘草 6 克，鳖甲 15 克，雄黄 2 克。

上 6 味，以冷水 600mL 浸泡 1 小时，煎开锅后 15～20 分钟，取汤 150mL，温服，再续水煎一次温服。

【歌诀】升麻鳖甲治疫毒，蜀椒甘草雄黄涂，
　　　　阳毒面赤斑如锦，咽喉脓肿望可除。

【解读仲景原文】

《金匮要略·百合狐惑阴阳毒病脉证治》第 14 条：**阳毒之为病，面赤斑斑如锦文，咽喉痛，唾脓血，五日可治，七日不可治，升麻鳖甲汤主之。**

胡希恕注：面赤斑斑如锦纹，谓面色赤而有斑纹似锦也；咽喉痛，唾脓血，知为咽喉发脓肿也；五日可治、七日不可治，是说病甚凶险，非一般咽中肿痛，而为阳毒证也，升麻鳖甲汤主之。

【讨论归经】本方证当属太阳阳明合病证。

【临证思辨】急性瘟疫见红肿痈脓或咽喉肿痛者，可试用本方。

5. 升麻鳖甲汤去雄黄蜀椒汤方证

升麻鳖甲汤去雄黄蜀椒汤方：即升麻鳖甲汤方去雄黄、蜀椒。
煎服法同升麻鳖甲汤方。

【方解】

胡希恕注：本方因是前方去蜀椒，则无解表作用。蜀椒辛温，有"散风邪……开腠理"（《名医别录》）作用，与升麻合用有致汗功能。雄黄主治痈毒脓血，因无吐脓血，故亦去之。故本方主治咽喉肿痛、身痛明显而表证不明显者。

按：本方去蜀椒无解表功能，而专于清里热，应归属于正阳阳明，因与上方有关，便于说明，故置于此。

【参考处方】升麻 15 克，当归 10 克，炙甘草 6 克，鳖甲 15 克。

上 4 味，以冷水 600mL 浸泡 1 小时，煎开锅后 15～20 分钟，取汤 150mL，温服，再续水煎一次温服。

【解读仲景原文】

《金匮要略·百合狐惑阴阳毒病脉证治》第 15 条：**阴毒之为病，面目青，身痛如被杖，咽喉痛，五日可治，七日不可治，升麻鳖甲汤去雄黄蜀椒**

主之。

胡希恕注：身痛如被杖，谓身痛剧烈，如被杖刑也。咽喉痛而不唾脓血，但亦五日可治、七日不可治，升麻鳖甲汤去雄黄蜀椒主之。

按：阴阳毒究属何病，注家说法不一，但据条文无论阴毒阳毒，均以咽喉痛为主证，而且均为五日可治、七日不可治，可见是一种急性的凶险咽喉肿痛证。病以毒名，言其凶暴杀人至速也。面色赤为阳气怫郁在外之象，则毒较浅，因名之为阳毒；面色青则毒已深，因名之为阴毒，以不唾脓血，故去雄黄；不可使汗，故去蜀椒也。

【讨论归经】本方证当属阳明病证。

【临证思辨】急性咽喉肿痛表证不明显而里热重者，可选用本方。

注：本方证应列于阳明病，因由上方变化而来，故列于此。

6. 半夏厚朴汤方证

半夏厚朴汤方：半夏一升，厚朴三两，茯苓四两，生姜五两，干苏叶二两。

上五味，以水七升，煮取四升，分温四服，日三夜一服。

【方解】

胡希恕注：主用小半夏加茯苓汤降逆逐饮，复以厚朴消胀行气，紫苏叶利气散结，故此治饮逆气结、胸腹痞满，或呕，或咳，或眩，或悸，咽中如有炙脔而不利者。

冯世纶解读：此小半夏加茯苓汤更加厚朴消胀行气之品，并以生姜、紫苏叶温中化饮解表，故治外邪内饮证而胸痛满闷恶寒者。如以苏子代紫苏叶治疗寒性咳嗽更良。紫苏叶有解表作用，后世记载更明确，如《本草汇言》："紫苏，散寒气……宽中安胎，下结气，化痰气，乃治气之神药也，一物有三用焉：如伤风、伤寒、头痛、骨痛、恶寒发热……寒邪在表者，苏叶可以散邪而解表。"

【参考处方】半夏 15 克，厚朴 10 克，茯苓 12 克，生姜 15 克，紫苏叶 6 克。

上 5 味，以冷水 600mL 浸泡 1 小时，煎开锅后 15～20 分钟，取汤 150mL，温服，再续水煎一次温服。

【歌诀】半夏厚朴茯苓舒，解表要用生姜苏，

外邪内饮胸闷痛，温化止咳效更殊。

【解读仲景原文】

《金匮要略·妇人杂病脉证并治》第5条：妇人咽中如有炙脔，半夏厚朴汤主之。

胡希恕注： 咽中如有炙脔，谓咽中不利，如有炙肉粘着，吞吐不去也。其实本无物，不过自觉的一种神经症，即后世所谓梅核气者是也，此证男人亦有，但以女人为多耳，半夏厚朴汤主之。

冯世纶解读： 咽中如有炙脔，指咽中如有炙肉粘着，咯之不出，咽之不下，即自觉的一种神经症。《备急千金要方》谓："胸满，心下坚，咽中怗怗如有炙肉，吐之不出，吞之不下。"多指咽喉部位病变。由以生姜、紫苏叶解表可知，本方证为外邪内饮而设。临床大量治验证实，本方治疗急慢性咽喉炎、鼻炎，而多呈现外邪内饮者有良效，不只见于妇人。后世把本方加减变化称四七汤等，仅用于治疗妇女情志郁结证或可称道，但对生姜、紫苏叶解表认识不足，常不能用于外邪内饮的咳嗽等的治疗，应引起注意。

【讨论归经】 本方证当属太阳太阴合病证。

【临证思辨】 本方证的辨证要点：外邪内饮所致胸满、胸痛、恶寒、咽堵、咳逆者。

本方证不限妇人，男人亦多有。本方的应用并不限于此证。不只以咽中不利和胸闷满为目的，可活用于不定的神经症，均有良效。胡老曾治一年老妇人，经常冒眩，发则但卧不能起，胸闷咽塞，不进饮食，口舌干燥，与本方加生石膏获速愈。又本方开胃进食、消胀止呕，用于胃病的机会亦多。他如伤风、咳嗽适证，加杏仁、桔梗之属亦有捷效。

如治验：例1，周某，女，37岁，初诊日期：2011年3月14日：咳嗽2周，白天轻晚上重，痰色白，咽痒，口中和，心悸，手凉，恶寒，眠差，偶尔头痛，纳可，二便可，舌暗苔少，脉弦小数。辨六经属太阴里虚寒夹饮证，辨方证为半夏厚朴加杏仁枇杷叶桔梗甘草汤方证：清半夏15克，厚朴10克，茯苓12克，紫苏子10克，炙枇杷叶10克，杏仁10克，桔梗10克，炙甘草6克，生姜15克。结果：服用3剂后咳嗽明显减轻，继服3剂，无明显不适，病告痊愈。

例2：黄某，女，38岁，1966年2月12日初诊。1周来咳嗽，吐白痰，咽痒胸闷，口干不欲饮，两胁胀，服汤药数剂而不效，苔白厚腻，脉滑细。证属里寒痰饮上犯，治以化饮降逆，与半夏厚朴汤：半夏12克，厚朴10克，茯苓12克，紫苏子10克，陈皮15克，杏仁10克，桔梗10克，生姜10克。

结果：上药服两剂，咳即止。

7. 旋覆花汤方证

旋覆花汤方：旋覆花三两，葱十四茎，新绛少许。

上三味，以水三升，煮取一升，顿服之。

【方解】

胡希恕注：旋覆花下气，新绛行血，而葱散寒，三药协力治肝着，气血郁结而胸中痞满者。

冯世纶解读：旋覆花，《神农本草经》谓："味咸，温。主结气，胁下满，惊悸，除水，去脏间寒热，补中，下气。"为温中下气治里饮药。葱辛温，是有力的发汗药，《神农本草经》记载葱白："味辛，温。主明目，补中不足。其茎可作汤，主伤寒，寒热，出汗，中风，面目肿。"可知主要作用是发汗解表，治伤寒寒热，并有温中作用，与生姜非常相近。再看旋覆花汤的组成，方中葱白用十四茎，比旋覆花三两明显大，大得多，应是该方的主药、君药。新绛是何物虽至今未明，但已注明用"少许"，可知即使是活血药，亦不可能使本方成为活血破血之方。用葱白主在发汗，谓其有通阳作用，亦是指通津液以发汗解表，而不是通经活血。

经方大师胡希恕先生在考证白通加猪胆汁汤为通脉四逆汤之误时，明确指出："葱白主在发汗，合用附子是解少阴之表，通阳是通津液发汗，脉微欲绝之证决不能再用葱白发汗。"其研究不但明确了其错简，更重要的是强调了葱白的发汗作用。再看旋覆花的作用，即为降气化痰、补中下气化饮药。这样葱白与旋覆花合用则是在解表的同时利饮，其证恰与小青龙汤、五苓散等方证相似，即为外邪里饮证。这样可以明确，旋覆花汤的适应证为外邪里饮证，这样再看"肝着，其人常欲蹈其胸上，先未苦时，但欲饮热"；再看临床治验，多是疲劳受寒后，所出现有明显的表证，同时又有明显的里饮证，即外邪里饮证，亦即为太阳太阴合病证，用葱白温中发汗解表，用旋覆花温里化饮，两者组成为旋覆花汤方，其功能为解表的同时化饮，即主治为外邪里饮证。

通过方证分析，临床验证，旋覆花汤的主治作用是发汗解表同时利饮，所治"肝着"是外邪里饮的太阳太阴合病，而不是肝血瘀结之证。

【参考处方】旋覆花 10 克，葱白 45 克。

上 2 味，以冷水 500mL，煎开锅后 15 ～ 20 分钟，取汤 150mL，温服。

【解读仲景原文】

《金匮要略·五脏风寒积聚病脉证并治》第7条：肝着，其人常欲蹈其胸上，先未苦时，但欲饮热，旋覆花汤主之。

胡希恕注： 肝主血，性喜疏泄，肝着者，气郁血结，着而不行也。其人常欲蹈其胸上者，胸中痞满，是肝着的证候也。先未苦时，但欲饮热者，是说病之初，还无其他苦痛，仅但欲热饮也，知中寒所致，以旋覆花汤主之。

冯世纶解读： 对本条胡老亦只是做了文字顺解，其实本方证在临床是多见的，为外邪里饮证。所谓肝着，是肝区或两胁部位沉闷重着，患者不由自主常用手捶击拍打其胸胁，此症常发于疲劳受凉后，得病之初，因外邪里饮，故欲饮热水，这正是旋覆花汤方证。

【讨论归经】 本方证当属太阳太阴合病证。

【临证思辨】 本方证的辨证要点：胸闷、胸痛而无热象者。本方证所称肝着，常见于疲劳受凉后胸胁闷痛，如验案，宋某，男，52岁，2009年8月24日，驾车拉货一天，感到疲劳，吃完晚饭即睡，至昨半夜即感胸紧胀痛、恶寒，至晚益重难忍，时以两手捶击胸胁，谓捶后较舒，伴恶寒头痛，咳嗽无痰，口中和而思热饮，苔白，脉弦细。嘱其自采鲜旋覆花一把、葱白4根，生姜三片，煎汤一碗，热饮并盖棉被，身见微汗即可。翌日告谢痊愈。此案深深启发了我对旋覆花汤方证的认识。

无论感冒、肝炎，或神经症、心脏病等病，凡见胸闷、胸痛而恶寒者可试用本方。

第五节 太阳病方证小结

以上所解读54个方剂及其适应证，熟读《伤寒论》者，很快就看出，这54个方证列于太阳病，与原书有很大不同，这是因为，我们试图以六经分方证，把《伤寒论》《金匮要略》中属于太阳病的方证列一起，这里要说明的是，有不少方证属太阳与太阴或阳明等合病者，列于此，列于彼皆未尝不可，但这里所列是以治太阳病为主的方证。而原书（不论哪个版本）的太阳病篇所列方证，除了治疗太阳病正证外，为了说明太阳病的正确治疗和不正确治疗出现的变证、合并证以及合并瘀血、痰饮等证的证治，还列出了有关方证，如治疗结胸证的大陷胸汤、大陷胸丸等，治疗痞证的大黄黄连泻心汤、附子泻心汤、半夏泻心汤、生姜泻心汤等，治疗瘀血的抵当汤、桃核承气汤等，治疗阳明病的白虎汤、调胃承气汤等，治疗太阴病的四逆汤、真武汤、甘草干姜汤等，治疗少阳病的小柴胡汤、黄芩汤等，治疗厥阴病的柴胡桂枝干姜汤、黄连汤、甘草泻心汤等，治疗少阴病的桂枝加附子汤、桂枝去芍药加附子汤等方证……这样在太阳病篇出现的方证就多达 74 个，而其中许多不属太阳病。

而本篇的 54 个方证，是以太阳病归类，即方以类（六经证）聚，方证同条，统观这些方证可看出：其方剂的组成以含桂枝或麻黄多见，其主要功能发汗解表解热，其主要适应证为表阳证，即太阳病。如进一步分析发现，这些方剂分为两大类，即以桂枝汤加减化裁的方剂和以麻黄汤加减化裁的方剂，其适应证为有汗出的中风证和无汗出的伤寒证。又从桂枝汤类方证和麻黄汤类方证比例构成来看，桂枝汤方证为 33 个，麻黄汤类方证为 14 个，桂枝汤类方证明显多于麻黄汤类方证，这说明太阳病表阳证以表虚中风类证为多见，不但见于天行热病、急性病，而更多见于慢性病。故张仲景把桂枝汤方证列于全书之首。

不过要说明的是，不论是什么病，不论是急性病或慢性病，不论是内伤和外感，当病在表，表现为单纯的桂枝汤证或麻黄汤证是较少见的，而多见合并证，或表里，或半表半里合病并病，或合并痰饮、水湿、瘀血等，以是表现为桂枝加芍药汤、小建中汤、桂枝人参汤、柴胡桂枝汤、麻黄加术汤、苓桂术甘汤、桂枝茯苓丸等方证。

因此，仲景在《伤寒杂病论》中有关桂枝汤和麻黄汤加减的方证还有许多，虽有关表证太阳病的治疗，但为了便于了解其主治和六经病的概念，未列于本篇解读，而放在相应的篇章中。如柴胡桂枝汤，是太阳少阳合病，放在了少阳病篇；大青龙汤、麻杏石甘汤、桂枝二越婢一汤等方证是太阳阳明合病，列于阳明病篇解读。另外还有生姜、紫苏叶、葛根、蜀椒等组成的解表剂，其适应治疗方证亦属太阳病证。这里也可体验到，仲景及史前医家，是通过"方以类聚，物以群分"而总结出六经证治规律。从解读本篇的方证可看到，所谓太阳病，不是指太阳经络（脉）病或某一脏腑病；不是指特定的、个别的一个病，而是各种疾病常见的一般的证。它经常以脉浮、头项强痛而恶寒等一系列症状反映出来，而表现一定的特征，即在表而病性属阳，而呈表阳证，这也即太阳病的实质。

第二章

阳明病（里阳证）与方证

第一节 《伤寒论》阳明病篇内容提要

阳明病篇前 28 条，概要地阐述有关阳明病各方面的问题，可作阳明病的总论读。其中重要者可有以下几点：

一、阳明病，即是里阳证，热实于里，则必有胃家实的腹证出现，但热而不实，当亦有身热、汗自出、不恶寒、反恶热的外证反应。腹证和外证，均属阳明病的特征，凡病见此特征之一者，即可确断为阳明病，便不会错误的。

二、由于太阳病不解，传里而发阳明病者，谓为太阳阳明；若由少阳病传里而发阳明病者，谓为少阳阳明。另外还有所谓正阳阳明，即专就胃家实的为证而言。

三、阳明病不经太阳病或少阳病的传变，而亦有直接发作阳明病者，谓为直中证，太阳篇所出的温病，即属直中的一类。

四、阳明病，以能食和不能食，又分中风与中寒的二类。

五、阳明病，为热在里，若无汗或少出汗，而小便又不利者，则热郁湿瘀，必发黄疸。

六、阳明病，胃家实，以下为法，但有些证候不可下者，不可不知。所述为例繁多，必须逐一默记，对于治疗甚关重要。

阳明病篇后 56 条，主要是阐明阳明病的具体证治，概要地讲，若阳明病只见外证，而胃还不实者，则宜白虎汤；若复渴欲饮水者，津液已有耗伤，则宜白虎加人参汤；若已胃家实，宜随其为证的轻重缓急，选用三承气汤以下之。但其中亦有由于津液亡失而致大便硬不通者，古人谓之为脾约，宜以麻子仁丸以润下，或须使自欲大便，而行蜜煎导或大猪胆汁等法，导之使下。此外，抵当汤的攻瘀血，茵陈蒿汤的祛黄疸，亦均用于里实，当属阳明病的法剂一类。 余者多为因证应变之治，与阳明病证治无关也。

阳明病证治结要：阳明病和前之太阳病一样，它不是什么个别的病，而是各种疾病所常见的一般的证。由于它有外证和腹证两方面的特征，这就说明了阳明病可有热而不实和亦热亦实的两种证型反映，若白虎汤证、白虎加人参汤证等即属前者；若大小承气汤证、调胃承气汤证等，即属于后者。不过前者证情单纯，而后者比较复杂，故本篇论述，亦偏重于后者。

热实于里者，下之即愈，故阳明病虽热实、大便硬，并不可虑，而可虑者为津液再虚，热最耗伤津液，热极则津液未有不虚者，待至病实正虚，攻补两难措手之境，必致不救，此阳明病之所有急下证者，即急下其热以救津液也。不过大承气汤为攻下峻药，用非其证，亦足害人，所以方证之辨，最关重要。但津液亡失亦往往足使大便硬结，如无所苦，当导之，欲自大便，佳。即使大便多日不通，亦只宜麻子仁丸以润下，而不可以汤药下之。

抵当汤本为攻瘀，茵陈蒿汤用于祛黄，为因虽殊，但均属里位的实证，当亦阳明病的一类。因并及之，以此类推，则桃核承气汤证、大陷胸汤证等亦均属于阳明病，可勿待言。即如瓜蒂散为苦寒吐药，而祛在上的实邪，亦属阳明病的法剂，不可不知。

第二节　怎样判定阳明病（里阳证）

里证亦有阴阳二类，《伤寒论》谓为阳明者，即是里阳证，而谓为太阴者，即是里阴证。

主提纲：第 179 条：阳明之为病，胃家实是也。

胡希恕注：赵开美、成无己本均把下条置于篇首，今依《金匮玉函经》以本条冠篇首为是。

阳明病，即里阳证。胃家实，即病邪充实于胃内之谓，按之硬满而痛者是也。胃家实为阳明病显著的特征，故凡病胃家实者，即可确断为阳明病也。

冯世纶解读：这里要注意，胃家实是辨明阳明病的主要依据，也就提示我们，胃家虚不是阳明病，也可知经方的阳明不是经络脏腑的阳明胃，经方六经辨证不是经络脏腑辨证甚明。

病邪充实于胃肠之里，按之硬满有抵抗者，即谓为胃家实。阳明病的主要特点是胃家实，即实质是里实热。这里亦是相对于太阴病是里虚寒说的，即证在里，排除里虚寒，则属阳明病。结合《伤寒论》第6条可知，口渴、口干是阳明病的特点之一，亦当属胃家实。

这里要注意，经方的阳明病以胃家实为纲，言外之意，胃家虚寒不属阳明病。又《伤寒论》所称胃是病位的概念，包括食道、胃、小肠、大肠等。以是可知，《伤寒论》的阳明病不是经络、脏腑之属。在临床判定阳明病，主要依据胃家实这一特征，即邪实于里呈里阳证者。

辅助提纲：

（1）第182条：问曰：阳明外证云何？答曰：身热，汗自出，不恶寒，反恶热也。

胡希恕注：病在于里者，亦必形于外，故胃家实的阳明病，亦有其外在的证候反应。热实于里势必迫于外，故身热，此热来自里，即蒸蒸发热，与太阳病翕翕发热在表者不同。津液被里热蒸发，故汗自出。身热本应恶寒，但以里热盛极的刺激剧甚，则恶寒的刺激反被抑制，故不恶寒而反恶热也。

按：胃家实，为阳明病的腹证。身热、汗自出、不恶寒、但恶热，为阳明病的外证，热实于里者，当然胃家实，但热而不实者，只有外证也，二者均是阳明病的特征，病见其一即为阳明证也。

冯世纶解读：解释太阳病发热恶寒，阳明病身热不恶寒反恶热，胡希恕老师引用了巴甫洛夫学说来解释，堪称中西医结合典范。

（2）《伤寒论》第6条：太阳病，发热而渴，不恶寒者，为温病。

胡希恕注：这个病，也是头项强痛，也是脉浮，很像太阳病，但是主要症状是渴，是一个里热为主的证，而无恶寒症状。恶寒的消失可参见巴甫洛夫条件反射实验，用电线强烈刺激饥饿的狗之后给予食物，开始狗很痛苦，经过一段时间，形成条件反射后，对食物的渴望大大超出了刺激身体的反应，机体对电刺激的感觉即被抑制。阳明病的里热对大脑刺激非常大，所以阳明病可以见到谵语，说胡话，里热刺激过于亢奋时，恶寒就被抑制了，所以它不恶寒反恶热。发热而渴，不恶寒者，为温病，是个里热证。上文"名为中风""名曰伤寒"，这节"为温病"，是相对于太阳病而言的，而不是太阳病里的证，是另一种病，即是温病。

冯世纶解读：胡希恕老师注解本条谓："温病虽然也发热、脉浮，形似太阳病，但太阳病热在表，但发热而不渴，且必恶寒。今发热而渴不恶寒，是为热甚于里的温病。"可知温病、风温不但皆属于阳明病的外证，而且更兼有热甚于内的里证。更值得注意的是，风温的症状所述与第219条白虎汤方证相吻合，即不但有阳明外证，而且因阳明里热甚出现神志症状。这就是说，张仲景在《伤寒论》把温病、风温归类于阳明病论治，伤寒与温病原本自明。

（3）《伤寒论》第180条：**问曰：病有太阳阳明，有正阳阳明，有少阳阳明，何谓也？答曰：太阳阳明者，脾约是也；正阳阳明者，胃家实是也；少阳阳明者，发汗、利小便已，胃中燥烦实，大便难是也。**

胡希恕注：太阳阳明者，即指太阳与阳明并病；脾约，太阳病证未罢，而即见大便难的脾约证是也；少阳阳明者，即指少阳与阳明并病，由于误发汗，或利小便，少阳证未解，而即见胃中燥烦实是也；正阳阳明者，已不见太阳或少阳证，但胃家实是也。

冯世纶解读：赵开美本、成无己本把本条置于阳明病篇首，可见对本条倍加重视，以引人注意。一般认为，本条是讲阳明病的成因，即太阳阳明，为由于发汗太过，而太阳病证未罢，即形成大便难的脾约证；少阳阳明，为由于发汗或利小便，少阳证未解，而即见胃中燥烦实证；正阳阳明，即热结于里的里阳证。实际也在说：阳明病有三种表现，即太阳阳明者，即指太阳阳明合并病证；少阳阳明者，即指少阳阳明合并病证；正阳阳明者，即指单纯里实热的阳明病证。判定阳明病，除了依据胃家实（正阳阳明）特征外，还要依据太阳阳明合病证及少阳阳明合病证来判定。应当指出，太阳阳明、少阳阳明相对而言也是阳明病的外证。

这里应必须要明确温病与阳明病的关系：

对温病与阳明病的关系，前人多有论述，如章太炎说："至于伤寒与温病，究竟如何区分别？余谓前人论伤寒、温病，混淆太甚；后人论伤寒、温病，分别太繁。惟陆九芝'阳明为温病之薮'一语，最为切当。盖病至阳明，则伤寒与温病无异。"这里指出了温病属阳明，是符和《伤寒论》原旨的，但章太炎仍是受到《难经》"伤寒有五"的影响，认为伤寒泛指热性病的统称。我们认为，《伤寒论》的"伤寒"，实质是太阳表实证，温病是阳明里热证，通读《伤寒论》全书，所论伤寒皆是太阳表证概念，而无《难经》有五的广义伤寒概念。

前面提到阳明病有外证，那么看一看阳明病的外证与太阳病的表证的区别，便可明了温病与阳明病的关系。温病和风温的概念，在《伤寒论》第6条已做说明，即是说温病和风温都是外内皆热，虽然也发热、脉浮，形似太阳病，但太阳病是热在表，但发热而不渴，且必恶寒。今发热而渴不恶寒，是为热甚于里的温病。这里要注意：热甚于里的温病，又是什么病？是六经病的哪经病？很显然不是太阳病、不是少阳病，当属阳明病。试看白虎汤方证，即《伤寒论》第 219 条："三阳合病，腹满、身重、难以转侧、口不仁、面垢、谵语、遗尿，发汗则谵语，下之则额上生汗、手足逆冷。若自汗出者，白虎汤主之。"对比第 6 条，两者证候是相似的，即白虎汤治疗外内皆热的阳明病、温病、风温。因此，温病、风温是外内皆热的阳明病。

因此，胃家实、太阳阳明合病、少阳阳明合病、外内皆热的温病、风温，是判定阳明病的大眼目。

记忆阳明病：一是症状反应以阳明病提纲为特征；二是症状反应于病位为在里的阳证。

第三节　阳明病治则

阳明病，因是里实热为主，故治疗以清实热为主。不过阳明病里证又有上、中、下病位的不同，同时还有腹证和外证（太阳阳明、少阳阳明、温病、风温）的不同，故治疗亦有所区别。大体在上者，用吐法，如瓜蒂散；在中者，用和中清热，如白虎加人参汤；在下者，用攻下法，如小承气汤、大承气汤。

又因阳明病多见病重、病危险证，故仲景对其论治时多加警示、叮咛。如第 204 条："伤寒呕多，虽有阳明证，不可攻之。"是说呕吐明显，为柴胡汤证还未罢，虽已传里有阳明证，也不可以承气汤攻里。又如第 205 条："阳明病，心下硬满者，不可攻之，攻之利遂不止者，死；利止者，愈。"是说心下硬满，即指心下痞硬言，为胃气虚极之候，治宜人参的配剂，故阳明病，若心下硬满者，则不可攻下。若误用攻下，致利不止而死；幸而利止者，还可救治使愈。

再如第 210 条："夫实则谵语，虚则郑声。郑声者，重语也。直视、谵语、喘满者死，下利者亦死。"是说正虚病实之恶候，若再见喘满或下利，则已呈虚脱败象，故主死。又如第 211 条："发汗多，若重发汗者，亡其阳，谵语脉短者死；脉自和者不死。"是告诫：阳明病里热最易耗伤津液，热实津竭则死，故阳明病最忌发汗，发汗太多，津液大伤，胃中燥必谵语。脉短为津液虚竭之候，病实正虚故主死；脉不短而自和者，则正气未衰，故不至于死。

对于阳明外证的治疗，仲景有详细论述：首先仲景在本篇明确了阳明病外证的概念，不仅指"身热，汗自出，不恶寒，反恶热也"，而且还包含太阳阳明及少阳阳明证，还包括了外内皆热的温病、风温，前已简述，再看具体证治、方证可自明。这里特别要注意的是，阳明外证，多是阳明病、温病初起，因阳明热甚，最怕伤津液而成阳明里实、胃家实，因此治疗不能误汗和误下，即太阳阳明证可表里双解，如少阳阳明则不可发汗和吐下；如是温病、风温亦决不能用汗法，以是可知吴鞠通于《温病条辨》治用甘温的桂枝汤当然不妥，即便是用桑菊饮、银翘散辛凉解表亦是错误的，只宜白虎汤清解。如里实明显，陈修园等认为，可用重剂麦冬、生地黄、玄参、大黄等加入白虎汤中，临床实践证明是非常正确的。

简而述之，阳明病为邪热结于里的阳证，若热结成实，则为胃家实的腹证；若热而不实，则只可见之于身热、汗自出、不恶寒反恶热的外证。若外内皆热者，可见于温病、风温。阳明病的病机是邪盛正亦强，正邪交争剧烈，临床多现危重症，尤其像急性传染病，病势猛恶，甚则出现神昏谵语等神经症状，后世称之为热犯神明或逆传心包等。里热最耗津液，热实津竭则死，故阳明病治疗宜清热，最忌发汗。适时适证吐、下。还应知宜下不下，亦可致邪实正虚的险恶证候。以是可知，急性病死于阳明实热者是多见的，具体证治详读具体方证。

第四节 阳明病常见方证

一、太阳阳明病类方证

1. 大青龙汤方证

大青龙汤方：麻黄（去节）六两，桂枝（去皮）二两，甘草（炙）二两，杏仁（去皮尖）四十枚，生姜（切）三两，大枣十枚，生石膏（碎）如鸡子大。

上七味，以水九升，先煮麻黄，减二升，去上沫，内诸药，煮取三升，去滓，温服一升，取微似汗。汗多者，温粉粉之。一服汗者，停后服。若复服，汗多亡阳，遂虚，恶风、烦躁、不得眠也。

【方解】

胡希恕注：此为麻黄汤与越婢汤的合方，故治二方证的合并者。不过此还含有麻杏石甘汤、桂枝去芍药汤等方义，更应参照诸方所主证而活用之为佳。

冯世纶解读： 此即麻黄汤与越婢汤的合方，为发汗利水的峻剂，用于太阳阳明合病证。从药物组合看，麻黄、桂枝、杏仁、生姜、甘草、大枣皆辛温发汗，生石膏《神农本草经》谓"味辛，微寒"，配于众辛温发汗药中，全方当显辛凉解表作用。但仲景原意是解太阳表、清阳明里热而除烦，并祛在表之水湿。

【**参考处方**】麻黄 18 克，桂枝 10 克，炙甘草 6 克，杏仁 10 克，生姜 15 克，大枣 20 克，石膏 45 克。

上七味，以冷水 800mL 浸泡 1 小时，煎开锅后 15 ～ 20 分钟，取汤 150mL，温服，取微微汗出。不汗出，再续水煎一次温服。小儿服量减半。

【**歌诀**】大青龙汤是合方，越婢汤合麻黄汤，

　　　　　发热烦躁身疼痛，水气郁表里热尝。

【**解读仲景原文**】

《伤寒论》第 38 条：**太阳中风，脉浮紧，发热恶寒身疼痛，不汗出而烦躁者，大青龙汤主之；若脉微弱、汗出恶风者，不可服之。服之则厥逆、筋惕肉瞤，此为逆也。**

胡希恕注： 太阳中风，本应汗出而竟不得汗出，以是则变中风的脉证为形似伤寒脉浮紧、发热、恶寒、身疼痛的脉证了。烦躁者，即应汗不汗而郁热盛实的为候，宜以大青龙汤主之；若脉微弱、汗出、恶风者，乃太阳中风本证，慎不可与本方大发其汗，若误与之，则必致厥逆、筋惕肉瞤等逆治的恶果。

按： 形是伤寒而冒以中风者，含有以下二义：①自汗出和无汗为中风、伤寒所以脉证互异的基本原因。若中风证不汗出，即变作脉浮紧、发热恶寒身疼痛的伤寒证。以上的提法，就是为了说明这一病理的关系。②大青龙汤为发汗除热的峻剂，非表实热邪重证不得用之，乃以中风不汗出而烦躁者，以示与麻黄汤证的无汗者大有区别。其实不是中风证，作者亦恐人误会，故特提出若脉微弱、汗出恶风的真中风证，则万万不可误与大青龙汤。

《伤寒论》第 39 条：**伤寒脉浮缓，身不疼，但重，乍有轻时，无少阴证者，大青龙汤发之。**

胡希恕注： 风水无汗，故亦谓为伤寒，但水在脉外，而不在脉内，故脉不浮紧而浮缓，身亦不疼而但重。水气流走，因亦乍有轻时，如确审其无少阴证者，则以大青龙汤发之即治。

按：大青龙汤为发水气的重剂，但宜于阳热实证，而不宜于阴虚寒证。故有少阴证者，则宜麻黄附子甘草汤，大青龙汤慎不可妄试。

冯世纶解读：胡希恕老师认为大青龙汤为发水气的重剂，是非常恰切的，是认识大青龙汤方证的关键。理解本条后，再读《金匮要略·痰饮咳嗽病脉证并治》的"饮水流行，归于四肢，当汗出而不汗出，身体疼重，谓之溢饮""病溢饮者，当发其汗，大青龙汤主之，小青龙汤亦主之"等条，就显得容易了。

《金匮要略·痰饮咳嗽病脉证并治》第23条：病溢饮者，当发其汗，大青龙汤主之，小青龙汤亦主之。

胡希恕注：溢饮，本当汗出而不汗出在表的病，法当发其汗。大青龙汤主之。小青龙汤亦主之者，谓二方均有发汗祛水的作用，可依证选用二方中的一方主之。

冯世纶解读：《金匮要略》记载："饮水流行，归于四肢，当汗而不汗出、身体疼重，谓之溢饮，大青龙汤主之，小青龙汤亦主之。"是说从发汗治溢饮来看，二方作用相类似，但宜依证（参考上条）选一而用之，即属太阳阳明合病者用大青龙汤；属太阳太阴合病者用小青龙汤，不是说二方主同一证。

【讨论归经】本方证当属太阳阳明合病证。

【临证思辨】本方证的辨证要点：麻黄汤证、越婢汤证并见者。

临床常见于急慢性病，如各种感染发热，如感冒、鼻炎、肺炎、肾炎、紫癜肾、脑炎、风湿等，凡见肿胀、喘满、小便不利而烦躁者，本方有捷效。此方治肾炎水肿适证用之，多取良效。

如治验：例1，刘某，女，32岁，1965年3月15日初诊。5年来浮肿，时常低热，经检查诊为慢性肾盂肾炎、胆道感染。近症：面目四肢皆肿，小便频而量少色黄，大便时干，干则浮肿甚。低热时则恶寒、腹胀、右胁痛、头晕心烦。尿常规检查：蛋白（++），脓球（++），红细胞（++），上皮细胞（+）。脉浮微数。此属水气外郁肌肤，治以发汗以行水，与大青龙汤加味：麻黄18克，桂枝10克，生姜10克，大枣4枚，杏仁6克，炙甘草6克，生石膏45克，苍术12克。结果：上药服30余剂，头晕心烦减，面目浮肿减，午后仍低热，下肢浮肿仍明显，继加减服用，或间服柴胡桂枝干姜汤合当归芍药散。1965年11月7日复诊，右胁痛减，腹胀、头晕、心烦已，下肢浮肿轻微，体温正常，尿常规检查：蛋白（-），脓球（-），白细胞（0～1）/HP，红细胞（1～3）/HP，上皮细胞（+）。

例 2，史某，男，3 岁，初诊日期：2011 年 3 月 16 日：感冒 2 周，鼻塞流涕，涕黏白，咳嗽不明显，咽中有痰，盗汗，大便 1 日 1 次，偏干，舌淡润苔白，脉弦细数。辨六经属太阳阳明太阴合病而津伤夹痰饮，辨方证为大青龙减麻黄加夏术苡败桔汤证。处方：麻黄 10 克，杏仁 10 克，炙甘草 6 克，桂枝 10 克，生薏苡仁 18 克，败酱草 15 克，桔梗 10 克，生石膏 45 克，清半夏 15 克，苍术 15 克，生姜 15 克，大枣 4 个。结果：患者服完两剂后，鼻塞流涕、咽中有痰已，盗汗减轻。诸症痊愈。

2. 麻黄杏仁薏苡甘草汤方证

麻黄杏仁薏苡甘草汤方：麻黄（去节，汤泡）半两，杏仁（去皮尖，炒）十个，薏苡仁半两，甘草（炙）一两。

上锉麻豆大，每服四钱匕，水盏半，煮八分，去滓，温服，有微汗，避风。

【方解】

胡希恕注：薏苡仁逐湿解痹的作用与白术同，此与上方虽均治风湿，但前者偏于治寒，故用温性的白术，本方偏于治热，故用寒性的薏苡仁并去桂枝也。

冯世纶解读：薏苡仁，味甘微寒，《神农本草经》谓"主筋急拘挛，久风湿痹"。本方与麻黄加术汤都治风湿，且都是发汗利湿而治湿痹，但麻黄加术汤偏于治寒，故用温性的白术；而本方偏于治热，故用性寒的薏苡仁，并且去桂枝。故本方适应于太阳阳明合病的湿热痹症。

【参考处方】麻黄 6 克，杏仁 10 克，生薏苡仁 18 克，炙甘草 6 克。

上 4 味，以冷水 600mL 浸泡 1 小时，煎开锅后 15 ～ 20 分钟，取汤 150mL，温服，取微微汗出。不汗出，再续水煎一次温服。

【歌诀】麻杏苡甘四味成，身热身重日晡盛，

风湿太阳阳明证，微微汗出是其宗。

【解读仲景原文】

《金匮要略·痉湿暍病脉证治》第 21 条：病者一身尽疼，发热，日晡所剧者，名风湿。此病伤于汗出当风，或久伤取冷所致也，可与麻黄杏仁薏苡甘草汤。

胡希恕注：一身尽疼、发热，较上条身烦疼的证为重。日晡所剧者，谓此身疼、发热，尤于日晡而加剧也。此与前之值天阴雨不止，均为风湿，异

于一般外感的特征。风湿即风湿相搏的简称，此病大都由于汗出当风，或久伤取冷所致，若上证，可与麻黄杏仁薏苡甘草汤。

按： 汗出当风或久伤取冷，使欲出之汗而不得出，潜伏体内因而为湿，与风邪相搏即为风湿病也。此湿得之于外，与小便不利而致湿痹者不同。

【讨论归经】本方证属太阳阳明合病证。

【临证思辨】本方证的辨证要点：周身关节痛、发热、身重或肿者。

本方证可见于各种急慢性风湿，或无名热、急慢性肾炎、骨关节病等。1997 年 4 月 24 日曾治愈"亚急性粒细胞白血病"一例，患者来自山东临沂，男，68 岁。发热、四肢沉重 21 天，在当地用抗生素过敏，住 146 军医院，经骨髓穿刺诊断为"亚急性粒细胞白血病"，对症治疗及用中药银翘散加减汤剂治疗无效，而特来京诊治。症见：头晕、四肢沉重，微恶寒，每日午后 2～3 点发烧 38℃左右，晚上则升到 39℃以上，苔白腻，脉滑细数。证为太阳阳明太阴合病，湿热郁表，与麻杏苡甘加术汤：麻黄 10 克，杏仁 6 克，生薏苡仁 18 克，炙甘草 6 克，苍术 15 克。结果：上午来诊，下午 1 点在宾馆服头煎药，小便增多，日晡未见身热，尚有微恶寒，晚服二煎，症全消。本打算住院治疗，观察 2 天，感身体如常，遂回原籍。追访至今（2005 年 8 月）健康良好。

按： 本患者可称温病的湿温证，可知仲景方能治、善治温病。

3. 麻黄杏仁甘草石膏汤方证

麻杏石甘汤方： 麻黄（去节）四两，杏仁（去皮尖）五十个，甘草（炙）二两，石膏（碎，绵裹）半斤。

上四味，以水七升，煮麻黄，减二升，去上沫，内诸药，煮取二升，去滓，温服一升。本云：黄耳杯。

【方解】

胡希恕注： 麻黄汤治无汗而喘，今以热壅于内反使汗出，故去桂枝加石膏，清热以止汗。增麻黄用量，以喘尤剧也。

冯世纶解读： 麻黄配伍桂枝攻表邪而发汗，伍石膏清里热，故反治疗汗出。今于麻黄汤去桂枝，倍用麻黄，增量甘草而加石膏，故治里热重表不解的汗出而喘者。

【参考处方】麻黄 12 克，炙甘草 6 克，杏仁 10 克，石膏 45 克。

上 4 味，以冷水 600mL 浸泡 1 小时，煎开锅后 15～20 分钟，取汤

150mL，温服，再续水煎一次温服。

【歌诀】麻杏石甘表里热，汗出而喘证奇特，

无论误下或误汗，阳明里实热未结。

【解读仲景原文】

《伤寒论》第63条：**发汗后，不可更行桂枝汤，汗出而喘，无大热者，可与麻黄杏仁甘草石膏汤。**

胡希恕注：发汗后，表不解，依法当与桂枝汤。今汗出而喘，虽表还未解，但以汗出多而喘亦剧，兼有里热壅逆可知。桂枝汤不宜于里热，故谓不可更行桂枝汤。无大热，谓身无大热，假如身大热，则已实热内结，为大承气汤证，今无大热，乃外邪内热兼而有之，故可与麻黄杏仁甘草石膏汤两解其表里。

按：大承气汤治汗出而喘、身大热者，而本方治汗出而喘、身无大热者，桂枝加厚朴杏仁汤虽亦治汗出而喘，但汗出轻而喘亦微，与本方的汗多喘剧者亦易鉴别。

《伤寒论》第162条：**下后，不可更行桂枝汤。若汗出而喘，无大热者，可与麻黄杏仁甘草石膏汤。**

胡希恕注：下后表不解，依法当与桂枝汤，今下后汗出而喘，虽亦表未解，但以汗出多而喘剧，其为里热壅盛可知，桂枝汤为里热所忌，故谓不可更行桂枝汤。无大热，谓外无大热，正因为热大半内陷，故表反无大热也，以麻黄杏仁甘草石膏汤主之（此宜与前63条互参）。

【讨论归经】本方证属太阳阳明合病证。

【临证思辨】本方证的辨证要点：汗出而喘、口干、烦满而不恶风者。

喘而汗出，身无大热，为本方应用的主证。气管炎、肺炎、哮喘等常见本方证，如治验：陈某，男，24岁，1965年3月25日初诊。自昨日恶寒身疼，咳喘咽干，自服阿司匹林2片后，汗出不恶寒，但仍身疼、咳喘、吐白痰、口干思饮，舌苔白，舌尖红，脉滑数。证属外邪里热、太阳阳明合病，治以解表清里，与麻杏石甘汤加半夏：麻黄18克，杏仁10克，炙甘草10克，生石膏45克，半夏12克。结果：上药服两剂，汗出，喘减。继以桑杏汤加减，服6剂，诸症已。

这里要注意，麻杏石甘汤并非是这些病的特效药，若专病专方用药，临床多误。中医治病在辨证、辨方证，用非其证，不但无益，而且有害。学者须识此，慎勿等闲视之。

4. 越婢汤方证

越婢汤方：麻黄六两，石膏半斤，生姜三两，甘草（炙）二两，大枣十五枚。

上五味，以水六升，先煮麻黄，去上沫，内诸药，煮取三升，分温三服。恶风者，加附子（炮）一枚；风水加白术四两。

【方解】

胡希恕注：重用麻黄发水气以解表，病水胃多虚，故佐以生姜、大枣、甘草助益其胃，用石膏清内热而止汗出，故此治风水一身悉肿、身无大热而续自汗出者。

冯世纶解读：本方与麻杏石甘汤类似，皆为外邪内热的治剂，在方剂组成上，与麻杏石甘汤不同的是：本方去了杏仁而加生姜、大枣，无杏仁则治喘的作用减弱，加生姜、大枣则健胃逐水的作用增强，故本方强于逐水，重用麻黄发水气以解表；病水者胃多虚，故佐以生姜、大枣、甘草助益其胃，用石膏清内热而止汗出，故此治太阳阳明合病的风水，一身悉肿、身无大热而续自汗出者。

【参考处方】麻黄18克，生石膏45克，生姜15克，炙甘草6克，大枣5枚。

上5味，以冷水600mL浸泡1小时，煎开锅后15～20分钟，取汤150mL，温服，再续水煎一次温服。

【歌诀】越婢似麻杏甘石，加入姜枣去杏子，

皆治外邪内热证，健胃逐水是目的。

【解读仲景原文】

《金匮要略·水气病脉证治》第23条：风水，恶风，一身悉肿，脉浮不渴，续自汗出，无大热，越婢汤主之。

胡希恕注：恶风、脉浮为在表，一身悉肿为水气，续自汗出者，为热蒸于内也；不渴者，内虽热，津液无损也；无大热者，谓无热实于里的身大热也，但非无热也，越婢汤主之。

按：风水法当发汗，但津液虚损者，不可发汗，故前（第4条）有渴而下利、小便数者皆不可发汗的说明，脉浮不渴，正是可以本方发汗的要征。读者以白虎加人参汤治渴，而把"脉浮不渴"改为"脉浮而渴"，实非。白虎加人参汤治渴在人参，而不在石膏，试观《伤寒论》白虎汤各条无一有渴证，可以证明。

冯世纶解读：外邪内饮出现水肿称谓风水。恶风、脉浮为外邪；一身尽肿为水气。续自汗出无大热，与麻杏石甘汤证的汗出无大热的意思相同。虽有汗出，但津液未至明显虚损，故口不渴，此证宜越婢汤主之。《金匮要略·水气病脉证治》篇对于风水这样说："风水，其脉自浮，外证骨节疼烦，恶风。"本条所述以续自汗出，故骨节不疼，可用本方治疗。如果无汗而疼烦，当属大青龙汤证，那就不能用本方了，须知。

【讨论归经】本方证属太阳阳明合病证。

【临证思辨】本方证的辨证要点：周身浮肿、脉浮、恶风者。

本方证常见于急慢性肾炎，如治验：佟某，男，63岁，初诊日期1965年7月6日。因慢性肾炎住某医院，治疗3个月效果不佳，尿蛋白波动在（＋）～（＋＋＋），无奈要求服中药治疗。近症：四肢及颜面皆肿，皮肤灰黑，腹大脐平，纳差，小便量少，汗出不恶寒，舌苔白腻，脉沉细。此属水饮内停，外邪郁表，郁久化热，与越婢汤方：麻黄12克，生姜10克，大枣4枚，炙甘草6克，生石膏45克。结果：上药服1剂，小便即增多，喜进饮食，继服20余剂，浮肿、腹水消，尿蛋白（－），病愈出院。

按：本方有用于急、慢性肾炎机会，但不同时期、不同的人常出现不同的证，要仔细辨证。

5. 越婢加术汤方

越婢加术汤： 麻黄六两，石膏半斤，生姜三两，大枣十五枚，甘草（炙）二两，白术四两。

上六味，以水六升，先煮麻黄去沫，内诸药，煮取三升，分温三服。恶风加附子一枚，炮。

【方解】

胡希恕注：本方是由越婢汤加白术而成。白术性苦温利湿，主风寒湿痹，故本方治越婢汤证而小便不利或湿痹疼痛者。恶风加附子，当是陷于阴证。

【参考处方】麻黄18克，生石膏45克，生姜15克，炙甘草6克，大枣5枚，白术18克。

上6味，以冷水600mL浸泡1小时，煎开锅后15～20分钟，取汤150mL，温服，再续水煎一次温服。

【歌诀】越婢加术治里水，一身面目尽水饮，

小便不利湿痹痛，发汗利水肿自诊。

【解读仲景原文】

《金匮要略·水气病脉证治》第 5 条：里水者，一身面目黄肿，其脉沉，小便不利，故令病水。假令小便自利，此亡津液，故令渴也，越婢加术汤主之。

胡希恕注：小便不利，因致病水，故脉应之沉，溢于外则一身面目黄肿，越婢加术汤主之，此水发自里，因谓为里水。假设小便自利，此亡津液，当病渴，而不病水也。

按：小便不利，因而病水，水发自里，故谓里水，肾炎见此证甚多。无论腹水或浮肿，用本方均良验，注家多改为皮水，实非。

冯世纶解读：黄肿，指水肿微发黄色，为水因热蒸之象，但不是黄疸。一身面目黄肿，是说全身以及面目都发黄肿，有似肾炎患者常见的肾炎面容。脉沉为有水饮之应，小便不利则水不得排泄而外溢，故令病水。假如小便频利，这就造成津液亡失，则只能病渴而不能病水。病水者用越婢加术汤治疗。

按：《金匮要略·水气病脉证治》篇只有风水、皮水、正水、石水和黄汗五种，本条的里水，是就病水的原因说的，也即对风气相击的风水说的。风水可说是外因，此则小便不利为内因，故以里水别之。有的注家改为皮水，值得考究。

《金匮要略·水气病脉证治》第 24 条：里水，越婢加术汤主之，甘草麻黄汤亦主之。

胡希恕注：里水，即指前之"里水者，一身面目黄肿，其脉沉，小便不利，故令病水"而言也，越婢加术汤主之，说在前。甘草麻黄汤亦主之者，谓此里水，若为甘草麻黄汤证者，则亦可与之也。

《金匮要略·中风历节病脉证并治》附方:《千金方》越婢加术汤：治肉极，热则身体津脱，腠理开，汗大泄，厉风气，下焦脚弱。

胡希恕注：肉变色、多汗谓肉极；痛引肩背不可动转，谓为厉风；下焦脚弱，即脚气一类病。

按：越婢加术汤治疗肉极有效，但肉极津液伤严重，已陷于阴证。实践证明，越婢加术汤再加附子治腰脚麻痹、下肢痿弱以及关节疼痛而有水气留滞者疗效更好，故《备急千金要方》所谓"厉风气，下焦脚弱"之治，宜越婢加术附汤为是，服法说明后，加附子亦是证明。

【讨论归经】本方证当属太阳阳明太阴合病证。

【临证思辨】本方证的辨证要点：越婢汤证见小便不利或湿痹疼痛者。

实践证明，本方所主水肿证，亦以肾炎、过敏性紫癜肾炎为多见。临床所见，"一身面目黄肿"很似"肾炎面容"，每一望见此黄肿，再细辨有越婢加术汤证，用之多取良效，不但使水肿和腹水消退，而且也使肾功能好转、恢复。如治验：

例1，宋某，男，19岁，1966年3月18日初诊。半月来发热，服阿司匹林热不退，渐出现眼睑浮肿，经某医院检查尿蛋白（++++），红细胞满视野，管型2～4个/mL，嘱住院治疗。因无钱，经人介绍而来门诊治疗。症见：头面及四肢浮肿，头痛发热38～38.5℃，小便少，甚则一日一行，苔白腻，脉沉滑。此属外邪里饮，治以解表利水，与越婢加术汤：麻黄12克，生姜10克，大枣4枚，炙甘草6克，生石膏45克，苍术12克。结果：上药服两剂后，浮肿大减，尿量增多，3剂后肿全消，6剂后尿蛋白减为（+）。因出现腰痛，合服柴胡桂枝干姜汤，不及1个月，尿蛋白即转为阴性。休息1个月即参加工作。1966年12月6日复查尿常规全部正常。

例2，于某，男，7岁。2009年6月7日初诊：患儿于2008年11月无明显诱因出现腹痛，当地医院诊断为"胃肠炎"，经治疗好转。随后出现膝痛，同时双下肢出现紫癜，当地医院化验尿蛋白（++），尿潜血（+++），诊断为"过敏性紫癜，紫癜性肾炎"，经抗过敏、抗炎治疗半年余，无好转。诊见："满月脸"，精神疲惫，双下肢紫癜，咽痛，口干，便秘。舌质淡，舌苔腻，脉沉。辨六经属太阳阳明太阴合病，辨方证属越婢加术汤合赤小豆当归散加白茅根方证。处方：麻黄10克，苍术18克，炙甘草6克，白茅根12克，赤小豆15克，当归6克，生石膏45克，生姜15克，大枣4枚。2009年9月17日五诊：患儿无不适，近1周2次化验均为尿蛋白（-），尿潜血（-）。嘱用白茅根、芦根适量泡水代茶饮1月，停药。半年后随访，患儿体健。

6. 越婢加半夏汤方证

越婢加半夏汤方：麻黄六两，生姜三两，甘草二两，大枣十五枚，石膏半斤，半夏半升。

上六味，以水六升，先煮麻黄，去上沫，内诸药，煮取三升，去滓，分温三服。

【方解】

胡希恕注：于越婢汤加逐饮下气的半夏，故治越婢汤证咳逆上气、其人喘、目如脱状者。本方是由越婢汤加半夏而成。半夏辛温，化痰、降逆、下气，加于越婢汤中，故治越婢汤证而有痰饮、咳逆上气者。

【参考处方】麻黄18克，生石膏45克，生姜15克，炙甘草6克，大枣5枚，半夏18克。

上6味，以冷水600mL浸泡1小时，煎开锅后15～20分钟，取汤150mL，温服，再续水煎一次温。

【歌诀】越婢加半夏汤方，治咳逆上气肺胀，

　　　　热壅饮逆外邪郁，解外逐饮效显彰。

【解读仲景原文】

《金匮要略·肺痿肺痈咳嗽上气病脉证治》第13条：咳而上气，此为肺胀，其人喘，目如脱状，脉浮大者，越婢加半夏汤主之。

胡希恕注：邪热夹饮，壅逆于肺，故咳而上气，其人则喘，此为肺胀也。目如脱状，谓眼球突出如欲脱状，气壅甚也。脉浮大为在表，大则里有热，越婢加半夏汤主之。

按：肺胀为病名，《金匮要略》说："上气，喘而躁者，属肺胀。"可见肺胀即指上气咳逆、喘而躁急的证候。

【讨论归经】本方证当属太阳阳明太阴合病证。

【临证思辨】本方证的辨证要点：越婢汤证兼见咳逆上气、两目发胀或头痛者。

本方证常见于支气管哮喘、支气管扩张、肺心病等病，主要依据咳逆喘急、目突如脱特点，再审属外邪内热、内饮者，确实有验。如治验：詹某，女，39岁，1964年10月12日初诊。昨晚受凉，咽痛，咳喘，喉中痰鸣，服氨茶碱2片喘稍缓解，但仍咳重，咳则两眼发胀、头痛，自感呼吸不畅，苔白腻，脉浮弦。此属外邪内热、饮气上逆，治以解外化饮，清热降逆，与越婢加半夏汤加杏仁：麻黄12克，生石膏45克，炙甘草6克，大枣5枚，半夏12克，杏仁10克。结果：上药服两剂咳喘减，咽痛、目胀、头痛已，继服两剂，诸症皆消。

7. 桂枝二越婢一汤方证

桂枝二越婢一汤方：桂枝（去皮）、芍药、麻黄、甘草（炙）十八铢，大枣（擘）四枚，生姜（切）一两二铢，石膏（碎，绵裹）二十四铢。

上七味，以水五升，煮麻黄一二沸，去上沫，内诸药，煮取二升，去滓，温服一升。本云：当裁为越婢汤、桂枝汤合之，饮一升，今合为一方，桂枝

汤二分，越婢汤一分。

【方解】

胡希恕注：越婢汤见《金匮要略·水气病脉证治》篇："治风水、恶风、一身悉肿、脉浮、不渴、续自汗出、无大热者。"此取桂枝汤二、越婢汤一合之，当治桂枝汤证多而越婢汤证少者。其实此即桂枝加麻黄、石膏，故治桂枝汤证汗不出而烦躁者，由于药量甚小，只宜轻证耳。

按：此和前之桂枝麻黄各半汤、桂枝二麻黄一汤药量均极轻，故均主邪微病轻的为证，并基于三方的说明，可知方证互见者，即宜合方治之，证多者多用，证少者少用，法极简易。不过古法是取煎药合之，仲景已改为合方，今依据经验略加修改更加方便，以下就桂枝汤、麻黄汤为例说明之：桂枝汤为由桂枝三钱、芍药三钱、生姜三钱、大枣四枚、甘草二钱所组成。麻黄汤为由麻黄三钱、桂枝二钱、杏仁三钱、甘草一钱所组成，二方中均有桂枝和甘草，若合方按大量用即可，不必把相同的药量加算在一起，故桂枝汤与麻黄汤的合方应为：桂枝三钱，麻黄三钱，芍药三钱，生姜三钱，杏仁三钱，甘草二钱，大枣四枚。若各半汤，即取二分之一量；若病轻亦可各取三分之一量。又如桂枝二麻黄一汤，宜取桂枝汤的二分之一量，麻黄汤的三分之一量，相同药味亦同上法处理之。

【参考处方】桂枝 10 克，芍药 10 克，麻黄 6 克，炙甘草 6 克，大枣 20 克，生姜 15 克，生石膏 30 克。

上 7 味，以冷水 800mL 浸泡 1 小时，煎开锅后 15～20 分钟，取 150mL 温服，续水再煎一次温服。

【解读仲景原文】

《伤寒论》第 27 条：**太阳病，发热恶寒，热多寒少。脉微弱者，此无阳也，不可发汗，宜桂枝二越婢一汤。**

胡希恕注：太阳病，发热恶寒，表还未解可知。但热多寒少，而脉微弱，为外邪已衰，病有欲愈之兆，无汗则体表已无充实的津液，故谓此无阳也，不可以麻黄汤发其汗，宜与桂枝二越婢一汤的轻剂，稍解肌以透表则愈矣。

无阳之"阳"，是指津液说的，书中此说屡见不鲜，注家尽作"阳热"解，实非。

冯世纶解读：这里关注的焦点是"无阳"，胡希恕老师率先提出此条所称无阳之"阳"，是指津液，揭示了经方医学的正确学术观点，而以成无己、张志聪等把"阳"作阳热解，代表了岐黄学术观点。

本条发热恶寒为太阳病，热多寒少，暗示了里热多而表证轻，即呈太阳阳明合病，为桂枝二越婢一汤方证。越婢汤见《金匮要略·水气病脉证治》治"风水，恶风，一身悉肿，脉浮，不渴，续自汗出，无大热者"，即是治太阳阳明合病，里热重表里水气皆重者，故麻黄、石膏用量俱重。本条所述方证，虽亦是太阳阳明合病，但因津液虚（无阳），故呈桂枝二麻黄一汤方证，麻黄、石膏用量皆轻，治疗只能轻微发汗及清里。

按：这里要特别注意"无阳"的含义，前麻黄汤条（第46条）的阳气重和本条的此无阳，正好对照互参，便不难理解阳气是指什么。注家谓阳气重是阳热，实非。前者为津液充实于体表，故脉应之紧，须以麻黄汤发其汗。而此为津液不足于外（姜春华有相同认识），故脉应之微弱，故宜本方轻以解之。本方与桂枝麻黄各半汤、桂枝二麻黄一汤三方以药量极轻，均为外邪还不了了的轻证而设，不可不知。

【讨论归经】本方证当属太阳阳明合病证。

【临证思辨】本方证的辨证要点：桂枝汤证多，越婢汤证少者。

外感或慢性鼻炎、关节炎、浮肿患者表现出桂枝汤证明显，而感烦躁、口干者，可试用本方。如治验：李某，女，30岁，初诊日期：2011年2月21日。近日鼻塞，稍自汗出，盗汗，稍头痛，怕冷，口干不欲饮，自觉嗓子干将要发生疼痛，舌暗红苔白，脉弦细，左寸微浮。六经辨证属太阳阳明太阴合病而津伤兼夹饮，辨方证为桂枝二越婢一加苍术薏苡败酱草桔梗汤证。处方：桂枝10克，白芍10克，麻黄10克，杏仁10克，炙甘草6克，桔梗10克，苍术15克，生薏苡仁18克，败酱草15克，生石膏45克，生姜15克，大枣4个。结果：患者服用五剂后，鼻塞、盗汗、怕冷、咽部不适大减，继服两剂，病告痊愈。

8. 文蛤汤方证

文蛤汤方：文蛤五两，麻黄三两，甘草三两，生姜三两，石膏五两，杏仁五十枚，大枣十二枚。

上七味，以水六升，煮取二升，温服一升，汗出即愈。

【方解】

胡希恕注：此与大青龙汤只文蛤与桂枝一味之差，故主治亦略似。不过无桂枝，麻黄的用量也少，故发汗的力量较弱，以有文蛤，故解烦渴作用较强，余则大同小异。

冯世纶解读：能看出文蛤散为文蛤汤之误，突显了胡希恕老师对条文的仔细研究，对六经、方证的正确认识。尤其把本方证与大青龙汤方证对照，则更便于理解本条文，也可知本方证应属于太阳阳明合病证。

本方为麻杏石甘汤与越婢汤合方，两方皆属太阳阳明合病，而越婢汤有生姜、大枣，重在健胃去停水，以适应口渴不欲饮，再加酸敛止渴的文蛤，故治麻杏石甘汤与越婢汤的合并证而烦热者。

【参考处方】文蛤 15 克，麻黄 10 克，炙甘草 6 克，生姜 15 克，生石膏 45 克，杏仁 10 克，大枣 4 枚。

上 7 味，以凉水 600mL 浸泡 1 小时，煎 15 ～ 20 分钟，取汤 150mL，温服见微汗。

【歌诀】文蛤汤证亦合方，麻杏石甘越婢汤，

渴不欲饮烦热重，文蛤酸敛理应当。

【解读仲景原文】

《金匮要略·呕吐哕下利病脉证治》第 19 条：**吐后渴欲得水，而贪饮者，文蛤汤主之。兼主微风、脉紧、头痛。**

胡希恕注：吐后渴欲得水而贪饮，岂有再以文蛤汤发汗之理！文蛤汤当是文蛤散之误甚明。文蛤散主渴欲饮水不止者，见《金匮要略·消渴小便不利淋病脉证并治》篇，可互参。

《伤寒论》第 141 条：**病在阳，应以汗解之，反以冷水潠之、若灌之，其热被劫不得去，弥更益烦，肉上粟起，意欲饮水，反不渴者，服文蛤散（文蛤汤）；若不差者，与五苓散。**

胡希恕注：服文蛤散，当是文蛤汤之误，宜改之。潠之，即以水喷面。灌之，即以水浇身。肉上粟起，即皮肤起如小米大的疹状物，即俗所谓鸡皮疙瘩。

病在太阳，本当发汗解之，而医反以冷水潠之，或灌之，则表热为冷水所却，而不得汗以外越，故其人更烦。皮肤由于受冷水刺激，因而粟起。烦热不除，故意欲饮水，但胃中无热，故反不渴，与服文蛤汤除烦并治肉上粟起，服药后若烦热不解而渴若不止者，与五苓散。

按：文蛤散见于《金匮要略·消渴小便不利淋病脉证并治》篇，原文为"渴欲饮水不止者，文蛤散主之"。本条"意欲饮水，反不渴者"自无与文蛤散的必要，尤其明谓"其热被劫不得去，弥更益烦"，显系不得汗出的烦躁证，与文蛤汤发汗解烦为是。文蛤汤见于《金匮要略·呕吐哕下利病脉证治》

篇，原文为"吐后，渴欲得水而贪饮者，文蛤汤主之"。岂有吐后，渴欲得水而贪饮者，复用文蛤汤发汗的道理，其为文蛤散之误甚明。可见《伤寒论》的文蛤汤误为文蛤散，《金匮要略》的文蛤散，误为文蛤汤也。想是传抄之误，宜改之。

【讨论归经】本方证当属太阳阳明合病证。

【临证思辨】本方证的辨证要点：麻杏石甘汤证合并越婢汤证，口渴不欲饮而烦热明显者。

9. 小青龙加石膏汤方证

小青龙加石膏汤方：麻黄（去节）、桂枝（去皮）、芍药、细辛、干姜、甘草（炙）各三两，五味子半升，半夏半升，石膏二两。

上九味，以水一斗，先煮麻黄，去上沫，内诸药，煮取三升，去滓，强人服一升，羸者减之，日三服，小儿服四合。

【方解】

胡希恕注：于小青龙汤内加石膏，故治小青龙汤证而烦躁者。不过石膏用量太轻，用时宜酌情增之。

【参考处方】麻黄 10 克，白芍 10 克，桂枝 10 克，细辛 10 克，干姜 10克，炙甘草 6 克，五味子 15 克，清半夏 15 克，生石膏 45 克。

上 9 味，以冷水 800mL 浸泡 1 小时，煎开锅后 15 ～ 20 分钟，取汤150mL，温服，再续水煎一次温服。

【解读仲景原文】

《金匮要略·肺痿肺痈咳嗽上气病脉证治》第 14 条：肺胀，咳而上气，烦躁而喘，脉浮者，心下有水，小青龙加石膏汤主之。

胡希恕注：肺胀咳而上气，其人自喘，烦躁者为有热。脉浮者，为心下有水气，表不解也，小青龙加石膏汤主之。

按：此与上条（越婢加半夏汤证）虽均属外邪内饮相搏的肺胀证，但前者在越婢汤的基础上而夹有饮，此则在小青龙汤的基础上而夹有热，故证治各异也。

【讨论归经】本方证当属太阳太阴阳明合病证。

【临证思辨】本方证的辨证要点：小青龙汤方证兼烦躁者。

本方证多见于急慢性咳喘。如治验：王某，女，31 岁，1964 年 12 月 12日初诊。感冒后引起咳喘已半月，经服汤药，咳喘向愈，但前天又受凉致咳喘加重，吐白痰多，头痛恶寒，时胸闷心烦，口干不思饮，苔白根腻，脉浮弦。证属外寒内饮而热壅于上，治以解表化饮兼清热除烦，与小青龙加石膏汤：麻黄 10 克，桂枝 10 克，白芍 10 克，半夏 10 克，干姜 6 克，细辛 6 克，五味子 10 克，杏仁 10 克，炙甘草 6 克，生石膏 45 克。结果：上药服 3 剂，咳喘减轻，继加减服 4 剂症已。

10. 风引汤方证

风引汤方：桂枝三两，甘草、牡蛎各二两，大黄、干姜、龙骨各四两，寒水石、滑石、赤石脂、白石脂、紫石英、石膏各六两。

上十二味，杵，粗筛，以韦囊盛之，取三指撮，井花水三升，煮三沸，温服一升。治大人风引，少小惊痫瘛疭，日数十发，医所不疗，除热方。巢源云："脚气宜风引汤。"

【方解】

胡希恕注：此亦林亿等所附，方用桂枝甘草龙骨牡蛎汤加下热清里之品，除热以治惊痫可信，但与中风病无关。

冯世纶解读：本方为桂枝甘草龙骨牡蛎汤变方，桂枝甘草龙骨牡蛎汤，原治津液伤、表虚饮逆致躁烦、惊悸，加入寒水石、滑石、石膏、大黄清里热，又加赤石脂、白石脂、紫石英、干姜温下固涩，因治津液更虚呈阳明太阳太阴合病的惊痫瘛疭。

【参考处方】桂枝 10 克，炙甘草 6 克，生牡蛎 15 克，大黄 10 克，干姜 10 克，生龙骨 15 克，寒水石 15 克，滑石 15 克，赤石脂 15 克，白石脂 15 克，紫石英 15 克，生石膏 45 克。

上 12 味，以冷水 800mL 浸泡 1 小时，煎开锅后 15～20 分钟，取汤 150mL，温服，再续水煎一次温服。

【解读仲景原文】

《金匮要略·中风历节病脉证并治》附方：风引汤：除热瘫痫。

胡希恕注：此亦林亿等所附。方用桂枝甘草龙骨牡蛎汤加下热清里之品，除热以治惊痫可信，但与中风病无关。

冯世纶解读：本方很似 1973 年湖南长沙出土《马王堆医书》中的五十二病方中的第一方（周一谋、萧佐桃主编《马王堆医书考注》1988 年第 1 版，第 49 页），故当可用于治疗破伤风、脑病等引起的痉挛、瘛疭。

【讨论归经】本方证当属太阳阳明太阴合病证。

【临证思辨】本方证的辨证要点：凡脑病惊风、抽搐、惊痫，现太阳阳明合病证者宜用之。如治验：张某，女，45岁，2014年2月8日初诊：癫痫发作性肢体拘挛、抽搐30余年，加重3个月，2014年1月6日MRI：小脑萎缩。近3月来癫痫每天发作7～8次，多于夜间发作，发作时上肢拘挛抽搐，左臂麻，伴有短暂意识不清（约20s），口服苯妥英钠未能有效控制。伴有头晕阵作、心慌，下午5、6点时为著，月经逾期，3月未至，无恶心，偶有盗汗，口中和，二便如常，眠差，舌淡红，边有齿痕，苔薄白润，脉滑。辨六经为太阳阳明太阴合病，辨方证为桂枝甘草龙骨牡蛎合五苓散证：桂枝18克，炙甘草6克，生龙骨15克，生牡蛎15克，泽泻12克，猪苓10克，苍术10克，茯苓15克。2014年3月1日复诊：服药期间，癫痫发作次数明显减少，每晚发作1～2次，上周因事停诊一次，停药后发作4～5次。头晕、心慌减，无盗汗，月经至，量少，口中和，纳可，二便如常，舌淡红边有齿痕，脉细。处方：上方增桂枝为25克，继服7剂，癫痫明显减少，后随证选用苓桂术甘汤加远志、菖蒲治疗，癫痫发作已不明显。

11. 麻黄连轺赤小豆汤方证

麻黄连轺赤小豆方：麻黄（去节）二两，连轺（连翘根是）二两，杏仁（去皮尖）四十个，赤小豆一升，大枣十二枚，生姜（切）二两，生梓白皮（切）一升，甘草（炙）二两。

上八味，以潦水一斗，先煮麻黄再沸，去上沫，内诸药，煮取三升，去滓，分温三服，半日服尽。

【方解】

胡希恕注：麻黄、杏仁、大枣、甘草发汗解表，生梓白皮、连轺、赤小豆清热除湿，故此治表实无汗、瘀热在里而发黄者。

冯世纶解读：本方是麻黄汤去桂枝加生姜、大枣发表，而且安胃，复以生梓白皮、连轺、赤小豆清热并亦祛湿，故治表实无汗、瘀热在里、太阳阳明合病而发黄者。方中生梓白皮苦寒清热，可用桑白皮代之。

【参考处方】麻黄6克，连翘6克，杏仁6克，赤小豆15克，生梓白皮15克，生姜15克，大枣4枚，炙甘草6克。

上8味，以凉水800mL浸泡1小时，煎15～20分钟，取汤150mL温服。再续水煎一次温服。

【歌诀】麻黄连轺赤小豆，姜枣草杏白皮凑，表实湿热身发黄，发汗祛湿表里瘳。

【解读仲景原文】

《伤寒论》第262条：伤寒，瘀热在里，身必发黄，麻黄连轺赤小豆汤主之。

胡希恕注： 伤寒里有湿则表不解，热郁湿瘀，身必发黄，麻黄连轺赤小豆汤主之。

按： 以上四条（第258、259、260、261条）均论述黄疸的证治，以为证不同而治亦各异，辨证施治的精神于此亦可见其一斑。

【讨论归经】 本方证当属太阳阳明合病证。

【临证思辨】 本方证的辨证要点：表实无汗而里热明显，或身黄、目黄，或身痒者。

黄疸初作，若表实无汗、形似伤寒者，宜本方；若表虚汗出形似中风者，宜桂枝加黄芪汤；但表证已罢，当依证选用适方治之。又本方对皮肤湿疹、瘙痒，适证应用也多有良效。如治验：尹某，男，40岁，1966年3月4日初诊。近2个月右上腹疼痛，经中西药治疗，效果不显。自昨日起发热恶寒、身目发黄、身痒、口黏不思饮，小便黄少，苔白腻，脉浮弦。证属外邪里湿，郁而化热，治以解表化湿，与麻黄连翘赤小豆汤：麻黄6克，连翘10克，赤小豆30克，桑白皮10克，炙甘草6克，大枣4枚，生姜10克，杏仁10克。结果：上药服3剂，热退，痒已，但黄疸不退，且逐渐加重，后确诊有胰头癌，不及2个月病逝。

12. 白虎加桂枝汤方证

白虎加桂枝汤方：知母六两，甘草（炙）二两，石膏一斤，粳米二合，桂枝（去皮）三两。

上锉，每五钱，水一盏半，煎至八分，去滓，温服，汗出愈。

【方解】

胡希恕注： 于白虎汤加治气上冲而镇痛的桂枝，故治白虎汤证上气冲逆而骨节疼痛者。

【参考处方】 知母18克，炙甘草6克，生石膏60克，粳米15克，桂枝10克。

上5味，以冷水600mL浸泡1小时，煎开锅后15～20分钟，取汤150mL温服，再续水煎一次温服。

【解读仲景原文】

《金匮要略·疟病脉证并治》第 4 条：**温疟者，其脉如平，身无寒但热，骨节疼烦，时呕，白虎加桂枝汤主之。**

胡希恕注：疟脉自弦，今脉不弦，故谓如平。热结于里则身无寒但热，复有外邪，故骨节烦疼，气冲热壅故时呕也，白虎加桂枝汤主之。

冯世纶解读：《素问·疟论》谓："帝曰：先热而后寒者，何也？岐伯曰：此先伤于风而后伤于寒，故先热而后寒也，亦以时作，名曰温疟。其但热不寒者，阴气先绝，阳气独发，则少气烦冤，手足热而欲呕，名曰瘅疟。"本条所述的温疟即《素问》的瘅疟甚明，可见仲景所论温疟与《内经》根本不同，若必依《内经》而解仲景书，如何可行？

【讨论归经】本方证为阳明里热兼有骨节疼烦等表证，为太阳阳明合病。

【临证思辨】本方证的辨证要点：桂枝甘草汤证又见白虎汤证者。

常见于急慢性关节炎、感冒、疟疾等病。如治验：乔某，男，52 岁，2015 年 7 月 24 日初诊。原有慢性前列腺炎，常有遗精，近一周因天热汗出多，而感全身酸痛、足跟及腰痛，汗出后疼痛加重，汗出恶风，上半身热，下半身凉，汗出多，口渴，少腹胀，小便频，大便可，苔白，脉细。辨六经为阳明太阳合病，辨方证为白虎加桂枝苍术人参汤证，处方：生石膏 45 克，炙甘草 6 克，苍术 15 克，桂枝 10 克，党参 10 克，粳米 15 克。服药一周，关节痛、足跟痛减，遗精仍著，依症治之。

13. 竹皮大丸方证

竹皮大丸方：生竹茹二分，石膏二分，桂枝一分，甘草七分，白薇一分。

上五味，末之，枣肉和丸，弹子大，以饮服一丸，日三夜二服。有热者，倍白薇；烦喘者，加柏实一分。

【方解】

胡希恕注：竹茹与石膏、白薇为伍，清胃热以解烦乱；与桂枝为伍，降冲气而止呕逆；既重用甘草，复以枣肉为丸，安中以益气也，故此治中虚少气而烦乱呕逆者。

冯世纶解读：本方以桂枝甘草汤加大枣解太阳之表，降冲下气而平呕逆，而重用甘草以益气；又用竹茹，伍以石膏、白薇清阳明里热以解烦乱，故为两解表里之剂。

【参考处方】竹茹 6 克，生石膏 45 克，桂枝 10 克，炙甘草 10 克，白薇

10 克。

上 5 味，以冷水 600mL 浸泡 1 小时，煎开锅后 15 ～ 20 分钟，取汤 150mL 温服，再续水煎一次温服。

【解读仲景原文】

《金匮要略·妇人产后病脉证治》第 10 条：**妇人乳中虚、烦乱、呕逆，安中益气，竹皮大丸主之。**

胡希恕注：妇人乳中虚者，谓妇人乳子时期，气血未复而犹虚也。烦乱、呕逆者，热壅于里也，宜安中益气，竹叶大丸主之。

冯世纶解读：妇人乳中虚，是泛指新产不久，密室乳子时期，汗多津伤、气血未复，易感外邪，而太阳阳明表里皆热，因而更感体虚。这种虚证，与产后容易出现的大便难、阳明里实相对而言为里虚、中虚。烦乱、呕逆，是因热壅于里且逆于上。因此，这里的乳中虚，不是真正的虚热，而是太阳阳明合病之热。治疗这种热烦，用竹茹、生石膏清里热，同时以桂枝、甘草、大枣安中生津液解表，亦即安中益气之谓也，亦即竹皮大丸的主要作用。

【讨论归经】本方证当属太阳阳明合病证。

【临证思辨】本方证的辨证要点：产后呕逆、心烦、大便不难者。

产后血虚易生病，治疗要看具体证候表现。烦乱、呕逆是阳明里热上逆，故用清降阳明里热的本方治疗。如是阳明里实热或有痉发生者，则不能用本方。

14. 木防己汤方证

木防己汤方：木防己四两，石膏（鸡子大）十二枚，桂枝二两，人参四两。

上四味，以水六升，煮取二升，分温再服。

【方解】

胡希恕注：木防己利二便，逐水饮于下，桂枝降气冲、止饮逆于上，石膏下气解烦，亦治喘满，人参健胃而主心下痞硬，诸药协力故治支饮喘满、心下痞坚、烦渴而脉沉紧者。

【参考处方】木防己 12 克，生石膏 45 克，桂枝 10 克，党参 10 克。

上 4 味，以冷水 600mL 浸泡 1 小时，煎开锅后 15 ～ 20 分钟，取汤 150mL 温服，再续水煎一次温服。

【解读仲景原文】

《金匮要略·痰饮咳嗽病脉证并治》第 24 条：膈间支饮，其人喘满，心下痞坚，面色黧黑，其脉沉紧，得之数十日，医吐下之不愈，木防己汤主之；虚者即愈，实者三日复发，复与不愈者，宜木防己汤去石膏加茯苓芒硝汤主之。

胡希恕注：胃中停水，向上冲逆于膈，故曰"膈间支饮"，水向上压迫横膈膜则满，涉及于肺则喘，胃虚水停则心下痞结坚硬，内有水饮现于面色常见黑褐，脉沉为有水，紧主水饮结实，得病数十天，吐下皆不愈，木防己汤主之。服药后，病偏虚者即愈，偏实者虽当时见效，但三日后当复发，再服木防己汤则无效，应服木防己去石膏加茯苓芒硝汤，加强祛水祛实作用。

木防己汤中大量应用人参治其胃虚，桂枝平冲降气，大量使用木防己祛水，可通利二便，石膏不仅用于祛热，于此方中更发挥稀释痰结之作用以治痞坚、喘满。

【讨论归经】本方证当属太阳阳明太阴合病证。

【临证思辨】本方证的辨证要点：喘满、心下痞坚烦渴者。

本方证很似久咳喘出现的肺心病而见肝脾肿大症，又适用于心脏病胸闷、心悸、无面色黧黑、心下痞坚者，对水饮引起的神经系统病变也有效。如治验：辛某，男，36 岁，首都机场木工，初诊日期 1965 年 6 月 16 日。右手臂颤抖三四年，左手、腿亦有轻微颤抖，不能持物，每用力则颤动而酸疼，自觉精神紧张，时有心悸、怔忡不安，心下痞满，口渴思饮。曾以养血息风、养肝柔筋等法及针灸治疗，不效。苔白，右脉弦，左沉弦。证属心下停饮、郁而化热，而呈太阳阳明太阴合病，与木防己加龙骨、牡蛎汤：木防己 12克，生石膏 45 克，桂枝 10 克，党参 10 克，生龙骨、生牡蛎各 15 克。结果：上药服 6 剂，心悸好转，继服 3 个月，手颤抖好转。

15. 木防己去石膏加茯苓芒硝汤方证

木防己去石膏加茯苓芒硝汤方：木防己、桂枝各二两，人参、茯苓各四两，芒硝三合。

上五味，以水六升，煮取二升，去滓，内芒硝，再微煎，分温再服，微利则愈。

【方解】

胡希恕注：茯苓利小便，芒硝除坚满，于木防己汤去石膏加此二味，故治木防己汤证心下痞坚甚、二便不利而烦渴者。

【参考处方】木防己 12 克，桂枝 10 克，党参 10 克，茯苓 12 克，芒硝 12 克。

前 4 味，以冷水 500mL 浸泡 1 小时，煎开锅后 15～20 分钟，取汤 150mL，冲入芒硝 6 克温服。再续水煎一次温服。

【解读仲景原文】

《金匮要略·痰饮咳嗽病脉证并治》第 24 条：膈间支饮，其人喘满，心下痞坚，面色黧黑，其脉沉紧。得之数十日，医吐下之不愈，木防己汤主之；虚者即愈，实者三日复发，复与不愈者，宜木防己汤去石膏加茯苓芒硝汤主之。

冯世纶解读：见木防己汤方证。

【讨论归经】本方证当属太阳阳明太阴合病证。

【临证思辨】本方证的辨证要点：木防己汤证心下痞坚甚、二便不利者。

16. 厚朴七物汤方证

厚朴七物汤方：厚朴半斤，枳实五枚，大黄三两，桂枝二两，生姜五两，大枣十枚，甘草三两。

上七味，以水一斗，煮取四升，温服八合，日三服。呕者加半夏五合，下利去大黄，寒多者加生姜至半斤。

【方解】

胡希恕注：本方即厚朴三物汤与桂枝去芍药汤的合方，故治太阳阳明并病而现二方合并证。

【参考处方】厚朴 24 克，枳实 15 克，大黄 10 克，桂枝 10 克，生姜 15 克，大枣 4 枚，炙甘草 6 克。

上 7 味，以冷水 600mL 浸泡 1 小时，煎开锅后 15～20 分钟，取汤 150mL 温服。再续水煎一次温服。

【歌诀】厚朴七物亦合方，二阳合病用之良，

桂枝去芍合三物，去满去热好商量。

【解读仲景原文】

《金匮要略·腹满寒疝宿食病脉证治》第 9 条：**病腹满，发热十日，脉浮而数，饮食如故，厚朴七物汤主之。**

胡希恕注：脉浮而数为病在表，腹满为在里，发热为表里共有证，此亦

146

太阳阳明合病或并病之属，故宜厚朴七物汤主之。

【讨论归经】本方证当属太阳阳明合病证。

【临证思辨】本方证的辨证要点：发热、脉浮、腹满、大便干结者。

外感热未尽而出现腹满，可考虑用本方。发热、脉浮数而不恶寒，已属可下证，因腹满，尤其上腹满时，可用本方。本条可与"病人无表里证，发热七八日，虽脉浮数者，可下之"互参（见抵当汤条）。

17. 厚朴麻黄汤方证

厚朴麻黄汤方：厚朴五两，麻黄四两，石膏如鸡子大，杏仁半升，半夏半升，干姜二两，细辛二两，小麦一升，五味子半升。

上九味，以水一斗二升，先煮小麦，去滓，内诸药，煮取三升，温服一升，日三服。

【方解】

胡希恕注：此即小青龙加石膏汤的变剂，故主治亦相近似。去桂枝加石膏可制其汗出而止其烦躁。加厚朴、杏仁而去桂枝、芍药则更偏于治喘满，以用大量小麦养正则有余，逐水则不足也，故不能治溢饮。

【参考处方】厚朴 15 克，麻黄 12 克，生石膏 45 克，杏仁 10 克，半夏 15 克，干姜 10 克，细辛 6 克，小麦 30 克，五味子 15 克。

上 9 味，以冷水 600mL 浸泡 1 小时，煎开锅后 15 ～ 20 分钟，取汤 150mL 温服。再续水煎一次温服。

【歌诀】厚朴麻黄小青龙，去桂芍草加膏杏，

　　　　加麦重在于养正，利水虽差治喘行。

【解读仲景原文】

《金匮要略·肺痿肺痈咳嗽上气病脉证治》第 8 条：咳而脉浮者，厚朴麻黄汤主之。

胡希恕注：咳而脉浮者，为邪在表，宜以厚朴麻黄汤主之；脉沉者，为里有饮，宜以泽漆汤主之。

冯世纶解读：咳而脉浮者，为病在表，亦是咳而上气之类的证候，当有喘满、短气等里热实证，此为太阳阳明太阴合病，故以厚朴麻黄汤主之。

【讨论归经】本方证当属太阳阳明太阴合病证。

【临证思辨】本方证的辨证要点：小青龙加石膏汤证见胸满、短气者。

此述脉而无证，过于简略，临证应以外邪内饮化热、咳逆喘满而烦者用

之为妥。

18. 土瓜根散方证（阴癫肿亦主之）)

土瓜根散方：土瓜根、芍药、桂枝、䗪虫各三钱。

上四味，杵为散，酒服方寸匕，日三服。

【方解】

胡希恕注：土瓜根为一寒性祛瘀利尿药，而有治痈肿作用。与䗪虫合用祛瘀消肿，复以桂枝、芍药调荣卫解外，并治腹满痛，故本方治里热夹瘀而腹满痛者。原方后注：阴癫亦主之，阴癫即阴囊肿大，妇人阴肿痛亦属之。

【解读仲景原文】

《金匮要略·妇人杂病脉证并治》第10条：带下，经水不利，少腹满痛，经一月再见者，土瓜根散主之。

胡希恕注：带下病，经水一月两行，月经提前多为有热，后愆多为有寒，少腹满痛，当为实证，但本条未峻下实热，而以土瓜根散主之。经水不利，宜作经水不调解。瘀血结少腹，故少腹满且痛。带下经水不利而少腹满痛者，当知有瘀血。经一月再见者为多热，故宜土瓜根散主之。

【讨论归经】本方证当属太阳阳明合病证。

【临证思辨】本方证的辨证要点：腹满痛、痛有定处而有热者。妇人经血不调，多热者提前，多寒者延后，本方适宜多热者。又土瓜根药用不详，《中药大辞典》（上海科学技术出版社）只载土瓜、狼毒两种，具体是现今什么药，待考。

19. 桂枝加芍药汤方证

桂枝加芍药汤方：桂枝（去皮）三两，芍药六两，生姜（切）三两，大枣（擘）十二枚，甘草（炙）二两。

上五味，以水七升，煮取三升，去滓，温分三服。本云：桂枝汤，今加芍药。

【方解】

胡希恕注：于桂枝汤增加治腹挛痛的芍药，故治桂枝汤证而腹挛痛甚者。

【参考处方】桂枝10克，白芍18克，炙甘草6克，生姜15克，大枣4枚。

上5味，以凉水600mL浸泡1小时，煎15～20分钟，取汤150mL温服。再续水煎一次温服。

【歌诀】桂枝加芍腹挛痛，证属太阳阳明病，

芍药加倍为缓急，虚劳里急常为宗。

【解读仲景原文】

《伤寒论》第279条：**本太阳病，医反下之，因尔腹满时痛者，属太阴也，桂枝加芍药汤主之；大实痛者，桂枝加大黄汤主之。**

胡希恕注：太阳病宜汗不宜下，而医反下之，因使表邪陷于里，而为表里并病。太阴病有腹满时痛证，今亦腹满时痛，故谓属太阴，其实此腹满并非太阴病的虚满，而此时痛，亦非太阴病的寒痛，是阳证而不是阴证，故以桂枝汤以解外，加量芍药以治腹满痛。若更大实痛者，还须更加大黄以下之。

按：此腹满时痛本非太阴证，而谓属太阴者，盖亦另有深意，教人辨证，宜全面细审，片面看问题，往往弄错。太阴病虽有腹满时痛，但腹满时痛者，不一定即属太阴，如前条自利不渴者，属太阴，以其脏有寒故也。言外自利而渴者，不但无寒，而且有热，当然不属太阴也。不过前者言在明处，而此言在暗处也。

冯世纶解读：对本条的理解值得探讨，胡老最终的解释为：此腹满并非太阴病的虚满，此时的腹痛也非太阴病的寒痛，而是由于太阳病误下、邪热内陷而呈为表里并病，是阳证而不是阴证。即把"腹满时痛"作为芍药和大黄的共同适应证看待。我们通过临床应用，并结合分析小建中汤、当归建中汤、芍药甘草汤等方证，认为芍药主在补血生津，因其性凉，为凉性补血药而治阳明证，功在补虚，因此对本条做如下解：

本太阳病，依法当发汗解表，而医反下之，不但表未解，并且因误下伤津、伤血，使腹肌不和，拘急剧甚，以至腹满时痛。腹满时痛是太阴病常见的证候，因称属太阴也。但此腹满时痛，是由于太阳病误下，邪热内陷、津血虚而太阳表证不解，呈为表里并病，即太阳阳明并病，重在血虚腹肌不和，故以桂枝汤以解外，更加芍药以治腹满痛。即本条的前半段，腹满时痛者，是太阳阳明并病，因用桂枝加芍药汤主之。后半段大实痛者，是太阳阳明并病，因用桂枝加大黄汤主之。

【讨论归经】根据胡老的注解，加芍药主在治阳明里热，故本方证当属太阳阳明合病证。

【临证思辨】本方证的辨证要点：桂枝汤证又见腹拘急而满痛者。

桂枝汤加芍药、饴糖即小建中汤，加饴糖更加强缓中止痛作用。腹痛、

里虚寒不明显者，可用本方。如治验例：刘某，男，30岁，1966年3月18日初诊。胃脘疼痛已四五年，伴见汗出恶风，左臂疼痛，胸胁满闷，脉弦滑，左浮细。证属太阳阳明合病，与桂枝加芍药汤：桂枝10克，白芍18克，生姜10克，大枣4枚，炙甘草10克。结果：上药服5剂，胃脘疼减，仍感胸脘堵闷或灼热，与栀子豉枳实汤继调服而解。

又后世常加当归，即当归建中汤，是增加温中补血活血作用，如加五灵脂亦妙。凡腹痛伴见太阳表虚证，而里实不明显者，可选用本方。但如里虚寒明显者，须加饴糖，或加吴茱萸等，

20. 桂枝加大黄汤方证

桂枝加大黄汤：桂枝（去皮）三两，芍药六两，生姜（切）三两，甘草（炙）二两，大枣（擘）十二枚，大黄二两。

上六味，以水七升，煮取三升，去滓，温服一升，日三服。

【方解】

胡希恕注：本方是于桂枝加芍药汤再加攻下的大黄，故治桂枝加芍药汤证而大便不通者。

【参考处方】桂枝10克，白芍18克，炙甘草6克，生姜15克，大枣4枚，大黄6克。

上6味，以凉水600mL浸泡1小时，煎15～20分钟，取汤150mL温服。再续水煎一次温服。

【解读仲景原文】

《伤寒论》第279条：本太阳病，医反下之，因尔腹满时痛者，属太阴也，桂枝加芍药汤主之；大实痛者，桂枝加大黄汤主之。

冯世纶解读：本方证与桂枝加芍药汤方证在一起论述，正是说明表里合病的腹痛有实有虚。前已论述里虚腹痛，今对大实痛加以说明：大实痛是承腹满时痛而言，意思是说，腹满时痛，只是由血虚、腹肌拘急所致，太阳太阴合病，病主在表，故治疗用桂枝汤增加芍药量即可。若病已陷于里，里实、腹满痛甚，仲景则以大实痛称之，即呈太阳阳明并病的里证，故治疗须加大黄攻下里实。

【讨论归经】本方证当属太阳阳明合病证。

【临证思辨】本方证的辨证要点：太阳中风又见阳明里实证者。

腹痛是临床常见症，可发于急慢性胃肠炎、溃疡病、肝胆病、腹部手术

后遗症等，凡腹痛、大便不通里实明显、外见桂枝汤证者，即可用本方。感冒常见本方证，如治验例：赖某，男，56 岁。感冒发热一周，经用西药治疗热退，近 3 天左腹刺痛、腹胀，时轻时重，服用阿托品，痛缓不明显，伴见头微痛、汗出、恶风，大便 3 日未行，左腹按之痛，舌苔白根腻，脉沉弦细，左尺弦滑。证属太阳阳明并病，表虚夹瘀，与桂枝加大黄汤：桂枝 10 克，白芍 18 克，生姜 10 克，大枣 4 枚，炙甘草 6 克，大黄 6 克。结果：上药服一剂，大便行两次，左腹痛减，去大黄又服两剂，头痛、汗出、恶风悉除。

21. 防己地黄汤方证

防己地黄汤方：防己一钱，桂枝三钱，防风三钱，甘草二钱。

上四味，以酒一杯，浸之一宿，绞取汁，生地黄二斤，咬咀，蒸之如斗米饭久，以铜器盛其汁，更绞地黄汁，和分再服。

【方解】

胡希恕注：重用生地解烦行瘀，以治癫痫、惊狂之疾可信。此亦宋人所附。

冯世纶解读：本方为桂枝甘草汤加防风、防己、生地黄、酒而成，桂枝、甘草、防风辛温解表。防己苦辛平，利饮清热，治"寒热诸痫"。地黄用量独重，养血清里热，加酒活血通络，故可治里热重、表热轻的太阳阳明合病兼血虚、血瘀之癫狂。

【参考处方】防己 10 克，桂枝 10 克，防风 10 克，炙甘草 6 克，生地黄 60 克。

上 5 味，以凉水 600mL 浸泡 1 小时，煎 15 ～ 20 分钟，取汤 150mL，加黄酒 30mL 温服。再续水煎一次温服。

【解读仲景原文】

《金匮要略·中风历节病脉证并治》附方：防己地黄汤，治病如狂状，妄行，独语不休，无寒热，其脉浮。

冯世纶解读：参见方解。

按：《千金翼方》第十四卷风眩门载此方，与以上记载相似。此方是否为仲景方，有待进一步考证。而多认为此亦宋人所附。

【讨论归经】由方药组成和适应证可知，本方证当属太阳阳明合病证。

【临证思辨】本方证的辨证要点：太阳阳明合病见头痛、身痛躁狂者。

22. 茵陈五苓散方证

茵陈五苓散方：茵陈蒿末十分，五苓散五分。（方见痰饮中）

上二物和，先食饮方寸匕，日三服。

【方解】

胡希恕注：若黄疸病出现五苓散证，可在五苓散基础上加入茵陈。使用汤剂时，当加大茵陈用量，茵陈蒿汤中去黄之药众多，而本方祛黄独赖茵陈一味。

冯世纶解读：茵陈用量倍于五苓，可知重在以茵陈清热祛黄，而以五苓散解表同时利饮，即本方用于外邪里饮而同时里热明显的黄疸。

【参考处方】茵陈18克，桂枝10克，茯苓12克，猪苓10克，泽泻18克，苍术10克。

上6味，以凉水600mL浸泡1小时，煎15～20分钟，取汤150mL，温服。再续水煎一次温服。

【解读仲景原文】

《金匮要略·黄疸病脉证并治》第18条：黄疸病，茵陈五苓散主之（一本云：茵陈汤及五苓散并主之）。

冯世纶解读：黄疸以里湿热的茵陈蒿汤证多见，若黄疸病兼见表证，出现五苓散证（头痛、汗出、小便不利等），同时里热明显者，可在五苓散基础上加入茵陈治之。茵陈蒿汤中清热祛黄药众多，五苓散中只加一味茵陈，故为了清热祛黄，须加大其用量。

【讨论归经】本方证当属太阳阳明太阴合病证。

【临证思辨】黄疸见外邪里饮者可选用本方。本方证常见于急性黄疸型肝炎、胆囊炎病。

二、少阳阳明类方证

1. 大柴胡汤方证

大柴胡汤方：柴胡半斤，黄芩三两，芍药三两，半夏（洗）半升，生姜五两，枳实（炙）四枚，大枣（擘）十二枚，大黄二两。

上八味，以水一斗二升，煮取六升，去滓，再煎，温服一升，日三服。

【方解】

胡希恕注：病初传少阳，势须人参补中益气，既防邪侵及里，又助正以祛邪于外。但已并于阳明，则须大黄兼攻里，人参之补，甘草之缓，反非所宜，故去之，加枳实以治心下坚，加芍药以治腹满痛，故此治少阳阳明并病而见里实心下坚、腹满痛者。

【参考处方】柴胡 12 ～ 24 克，黄芩 10 克，半夏 15 克，白芍 10 克，生姜 15 克，枳实 10 克，大枣 4 枚，大黄 6 克。

上 8 味，以凉水 800mL 浸泡 1 小时，煎 15 ～ 20 分钟，取汤 150mL，温服。再续水煎 1 次温服。

【歌诀】大柴胡汤用大黄，夏芩枳芍枣生姜，

　　　　病传少阳兼阳明，胸胁满痛不用慌。

【解读仲景原文】

《伤寒论》第 103 条：**太阳病，过经十余日，反二三下之，后四五日，柴胡证仍在者，先与小柴胡汤；呕不止、心下急、郁郁微烦者，为未解也，与大柴胡汤下之则愈。**

胡希恕注：过经，谓病已过入他经的意思，实即传变之谓。太阳病十余日，已内传少阳而见柴胡证，医未用柴胡汤而反二三下之，若后四五日，柴胡证仍在者，还幸未因误下而成坏病，因先与小柴胡汤；若呕不止、并心下有急结感而郁郁微烦者，此因病已半并于里，故未全解也，再与大柴胡汤下之，即愈。

按：热激里饮则呕，与小柴胡汤即治。若大便不通，气不得下而逆上亦呕，则非小柴胡汤所能治，故须大柴胡汤下之则呕始平。

冯世纶解读：大柴胡汤证之呕和烦，除柴胡证外，还有里实热壅的成分，故与小柴胡汤不同，而见呕不止、心下急、郁郁微烦等。

《伤寒论》第 165 条：**伤寒发热、汗出不解，心下痞硬、呕吐而下利者，大柴胡汤主之。**

胡希恕注：伤寒证，虽发汗汗出而发热不解，而且出现心下痞硬、呕吐而下利症，这种情况宜用大柴胡汤治疗。

《伤寒论》第 136 条：**伤寒十余日，热结在里，复往来寒热者，与大柴胡汤；但结胸，无大热者，此为水结在胸胁也；但头微汗出者，大陷胸汤主之。**

胡希恕注：见大陷胸汤方证。

《金匮要略·腹满寒疝宿食病脉证治》第 12 条：**按之心下满痛者，此为实也，当下之，宜大柴胡汤。**

胡希恕注：里实证中大承气汤与大柴胡汤有所区别：前者实在胃肠，症

状由下及上，由里及外，而后者病及心下、胸胁，病位较之在上，故本条言心下满痛，即是大柴胡汤证，病人仍当有"呕不止，心下急，郁郁微烦"之症状，此处略写。

【讨论归经】本方证当属少阳阳明合病证。

【临证思辨】本方证的辨证要点：胸胁苦满、口苦咽干、心下急，里实者。

心下痞硬、满痛，皆心下急的一类，为应用本方的要证，宜记。外感发汗，汗出而发热不解，大多现小柴胡加石膏汤证，或本方证，或本方加石膏汤证。又从治发热、呕吐、下利来看，则本方有用于急性胃肠炎、胆道感染、胆囊炎、痢疾等的机会。

外感表解而热不退，有柴胡汤证，多宜小柴胡加石膏汤。若大便干，舌苔黄，已非上方所能治，与本方有捷效。胡老曾治一患者，住某医院，高热50余日，西医用尽退热方法不解。请各医院会诊，多疑为癌变，最后邀胡老往诊，其人呕不能食，胸胁满，心下痞，大便难，脉弦有力，与本方1剂热退，3剂痊愈出院。此证多有，故出此例以供参考。

胡老把本方用于治喘，使后学叹为观止，今附一例治验：康某，男，36岁，1964年4月29日初诊。3年前因食青辣椒而发哮喘，在东北久治不效而来京求治。冬夏皆作，始终未离氨茶碱。又来京求治，半年来多服补肺益肾之剂，症反有增无减。近日哮喘发作，昼轻夜重，倚息不得卧，大汗淋漓。伴胸闷腹满，口干便秘，心悸眠差，苔薄白，脉沉缓。证属少阳阳明合病，兼夹瘀血而现大柴胡汤合桂枝茯苓丸加生石膏汤证：柴胡12克，黄芩10克，生姜10克，半夏12克，枳实10克，炙甘草6克，白芍10克，大枣4枚，大黄6克，桂枝10克，桃仁10克，茯苓10克，牡丹皮10克，生石膏45克。结果：上药服两剂，诸症减轻。3剂后大便通畅，哮喘未作，停用氨茶碱等。但因仍有口干，原方再服3剂遂愈。1966年9月25日出差来京，告知：两年来曾数次感冒咳嗽，但未发哮喘。

2. 柴胡加芒硝汤方证

柴胡加芒硝汤方：柴胡二两十六铢，黄芩一两，人参一两，半夏（本云五枚，洗）二十铢，甘草（炙）一两，生姜（切）一两，大枣（擘）四枚，芒硝二两。

上八味，以水四升，煮取二升，去滓，内芒硝，更煮微沸，分温再服，不解更作。

【方解】

胡希恕注：此于小柴胡汤加通便下热的芒硝，故治小柴胡汤证而有潮热者。

【参考处方】柴胡 12～24 克，黄芩 10 克，党参 10 克，炙甘草 6 克，半夏 15 克，生姜 15 克，枳实 10 克，大枣 4 枚，芒硝 10 克。

上 8 味，先以冷水 800mL 浸泡前 7 味 1 小时，煎开锅后 15～20 分钟，取汤 150mL，冲入芒硝 5 克温服。再续水煎 1 次温服。

【解读仲景原文】

《伤寒论》第 104 条：伤寒十三日不解，胸胁满而呕，日晡所发潮热，已而微利。此本柴胡证，下之以不得利，今反利者，知医以丸药下之，此非其治也。潮热者，实也。宜先服小柴胡汤以解外，后以柴胡加芒硝汤主之。

胡希恕注：胸胁满而呕，为少阳柴胡证；日晡所发潮热，为阳明里实证；但其人不久而又微利，真乃咄咄怪事。此本少阳阳明并病，为大柴胡汤证，即便服大柴胡汤，亦不会遗有下利。今反下利者，当是用了其他丸药的非法攻下所致，今虽潮热，里实未去，但由于微利，大柴胡汤已非所宜，须先与小柴胡汤以解少阳之外，再与柴胡加芒硝汤兼攻阳明之里。

这里应注意，对阳明病说，则少阳病为外，先宜小柴胡汤解外者，即指胸胁满而呕的少阳病，不要以为是指太阳表证。

冯世纶解读：柴胡加芒硝汤治小柴胡汤证而热实于里，从六经分析当属少阳阳明合病证。

小柴胡汤方证与小柴胡加芒硝方证分内外，称麻黄汤谓为解表，桂枝汤谓为解外，是经方特有的病位概念，皆属于八纲概念。可知经方的病位概念不是脏腑经络概念，而是来自八纲，是由方证积累，渐渐以八纲分类产生的。

【讨论归经】本方证当属少阳阳明合病证。

【临证思辨】本方证的辨证要点：小柴胡汤证里见潮热、里热者。

临床常见于感冒、胃肠病等，也用于冠心病，如治验案：李某，男，65 岁，1965 年 5 月 24 日初诊。左胸不适，灼热感，胸闷气短，活动后明显，阜外医院诊断为心肌梗死，经住院治疗 1 个月，度过危险期，但胸闷等症状不见好转，因请中医会诊。近症：左胸灼热，憋气，时头胀，寒热往来，口腔上部肿疼，心下痞满，口苦咽干，纳差，大便干结，失眠，苔黄，脉弦细。证属少阳阳明合病，为小柴胡加芒硝汤的适应证：柴胡 18 克，黄芩 10 克，半夏 15 克，党参 10 克，炙甘草 6 克，生姜 10 克，大枣 4 枚，芒硝 15 克（分冲），栀子 10 克。结果：上药服 6 剂，诸症好转。因感冒咳嗽来诊，与半夏厚朴汤加栝楼治之遂安。

3. 柴胡加龙骨牡蛎汤方证

柴胡加龙骨牡蛎汤方：柴胡四两，龙骨、黄芩、生姜、铅丹、人参、桂枝、茯苓各一两半，半夏（洗）二合半，大黄二两，牡蛎（熬）一两半，大枣（擘）六枚。

上十二味，以水八升，煮取四升，内大黄，切如碁子，更煮一两二沸，去滓，温服一升。本云：柴胡汤，今加龙骨等。

【方解】

胡希恕注：此于小柴胡汤去甘草，而加治气冲的桂枝、利水的茯苓、通便的大黄和镇静逐痰以止惊悸的龙骨、牡蛎、铅丹，故治小柴胡汤证二便不利、谵语烦惊、身重不可转侧者。

冯世纶解读：表证误下，邪入于半表半里和里，而呈三阳合病，因见小便不利、一身尽重，已示太阴证明显，故本方证为太阳少阳阳明太阴合病。又铅丹不能用，故常舍去。三阳合病治从少阳，故临床常加甘草。

【参考处方】柴胡 12 ～ 24 克，生龙骨 15 克，生牡蛎 15 克，黄芩 10 克，生姜 15 克，党参 10 克，桂枝 10 克，茯苓 15 克，半夏 15 克，大黄 6 克，炙甘草 6 克，大枣 4 枚。

上 8 味，先以冷水 800mL 浸泡前 7 味 1 小时，煎开锅后 15 ～ 20 分钟，取汤 150mL，冲入芒硝 5 克温服。再续水煎一次温服。

【歌诀】柴胡龙骨牡蛎汤，加桂苓铅治烦狂，

　　　　三阳合病兼太阴，阳明里盛加大黄。

【解读仲景原文】

《伤寒论》第 107 条：伤寒八九日，下之，胸满、烦惊、小便不利、谵语、一身尽重、不可转侧者，柴胡加龙骨牡蛎汤主之。

胡希恕注：伤寒八九日，常为病传入少阳而现柴胡汤证的时期，医不详查而误下之。今胸满而烦，柴胡证还未罢，热伴冲气以上犯，故烦且惊；水不行于下，则小便不利；热结于里则谵语；湿郁于外，则身尽重而不可转侧，柴胡加龙骨牡蛎汤主之。

按：在少阳病篇有"少阳中风，两耳无所闻、目赤、胸中满而烦者，不

可吐下，吐下则悸而惊"的说明。由本条之胸满烦惊可知为误下少阳柴胡证的结果。

【讨论归经】本方证当属太阳少阳阳明太阴合病证。

【临证思辨】本方证的辨证要点：小柴胡汤证见气冲、心悸、二便不利、烦惊不安者。

本方证常见于神经症，如治验：关某，男，28 岁，某部队干部，1965 年 10 月 18 日初诊。原有肝大、肝功不正常。近半年来，性情急躁，不能入睡，自言妄想不休，语无伦次，口苦欲饮冷，头痛头晕欲呕，胸闷身痒，大便成形日二行，舌苔黄腻，脉弦数有力。证属少阳阳明太阴合病而致心烦神不安，与柴胡加龙骨牡蛎去铅丹加生铁落汤：柴胡 12 克，生龙骨 30 克，生牡蛎 30 克，黄芩 10 克，半夏 10 克，党参 6 克，桂枝 6 克，生姜 6 克，茯苓 10 克，大黄 3 克，大枣 3 枚，生铁落 15 克。结果：服 3 剂，已能入睡，精神好转，已不欲呕，但心下堵闷，继服 9 剂，精神基本好转。

三、正阳阳明类方证

1. 瓜蒂散方证

瓜蒂散方：瓜蒂（熬黄）一分，赤小豆一分。

上二味，各别捣筛，为散己，合治之。取一钱匕，以香豉一合，用热汤七合，煮作稀糜，去滓，取汁和散，温，顿服之。不吐者，少少加；得快吐，乃止。诸亡血虚家，不可与瓜蒂散。

【方解】

胡希恕注：瓜蒂苦寒，吐不伤人，为催吐良药。与赤小豆协力祛水，又饮以香豉汁，更有助于涌吐也。

【参考处方】瓜蒂 10 克，赤小豆 15 克。

上 2 味，共研细散。取豆豉 30 克，煮作稀糜粥，去滓，取汁和散，温顿服之。不吐，再服之。

【解读仲景原文】

《伤寒论》第 166 条：病如桂枝证，头不痛、项不强、寸脉微浮、胸中痞硬、气上冲喉咽不得息者，此为胸有寒也，当吐之，宜瓜蒂散。

胡希恕注：病如桂枝证，即指下述寸脉浮、气上冲咽喉而言。但头不痛、项不强，则非太阳病，当然更不同于桂枝汤证。寸脉微浮，为病有欲自上外越之机，故脉亦应之。胸中痞硬，为心下痞硬上迫于胸的意思。气上冲喉咽不得息者，即病从心下以上迫，而感有气上冲咽喉，使呼吸困难的自觉证也。此为有寒饮逆上于胸的为候，故当吐之，宜瓜蒂散。

按：寸脉微浮，胸中痞硬，气上冲咽喉不得息，正是欲吐而不得吐出的证候反映，此时与瓜蒂散以吐之，即所谓顺势利导的治法，但我谓是顺应机体抗病机制的原因疗法也。

冯世纶解读：胡希恕先生认为中医辨证施治的实质，是顺应机体抗病机制的原因疗法，瓜蒂散证治体现了这一实质。仲景书中吐剂只此一方，而具体论治亦只数条（参《伤寒论》第324、355条及《金匮要略·腹满寒疝宿食病脉证治》第24条），但于吐法中更可清楚地看到，中医辨证施治是适应机体抗病机制的一种原因疗法。若胸中痞硬、气上冲喉咽不得息者；若胸中满而烦，饥不能食者；若饮食入口则吐，心中温温欲吐而复不能吐者，皆为本方应用的要证，实际也是胃家实、邪实在上的阳明病。这些都是机体驱赶病邪于胸中、欲吐出的一种病理反应。

按：胸中，是指病位在胃之上，亦即里之上，也即本方证在《金匮要略》所称的上脘。从今之临床观察，水毒、痰饮实际在胃，但当感觉在胃之上时，才可用吐法。

《伤寒论》第324条：少阴病，饮食入口则吐，心中温温欲吐，复不能吐。始得之，手足寒、脉弦迟者，此胸中实，不可下也，当吐之；若膈上有寒饮，干呕者，不可吐也，当温之，宜四逆汤。

胡希恕注："温温"同"愠愠"，可作恶心愤闷状解。膈上有寒饮，即指胃中有寒饮。

病实于胸中，气血受阻，故手足寒，脉弦迟，而现少阴病的外观。上实则拒纳，故饮食入口则吐，即不欲饮食，其人亦有心中温温欲吐、复不能吐的情状，此为胸中实，宜顺其势，以瓜蒂散吐之，不可误为食已即吐的大黄甘草汤证而下之。

若上证，其人只干呕而无物，亦无心中温温欲吐、复不能吐的情况者，此为里有寒饮，则不可误为胸中实而吐之，宜四逆汤以温之。

按：最后四逆汤温之一段，亦少阴与太阴的并病，不过本条主要是就呕之一证，为示瓜蒂散证、大黄甘草汤证和四逆汤证的鉴别法，即大黄甘草汤治食已即吐，虽有似瓜蒂散证，饮食入口则吐，但大黄甘草汤证，并没有心中温温欲吐、复不能吐的情况。至于四逆汤虽亦治呕，但不是饮食入口则吐，亦不是食已即吐，而只是干呕，是亦不难分辨。

《伤寒论》第 355 条：**病人手足厥冷，脉乍紧者，邪结在胸中，心下满而烦，饥不能食者，病在胸中，当须吐之，宜瓜蒂散。**

胡希恕注：邪结于胸中，气血受阻，故手足厥冷。而脉乍紧，胃中有停滞，故心下满。饥不能食、欲吐不能吐，故烦满。此病在胸中，当须吐之，宜瓜蒂散。

按：厥之为证，原因很多，非阴证所独有，本条所述，为邪结胸中而致厥逆的证治。

《金匮要略·腹满寒疝宿食病脉证治》第 24 条：**宿食在上脘，当吐之，宜瓜蒂散。**

胡希恕注：上脘为胃之上端，仅以此病位而论治是不够的，当有温温欲吐而不得吐等症状，方可以瓜蒂散吐之。

【讨论归经】本方证当属阳明病证。

【临证思辨】本方证的辨证要点：胸脘满闷、欲吐而不能吐者。

仲景书中吐剂只此一方，而具体论治亦只此数条，但于吐法中更可清楚地看到，中医辨证施治是适应机体抗病机制的一种原因疗法。若胸中痞硬、气上冲喉咽不得息者；若胸中满而烦，饥不能食者；若饮食入口则吐，心中温温欲吐而复不能吐者，皆为本方应用的要证，实际也是胃家实，邪实在上的阳明病。这些都是机体驱赶病邪于胸中，欲吐出的一种病理反应。

2. 一物瓜蒂汤方证

一物瓜蒂汤方：瓜蒂二十个。

上锉，以水一升，煮取五合，去滓，温服。

【方解】

胡希恕注：瓜蒂下水逐湿，湿去则热自解，身热、疼重当均治也。瓜蒂不做散而煮水，不致涌吐，功可祛湿利水。

冯世纶解读：瓜蒂苦寒，《神农本草经》认为："主大水，身面四肢浮肿，下水，杀蛊毒，咳逆上气，食诸果不消，病在胸腹中，皆吐下之。"可知为一逐水除热之药，少量服只去湿除热不致吐，故本方主在治暑热湿。

瓜蒂散服用末，同时用香豉，则起催吐作用；一物瓜蒂汤煎服不用散，且不用香豉，只除热利水，无催吐作用。可见配伍和服法对药物作用有重大影响。

【参考处方】瓜蒂 20 个。

上 1 味，以水 200mL，煮取 50mL，去滓，温服。

【解读仲景原文】

《金匮要略·痉湿暍病脉证治》第 27 条：**太阳中暍，身热疼重，而脉微弱，此以夏月伤冷水，水行皮中所致也，一物瓜蒂汤主之。**

胡希恕注：身热而脉微弱为中暍，身疼重为湿，这是夏季伤于冷水，使汗不得出而留于皮中所致，宜用一物瓜蒂汤治疗。

按：饮冷水，或以凉水浇身，皆所谓伤于冷水也。夏热中人，汗出热越，原可不病，若伤于冷水，使汗不得出，停于皮中，反使热因湿郁，则暑湿之证作矣。

【讨论归经】本方证当属阳明病证。

【临证思辨】本方证的辨证要点：身痛、身重、身热、脉微弱者。

一些注家据瓜蒂主吐，认为本条是错出。我们认为少量瓜蒂煎服，同时不服用香豉，则只除湿热而不致吐，《神农本草经》谓"主大水，身面四肢浮肿"，可知有利湿消肿作用。仅作上解，有待进一步探讨。

3. 白虎汤方证

白虎汤方：知母六两，石膏（碎，绵裹）一斤，甘草（炙）二两，粳米六合。

上四味，以水一斗，煮米熟汤成，去滓，温服一升，日三服。

【方解】

胡希恕注：石膏、知母清热解烦，甘草、粳米安中养正。此治热用寒而不为寒伤的良法，当治热甚于里、口干舌燥、烦而汗出者。

按：世人皆知石膏性寒，但石膏质量重，溶解于水的成分有限，若不大量用则无效。《神农本草经》谓为微寒即由于此。

冯世纶解读：从方药组成分析，白虎汤是治正阳阳明典型代表方，即主治阳明里热明显，且外亦热有汗出，但未成实者。解读白虎汤方证，应参考第 6 条和 219 条，当知本方治温病、风温。

【参考处方】知母 18 克，生石膏 60 ～ 90 克，炙甘草 6 克，粳米 15 克。

上 4 味，以凉水 600mL 浸泡 1 小时，煎 15 ～ 20 分钟，取汤 150mL 温服。再续水煎一次温服。

【歌诀】白虎汤用生石膏，知母甘草粳米熬，

汗出身热又烦躁，清阳明热功劳高。

【解读仲景原文】

《伤寒论》第176条：伤寒脉浮滑，此表有热，里有寒，白虎汤主之。

胡希恕注： 本条为文是有疑问的，表有热里有寒，当然不可用白虎汤，注家因谓是表有寒里有热，或表有热里有热之误。单就白虎汤的应用而论，以上说法均无不可，但以脉浮滑来为白虎汤定调子还是不妥当的。前之小陷胸汤证，不也是脉浮滑吗，若不指出证候又如何分辨呢？《金匮玉函经》此条云："伤寒脉浮滑，而表热里寒者，白通汤主之。"王叔和注谓："旧云白通汤，一云白虎汤，恐非。"白通汤亦属少阴的发汗方，其治表热里寒可信，但里寒则脉不应浮滑；另于阳明篇有"脉浮而迟、表热里寒、下利清谷者，四逆汤主之"。下利清谷，虽宜四逆汤，但不能治表热，即使先救里而后治表，书中惯例亦必曰当先救里；若双解表里，或即《金匮玉函经》的白通汤条，亦未可知。本条即叔和注谓"一云白虎"者，而置于伤寒。

《伤寒论》第219条：三阳合病，腹满、身重、难以转侧、口不仁、面垢、谵语、遗尿，发汗则谵语；下之则额上生汗、手足逆冷。若自汗出者，白虎汤主之。

胡希恕注： 太阳、阳明、少阳同时发病者，谓为三阳合病。腹满为阳明证；身重为湿郁于表，不过里热迫津液于外亦可使湿郁于表，身重难以转侧可视为太阳阳明共有证；阳明证口燥渴，少阳病咽干，今合为不知味觉的口不仁。三阳合热，故面不泽而色垢，上犯头脑则谵语，下迫膀胱则遗尿。统观全证，为盛热遍及表里上下，因谓为三阳合病。里热者不可汗，若误发其汗则谵语当更甚；里虽热但不实，尤其有湿，故不可下之，若误下则虚其里，则额上生汗，手足逆冷；若未经汗下，而自汗出者，白虎汤主之。

按： 此虽谓三阳合病，其实不外湿热之属，故以汗、下为戒。此所谓腹满亦只腹皮膨满，较承气汤证的硬满者不同，即按之亦必无抵抗和压痛也。

《伤寒论》第350条：伤寒脉滑而厥者，里有热，白虎汤主之。

胡希恕注： 脉滑为里有热，伤寒脉滑而厥者，由于里热所致，故以白虎汤主之。

按： 热甚于里，则精气耗损，即《内经》所谓"壮火食气"者是也，故亦可致厥，即前述的热深厥深之厥。

【讨论归经】 本方证当属阳明病证。

【临证思辨】 本方证的辨证要点：阳明病，自汗出，脉滑数者。

本方证在临床较为多见，可用于一般常见热性病如感冒、肺炎、中暑等，也用于急性传染病、瘟疫，如疟疾、伤寒、斑疹伤寒、乙型脑炎等。2003年闹非典型性肺炎（SARS）时，有人明知白虎汤可治疗乙脑，但仍认为《伤寒论》只能治疗伤寒，而不能治温病，吴又可的《温疫论》才治疗温病……这是没读懂《伤寒论》的缘故。同时也说明，白虎汤并不是治疗乙脑的专用方，当出现大青龙汤、小柴胡汤、大承气汤等证时，应适证应用，此时再用白虎汤当然是错误的。

本方用于热性淋巴肿大有良效，如胡老治验：冯某，女，25岁，门诊病例，1967年7月20日初诊。高热已二十余日，曾在好几家医院用各种抗生素治疗均无效。因颈部两侧淋巴结肿大，故多数医院诊断为淋巴结核。因高热不退，经人介绍来求诊治。望其面黄无华，消瘦，自汗出，不恶寒，自感乏力身重，昨晚体温39.7℃，苔薄少，舌质红绛，脉滑数。证属阳明里外皆热，津液大伤，治以清热救里，与白虎汤加味：生石膏90克，知母18克，粳米30克，炙甘草6克，生地黄24克，麦冬24克，生牡蛎15克。结果：上药服六剂，热降为38℃左右，但晚上偶有39℃。因出现恶心、纳差、喜凉，喜吃西瓜，故改服小柴胡加石膏汤（生石膏每剂用60～90克），药后热平，诸症消，共服11剂，颈部淋巴结亦全消失。

4. 白虎加人参汤方证

白虎加人参汤方：知母六两，石膏（碎，绵裹）一斤，甘草（炙）二两，粳米六合，人参三两。

上五味，以水一斗，煮米熟汤成，去滓，温服一升，日三服。

【方解】

胡希恕注：白虎汤解烦除热，加人参益气生津，故此治白虎汤证（详白虎汤方解）而津虚渴甚者。

冯世纶解读：本方即白虎汤再加人参，因原是白虎汤证，热盛津液耗损较甚，以致渴欲饮水，因加人参安中养胃以滋液。

【参考处方】知母18克，石膏60克，炙甘草6克，粳米15克，党参10克。

上5味，以冷水600mL浸泡1小时，煎开锅后15～20分钟，取汤150mL温服，再续水煎一次温服。即1剂药煎2次，上午9～10时服一次，下午3～4时服一次。发烧时随时服。

【歌诀】白虎加人参汤方，热盛汗出津液伤，石膏重清里外热，口渴才用参补偿。

【解读仲景原文】

《伤寒论》第 26 条：**服桂枝汤，大汗出后，大烦渴不解，脉洪大者，白虎加人参汤主之。**

胡希恕注：服桂枝汤不得法，而使大汗出后，表证虽罢，但由于津液大量亡失，胃中干燥，故大烦渴不解。脉洪大为热甚于里，知已传入阳明，宜白虎加人参汤主之。

按：服桂枝汤而致大汗出者，亦可传为里热的阳明病，药虽对证，而用法不当，亦往往误事，医家、病家均不可等闲视之。

冯世纶解读：原是桂枝汤方证，服药后出现白虎加人参汤方证，故与该方治之，这相当于复诊病案记录。要知临床常见，未服桂枝汤，一发病即现白虎加人参汤方证者，当然可用该方治之。即经方治病，主要依据症状反应。

白虎汤证为阳明里热证，人参治太阴之里虚，故白虎加人参汤为阳明太阴合病方证。临床常见由桂枝汤方证变化为白虎加人参汤方证者，为了集中论述有关桂枝汤方证经验，故把治疗阳明证的方证亦列于此，这是仲景书最常用的写作方法，读仲景书必须先明了这一写作方法，不然将无法读懂《伤寒论》。如大承气汤本治阳明病，当少阴病篇亦见大承气汤，有人认为大承气汤亦治少阴病，遂读仲景书越读越糊涂，不解六经实质。

这里要说明一下，有人对仲景书写作方法、方证分篇不理解，提出《伤寒论》"纲不符目"的质疑，即太阳病是论述发汗解表的方证，为何把白虎加人参汤、调胃承气汤、甘草干姜汤、小柴胡汤等放在太阳病篇？认为某方证列于某篇，即是治该篇名病者，如白虎加人参汤列于太阳病篇，就应该治太阳病，桂枝汤列于太阴病篇，则桂枝汤也治太阴病。这样自然认为大承气汤列于少阴病篇，则亦是治少阴病者……这样还怎能理解六经实质？这里也说明，读仲景书，必先明确六经提纲，再以八纲分析方证，才能明了方证的归类、六经所属。

《伤寒论》第 168 条：**伤寒病，若吐、若下后，七八日不解，热结在里，表里俱热，时时恶风、大渴、舌上干燥而烦、欲饮水数升者，白虎加人参汤主之。**

胡希恕注：《脉经》《备急千金要方》于伤寒后均无"病"字，可从。伤寒法当发汗，误施吐下，津液大伤，邪变内陷，因致热结于里。但时时恶风，则外邪还不了了，故谓为表里俱热。大渴、舌上干燥而烦，为津虚热盛之候。

欲饮水数升，更见思水自救之情，宜以白虎加人参汤主之。

伤寒病在表，若吐、若下均属误治。故七八日不解，更使邪热内陷，而热结于里。热极于里者，亦必迫于外，因使表里俱热。身热则感外寒，故时时恶风。大渴、舌上干燥而烦、欲饮水数升者，乃热盛于里，津液为虚的征候，宜以白虎加人参汤主之（参见第26条）。

《伤寒论》第169条：**伤寒无大热、口燥渴、心烦、背微恶寒者，白虎加人参汤主之。**

胡希恕注：无大热，指身热不大，并不是说无热。口燥渴、心烦为热盛伤津之症。里热甚者，则背反微恶寒，宜白虎加人参汤主之。

按：热实于里，势必迫于外，而身蒸蒸发潮热，为可下的证候。无大热，是说身热未至潮热之大，故宜用石膏以清热，而不宜承气辈以攻实。又热盛于里者，亦常有恶风寒的自觉证，上条的时时恶风和本条的背微恶寒为类似证。伤寒表邪已尽陷于里，故外无大热。口燥渴、心烦，为里热津耗的确候。胃中热，则当胃的背部因感而微恶寒，宜白虎加人参汤主之。

《伤寒论》第170条：**伤寒脉浮、发热、无汗，其表不解，不可与白虎汤。渴欲饮水，无表证者，白虎加人参汤主之。**

胡希恕注：伤寒脉浮、发热无汗，若表不解者，为麻黄汤证，当然不可与白虎汤，尤其加人参的本方更非所宜，自在言外。若渴欲饮水，并确知其无表证者，则宜白虎加人参汤主之。

按：由本条的说明，可见以上两条的时时恶风和背微恶寒均非表不解的证候甚明。

《伤寒论》第221条：**阳明病，脉浮而紧、咽燥、口苦、腹满而喘、发热汗出、不恶寒反恶热、身重。若发汗则躁、心愦愦，反谵语；若加温针，必怵惕，烦躁不得眠；若下之，则胃中空虚，客气动膈，心中懊恼。舌上苔者，栀子豉汤主之。**

第222条：**若渴欲饮水，口干舌燥者，白虎加人参汤主之。**

第223条：**若脉浮、发热、渴欲饮水、小便不利者，猪苓汤主之。**

胡希恕注：此亦表里俱热的三阳合病。脉浮紧属太阳；咽燥口苦属少阳；腹满而喘以下概属阳明。由于阳明的证候独显，因以阳明病冒之。不过身重为有湿郁，里虽热而未实，乃白虎汤证，而不可汗下；若误发其汗，重亡津液，则胃中干、大便硬，其人必烦躁心乱而谵语。若烧针使汗，更属逆治，因火助热，其人必惊惧烦躁不得眠。若下之，胃本不实，必因误下而空虚，则客热、邪气乘其虚上动于膈。若心中懊憹，舌上苔者，为虚热上犯之证，宜栀子豉汤主之。

若下之后，渴欲饮水，口干舌燥者，则热仍盛而津已虚，故宜白虎加人参汤主之。

若下之后，脉浮发热、渴欲饮水、小便不利者，此水停不行，郁热不除之证，故宜猪苓汤主之。

按：此与白虎汤条的三阳合病，均属表里俱热的温病，只宜白虎汤辈以清热，汗、下、烧针俱属逆治。本条虽亦论及发汗和烧针误治后的变证，但重点在误下，因其形近阳明病的里实证，医者最易弄错，故于前二者均未出方。不过误下后的变证，亦不只限于栀子豉汤证、白虎加人参汤证和猪苓汤证三者而已，由于此三者均主烦热，为示其应用的鉴别法，因并出此。

概言之，栀子豉汤证以烦为主，突出的反映为心中懊憹而不渴；白虎加人参汤证与猪苓汤证，虽均渴欲饮水，但白虎加人参汤证的渴，由于热盛津枯，故口舌干燥，而猪苓汤证之渴，由于水停不化，故小便不利，不难区别。

冯世纶解读：胡希恕先生把三条条文并在一起，意在对比三个方证，从而加深对白虎加人参汤证的理解，细读其按可自明。又胡老于此点明："此与白虎汤条的三阳合病，均属表里俱热的温病。"让后学更明了经方有关温病的理念，亦可明了后世对栀子豉汤证注解的错误，如《医宗金鉴》："已经汗、吐、下之烦，多属虚，谓之虚烦。"又如张隐庵："豆乃肾之谷，黑豆补肾虚而除烦。"本是治温病之方，误认为是治虚劳之方。

《金匮要略·痉湿暍病脉证治》第26条：太阳中热者，暍是也，汗出恶寒，身热而渴，白虎加人参汤主之。

胡希恕注：暍即"中暑"的病名，其状有似表热证，故以太阳中热者冒者。其实身热汗自出，纯属里热。恶寒是因热极汗大泄、腠理开的关系。热盛津伤而致口渴，宜白虎加人参汤主之。

中热而发热恶寒，貌似太阳病，但其内有热，津液不足则渴，当以白虎汤去热，人参健胃生津。

【讨论归经】本方证当属阳明太阴合病证。

【临证思辨】本方证的辨证要点：白虎汤证见口渴明显者。

许多人每以本方治渴，其功效多归于石膏，后世本草亦多谓石膏治渴，这种看法不十分确切，不符合《伤寒论》的本意。胡希恕先生对比了白虎汤证和白虎加人参汤证，指出："试观白虎汤各条，只见口不仁，无一渴证。而白虎加人参汤各条，无一不渴者，可见治渴不在石膏，而在人参。"胃为水谷之海、营卫之源，人参补中益气，为治津枯而渴的要药。至于石膏，功在除热，口舌干燥即其应用的主要症状。

如治验：例1，冯某，男，10岁。2009年9月24日，甲型H1N1流感流行，全班39人昨日只来18名，全班停课，中午无明显不适，晚上出现发热，伴咽干、发烧，服白加黑一片，汗出热不退，一整天体温在39～39.5℃，汗出口干思饮，不欲食，只喜吃西瓜，晚7点体温39.4℃，苔白腻，脉弦滑数。与白虎加人参、苍术汤：生石膏100克，知母15克，炙甘草6克，苍术10克，新开河人参10克。晚8点服一煎，一小时后，体温降至38.8℃，第二天体温正常，因有咳嗽、吐痰，服半夏厚朴汤加味，二日愈。

例2，刘某，女，50岁，1965年7月10日初诊。因天热汗出，晚上睡着后受凉，昨天早起即感两腿酸痛、头晕身重、口渴无汗，自服阿司匹林1片，1小时后大汗不止，而仍发热，不恶寒反恶热，自感口如含火炭，苔白，脉滑数。证属阳明病热盛津伤，治以清热生津，与白虎加人参汤：生石膏60克，知母15克，炙甘草6克，粳米30克，生晒参9克。结果：服1剂汗止、渴减、热退，再1剂，诸症已。

5. 竹叶石膏汤方证

竹叶石膏汤方： 竹叶二把，石膏一斤，半夏（洗）半升，麦门冬（去心）一升，人参二两，甘草（炙）二两，粳米半升。

上七味，以水一斗，煮取六升，去滓，内粳米，煮米熟汤成，去米，温服一升，日三服。

【方解】

胡希恕注： 此于麦门冬汤去大枣之甘壅，而加下气解热的竹叶、石膏，故治麦门冬汤证气逆甚而烦渴者。

冯世纶解读： 本方实是白虎加人参汤变方，此于麦门冬汤去大枣，加竹叶、石膏。竹叶，《名医别录》谓"味辛平，大寒。主胸中痰热，咳逆上气"，主清阳明里热，亦有外清暑温之热（《重庆堂随笔》）的作用。人参、甘草、粳米健胃生津，补中益气，故治麦门冬汤证内外热甚而烦渴者。

【参考处方】 淡竹叶10克，生石膏45克，清半夏15克，麦门冬30克，炙甘草6克，粳米15克，党参10克。

上7味，以凉水800mL浸泡1小时，煎15～20分钟，取汤150mL，温服。续水再煎一次温服。

【解读仲景原文】

《伤寒论》第397条：**伤寒解后，虚羸少气，气逆欲吐，竹叶石膏汤主之。**

胡希恕注：伤寒病已解后，精气大伤，津液亡失太多，而致胃虚有热，故虚羸少气。中虚停饮，因而气逆欲吐者，竹叶石膏汤主之

【讨论归经】本方证当属阳明太阴合病证。

【临证思考】本方证的辨证要点：虚羸少气、烦渴者。

急性热病、肺结核后期常现本方证，宜注意，胡老曾治验无名热，如治验：吕某，女，18岁，初诊日期1965年6月17日。因高热住院治疗，半月热仍不退，用激素治疗热退亦不明显。每天体温在38～39℃波动，症见身热、自汗、盗汗、恶心、呕吐，食入即吐，苔白，脉细数。胡老会诊，认为是津液大虚，必以养胃生津方能抗邪外出，与竹叶石膏加生姜、酸枣仁汤：淡竹叶12克，生石膏45克，半夏12克，党参10克，炙甘草6克，粳米15克，麦冬15克，生姜10克，酸枣仁15克。结果：服3剂，热退，呕吐止，自汗、盗汗亦止。他医用补中益气汤欲补其虚，又致大汗不止，乃至虚脱，无奈输液救急。再请胡老会诊，仍给原方6剂，诸症渐已。

6. 调胃承气汤方证

调胃承气汤方：大黄（清酒洗）四两，甘草（炙）二两，芒硝半升。

上三味，以水三升，煮二物至一升，去滓，内芒硝，更上火微煮令沸，少少温服之。

【方解】

胡希恕注：此于大承气汤去消胀行气的枳实、厚朴，而加安中缓急的甘草，既不足以消胀去满，又缓大黄、芒硝的急下，故以调胃名之。方中大黄、芒硝攻实下热，甘草安中缓急，故治胃不和、发潮热而大便不通者。

【参考处方】大黄12克，炙甘草6克，芒硝（分冲）12克。

上3味，以冷水500mL浸泡前二味1小时，煎开锅后15～20分钟，取汤150mL，冲入芒硝6克温服，续水再煎一次，温服。

【歌诀】调胃承气用甘草，安中缓急调胃好，

芒硝软坚大黄下，阳明里实无晚早。

【解读仲景原文】

《伤寒论》第29条：**伤寒脉浮、自汗出、小便数、心烦、微恶寒、脚挛急，反与桂枝，欲攻其表，此误也。得之便厥，咽中干，烦躁，吐逆者，作甘草干姜汤与之，以复其阳。若厥愈足温者，更作芍药甘草汤与之，其脚即伸；若胃气不和，谵语者，少与调胃承气汤；若重发汗，复加烧针者，四逆汤主之。**

胡希恕注：伤寒脉浮，治应发汗，今见自汗出、小便数、心烦，为津液虚于外和内、而呈阳明内结的情况；脚挛急，已是津液虚竭的明征，故此时见微恶寒、脉浮等症；表还未解，亦不可用桂枝汤再攻其表，若与之则重亡津液，出现厥逆、咽中干、烦躁、吐逆，是因津伤激动里饮，故宜用甘草干姜汤缓急逐饮以止烦逆；所谓以复其阳，是指用甘草干姜汤调理胃气以恢复失去的津液。若厥愈足温，再给以芍药甘草汤，亦重在和中，津血恢复正常，则脚活动正常。若见胃气不和而谵语的症状，这是阳明里热，则用小剂量调胃承气汤，使胃气和则愈。

按：本条冠以伤寒，并在太阳篇讲述，有其重要意义。一者，疾病发展规律是由表及里，病不愈则传里；二者，不论正确治疗和错误治疗，汗出伤津，即有可能导致阳明内结，而调胃承气汤方证是其常见的腹实证，也即阳明腹证较轻者。

《伤寒论》第70条：**发汗后，恶寒者，虚故也；不恶寒，但热者，实也，当和胃气，与调胃承气汤。**

胡希恕注：发汗表解身和，则不应发热或恶寒。若无热而恶寒者，是已陷于阴虚证；若不恶寒但热者，则已传为里实的阳明病，此当和其胃气，即清阳明里热，宜与调胃承气汤。

冯世纶解读：此述发汗太多，表虽解，但由于津液大量亡失，既可导致芍药甘草附子汤的阴寒虚证，也可造成调胃承气汤的阳热实证。究竟是阴寒虚，还是阳热实，当凭有无恶寒发热而定。

《伤寒论》第94条：**太阳病未解，脉阴阳俱停，必先振栗，汗出而解；但阳脉微者，先汗出而解；但阴脉微者，下之而解。若欲下之，宜调胃承气汤。**

胡希恕注：太阳病未解，即承上条，言先下后汗而太阳病还未解也。脉沉取以候荣，因谓为阴；浮取以候卫，因谓为阳。诊脉的阴阳虽均较弱，但彼此相当，为荣卫自调之象，法当自汗而解。振栗即所谓战汗，亦瞑眩的一种状态，由于津虚脉弱，欲自解者，必先振栗而后汗出而解也，言外不必用药。

卫缓则为中风，故但阳脉缓弱者，为病仍在外，宜先使其汗出而解，言外当与桂枝汤。

荣缓则为亡血，亦津液亡失之应，胃中干则不和，故但阴脉缓弱者，下之而解，若欲下之，宜调胃承气汤。

按：脉有以尺寸的上下分阴阳者，亦有以浮沉的内外分阴阳者，本条脉法即取后者。阴阳俱停的"停"字，可作均当解，即脉的阴阳彼此均等，并无大小强弱的分别意思。停既不是脉象，而下之阳脉微和阴脉微的微字，亦不是指的脉象，乃就脉的阴阳比较说的，其实是指缓弱的一类，若真脉微，便不可再汗再下了。又太阳病未解，明明是承前条下、汗之后而太阳病还未解，否则未解二字等于赘瘤，有何取意？

冯世纶解读：关于脉阴阳俱停，主要有两种解释，一是作均停解，以成无己为代表，方中行、喻嘉言、张隐庵、张令韶、柯韵伯、尤在泾、陈修园、魏念庭等皆宗其说；一是作停止解，以程郊倩为代表，钱天来、《医宗金鉴》、陈亦人等宗其说。一些注家作停止解，或"脉隐伏不出，诊之不得"解，欠妥。脉伏诊不到，还是太阳病吗？能汗出而解吗？值得商讨。对本条的注解，胡希恕先生曾多次修改，以上是最后的修订。胡希恕老师以文字功夫见长，全面理解条文，注解本条恰切。

《伤寒论》第105条：**伤寒十三日不解，过经谵语者，以有热也，当以汤下之。若小便利者，大便当硬，而反下利，脉调和者，知医以丸药下之，非其治也。若自下利者，脉当微厥，今反和者，此为内实也，调胃承气汤主之。**

胡希恕注：过经，指病已由太阳过入阳明的意思。伤寒已十三日不解，则传入阳明而谵语，此里有热也，当以调胃承气汤下之。小便利者，则大便当硬，今反下利，而脉调和者，当是医以丸药下之非法的治疗所致。若转变为太阴，病自下利者，则脉当微厥，但今脉反和，此非自下利，而是丸药所致甚明。虽下利还谵语，而脉调和，肯定是里实未去也，故仍宜调胃承气汤主之。

《伤寒论》第123条：**太阳病，过经十余日，心下温温欲吐而胸中痛，大便反溏，腹微满，郁郁微烦，先此时自极吐下者，与调胃承气汤；若不尔者，不可与；但欲呕、胸中痛、微溏者，此非柴胡证，以呕故知极吐下也。**

胡希恕注："温"与"愠"古通用，温温即烦恼之意。太阳病十余日，病已去表内传。心下温温欲吐、郁郁微烦而胸中痛，颇似少阳柴胡证，但柴胡证当胸满、大便不溏，今大便反溏而腹微满，知非柴胡证。若先此时服过极吐下药，因使胃不和者，可与调胃承气汤；若不尔者，则属里虚，不可与之。但欲呕、胸中痛、大便微溏，而非柴胡证。心下温温欲吐，为吐后胃不和的内烦证，故知非柴胡证，而是由于极吐下所致。

按：极吐下药，暗示为剧烈吐下的巴豆剂，是古代常用治剂。吐后胃不和，少与调胃承气汤即治，须知。无论误治与否，吐后胃不和，呕不欲食为常，与调胃承气汤以和胃气，亦是常规。胸中痛为吐后食道被伤，若非极吐，则不至此。

《伤寒论》第 207 条：阳明病，不吐、不下、心烦者，可与调胃承气汤。

胡希恕注：吐下后而心烦者，为虚烦，宜与栀子豉汤。未经过吐下而烦者，为热烦，可与调胃承气汤。

《伤寒论》第 248 条：太阳病三日，发汗不解，蒸蒸发热者，属胃也，调胃承气汤主之。

胡希恕注：太阳病三日，虽发汗而病不解，其人反蒸蒸发热者，此热发自于里，故谓属胃也，宜以调胃承气汤主之。

按：太阳病才三日，发汗不解，马上即蒸蒸发热，传变可谓迅急。而不用大承气汤者，以无大汗出和腹满痛等证故也。

《伤寒论》第 249 条：伤寒吐后，腹胀满者，与调胃承气汤。

胡希恕注：吐后，胃气不和，而腹胀满者，宜与调胃承气汤。

按：吐后，胃气不和而腹胀满，不要误为大实满，而与大承气汤以攻之。吐后，胃常不和，与调胃承气汤和其胃气，乃常法。

【讨论归经】本方证当属阳明病证。

【临证思辨】本方证的辨证要点：阳明病，见腹实证，心烦或谵语、发热者。

常见于外感热病各个阶段，以及不合理的乱服药，造成里实热而出现本方证。如胡老治验：刘某，女，27 岁，1965 年 6 月 4 日初诊。发热头痛 1 周，曾服中西解表药，大汗出而身热头痛不解，头胀痛难忍，心烦欲吐，口干思冷饮，皮肤灼热而不恶寒，大便已 3 日未行，苔白厚，脉弦稍数。体温 38℃。证属里实热胃不和，治以清里和胃，与调胃承气汤：大黄 10 克，炙甘草 6 克，芒硝 12 克（分冲）。结果：上药服一煎，大便通，头痛已，身热减，体温正常，继服余药而去芒硝，诸症基本消失。

临床要注意：三承气汤，虽均属阳明病的泻下剂，但调胃承气汤长于下热，而治满不足；小承气汤长于治满，而下热不足；大承气汤既下热又除满。

7. 小承气汤方证

小承气汤方：大黄（酒洗）四两，厚朴（炙，去皮）二两，枳实（炙，大者）三枚。

上三味，以水四升，煮取一升二合，去滓，分温二服。初服当更衣，不尔尽饮之；若更衣者，勿服之。

【方解】

胡希恕注：此于大承气汤去软坚下热的芒硝，又减行气消胀的枳实、厚朴用量，虽亦属里实的下剂，但较大承气汤则远有不及，尤其下热，更较不足，故名为小承气汤。

【参考处方】酒大黄12克，厚朴6克，枳实6克。

上3味，以凉水500mL浸泡1小时，煎15～20分钟，取汤100mL，温服。大便通下止后服，不下再续水煎一次温服。

【歌诀】小承气本大承气，减厚朴量芒硝去，

虽属里实之下剂，大承气汤怎敢比。

【解读仲景原文】

《伤寒论》第208条：**阳明病，脉迟，虽汗出不恶寒者，其身必重，短气，腹满而喘，有潮热者，此外欲解，可攻里也。手足濈然汗出者，此大便已硬也，大承气汤主之；若汗多，微发热恶寒者，外未解也，其热不潮，未可与承气汤；若腹大满不通者，可与小承气汤，微和胃气，勿令至大泻下。**

胡希恕注：潮热，即蒸蒸发热，言其热如潮，势甚汹涌之意。身重，为湿郁于体表的表现。短气，为心下有微饮。腹满而喘，为里实满上压胸膈致呼吸困难。为便于理解，本条可分四段解如下：

脉迟为不及脉，常主寒、主虚，今阳明病见脉迟，并见汗出不恶寒，阳明病的外证已显，但其人仍有身重、短气、腹满而喘等表里虚实交错互见之证。言外之意，此为白虎汤方证，当然不可议下。

若汗出不恶寒，并有潮热者，则脉迟不外由于里实、气血受阻的结果，乃可肯定为外欲解可攻里也。若手足亦不断汗出（濈然汗出），更属大便成硬的确候，即宜以大承气汤主之。

若汗出虽多，但只微发热，并还恶寒者，脉迟亦为表虚之应，为外未解也，可先与桂枝汤治之，自在言外。

虽发热不恶寒，但其热不潮，则里还未实，则不可用大承气汤攻下，即使腹大满、腹满而喘、大便不通者，亦只可少与小承气汤，微和其胃气，慎勿使之大泻下。

按：水火不相容，热亦火之属，热盛于里，势必迫使津液外越，阳明病法多汗出，其故即在于此。表有湿则身重，里有微饮则短气，此热未至极，里还不实甚明，虽腹满而喘，亦正是表里虚实交错互见征象，此时哪能妄攻？

脉迟属不及，一般主寒主虚，但里实极者，则气血受阻，而脉亦迟，所以阳明病脉迟，首宜当心其虚。虽汗出不恶寒者，明明含有不可攻的否定语气。其身必重、短气、腹满而喘，即据以上脉证推知其不可攻的证候，后之大承气汤主之，此当除外甚明。历来注家大多连续读下去，而把身重、短气、腹满而喘纳入大承气汤的适应证，此实大错。试观书中有关身重的条文很多，而无一可下者，尤其后之（第219、221条）二条所述与此相似，但均禁下，更属可证。古文词意曲折，不易理解，故不避词费细释如上，以供参考。

冯世纶解读：对本条注解，充分体现胡希恕先生对每一条文，皆前后对照、互相联系研究，即他所倡导的"始终理会"的研究方法，这样可以正确理解每一条文。

《伤寒论》第209条：阳明病，潮热，大便微硬者，可与大承气汤；不硬者，不可与之。若不大便六七日，恐有燥屎，欲知之法，少与小承气汤，汤入腹中，转矢气者，此有燥屎也，乃可攻之；若不转矢气者，此但初头硬，后必溏，不可攻之，攻之必胀满不能食也。欲饮水者，与水则哕。其后发热者，必大便复硬而少也，以小承气汤和之；不转矢气者，慎不可攻也。

胡希恕注：燥屎，即硬便。转矢气，即称放屁。阳明病发潮热，已为里实可下之候，若再见大便微硬者，即可与大承气汤攻之；但大便不硬者，则不可攻之。假使不大便已六七日，欲知其有无燥屎，可先少与小承气汤，汤入腹中不大便，但转矢气者，此有燥屎也，乃可与大承气汤攻之。若不转矢气者，必下先硬后溏的大便，则不可与大承气汤攻之。若不经此试而误以大承气汤攻之，则证轻药过，势必大伤中气，必致腹满而不能食。欲饮水者，亦必因胃中虚冷，与水则哕也。

试服小承气汤，即下初硬后溏的大便，里已不实，潮热当解，若其后又复潮热者，此必大便复硬而少也，仍宜以小承气汤和其胃，服后转矢气而大便不通者，则可与大承气汤，不转矢气者，慎不可用大承气汤攻之。

按：阳明病发潮热，原则上为表解里实之候，是可以议下的，但用什么方药下之，还必须进一步细辨方药的适应证。大承气汤为攻下峻剂，尤其不可轻试。有潮热同时更有大便硬证候者，即为大承气汤的适应证。上条的手足濈然汗出，即大便成硬的一候，而本条所述并无大便硬的明确特征，但六七日不大便，唯恐其大便硬，因出小承气汤试之一法。不过潮热而大便先干后溏者，为小承气汤方证，若施于大便硬的大承气汤证，只能使其转矢气，当然无效，但亦无害，而后再与大承气汤，乃最妥当不过，故于大承气汤疑似之证，先与小承气汤，亦可视为定法，虽云试之，实即治之也。

《伤寒论》213 条：阳明病，其人多汗，以津液外出，胃中燥，大便必硬，硬则谵语，小承气汤主之。若一服谵语止者，更莫复服。

胡希恕注：阳明病，以法当多汗，今谓其人多汗者，指其人平时即多汗，今患阳明病，则较一般人更多汗的意思。以是则津液大量外出，故不待热实有潮热的为候，即胃中燥，大便硬而谵语，因只以小承气汤主之。若一服谵语止，更莫复服。

按：此以汗出多，因使大便硬发谵语，还未至热实的自结，因亦无潮热，故主以小承气汤和其胃以止谵语。此以津液亡失为病根，屎虽硬，亦不可与大承气汤，谵语止，即小承气汤亦不得再服，虑其更亡津液也。

此论下法，不得只着眼于大便硬，应细审致硬之因，多汗、热实大有分寸，其关键在于有无潮热一证。

《伤寒论》第 214 条：阳明病，谵语、发潮热、脉滑而疾者，小承气汤主之。因与承气汤一升，腹中转气者，更服一升，若不转气者，勿更与之。明日又不大便，脉反微涩者，里虚也，为难治，不可更与承气汤也。

胡希恕注：阳明病，谵语、发潮热，可攻的为候虽备，但脉滑而急，为有热无实之诊，故以小承气汤主之。因先试与一升，服后腹中转矢气而不利下者，则再与服一升；若服后不转矢气而即利下者，即勿更与之。假设明日又不大便，而脉微涩者，乃气血俱不足，为里虚之候，病实正虚，故为难治，慎不可更与承气汤也。

按：滑脉虽主实热，但实热而至结硬的高度，气血受阻，脉常不滑，故小陷胸汤证脉滑，而大陷胸汤证则脉不滑。热结于里的白虎汤证脉滑，但大便硬的大承气汤证则脉不滑。疾为数之甚，数疾之脉虽主热，但亦主虚，尤其滑疾同时出现。脉来既滑利又数急，中无所阻甚明，谓为里热则可，若里实以至大便成硬的高度，则不当有此脉应。

阳明病，谵语、发潮热，本属大承气汤可攻之证，只因脉滑而疾，热实中隐伏有虚候可虑，但为证当下，虽云小承气汤主之，实乃舍重就轻，慎而又慎，为防实去虚脱之变。全文精神，统由因之一字传出，经过深思熟虑，因而才与小承气汤一升，更服、勿再与之、脉反微涩，在因与承气汤时使步步都有成算，并非冒然一试。当初诊察脉证，便即知为难治，但如未至大虚，遂与小承气汤和胃救津，亦可缓缓治愈，故谓小承气汤主之。假如先服一升后，腹中不转矢气而即利下，明日又不大便，脉反微涩，原来所虑里虚真面目，乃暴露出来，终成为不可更与承气汤的难治证。

冯世纶解读：以上可能是胡希恕先生对本条的最终注解。胡希恕先生以前的笔记多谓："谵语、发潮热，为有燥屎，脉滑而疾，为有宿食，均宜大承气汤下之，书中有明文，而谓小承气汤主之，可疑，尤其因与承气汤一升以下为文，更令人不可理解，其中必有错简，不释。"而本次（大约于1983年末）认为有道理，主要着眼点是脉滑而疾。这一解说，与第209条、第215条注解精神一贯，即大承气汤证或大承气汤疑似证可与小承气汤治之。读者宜细研之。

《伤寒论》第250条：太阳病，若吐、若下、若发汗后，微烦、小便数、大便因硬者，与小承气汤，和之愈。

胡希恕注：胡希恕注：太阳病，吐、下、发汗后，由于津液亡失，胃中干不和，故微烦。若复小便数，益使胃肠枯燥，因使大便硬难通者，宜与小承气汤和其胃气即愈。

按：此由于太阳病误治而转属阳明病者，但里热不甚，故只微烦，虽使大便硬，不宜大承气汤猛攻。此虽有似脾约证，但脾约证虽十日不大便无所苦，而此则只微烦，故不用麻子仁丸，而用小承气汤。辨证必如此入细，用药方能恰到好处。

《伤寒论》第251条：得病二三日，脉弱，无太阳、柴胡证，烦躁、心下硬。至四五日，虽能食，以小承气汤，少少与微和之，令小安；至六日，与承气汤一升。若不大便六七日，小便少者，虽不受食，但初头硬，后必溏，未定成硬，攻之必溏，须小便利，屎定硬，乃可攻之，宜大承气汤。

胡希恕注：无太阳、柴胡证，指无太阳表证和少阳柴胡汤证言。今既烦且躁，心下又硬，已四五日不大便，里实显然可见，但因脉弱应虑其虚，虽能食为有热，因只宜少少与小承气汤微和其胃，稍安其烦躁，再行观察。至六日还不大便，可增与小承气汤一升；延至六七日仍不大便，虽不能食，为里当有燥屎，但若小便少者，大便亦必初头硬后溏，屎未定成硬，攻之必溏泻不止，必须待其小便利，屎定硬，乃可攻之，宜大承气汤。

按：本条的脉弱和前之脉迟，均属不及的一类脉，阳明病见之，必须精心观察，慎重用药，尤其脉弱而伴心下硬，更当虑其虚，即有一二实候，亦不可妄试攻下。以小承气汤少少与，微和之，令小安，至六日再与一升，用药何等慎重；四五日，五六日，六七日，观察何等周详。治大病难，治疑病更难，病家急躁，医者粗心，未有不败事者。四五日至六日，虽无不大便的明文，然据不大便六七日一语，则四五日至五六日亦未大便自在言外，古文简练，须细玩之。

《金匮要略·呕吐哕下利病脉证治》第41条：**下利谵语者，有燥屎也，小承气汤主之。**

胡希恕注：胃不和则谵语，里有燥屎，因其未见潮热，故不用大承气汤而以小承气汤主之。说明临床应用大承气汤须当机立断，但定要详加审证，不可主观、武断。

《金匮要略·呕吐哕下利病脉证治》附方（一）：《千金翼》小承气汤：**治大便不通，哕，数谵语。**

胡希恕注：哕数即哕之甚者，如果大便不通，哕逆频数，再发谵语，可用小承气汤治其胃气不和，通其谷道，本条与"哕而腹满，视其前后，知何部不利，利之即愈"一法相应。

【讨论归经】本方证当属阳明病证。

【临证思辨】本方证的辨证要点：阳明病、大便硬而无潮热者。

仲景书有8条论述小承气汤方证，大黄泻下通便作用明显，但个体差异很大，尤其对燥结较重者难得通下，必用芒硝软坚。因此本方适用于腹胀、大便不通不久者。

8. 大承气汤方证

大承气汤方：大黄（酒洗）四两，厚朴（炙，去皮）半斤，枳实（炙）五枚，芒硝三合。

上四味，以水一斗，先煮二物，取五升，去滓，内大黄，更煮取二升，去滓，内芒硝，更上微火上一二沸，分温再服。得下，余勿服。

【方解】

胡希恕注：大黄攻下，芒硝软坚，二药合用攻下颇峻，复佐以消胀破结的厚朴、枳实，则荡涤肠胃、通利水谷既迅且猛，任何大实、大热、大满，以至塞而不利或闭而不通者，均得攻而克之。

【参考处方】酒大黄12克，厚朴24克，枳实15克，芒硝20克。

上4味，以凉水600mL浸枳实、厚朴1小时，煎取汤300mL，内大黄，煎取150mL，内芒硝10克，再煎微沸，温服。大便通下止后服。

【歌诀】大承气汤救急方，厚朴枳实硝大黄，
　　　　阳明实热满塞闭，迅猛通利涤胃肠。

【解读仲景原文】

《伤寒论》第208条：阳明病，脉迟，虽汗出不恶寒者，其身必重，短气，腹满而喘，有潮热者，此外欲解，可攻里也。手足濈然汗出者，此大便已硬也，大承气汤主之；若汗多，微发热恶寒者，外未解也，其热不潮，未可与承气汤；若腹大满不通者，可与小承气汤，微和胃气，勿令至大泻下。

冯世纶解读：见前小承气汤方证。

《伤寒论》第209条：阳明病，潮热，大便微硬者，可与大承气汤；不硬者，不可与之。若不大便六七日，恐有燥屎，欲知之法，少与小承气汤，汤入腹中，转矢气者，此有燥屎也，乃可攻之；若不转矢气者，此但初头硬，后必溏，不可攻之，攻之必胀满不能食也。欲饮水者，与水则哕。其后发热者，必大便复硬而少也，以小承气汤和之；不转矢气者，慎不可攻也。

冯世纶解读：见前小承气汤方证。

《伤寒论》第212条：伤寒若吐、若下后不解，不大便五六日，上至十余日，日晡所发潮热，不恶寒，独语如见鬼状。若剧者，发则不识人，循衣摸床，惕而不安，微喘直视，脉弦者生，涩者死。微者，但发热谵语者，大承气汤主之。若一服利，则止后服。

胡希恕注：独语如见鬼状，谓无人相对而自语，如见鬼似的自作问答，即谵语之谓；循衣摸床，即摸索衣边床沿丧失意识的动作；惕而不安，即恐惧而烦躁不安。

太阳伤寒，本当发汗，若吐、若下皆属误治，邪热深陷于里，故病不解。不大便已五六日，上至十余日，于日晡所发潮热，不恶寒，独语如见鬼状，则表证已罢，阳明里实的为候已具备了。

上证之剧甚者，更必神识不清，不辨素识之人，循衣摸床惕而不安，微

喘直视，此皆病实正虚险恶至极征象。脉弦为气血尚充，还可急下以求生；脉涩为气血已衰，已不可再下，故死。

若上证之轻微者，而只发潮热和独语如见鬼状之谵语者，则以大承气汤主之。若一服得快下，则止后服。

《伤寒论》第215条：阳明病，谵语、有潮热、反不能食者，胃中必有燥屎五六枚也；若能食者，但硬耳，宜大承气汤下之。

胡希恕注：谵语有潮热，为热实于里，大便成硬的为候。里热当能食，今反不能食者，为胃中必有干燥的宿食不消关系。若其人能食，则胃中无积食，但亦必大便硬无疑。故无论能食与否，均宜大承气汤主之。

按：谵语有潮热，为热实于里、大便成硬的一候，燥结上及于胃则不能食，尚未及于胃则能食，但潮热而大便微硬者，即大承气汤的适应证，上条（214）以小承气汤治同证，只以脉滑而疾，与实结于里大有矛盾，深恐隐伏津耗为虚，乃迫不得已的权宜手段，前后对照更易明了。

《伤寒论》第217条：汗出谵语者，此为风也。须下者，过经乃可下之；下之若早，语言必乱，以表虚里实故也。下之则愈，宜大承气汤。

胡希恕注：汗出则津液外出，胃中燥，便必结以至其人谵语者，为里已有燥屎的关系。此为风也，谓此本太阳中风而转属阳明者，以示与其人多汗而致大便硬、谵语者不同（前第213条可互参），此证已须下之，但必须太阳证罢，乃可下之。下之若早，则使外邪全陷于里，更必热盛神昏加甚其语言错乱。表虚里实者，即是说表邪内陷，则表已虚，邪并于里，则里益实也，但下之则愈，宜大承气汤。

按：此和第213条所述证候颇相似，而所以前与小承气汤而此与大承气汤者，主要是此为太阳中风转属阳明病，表未罢即续自汗出而谵语，其燥结之速可见。未发潮热，亦表未解的关系，故一俟表解，即须下之，以其病势进行太速故也。前者只以其人多汗，表证早不存在，以无潮热，屎虽硬而热不甚，因只宜小承气汤和之足矣。所以辨证必须入细，粗枝大叶，未有不出错者。

《伤寒论》第220条：二阳并病，太阳证罢。但发潮热、手足漐漐汗出、大便难而谵语者，下之则愈，宜大承气汤。

胡希恕注：太阳与阳明并病，若太阳证罢，但见其人发潮热、手足漐漐汗出，大便难而谵语，更是大便成硬的确征，宜以大承气汤下之即愈。

《伤寒论》第238条：阳明病，下之，心中懊憹而烦，胃中有燥屎者，

可攻。腹微满，初头硬，后必溏，不可攻之。若有燥屎者，宜大承气汤。

胡希恕注： 阳明病，虽已下之，遗热未除，故心中懊憹而烦。若里有燥屎，腹当硬满而拒按，则仍可攻之；若只微满而不实，大便必初头硬后溏，此乃虚烦的栀子豉汤证，则不可攻之。如确诊其有燥屎者，即宜以大承气汤攻之。

按： 大实大满亦有燥屎的为候，心中懊憹而烦，为栀子豉汤和大承气汤的共有证，腹微满或大实满为其主要鉴别法，此腹诊之所以必知。

《伤寒论》第239条：病人不大便五六日，绕脐痛、烦躁、发作有时者，此有燥屎，故使不大便也。

胡希恕注： 病人不大便五六日，肠中燥，大便硬，欲行则涩滞不前，故绕脐痛而烦躁。不行则痛与烦躁亦暂止，时休时作，故谓发作有时也，此为有燥屎，故使五六日不大便也。

按： 绕脐痛、烦躁、发作有时，亦有燥屎的为候，虽未出方，当宜以大承气汤攻之。

《伤寒论》第240条：病人烦热，汗出则解；又如疟状，日晡所发热者，属阳明也。脉实者，宜下之；脉浮虚者，宜发汗。下之与大承气汤，发汗宜桂枝汤。

胡希恕注： 病人烦热，汗出则解者，暗示不汗出而烦躁的大青龙汤证，经服大青龙汤后则汗出烦热即解也。但又续如疟状，于日将暮则定时发热，此已转属阳明病；如果诊其脉实，宜与大承气汤以下之；若脉不实而浮虚，则不关系阳明病，乃荣卫不调于外，则宜桂枝汤以发汗。

按： 时发热汗出者，为桂枝汤证。但发热于日晡所，与阳明病日晡所发热者，很难区别，此时唯有辨之于脉，实则属阳明，浮虚乃在外也。不过只日晡所发热，即便脉实又何至用大承气汤猛攻？殊不知将发汗，即转属阳明，病势猛剧，正在变化莫测之顷，缓恐恶证蜂起，当头痛击，此正其时，医者不但要知常规，更须知机应变，可与后之急下诸条互参自明。

冯世纶解读： 这里得到启示，发热、高烧且忌一味解热发汗，出现阳明病即不能再发汗退热。这是经方理论的科学性，已经临床反复验证。

《伤寒论》第241条：大下后，六七日不大便，烦不解，腹满痛者，此有燥屎也。所以然者，本有宿食故也，宜大承气汤。

胡希恕注： 前用大承气汤大下以后，今又六七日不大便，而烦躁亦始终未解，今腹满且痛者，则有燥屎也。之所以大下后而又有燥屎者，因其人本有宿食，下而不尽的缘故，仍宜大承气汤下之。

按：此承前阳明病下之，心中懊𢙐而烦，胃中有燥屎者可攻条，而重申攻毒必尽之意。

《伤寒论》第242条：**病人小便不利，大便乍难乍易，时有微热，喘冒不能卧者，有燥屎也，宜大承气汤。**

胡希恕注：小便不利，则大便应溏，今以里热盛实，边流边结反而乍难乍易。热实于里，外只时有微热，喘冒不能卧，亦实热壅上的为候，故肯定此有燥屎也，宜大承气汤攻之。

《伤寒论》第251条：**得病二三日，脉弱，无太阳、柴胡证，烦躁、心下硬；至四五日，虽能食，以小承气汤，少少与，微和之令小安。至六日，与承气汤一升。若不大便六七日，小便少者，虽不受食，但初头硬，后必溏，未定成硬，攻之必溏；须小便利，屎定硬，乃可攻之，宜大承气汤。**

冯世纶解读：见前小承气汤方证同条注。

《伤寒论》第252条：**伤寒六七日，目中不了了，睛不和，无表里证，大便难，身微热者，此为实也。急下之，宜大承气汤。**

胡希恕注：目中不了了者，谓视物不明也。睛不和者，谓眼球暗无光也。

伤寒六七日，其人突然目中不了了、睛不和，无发热恶寒的表证和大实大满的里证，虽只大便难而身微热，此热实于里，为候殊恶。虽外迫尚微，但上攻甚烈，病势猛暴，势须急下，宜大承气汤。

按：热实极于里，或迫于外，发于体表，而为身大热、汗出等证；或亢于上，波及头脑，而为烦躁、谵语等证，本条所述即系后者。不过伤寒表证，突然而罢，而里实诸候不待形成，竟出现目中不了了、睛不和的险恶证候，其来势猛暴，传变迅急，大有不可终日之势，哪得以只大便难，而身微热，再行观望之理？应急制变，唯有釜底抽薪，以大承气汤急下之一法。

《伤寒论》第253条：**阳明病，发热、汗多者，急下之，宜大承气汤。**

胡希恕注：阳明病蒸蒸发热，大汗如流，为热蒸腾于里、津液欲竭于外的形象，应急下以救津，缓则无及，宜大承气汤。

按：壮热内迫，津液外越，故发热汗多如流，如不急下，则津液立可枯竭，恶证蜂起，必致不救。

《伤寒论》第254条：**发汗不解，腹满痛者，急下之，宜大承气汤。**

胡希恕注：发汗不解，指太阳病发汗后而病不解，竟直传于里。腹满且痛，可见实结已甚，传变如此急暴，不可等闲视之，急下之，宜大承气汤。

按：以上三条，均属病势猛剧、传变迅急的证候，看似不重，稍有延误，恶候蜂起，祸变立至，故须急下，学者宜细玩而熟记之。

《伤寒论》第255条：腹满不减，减不足言，当下之，宜大承气汤。

胡希恕注：此承上条的腹满痛言，虽以大承气汤急下之，但腹满不减，即有所减，亦微不足道，此还当下之，宜大承气汤。

按：腹满不减，减不足言，虽属实满，则用三物厚朴汤即可，当无须大承气汤的峻攻，其承上条而言甚明。盖病重剧，常非一击即能收功，除恶务尽，故须再下。

《伤寒论》第256条：阳明少阳合病，必下利，其脉不负者，为顺也；负者，失也。互相克贼，名为负也。脉滑而数者，有宿食也，当下之，宜大承气汤。

胡希恕注：本条应读为：下利，脉滑而数者，有宿食也，当下之，宜大承气汤。

按：著者以阳明病本不下利，由于木来克土，故反下利，因以阳明少阳合病必下利冠之。此和其脉不负以下一段文字，均为附会五行家言，不足取法，故均置之不释。

又前于214条，谓结实于里脉不应滑疾（急），故不用大承气汤，而本条脉滑数，何以谓为有宿食而用大承气汤呢？不知此由于伤食而致下利，以其有热，故脉滑数，而并非热实燥结。若真燥结，虽有宿食，脉亦不会滑数，《金匮要略》"寸口脉浮而大，按之反涩，尺中亦微而涩，故知有宿食"可征。

《伤寒论》第320条：少阴病，得之二三日，口燥咽干者，急下之，宜大承气汤。

胡希恕注：少阴病，津液本虚，若传里为阳明病，则燥结异常迅急。二三日不过乍传之时期，而即口燥咽干，已大有津液欲竭之势，故须急下救其津液，缓必无及，宜大承气汤。

《伤寒论》第321条：少阴病，自利清水，色纯青，心下必痛，口干燥者，急下之，宜大承气汤。

胡希恕注：自利清水，色纯青者，谓所下均是色纯青的秽浊臭水。热结于胃，故心下必痛，此即《温疫论》所谓热结旁流者是也。虽形似少阴病（指脉微细，但欲寐而言），而实系热毒暴发于里的疫证，病势猛恶，边下利清水，边结实心下，热亢津亡，灾祸立至，口干燥者，已见其端，故须急下之，宜大承气汤。

按：我昔年一夜，正在睡中，突然身如倒悬，昏冒不知所以，始以为梦，嗣以腹痛欲便，方知是病，遂下利黑水样便二三行，恶臭难闻。以后便沉昏不起，家人惶恐，乃请西医注射药针，次日头脑稍清，但口燥咽干、腹痛不已，因自拟服大承气汤加甘草，得快下遂安。因所患与上证颇相似，故附此以供参考。此本属阳明，与少阴无关，以其燥结迅速，势当急下，与少阴转属阳明者相似，故并出于此，亦以少阴病冒之。

《伤寒论》第 322 条：少阴病，六七日，腹胀、不大便者，急下之，宜大承气汤。

胡希恕注：已六七日腹胀不大便，本属里实可下之证，况有少阴的外观，更应虑其津虚，急宜大承气汤下之。

按：津愈虚则促进热实，热实则益使津液耗损，以是虚者益虚，实者益实，精虚病实，势难任药了。故少阴转属阳明者，略见其端，即宜急下。

《金匮要略·痉湿暍病脉证治》第 13 条：痉为病，胸满口噤，卧不着席，脚挛急，必齘齿，可与大承气汤。

胡希恕注：胸满者，为热甚于里而壅于上也。口噤者，即口噤不得语之简词也。卧不着席者，背弓反张甚，仰卧则身不能密着于席也。脚挛急者，脚亦痉也。齘齿，为咬牙发怒状，于此谓牙关紧急甚、痉挛剧烈也，此为热实于里的剧烈暴急的痉证，可与大承气汤速下其热。

按：此述热实于里而致暴烈的痉病证治，可与大承气汤者，有大承气汤证，则可与大承气汤也，言外有热实于里的痉病，必须下其热，然下热不定限于大承气汤，宜依证选用适方可也。

《金匮要略·腹满寒疝宿食病脉证治》第 13 条：腹满不减，减不足言，当须下之，宜大承气汤。

胡希恕注：本条与前文（第 3 条）"腹满时减，复如故，此为寒"相对应，彼有虚寒，不可下。本条所言腹满不减或稍稍减轻，微不足道，为实，当须攻下，下之里实得去，腹满得消，有大承气汤证者可服大承气汤。

《金匮要略·腹满寒疝宿食病脉证治》第 21 条：问曰：人病有宿食，何以别之？师曰：寸口脉浮而大，按之反涩，尺中亦微而涩，故知有宿食，大承气汤主之。

胡希恕注：本条言如何辨别宿食。寸口脉浮主热，大亦主热，为热实之象，浮大之脉应滑，此处却按之反涩，主血不足，尺中微涩，为里无阳、津液虚，热实血不足，里当有宿食结聚，则谷气不布，可以大承气汤下其宿食。

181

《金匮要略·腹满寒疝宿食病脉证治》第22条：**脉数而滑者，实也，此有宿食，下之愈，宜大承气汤。**

胡希恕注：脉滑数，为里有结实，为宿食病常有之脉，而未致津液虚竭，故不涩，亦以大承气汤下之。上条所言邪实正虚，当尽快下之，以防养痈成患，故曰"主之"，本条虽已结实，但尚未伤津，故曰"宜"，即可斟酌下之。

《金匮要略·腹满寒疝宿食病脉证治》第23条：**下利不欲食者，有宿食也，当下之，宜大承气汤。**

胡希恕注：下利有所去，当能食，此条却不欲饮食，为胃中仍有所结，若为宿食，可以大承气汤下之，但临床另有一类，下利不欲饮食，非因宿食者，不可贸然攻下。

按：噤口痢多由于有宿食者，宜注意。

《金匮要略·呕吐哕下利病脉证治》第37条：**下利，三部脉皆平，按之心下坚者，急下之，宜大承气汤。**

胡希恕注：下利脉平，本无大碍，但兼有心下坚，为实证，当拒按，说明此病一边下利，一边结实，所谓"结者自结，下者自下"，即吴又可所云"温疫"，病情极为凶险，且最易耽误，当急以大承气汤下之，不可疑虑。若延误时机，待津液虚极，人不任药，便无法应用大承气汤，下之死，不下亦死，无可措手。

《金匮要略·呕吐哕下利病脉证治》第38条：**下利，脉迟而滑者，实也，利未欲止，急下之，宜大承气汤。**

胡希恕注：本条亦见于《伤寒论》中。脉迟本为不及之脉，主虚主寒，但与滑同见，滑主实，实到相当程度，阻碍气机，血行不畅，则脉迟。此利里实太甚，当以大承气汤急下之。

脉迟主寒，但里实甚者则脉亦迟（第208条），今迟与滑俱见，则不为寒，而反为热实甚明，故下利见此脉，则知为里实所致，实不去则利不止，宜大承气汤急下之。

《金匮要略·呕吐哕下利病脉证治》第39条：**下利，脉反滑者，当有所去，下乃愈，宜大承气汤。**

胡希恕注：本条证见与上条仅差一"迟"，脉滑主里实，但实不太甚，未到阻碍气血而脉迟的程度，故虽当下却不必急下，以大承气汤一攻即愈。

下利，虚人最甚，脉当微弱，今脉反滑为里实之应，故谓当有所去，须下其实乃愈，宜大承气汤。

《金匮要略·呕吐哕下利病脉证治》第 40 条：下利已差，至其年月日时复发者，以病不尽故也，当下之，宜大承气汤。

胡希恕注：本条言休息痢。下利已愈，但到某年某月某日某时复发，当责之邪气未尽，当以大承气汤攻之荡邪。

按：此即所谓休息痢，因初病时未能祛尽病毒，故至时复发，当下尽其毒，宜大承气汤。

冯世纶解读：临床治疗痢疾，很多人喜用酸收之品如乌梅，或当攻不攻，或妄用补法，虽经治疗后下利可止，但里仍有余邪未清，早晚必作祸患，或下利复发，或变生他病。

《金匮要略·妇人产后病脉证治》第 1 条：问曰：新产妇人有三病，一者病痉，二者病郁冒，三者大便难，何谓也？师曰：新产血虚，多汗出，喜中风，故令病痉。亡血复汗，寒多，故令郁冒。亡津液，胃燥，故令大便难。

《金匮要略·妇人产后病脉证治》第 2 条：产妇郁冒，其脉微弱，呕不能食，大便反坚，但头汗出。所以然者，血虚而厥，厥而必冒。冒家欲解，必大汗出。以血虚下厥，孤阳上出，故头汗出。所以产妇喜汗出者，亡阴血虚，阳气独盛，故当汗出，阴阳乃复。大便坚，呕不能食，小柴胡汤主之。

《金匮要略·妇人产后病脉证治》第 3 条：病解能食，七八日更发热者，此为胃实，大承气汤主之。

冯世纶解读：见小柴胡汤条。

《金匮要略·妇人产后病脉证治》第 7 条：产后七八日，无太阳证，少腹坚痛，此恶露不尽；不大便，烦躁发热，切脉微实，再倍发热，日晡时烦躁者，不食，食则谵语，至夜即愈，宜大承气汤主之。热在里，结在膀胱也。

胡希恕注：产后胞宫内离经恶血当尽早排出，而为恶露，若恶露不去，易变生他病。产后七八天，未经风袭，无太阳表证，少腹按之坚硬，疼痛剧烈，此为恶露去而未尽，于少腹集成坚块，症见：不大便、烦躁、发热，脉微见实，实而不甚。"再倍发热，日晡时烦躁者"为倒装句，可变为"日晡时烦躁者，再倍发热"，本就发热烦躁，至日晡所，发热、烦躁皆加倍而作，可见其为阳明病。阳明病热盛于里，大便燥结，里有所积则不欲饮食，食则助其胃不和，发为谵语。瘀血内阻，氤氲郁热，所见之症均为昼而安静，入夜则如见鬼状，即昼轻夜重，此处烦躁、发热至夜即愈，可见其热为阳明，不在血室，因阳明里热而使恶露结于膀胱而不下行，以大承气汤去阳明里实即可。若恶露不尽由于瘀血本身而起，可下者，与桃仁承气汤；不可下者，与桂枝茯苓丸，都可祛其恶露。

【讨论归经】本方证当属阳明病证。

【临证思辨】本方证的辨证要点：里实热大便难者。

本方证在仲景书有 31 条记载，可见于急、慢性病，如治验：孔某，男，42 岁，迁西县中学体育教师。1976 年 11 月 3 日初诊。平素无病，但地震后不久出现肝硬化腹水，听医生说要补充蛋白质，其妻煮一只鸡一次吃下，谁知以后一周大便不行，腹胀难忍，用开塞露不下，用生理盐水、肥皂水灌肠皆无效，出现肝昏迷。患者昏昏欲睡，时说胡话，舌苔黄腻中褐，脉沉弦滑。腹大如锅按之痛。证属水食积聚成阳明里实热，热犯神明，治以急下阳明实热，与大承气汤：大黄 12 克，枳实 12 克，厚朴 18 克，芒硝 15 克（分冲）。结果：患者服一煎，大便先干后溏，泻一大盆黑便，恶臭熏天，人即感清醒，腹如卸负重。后改服小柴胡汤合茵陈五苓散、《外台》茯苓饮等，嘱其喝鸡汤少吃肉，并多吃蔬菜水果，调理半年后腹水渐消。

基于以上所论，可知大承气汤为阳明腑实证的攻下峻剂，但热实达至一定高度，又非此方不能以救治。不当用而用，和当用而不用，均足以误人性命。燥屎、宿食虽属本方应用的指标，但不是应用本方的目的。以上所述，在不同情况而有不同的证候，必须熟记。尤其应变急下各条，更要心中有数。若谓大承气汤法即泄下，所治不外大实、大热、大满云云，而于具体适应证毫无所知，敢断言其动手便错。今就其方证的辨证要点归纳如下：

（1）阳明病脉迟、汗出、不恶寒、发潮热、手足濈然而汗出者。

（2）不大便、发潮热而谵语者。

（3）阳明病谵语有潮热、不能食有燥屎或能食、屎定硬者。

（4）汗出谵语、无太阳证者。

（5）发潮热、手足漐漐汗出、大便难而谵语者。

（6）心中懊憹而烦、胃中有燥屎者。

（7）不大便五六日、绕脐痛、烦躁发作有时者。

（8）病人烦热汗出则解、日晡发热而脉实者。

（9）大下后六七日不大便、烦不解、腹满痛者。

（10）小便不利、大便乍难乍易、有时微热、喘冒不能卧者。

（11）脉弱、烦躁心下硬、六七日不大便、小便利者。

（12）伤寒六七日、目中不了了、睛不和、无表里证、大便难身微热者。

（13）少阴病传为阳明病、自利清水、色纯青、心下必痛、口干燥者。

（14）少阴病传为阳明病，六七日腹胀不大便者。

（15）下利脉滑而数，或脉迟而滑、不欲食者。

9. 厚朴三物（厚朴大黄汤）汤方证

厚朴三物（厚朴大黄汤）汤方：厚朴八两，大黄四两，枳实五枚。

上三味，以水一斗二升，先煮二味，煮取五升，内大黄，煮取三升，温服一升，以利为度。

（注：厚朴大黄汤方：厚朴一尺，大黄六两，枳实四枚。）

【方解】

胡希恕注：本方即小承气汤增厚朴、枳实的用量，故治小承气汤证而胀满较剧者。

冯世纶解读：厚朴三物方证见于《金匮要略·腹满寒疝宿食病脉证治》篇，厚朴大黄汤方证见于《金匮要略·痰饮咳嗽病脉证治》篇，两方药味组成相同，但药量有些不同，其适应证大致相同，故置于一起论述。

【参考处方】厚朴 24 克，酒大黄 12 克，枳实 15 克。

上 3 味，以凉水 600mL 浸枳实、厚朴 1 小时，煎取汤 300mL，内大黄，煎取 150mL，温服。大便通下止后服。

【歌诀】厚朴三物小承气，里实腹痛胀满剧，

增加厚朴枳实量，理气消满在通闭。

【解读仲景原文】

《金匮要略·腹满寒疝宿食病脉证治》第 11 条：痛而闭者，厚朴三物汤主之。

胡希恕注：痛而闭，是指腹痛、胀满剧甚，大便闭而不通也，厚朴三物汤主之。

《金匮要略·痰饮咳嗽病脉证并治》第 26 条：支饮胸满者，厚朴大黄汤主之。

胡希恕注：支饮上犯，而致胸满、大便不通者，厚朴大黄汤主之

按：由本条所述，可见厚朴、枳实有祛除食毒和水毒的作用。

【讨论归经】本方证当属阳明病证。

【临证思辨】本方证的辨证要点：胸腹胀满而痛、大便闭结者。

本方证与小承气汤证近似，大便不通、腹胀满明显者，用本方。

10. 大黄甘草汤方证

大黄甘草汤方：大黄四两，甘草一两。

上二味，以水三升，煮取一升，分温再服。

【方解】

胡希恕注：本方即调胃承气汤去芒硝而成。胃热上冲，食已即吐，苟非大黄急下以除上逆之邪，则津液悉随痰涎上涌，变证百出，故毫不以苦寒伤犯中州为虑，而以大黄下胃热、降逆气，甘草以和胃气、致津液，使胃气和而吐止。

【参考处方】酒大黄 12 克，甘草 6 克。

上 2 味，以凉水 500mL 浸 1 小时，煎取 100mL，温服。再续水煎一次温服。

【解读仲景原文】

《金匮要略·呕吐哕下利病脉证治》第 17 条：**食已即吐者，大黄甘草汤主之。**

胡希恕注：食已即吐者，谷道闭于下，热气壅于上也，大黄甘草汤主之。

按：呕吐，谷不得下者，为胃中有水饮，本不呕吐，食已则吐者，为谷道不通、谷不得下反伴热壅而吐也，故前宜小半夏汤除逆以逐饮，而此宜下热以通便也。

【讨论归经】本方证当属阳明病证。

【临证思辨】本方证的辨证要点：阳明病，大便难见呕逆者。

急慢性胃肠病、发烧，出现呕吐、大便不畅者，可适证应用本方。

11. 麻子仁丸方证

麻子仁丸方：麻子仁二升，芍药半斤，枳实（炙）半斤，大黄（去皮）一斤，厚朴（炙，去皮）一尺，杏仁（去皮尖，熬，别作脂）一升。

上六味，蜜和丸，如梧桐子大，饮服十丸，日三服，渐加，以知为度。

【方解】

胡希恕注：此于小承气汤加润燥的麻仁、芍药、杏仁等药，和蜜为丸，安中缓下，使正不伤，习惯性或老人的便秘，以及虚人里有积滞者宜之。

冯世纶解读：本方证当属阳明病证。必须注意：这里的"安中缓下，使正不伤，习惯性或老人便秘"，当属阳明病证者。大便硬、习惯性便秘属太阴者，当禁用麻子仁丸。

【参考处方】本方药有蜜丸制剂，可据证服用。

【歌诀】麻子仁丸小承气，杏仁芍药和蜂蜜，

安中缓下不伤正，老年虚人常便秘。

【解读仲景原文】

《伤寒论》第247条：趺阳脉浮而涩，浮则胃气强，涩则小便数；浮涩相搏，大便则硬，其脾为约，麻子仁丸主之。

胡希恕注：趺阳脉为足阳明胃经的动脉，古人用以候胃。浮脉主热，胃有热则气盛，故谓浮则胃气强；涩主津虚，小便数则耗泄津液，故谓涩则小便数。浮涩相搏，亦必使阳绝于里，大便则硬，古人谓脾为胃运行津液，今胃中干已无津液可运，则脾的功能亦受到制约，故谓其脾为约，此宜麻子仁丸主之。

按：此与大承气汤证热实燥结者大不一样，若就大便难一证取治，最易弄错，以是连续论述，或以证分，或以脉辨，处处示人以辨之之道，并名之为脾约，出麻子仁丸的主治方，以示与大承气汤的证治显然有别。

【讨论归经】本方证当属阳明病证。

【临证思辨】本方证的辨证要点：经常便秘而无所苦者。

习惯性或老人便秘、虚人里有积滞而属里实热者可适证服用。如治验案：李某，男，59岁，初诊日期1965年2月18日。感冒2周，经服药治愈，唯胸胁闷满，纳差，大便干燥，三四日一行，苔白，脉弦细。肝下缘肋下1cm轻微压痛。此属津虚阳明内结，与麻仁丸，早晚各一丸。结果：服一日大便即通，继服无所苦。

12. 下瘀血汤方证

下瘀血汤方：大黄三两，桃仁二十枚，䗪虫（熬，去足）二十枚。

上三味，末之，炼蜜和为四丸，以酒一升，煎一丸，取八合，顿服之，新血下如豚肝。

按："新血"应改为"干血"，若为新血，如何能像豚肝？条文亦谓腹中有干血着脐下，可能传抄有误。

【方解】

胡希恕注：方中䗪虫攻逐顽固性瘀血，作用颇似水蛭、虻虫，但另有止痛之功。既先与枳实芍药散治之，可见当有胀满，但此处胀满属实，非枳实行气可以奏效，故以大黄祛其里实。方后注中云"新血下如豚肝"，但文中仅

言干血、瘀血，新血两个字恐为讹误。

冯世纶解读： 䗪虫咸寒，《神农本草经》认为其主"血积癥瘕，破坚，下血闭"，可见为一有力的祛瘀药，并有治瘀血腹痛的作用，合桃仁、大黄，故治较顽固的瘀血腹痛而大便不通者。

【参考处方】 大黄 10 克，桃仁 10 克，䗪虫 10 克。

上 3 味，以凉水 500mL 浸 1 小时，煎取 100mL，加黄酒 30mL 温服。再续水煎一次温服。

【歌诀】 下瘀血汤为蜜丸，酒煎下血如猪肝，

大黄䗪虫并桃仁，里实腹痛血瘀顽。

【解读仲景原文】

《金匮要略·妇人产后病脉证治》第 6 条：**产后腹痛，法当以枳实芍药散，假令不愈者，此为腹中有干血着脐下，宜下瘀血汤主之。亦主经水不利。**

胡希恕注： 本条论述瘀血。产后腹痛，多由于气滞而血不行，故以枳实芍药散行气、治血痹即可。假令不愈者，当非因气滞而起，此为腹中有干血，即瘀血结于脐下少腹部位，以下瘀血汤下其瘀血，本方亦治妇人经血不利。

按： 本方所主腹痛在脐下，而且非常敏感，甚则手不可近，宜注意。

【讨论归经】 本方证当属阳明病证。

【临证思辨】 本方证的辨证要点：少腹痛、硬满、大便干结者。

胡老曾讲述以前治验：杨某，女，30 岁。因久病卧床不起，家中一贫如洗，邻人怜之，请义诊之。望其骨瘦如柴，面色灰黑，少腹硬满而痛，大便一周未行，舌紫暗，苔黄褐，脉沉弦，知其为干血停聚少腹，治当急下其瘀血，与下瘀血汤加味：大黄 15 克，桃仁 10 克，䗪虫 6 克，麝香少许。结果：因其家境贫寒，麝香只找来一点，令其用纱布包裹，汤药煎成，把布包在汤中一蘸，仍留下次用。服 1 剂，泻下黑紫粪便及黑水一大盆，继服血府逐瘀汤加减、桂枝茯苓丸加减，1 个月后面色变白，变胖，如换一人。

13. 桃核承气汤方证

桃核承气汤方： 桃仁（去皮尖）五十个，大黄四两，桂枝（去皮）二两，甘草（炙）二两，芒硝二两。

上五味，以水七升，煮取二升半，去滓，内芒硝，更上火，微沸下火，先食温服五合，日三服，当微利。

【方解】

胡希恕注：此于调胃承气汤加祛瘀血的桃仁和治上冲的桂枝，故治调胃承气汤证气上冲而有瘀血者。其人如狂，少腹急结，即其候也。

冯世纶解读：本方有桂枝、甘草，合调胃承气汤，实为太阳阳明合病方证，条文中虽有"外解已，但少腹急结者，乃可攻之"说明，是说本方证以阳明腑实证为主，这是明确的。胡希恕先生注解本方证时谓："本方用调胃承气汤攻里热，加入桃仁祛瘀血、桂枝降其上冲之晦恶之气。"气上冲实是表未全解，因用桂枝、甘草治疗，故本方证为太阳阳明合病证。

【参考处方】桃仁 10 克，大黄 12 克，桂枝 10 克，炙甘草 6 克，芒硝 10 克。

上 5 味，先以冷水 600mL 浸泡前四味 1 小时，煎开锅后 15 ～ 20 分钟，取汤 150mL，冲入芒硝 5 克温服。再续水煎一次温服。

【歌诀】桃核承气硝黄草，病在少腹上犯脑，

　　　　　调胃承气来加味，桂枝降逆治冲好。

【解读仲景原文】

《伤寒论》第 106 条：太阳病不解，热结膀胱，其人如狂，血自下，下者愈，其外不解者，尚未可攻，当先解其外。外解已，但少腹急结者，乃可攻之，宜桃核承气汤。

胡希恕注：太阳病不解，传里多为胃家实的阳明病，然亦有热结于小腹的瘀血证者。热结膀胱，指瘀血合热结于膀胱的部位。其人如狂，谓其精神错乱有如发疯，此亦瘀秽的血合热上犯头脑所致。血自下，下者愈，谓此证亦有血自下而愈的，如其血不自下，或血虽自下而不尽，病不自愈者，则须用药攻下之。不过表证还在者，尚不可攻，当先依法解其外，外解已，但少腹急结者，乃可攻之，宜桃核承气汤。

按：素有瘀血潜伏体内，一旦遭受外感，往往发作本方证，并由本条其人如狂的说明，精神病的患者大多属于瘀血证，尝以本方或桂枝茯苓丸合用大柴胡汤治愈者多矣，但治狂不治癫，读者试之。

冯世纶解读：胡希恕先生明确指出：热结膀胱，是说热与血结于膀胱的部位，而并不是膀胱有病。诸家谓太阳腑证，值得商讨。

探讨本方证六经归属：本条文中有"外解已，但少腹急结者，乃可攻之"的说明，似是说已无外证，纯属阳明，但以药测证，桃核承气汤是由调胃承气汤和桂枝甘草汤加桃仁组成，故从方药组成看当有解外作用。既然说外解

已，为什么还用桂枝、甘草解外？其一，胡老于方解中谓"治上冲的桂枝"，上冲即代表外未解，故以桂枝、甘草解外。此理可证于前第 15 条："下之后，其气上冲者，可与桂枝汤。"是说病还在表、在外；其二，第 27 条有"不可发汗"，却用发汗的桂枝二越婢一汤，不是说无表证就不能发汗，而是说有表证不可大发汗。由此可证桃核承气汤中的桂枝有解外作用，故本方证当属太阳阳明合病证。

还要强调一下，由本方证可知：桂枝茯苓丸、柴胡桂枝干姜汤、乌梅丸等方中的桂枝皆有解外作用。更进一步说明的是，桂枝在柴胡桂枝干姜汤、乌梅丸中尚有引邪外出作用，将在各方证中详解。

【讨论归经】本方证当属太阳阳明合病证。

【临证思辨】本方证的辨证要点：调胃承气汤证，见腹痛有定处、气上冲者。

据本条其人如狂的说明，则精神病、神经系统疾患有由瘀血所致者，宜注意。又据证合用柴胡剂效果更好。如胡老治验：段某，女，14 岁，1965 年 9 月 29 日初诊。于 1964 年 3 月月经初潮，但后来未再来潮，7 月曾有一次鼻衄。其于 1965 年 4 月 23 日发四肢抽搐、昏厥，近来发作频繁。每于发作前厌食，右上腹痛、胸闷，当有气自腹向上冲时即发抽搐及昏厥，时伴呼吸急迫、大声喧喊，口苦便干，苔白腻，脉弦细。证属瘀血阻滞、郁久化热，辨六经为少阳阳明合病，辨方证为：大柴胡汤合桃核承气汤证：柴胡 12 克，白芍 10 克，枳实 10 克，生姜 10 克，大枣 4 枚，半夏 12 克，大黄 6 克，桃仁 10 克，桂枝 10 克，炙甘草 6 克，黄芩 10 克，芒硝 10 克（分冲）。结果：上药服 3 剂，右上腹痛、胸闷未作，抽搐也未发，据证改服小柴胡汤合当归芍药散加减，调理 3 个月，诸症已，月经来潮。

14. 大黄牡丹皮汤方证

大黄牡丹皮汤方：大黄四两，桃仁五十枚，牡丹皮一两，瓜子半升，芒硝三合。

上五味，以水六升，煮取一升，去滓，内芒硝，再煎沸，顿服之。有脓当下，无脓当下血。

【方解】

胡希恕注：大黄、芒硝伍以祛瘀除癥的桃仁、牡丹皮，和治痈肿有特能的冬瓜子，故治里实有瘀血或痈肿之病变者。

【参考处方】大黄 12 克，桃仁 10 克，牡丹皮 10 克，冬瓜仁 12 克，芒硝 15 克。

上 5 味，先以冷水 600mL 浸泡前四味 1 小时，煎开锅后 15 ～ 20 分钟，取汤 100mL，冲入芒硝 8 克温服，再续水煎一次温服。

【歌诀】大黄牡丹皮汤俏，桃仁冬瓜加芒硝，
里实瘀血有痈肿，祛瘀活血肿能消。

【解读仲景原文】

《金匮要略·疮痈肠痈浸淫病脉证并治》第 4 条：**肠痈者，少腹肿痞，按之即痛如淋，小便自调，时时发热，自汗出，复恶寒。其脉迟紧者，脓未成，可下之，当有血；脉洪数者，脓已成，不可下也。大黄牡丹皮汤主之。**

胡希恕注：肠痈，上条薏苡附子败酱散证为脓已成者，振奋机能排脓即可，本条则论肠痈初起。下腹有肿块，按之则痛，类似现代所言阑尾炎。疼痛牵引前阴，如淋病，但其小便自调，知非淋病。时时发热、自汗出为里热之象，但尚未到阳明病里实热的程度，所以仍复恶寒，此时若脉迟紧，邪热正蚀血肉，为正在酿脓之兆，其脓未成，可以大黄牡丹皮汤下之，当下出瘀血。若脉洪数，热邪腐脓已成，热势复张于脉中，可见其脓已成，不可下，但此处"脓已成不可下"当活看，大黄牡丹汤皮方后注云"有脓当下，无脓当下血"，可见本方尚可排未完全成形之脓，完全化脓者，方不可服。

【讨论归经】本方证当属阳明病证。

【临床思辨】本方证的辨证要点：右腹痛拒按、里实热者。

本条所述，近似急性阑尾炎的证治，如胡老治验：齐某，男，19 岁，1965 年 6 月 25 日初诊。右下腹痛 4 个月。在某医院诊断为"亚急性阑尾炎"，治疗 1 个月后，症状减轻，但不久复发，继服中药治疗 2 个多月仍未痊愈，经人介绍而来求治。主诉：右下腹疼，按之痛剧，苔白根腻，脉弦滑。证属瘀血夹脓在少腹，治以祛瘀排脓，与大黄牡丹皮加苡芍草汤：牡丹皮 15 克，桃仁 12 克，冬瓜仁 10 克，生薏苡仁 24 克，白芍 12 克，炙甘草 6 克，大黄 6 克，芒硝 6 克。结果：两日后自感一切良好。但阑尾部位按之仍痛，继服 3 剂而安。

胡希恕先生经验：对于急性阑尾炎，以用本方合用大柴胡汤的机会为多，而单用本方的机会较少。又据方后语"有脓当下，无脓当下血"观之，则本条所谓脓未成，当指脓未成熟，不定是无脓。脓已成，即脓已成熟，亦即全部化脓之意，此时宜与薏苡附子败酱散、排脓汤或散等以排脓，而不可与本

方以下之。

15. 抵当汤方证

抵当汤方： 水蛭（熬）、虻虫（去翅足，熬）各三十个，桃仁（去皮尖）二十个，大黄（酒洗）三两。

上四味，以水五升，煮取三升，去滓，温服一升，不下更服。

【方解】

胡希恕注： 水蛭、虻虫均为有力的祛瘀药，合以桃仁、大黄，故治较陈固的瘀血证而大便不通者。

【参考处方】水蛭 10 克，虻虫 10 克，桃仁 10 克，大黄 10 克。

上 4 味，先以冷水 600mL 浸泡 1 小时，煎开锅后 15 ～ 20 分钟，取汤 200mL，温服 100mL，大便通下则停服余药，大便不通继服余药。

【歌诀】抵当汤丸用大黄，水蛭虻虫桃仁帮，

祛瘀活血皆峻猛，顽固瘀血能除光。

【解读仲景原文】

《伤寒论》第 124 条：太阳病，六七日，表证仍在，脉微而沉，反不结胸，其人发狂者，以热在下焦，少腹当硬满，小便自利者，下血乃愈。所以然者，以太阳随经，瘀热在里故也。抵当汤主之。

胡希恕注： 太阳病六七日，常为病自表传里的时期，表证仍在，即指头痛发热等证还在的意思。里有所结则脉微而沉，结胸常见此脉，但反不结胸，其人发狂者，当是热和血瘀结于下焦，如是则少腹当硬满。若更审得小便自利者，则为瘀血无疑，下血即愈，抵当汤主之。

按： 素有瘀血潜伏于体内的人，往往由于外感续使邪热瘀血结合而发病。"所以然者"以下十五字，可能是后人注文，无何深意，可置之。本条所述与桃核承气汤证亦相似，但前只有少腹急结，而此则少腹硬满；前者有血自下，而此则非攻不下也。可见瘀血的为期较近，证较轻而易于攻下者，宜桃核承气汤；若为瘀血已陈久、牢固难攻的重证，则宜抵当汤。

条文中的"表证仍在"后，应有"而反下之"四字，前后文义始相属。

太阳病六七日，常为传里而发阳明病的时期。但太阳病不罢者，不可下，今表证仍在，而反下之，阳气内陷，脉微而沉，法当结胸，今反不结胸，其人发狂者，是热与瘀血结在下焦的缘故。若小腹硬满，小便自利，其为瘀血无疑，故须下血乃愈。其所以病此，是太阳病邪热内陷，与旧有的瘀血相结

合于里所致，宜抵当汤主之。

《伤寒论》第 131 条："病发于阳，而反下之，热入因作结胸"，故本条"表证仍在"后须有"而反下之"四字，不然则"反不结胸"句便无法解释，定是传抄有误。

《伤寒论》第 125 条：**太阳病，身黄、脉沉结、少腹硬、小便不利者，为无血也；小便自利，其人如狂者，血证谛也，抵当汤主之。**

胡希恕注：太阳病，身黄，即有太阳病的外观，而同时有发黄疸之谓，但脉不浮而沉结，则病不在表而在里。少腹硬，即少腹硬满的简词，若少腹硬满，而小便不利者，为湿热在里的黄疸病，则与瘀血无关；若少腹硬满，而小便自利，并其人如狂者，则为瘀血证甚明，故以抵当汤主之。

按：依本条所述，则黄疸亦有瘀血所致者，脉时一止而复来者，谓为结，此脉确多由于瘀血的关系，一般以大柴胡汤合桂枝茯苓丸或桃核承气汤证为多，须注意。

《伤寒论》第 237 条：**阳明证，其人喜忘者，必有蓄血，所以然者，本有久瘀血，故令喜忘。屎虽硬，大便反易，其色必黑者，宜抵当汤下之。**

胡希恕注：阳明病，即指大便干燥言。喜忘，即善忘，为有久瘀血的征候。热结于里，大便当硬，因有瘀血，故大便反易，而色亦必黑也，宜抵当汤下之。

按：由本条可知，以水蛭、虻虫所配伍的抵当汤，为治比较陈固的瘀血证矣。

《伤寒论》第 257 条：**病人无表里证，发热七八日，虽脉浮数者，可下之。假令已下，脉数不解，合热则消谷善饥，至六七日，不大便者，有瘀血，宜抵当汤。**

胡希恕注：病人无明显的表里证，而延续发热七八日不解，虽脉浮数者，亦可适方下之。假设已下，而脉数不解，热仍未除，其人亦当消谷善饥，下后至六七日而不大便者，有瘀血也，宜抵当汤。

按：重感冒，发汗后，高烧不退，脉浮数、大便偏干者，多宜下之，尤以小柴胡汤加大黄石膏汤证和大柴胡加石膏汤证为最常见，下之即解。此证多见，读者试之。

《金匮要略·妇人杂病脉证并治》第 14 条：**妇人经水不利下，抵当汤主之。**

胡希恕注：经水不利下，即经闭服其他药仍不下，临床常见。古人认为凡吸血之虫都可祛瘀，故方中以水蛭、虻虫、䗪虫强力攻破顽固性瘀血。

【讨论归经】本方证当属阳明病证。

【临证思辨】本方证的辨证要点：少腹硬满，小便利，或喜忘，或狂躁不安者。

本方主治喜忘、狂躁，故常用于精神病疾患，如胡老曾治一病人，精神有些问题，常用斧子砍人，虽在安定医院住院很长时间，但症无稍减，因其经闭，而用抵当汤，因其便干，加入芒硝，服后月经排下大量血块，精神随之正常。

又曾治愈实热紫癜：李某，男，17岁。在颐和园游泳时发现下腿有紫癜斑点，继之腹疼、腹泻，紫斑延及遍身，入道济医院，与止血针、止疼针，人渐消瘦，以至骨瘦如柴，但仍残存紫斑。大便干结，与蓖麻油，下大量血便，而腹痛止，人亦渐胖。出院后半年紫癜又复发，又入道济医院，再用蓖麻油则丝毫无效，无奈接回家拖延时日。后请胡老诊治，查身有紫斑、少腹疼、便干、烦躁、苔黄舌紫、脉沉弦等，认为是瘀血阻络，证属抵当汤合大柴胡汤证：水蛭6克，虻虫6克，桃仁6克，大黄10克，柴胡12克，生姜10克，半夏12克，枳壳10克，白芍10克，黄芩10克，大枣4枚。结果：上药服1剂，泻下大便及黑血数升，腹疼止，紫癜随之好转，身体健康，追访10年未见复发。

瘀血致病很是广泛，抵当汤证的出现多为急重症，可见于黄疸发热，妇女月经不调、经闭，还多见于精神疾患，其人如狂、喜忘，为瘀血的要症，即《内经》所谓"血并于下，气并于上，乱而喜忘"是也。久瘀血其来也渐，故令喜忘；新瘀血其来也暴，故令如狂。但新者易攻，桃仁承气汤辈即能治之；久者难拔，势须抵当汤或丸，方可克之。由此也悟出，疯狂、癫痫等脑系病变，用祛瘀法治疗，是有效的方法之一。

16. 抵当丸方证

抵当丸方：水蛭（熬）二十个，虻虫（去翅足，熬）二十个，桃仁（去皮尖）二十五个，大黄三两。

上四味，捣分四丸，以水一升，煮一丸，取七合服之，晬时当下血；若不下者，更服。

【方解】

胡希恕注：此虽谓丸，但亦水煎，唯量少，故治抵当汤的轻证或不宜猛攻者。

【参考处方】水蛭 3 克，虻虫 3 克，桃仁 6 克，大黄 6 克。

上 4 味，先以冷水 300mL 浸泡 1 小时，煎开锅后 15 分钟，取 100mL 温服，大便通下，或见黑便，止后服。若大便不通者，则再重新煎 1 剂服。

【解读仲景原文】

《伤寒论》第 126 条：**伤寒有热，少腹满，应小便不利，今反利者，为有血也，当下之，不可余药，宜抵当丸。**

胡希恕注：形似伤寒，无汗而有热，若因蓄水所致则少腹满，应小便不利，而今小便反利者，则非有蓄水，而有蓄血之为病也，故当下其血，宜用抵当丸。不可余药者，谓宜连滓服。

按：里有停水和瘀血，均可使表里不除，二者均有少腹满的为候，须以小便不利或自利辨之。本条所述亦陈久性的瘀血证，以无如狂的急剧证，因用丸而不用汤。

冯世纶解读：对不可余药，胡希恕先生解说有二，即一为不可用其他祛瘀药；二为连滓服。后者见于三个笔记。胡老后期做连滓服解，可能是与丸剂服法有关。在方解已说明："此虽谓丸，但亦水煎，唯量小。"即服汤剂的不足四分之一。

【讨论归经】本方证当属阳明病证。

【临证思辨】本方证的辨证要点：抵当汤证较轻者。

里有蓄水或蓄血均可致表热不除而脉浮数，并且二者均有少腹满，其主要鉴别点则在小便不利或自利。本条所述的瘀血证，既不发狂亦不喜忘，故不宜抵当汤重剂猛攻，而宜本方轻剂缓下。不可余药亦暗示不宜用汤剂。

17. 大黄䗪虫丸方证

大黄䗪虫丸方：大黄（蒸）十分，黄芩二两，甘草三两，桃仁一升，杏仁一升，芍药四两，干地黄十两，干漆一两，虻虫一升，水蛭百枚，蛴螬一升，䗪虫半升。

上十二味，末之，炼蜜和丸，小豆大，酒饮服五丸，日三服。

【方解】

胡希恕注：方中以虻虫、水蛭、蛴螬、䗪虫诸般虫类药，配合干漆、桃仁强力祛瘀。大黄用量十分，相当于二两半，又经蒸制，攻破力减。杏仁濡润，黄芩清热，干地黄既可祛瘀，又可强壮滋阴，又以甘草、白蜜甘味补中，故本方有"缓中补虚"之功。

冯世纶解读：本方集四虫、干漆、桃仁等祛瘀群药，大黄蒸用且用量小，合芍药、黄芩、甘草、杏仁则不过濡干润燥而已，尤其重用生地黄滋液、补虚，炼蜜为丸缓中养正，实治干血劳的良法。

【**参考处方**】本方药宜服蜜丸制剂，可据证服用。

【**歌诀**】大黄䗪虫有抵当，芩芍草地杏蛴藏，

干漆四虫皆祛瘀，干血虚劳蜜丸良。

【**解读仲景原文**】

《**金匮要略·血痹虚劳病脉证并治**》**第18条：五劳虚极羸瘦，腹满不能饮食，食伤、忧伤、饮伤、房室伤、饥伤、劳伤、经络荣卫气伤，内有干血，肌肤甲错，两目黯黑，缓中补虚，大黄䗪虫丸主之。**

胡希恕注：五劳虚极，中虚不能饮食而羸瘦虚满，起病原因不一：饮食无节、多忧善愁、房室无度、奔波劳碌皆或致病，而使经络内外营卫气伤，营分受损，卫气不行，则生干血，肌肤甲错而不润，两目黯黑而失泽，皆为干血之候。大黄䗪虫丸主之。

【**讨论归经**】本方证当属阳明病证。

【**临证思辨**】本方证的辨证要点：虚劳证见面目黯黑、瘀斑、肌肤甲错者。

本方证常见于内分泌引起的色素沉着，如胡老治验：武某，男，24岁，1961年4月6日初诊。1960年7月确诊为慢性肝炎，经服中西药治疗效果不明显。现仍肝脾肿大，两胁痛闷，左侧尤甚，倦怠乏力，四肢皮肤甲错，色紫暗黑，自述每日脱皮一层，视之如蛇皮状，二便如常，苔白，舌有瘀斑，脉弦细。证属虚劳夹瘀，辨六经为少阳阳明夹瘀，辨方证为四逆散合桂枝茯苓加加丹参、王不留行、茵陈证，兼服大黄䗪虫丸：柴胡12克，白芍12克，枳实10克，炙甘草6克，桂枝10克，茯苓12克，牡丹皮10克，桃仁10克，茵陈15克，丹参20克，王不留行10克。大黄䗪虫丸每早一丸。结果：上药加减服用约3个月，6月28日来诊，胁痛已，肌肤甲错消失，继用丸药调理巩固。

18. 大陷胸汤方证

大陷胸汤方：大黄（去皮）六两，芒硝一升，甘遂一钱匕。

上三味，以水六升，先煮大黄，取二升，去滓，内芒硝，煮一二沸，内

甘遂末，温服一升，得快利，止后服。

【方解】

胡希恕注：重用芒硝、大黄攻实下热，复用甘遂以下水结，故治水热结于胸胁，而热实于里者。甘遂苦寒，为下水峻药，使结于上的水和热从大小便而去。芒硝泄热软坚，大黄泄热破结，二味协甘遂泄热和消除心腹硬满痛。甘遂攻水峻猛，与硝黄为伍则攻下更猛，但热实结胸者，又非此不治。即本方治疗阳明里热并与水结于胃上胸胁者。

【参考处方】大黄18克，芒硝18克，甘遂末3克。

上3味，以水600mL，先煎大黄，取200mL，内芒硝，煮一二沸，内甘遂末，温服二分之一，得大小便快利，止后服。

【歌诀】大陷胸汤证真凶，水热结上腹胸痛，

甘遂温服得快利，硝黄辅佐始成功。

【解读仲景原文】

《伤寒论》第134条：**太阳病，脉浮而动数，浮则为风，数则为热，动则为痛，数则为虚。头痛、发热、微盗汗出而反恶寒者，表未解也。医反下之，动数变迟，膈内拒痛，胃中空虚，客气动膈，短气躁烦，心中懊侬，阳气内陷，心下因硬，则为结胸，大陷胸汤主之。若不结胸，但头汗出，余处无汗，剂颈而还，小便不利，身必发黄。**

胡希恕注：太阳病脉浮而动数，则已非静象，为病欲传可知，浮则为风，谓脉浮为中风；数则为热，谓数脉为有热；动则为痛，谓动脉主痛；数则为虚，谓数脉亦主虚。今头痛、发热、微盗汗出，已有转属阳明之势，而反恶寒者，则表还未解也，医不知先解表而反下之，因使表邪内陷，乃变动数之脉为迟。正邪相搏于胸胁，故膈内拒痛；胃中因下而空虚，邪气因入而动膈，呼吸受阻则短气；热邪上犯则躁烦、心中懊侬；阳气内陷者，即在表的津液亦随邪热同时内陷之，谓两相结合，则为结胸证了，宜以大陷胸汤主之。若下后不为结胸，其人但头汗出，余处无汗，剂颈而还，则热不得越于外，而小便不利，则湿不得下行，如此湿热相瘀，必发黄。

按：此承前（第131条）之"病发于阳，而反下之，热入因作结胸"，而说明其所以然的道理。客气动膈，即指热邪；阳气内陷，即指津液，两相结合，乃成结胸。恐人不明，并又提出黄疸，因二者均是水热的为患，即水与热结实者则为结胸，水与热只相瘀而不结实者则发黄疸。

冯世纶解读：对"膈内拒痛"。方有执谓："拒，格拒也，言邪气入膈，膈

气与邪气相格拒，而为痛也。"喻昌亦云："膈中之气与外入之邪两相格斗，故为拒痛。"唐容川释之曰："胸膈间为正气往来之路，为邪所入，正气拒之，则为拒痛。"今人所见的讲义，则把"膈内拒痛"讲成是"胸膈部疼痛拒按"，多为望文生义。李心机认为："胸膈内支撑疼痛症状。"言之有理。

《伤寒论》第135条：伤寒六七日，结胸热实，脉沉而紧，心下痛，按之石硬者，大陷胸汤主之。

胡希恕注：伤寒六七日，常为病传于里的时期。结胸热实者，谓表证已罢，既结胸而里亦热实也。脉沉而紧，为热实于里之应；心下痛，按之石硬者，为结胸的证具，以大陷胸汤主之。

按：病传里为阳明病，若其人潜伏有湿和水的为患，亦常发作结胸证。

《伤寒论》第136条：伤寒十余日，热结在里，复往来寒热者，与大柴胡汤；但结胸，无大热者，此为水结在胸胁也。但头微汗出者，大陷胸汤主之。

胡希恕注：伤寒十余日，已热结于里转属阳明，而复往来寒热者，则柴胡证还未罢，此乃少阳阳明的并病，故宜与大柴胡汤；但结胸而不见往来寒热者，此不但热结于里，而亦为有水结在胸胁也。气不得旁通，故只头汗出也，此宜大陷胸汤主之。

按：此述少阳转属阳明时，一方面热结于里，一方面水结胸胁，对于结胸证的阐明分外清楚，同时又示大柴胡汤证和结胸证的鉴别法。

上条的"结胸热实"，当亦有水结在胸胁，本条之"此为水结在胸胁也"，本为结胸无大热，但头汗出作解释，其实"热结在里"已说明在前，注家竟谓前者为热结胸，谓本条所述为水结胸，实误也。

《伤寒论》第137条：太阳病，重发汗而复下之，不大便五六日，舌上燥而渴，日晡所小有潮热，从心下至少腹硬满而痛，不可近者，大陷胸汤主之。

胡希恕注：既重发其汗，而复下之，津液大量亡失，因使热内结，故不大便五六日，舌上干燥而渴，为里热盛。日晡所小有潮热，则里已实。从心下至少腹硬满而痛不可近者，则结胸的为证悉具，以大陷胸汤主之。

按：本条"日晡所小有潮热"，与上条的"无大热"，都是说明结胸证与一般热结于里的阳明病有所不同。

《伤寒论》第149条：伤寒五六日，呕而发热者，柴胡汤证具；而以他药下之，柴胡汤证仍在者，复与柴胡汤，此虽已下之，不为逆，必蒸蒸而振，

却发热汗出而解。若心下满而硬痛者，此为结胸也，大陷胸汤主之；但满而不痛者，此为痞，柴胡不中与之，宜半夏泻心汤。

胡希恕注：伤寒五六日，已传少阳，呕而发热者，则柴胡汤证具，而医未与柴胡汤，而以他药下之，若下后柴胡证仍在者，复与柴胡汤，此虽已下之，治不为逆，则必蒸蒸而振，却发热汗出而解（解见前）；若下后邪陷于里，心下满而硬痛者，此为结胸，大陷胸汤主之；但心下满而不痛者，此因误下而成痞，柴胡不中与之，宜半夏泻心汤。

按：小柴胡汤证，为胸胁苦满；大陷胸汤证，为心下满硬痛；半夏泻心汤证，为心下满而不痛，此三者之主要鉴别点，对于辨证甚关重要，学者须细玩。

【讨论归经】本方证当属阳明病证。

【临证思辨】本方证的辨证要点：心下结硬、满痛拒按而烦躁者。

结胸证为汉以前古代病名，根据本方的适应证来看，其临床表现很像是胸腹炎症有水、肿块且疼痛而呈热实证者，可见于急性胸腹膜炎、胰腺炎、癌肿等病，也见于脑膜炎，如张挚甫医案：何某，男，3 岁，1938 年诊于重庆。病发热气急，呕吐频频，迷睡昏沉，咬牙面青，角弓反张，手足抽搐，胃脘坚硬如石，病情险恶，其父母惊恐万状，手足无措，曾抱至医院急诊，经化验检查，诊断为脑膜炎，必须住院医治，因所需费用太巨，一时无法筹措，故求中医，乃书大陷胸汤：制甘遂 0.9 克，大黄 4.5 克，芒硝 4.5 克（冲）。前后进 3 剂（制甘遂加至 1.5 克，大黄、芒硝各加至 6 克），服后下粪水及痰涎甚多，抽搐止，呼吸平，病机转，续与甘寒生津之剂而告愈。

19. 大陷胸丸方证

大陷胸丸：大黄半斤，芒硝半升，葶苈子（熬）半升，杏仁（去皮尖，熬黑）半升。

上四味，捣筛二味，内杏仁、芒硝合研如脂，和散，取如弹丸一枚，别捣甘遂末一钱匕，白蜜二合、水二升，煮取一升，温顿服之，一宿乃下。如不下，更服，取下为效。禁如药法。

【方解】

胡希恕注：此较大陷胸汤多葶苈、杏仁，逐水更为有力，但大黄、芒硝由于用丸，服量颇小，且合蜜煎，攻实除热，则较缓弱。故此治结胸证，热实较轻、水结较甚，而不宜猛攻者。

【参考处方】大黄 6 克，葶苈子 10 克，杏仁 10 克，芒硝 10 克，甘遂末 3 克，蜂蜜 30mL。

上 6 味，以水 200mL，煎取 100mL，温顿服，大小便利下，止后服。如不利下，更服。

【歌诀】大陷胸丸本于汤，再加葶苈杏仁帮，

祛水逐饮力更大，合蜜煎服攻不狂。

【解读仲景原文】

《伤寒论》第 131 条：**病发于阳，而反下之，热入因作结胸；病发于阴，而反下之，因作痞也。所以成结胸者，以下之太早故也。结胸者，项亦强，如柔痉状，下之则和，宜大陷胸丸方。**

胡希恕注：病发于太阳，虽转属阳明，但表未解者，则不可下，下之为误治，使邪热内陷，因作结胸；病发于少阴，虽传入太阴，亦宜温补，而反下之，伤及脏气，因作痞也。阴证理无下法，故不论迟早皆不可下。太阳转属阳明，本可议下，但所以成结胸者，只因表证未罢，则谓下之太早故也。结胸者，若盘结胸胁的水偏于上，延及于项背，致项亦强，似柔痉的状态，宜用大陷胸丸下之，则愈。

按：以上四条（128 ～ 131），都是为结胸和脏结的异同发论，故此所谓痞，不是指泻心汤证的心下痞，乃是痞块的痞，即指脏结言者。试看泻心汤诸证，无一有误下阴证所致者，而后第 167 条复有"有病胁下素有痞，连在脐旁，痛引少腹，入阴筋者，此名脏结，死"的议论，可见痞即指胁下肿痞言，肝脾肿大或肿瘤等均属之，而且太阴病的提纲，亦有"若下之，必胸下结硬"的论断，明明也是指的脏结，故注解如上。而《医宗金鉴》谓发于阳者指太阳中风，发于阴者指太阳伤寒，但书中所出结胸证，多有误下伤寒而致者，而心下痞证，亦多有误下中风而致者，著者再无知，也不会自相矛盾如此，故此说明不可信。

【讨论归经】本方证当属阳明病证。

【临证思辨】本方证的辨证要点：心下结硬，疼痛较轻而项背强急者。

结胸证亦不是特定的一种病，而是指具有一定特征的证。项背强如柔痉状，为水饮郁结剧甚的结果，因此成结胸证，若热多痛剧者，宜大陷胸汤；若水多痛轻者，宜大陷胸丸，此于二方药物的组成亦可知之。

应注意的是，仲景原文强调误下患结胸，即使正确治疗也可发结胸，根据证候而用汤或丸治疗，如姬元璋医案：蒋某，男，58 岁，农民。1979 年 11

月 3 日就诊。7 日前发热，西医诊断为流行性感冒，服解热剂 2 天，效不佳，继输液并用抗生素 2 天，又换医生治疗 3 天均未获效。就诊时发热 38℃，渴不欲饮，头上汗出，摸之津津然，呼吸不利，颈项稍强，5 日未大便，从心下至少腹满而胀，微痛，自觉心烦，舌质红，苔黄白厚滑，脉沉而紧，此结胸证，因年老，议用大陷胸丸，依法用之。次日大便下，诸症虽平，但心中余热未清，又开 1 剂清解之剂，服之乃平。

20. 十枣汤方证

十枣汤方：芫花（熬）、甘遂、大戟。

上三味，等分，各别捣为散。以水一升半，先煮大枣肥者十枚，取八合，去滓，内药末，强人服一钱匕，羸人服半钱，温服之。平旦服。若下少，病不除者，明日更服，加半钱，得快下利后，糜粥自养。

【方解】

胡希恕注： 三物均属下水峻药，重用大枣制其猛烈，兼以养正。此以毒攻病的良法，心下痞硬满、引胁下痛，即其应用的主证。

按： 曾用大枣一斤煮烂，去皮及核，芫花、甘遂、大戟各用 6 克，内枣汤再煮数沸，去药，服汤及枣泥，少少服、频服，得快利停后服，治胸腔积液，屡验。

【参考处方】 胡老按语可资参考。

【歌诀】 十枣汤方实用末，芫花甘遂大戟锉，

　　　　　重用大枣制其猛，胁下悬饮攻勿过。

【解读仲景原文】

《伤寒论》第 152 条：太阳中风，下利，呕逆，表解者，乃可攻之。其人漐漐汗出，发作有时、头痛、心下痞硬满、引胁下痛、干呕、短气、汗出不恶寒者，此表解里未和也，十枣汤主之。

胡希恕注： 此述素有痰饮的人，因外感激动里饮，一方面发作太阳阳明合病，而另一方面又发作悬饮内痛，由于文词错综，并把发汗前后证候穿插在一起，更不易理解，以前注家亦多有误，因不避词费，兹仅就原文分析如下：

既谓太阳中风，当然必有表证，而条文中只有头痛一症，但由末句"汗出不恶寒者，此表解里未和也"观之，则原证必无汗而恶寒。同时又可知，漐漐汗出发作有时，而是发汗后表解的为状。

又前既有下利、呕逆，而后又出现干呕、短气，此亦发汗前后证有不同可知，因为前者是太阳阳明合病的证候，而后者是水饮在里的证候，以是则发汗前的为证应如下：

头痛，无汗，恶寒，下利呕逆，心下痞硬满，引胁下痛、短气。

头痛至下利呕逆，为太阳阳明合病，葛根汤加半夏汤证。心下痞硬满以下，为悬饮，十枣汤证。表解乃可攻之者，谓先宜葛根加半夏汤以解表，表解后乃可以十枣汤以攻里。

漐漐汗出，发作有时，心下痞硬满，引胁下痛，干呕短气，即服葛根加半夏汤后，表解、呕吐下利已，亦即条文所谓"汗出不恶寒者，此表解里未和"的为状，因以十枣汤主之。

冯世纶解读： 本条文不易理解，多数注家未能说清。胡希恕老师也做过多次修改（参见《胡希恕讲伤寒杂病论》等），以上是最终的注解。

胡希恕老师在方解后的按，是对十枣汤煎服法的改进，并亲试过，临床实用，易于掌握，疗效可靠，诚可师。不仅治胸腔积液，亦治腹水，不但治结核性胸腹膜炎伴有积水者，亦治癌症胸腹水。

《金匮要略·痰饮咳嗽病脉证并治》第21条：脉沉而弦者，悬饮内痛。

《金匮要略·痰饮咳嗽病脉证并治》第22条：病悬饮者，十枣汤主之。

胡希恕注： 脉沉为有水，弦者主痛，为悬饮引痛，十枣汤主之。

《金匮要略·痰饮咳嗽病脉证并治》第32条：咳家，其脉弦，为有水，十枣汤主之。

胡希恕注： 饮病脉多见弦，因水饮而咳者，既可为悬饮，又可为支饮，或二者兼有之，故因饮而咳见十枣汤证时，可用该方治之。

《金匮要略·痰饮咳嗽病脉证并治》第33条：夫有支饮家，咳烦，胸中痛者，不卒死，至一百日或一岁，宜十枣汤。

胡希恕注： 本条承上条而言，支饮频繁咳嗽不止，悬饮心中痛，此又为二者相兼之病，当时不死，其病迁延至一百天，甚至一年，仍当服十枣汤祛饮。

【讨论归经】 本方证当属阳明病证。

【临证思辨】 本方证的辨证要点：咳而胸闷胁痛、心下痞硬满、脉沉弦者。

临床常以本方治腹水、胸腔积液，屡验，尤于胸腔积液更有捷效。胡老改进服药方法，即先取大枣500克，用大砂锅煮烂，去皮核，内芫花、甘遂、大戟各 9 克，上火再煮少时，去滓，每服 1 小匙，1 日 4～5 次，得快下，停后服。病不除，明日再续服。此法稳妥，于人无伤。

如治验 1，辽宁省营口大石桥广田诊所贾广田来信述：1955 年跟随胡老恩师学习时，曾治 1 例肝硬化腹水患者，男，55 岁，京西煤矿总工程师、政协委员。经中西医治疗一年多，病情越来越重，经亲友介绍来诊治时已腹胀如鼓，卧床不起，自感腹胀且痛，大便干结，苔腻黄，脉弦滑。给服十枣汤：甘遂、芫花、大戟各 6 克，大枣 250 克。结果：甘遂、芫花、大戟研细面备用。大枣文火煎浓汁 300mL，适温频服，送服三味药面，先少量，渐增量，当小便增多，大便通利时停止服药面，而改仅吃大枣。3 日后腹痛已，腹水减。后改茯苓导水汤调理 3 个月，腹水全消。

治验 2：男，84 岁。1983 年 11 月 5 日初诊。咳嗽、咯血 2 个月，经 X 线拍胸片，断层确诊为左下肺癌。近 1 周来胸闷胁痛，呼吸困难，不能平卧，面目及双下肢重度浮肿。经 X 线胸片证实，左胸腔大量积液，右胸腔少量积液。于左胸腔抽出血性胸水 500mL，症状不见缓解，小便少，大便干，苔白腻，脉弦滑。证属痰饮停滞，与十枣汤：芫花、甘遂、大戟各 10 克，大枣 500 克。结果：先煮大枣，煮烂，去皮核，内芫花、甘遂、大戟，上火再煮二开，去滓，每服 1 小匙，每半小时服一次。服至 4 次时，大便连泻 10 余次，小便也连续不断，停止服药。第二天浮肿全消，能平卧入睡。4 个月后死于脑转移，胸腔积液、浮肿却未见复发。

21. 甘遂半夏汤方证

甘遂半夏汤方：甘遂大者三枚，半夏十二枚（以水一升，煮取半升，去滓），芍药五枚，甘草（炙）如指大一枚。

上四味，以水二升，煮取半升，去滓，以蜜半斤和药汁煎，取八合，顿服之。

【方解】

胡希恕注：甘遂，下水力强，半夏下气利水，二药合用以治心下坚满。心腹肌肉拘挛，故以芍药甘草汤治其拘急。方中甘遂甘草相反，因其蜜煎，服之无害，临床见心下坚满，二便不利，腹挛急按之抵抗或疼痛可用本方。曾以本方治疗一肝癌腹水病例，下水极效，延长了患者的生命。但甘遂有毒，药性猛峻，既伤胃气，又损肝气，故用之当慎，或与扶正药配合应用，方保周全。

【参考处方】甘遂 3 克，半夏 15 克，白芍 15 克，炙甘草 6 克。

上 4 味，以水 200mL，煎取 100mL，加入蜂蜜 30mL，煎开锅后，分两次温服，大小便利下，止后服。

【歌诀】甘遂半夏逐水气，芍药甘草来缓急，

蜜煎解毒并安中，心腹满痛皆可治。

【解读仲景原文】

《金匮要略·痰饮咳嗽病脉证并治》第 18 条：**病者脉伏，其人欲自利，利反快，虽利，心下续坚满，此为留饮欲去故也，甘遂半夏汤主之。**

胡希恕注：沉为有水，伏为沉之甚者，其水更重，病人希望下利，水可排出，使人心中畅快而不以下利为苦。虽然机体良能欲借下利祛水，但体内水饮太盛，非机能所及，留饮欲去而不得去，心下继续坚满，当以甘遂半夏汤下水。

【讨论归经】本方证当属阳明病证。

【临证思辨】本方证的辨证要点：心下坚满，腹挛急者。

由本条所述，本方适应证为腹水证伴见心下坚满甚者。胡老曾治一肝癌患者，心下坚满而痛剧，服本方收一时良验。惜后复发，终未救其死。

22. 大黄甘遂汤方证

大黄甘遂汤方：大黄四两，甘遂二两，阿胶二两。

以水三杯煮取一杯，顿服之，其血当下。

【方解】

胡希恕注：因本证瘀血尚轻，故不以峻药祛瘀，只用阿胶入血，配伍大黄以祛瘀，甘遂下水。临床上很难遇到血室之中既有水又有血者，故本方很难用到，但其组成巧妙，辨证也很细腻。

【参考处方】大黄 12 克，甘遂 6 克，阿胶 10 克。

上 3 味，以水 300mL，煎取 100mL，顿服之，大小便利下，止后服。

【解读仲景原文】

《金匮要略·妇人杂病脉证并治》第 13 条：**妇人少腹满，如敦状，小便微难而不渴，生后者，此水与血俱结在血室也，大黄甘遂汤主之。**

胡希恕注：敦为古代装食物之祭器，"如敦状"即少腹满，如敦覆于里。少腹满，若小便自利为有瘀血，若小便不利为有水，但此处仅是小便微难，小便微难，里有停水，不能化气，则人当渴，但此处不渴，其病因在于新产

之后，瘀血与水结于血室，大黄甘遂汤主之。

【讨论归经】本方证当属阳明病证。

【临证思辨】本方证的辨证要点：少腹满痛、小便不利、大便不畅者。

此方虽治水与血结于血室，但以治水为主治血为客，凡少腹满或痛，二便闭塞者，无论男女均可用之。

23. 己椒苈黄丸方证

己椒苈黄丸方：防己、椒目、葶苈子（熬）、大黄各一两。

上四味，末之，蜜丸如梧子大，先食饮服一丸，日三服，稍增。口中有津液，渴者，加芒硝半两。

【方解】

胡希恕注：方中防己、椒目、葶苈子皆可利尿逐水，大黄既利大便，又利小便，可使水饮由二便排出。临床实证腹水多有应用本方机会，四药均用10克煎服，或将大黄稍酌减量，水去津还，口中有津液即是见效。渴加芒硝之说不足取。

【参考处方】防己10克，川椒目10克，葶苈子10克，大黄10克。

上4味，以水500mL浸1小时，煎取100mL，温服，再续水煎一次温服。

【解读仲景原文】

《金匮要略·痰饮咳嗽病脉证并治》第29条：腹满，口舌干燥，此肠间有水气，己椒苈黄丸主之。

胡希恕注：本病相当于前文所讲狭义痰饮，饮下之水均走于肠间，不能化生津液，不充形体则人瘦，不润上焦则口舌干燥，水蓄肠间则腹满，己椒苈黄丸主之。

【讨论归经】本方证当属阳明病证。

【临证思辨】本方证的辨证要点：腹满、肠鸣、便干者。

本方不但治疗腹水亦治疗胸腔积液，凡见二便不利的胸腹水证，有用本方的机会。胡老曾以本方与大柴胡汤合方治肝硬化腹水得捷效。如治验案：王某，男，45岁，1978年4月27日初诊。痢疾后腹胀，腹水、下肢浮肿，诊断为肝硬化已2个月。近症：腹胀纳差，右胁胀痛，头晕恶心，口苦咽干，低热乏力。苔黄，舌红，脉弦数。GPT＞600U/L，TTT17U，TFT（++），蛋白电泳Alb46.4%，γ26.7%。证属里热水停，治以清热利水，与己椒苈黄丸合大柴胡汤加减：木防己 10 克，葶苈子 10 克，川椒目 10 克，大黄 6 克，柴胡 12 克，半夏 10 克，黄芩 10 克，枳壳 10 克，白芍 10 克，生姜 10 克，大枣 4 枚。结果：服药第二天，大便一日两次，小便增多，第三天下肢浮肿明显减轻，腹胀减，纳增。一周后腹水已不明显，据证加减，去利水药，加丹参、茵陈、当归等养肝和血药，12 月 29 日检查：GPT、TFT、TTT 皆正常，蛋白电泳 Alb65.0%，γ 15%，自觉无不适。

24. 小陷胸汤方证

小陷胸汤方： 黄连一两，半夏（洗）半升，栝楼实大者一枚。

上三味，以水六升，先煮栝楼，取三升，去滓，内诸药，煎取二升，去滓，分温三服。

【方解】

胡希恕注： 栝楼、黄连解凝除热，半夏逐饮，故此治痰热内结、胸满，或喘闷、心下按之痛者。

【参考处方】 黄连 3 克，清半夏 15 克，全栝楼 30 克。

上 3 味，以水 600mL，先煎栝楼，取 300mL，去滓，内诸药，煎取 100mL，再续水煎一次温服。

【歌诀】 小陷胸汤用黄连，解除心热又除烦，

栝楼半夏降痰气，除却胸痹心下满。

【解读仲景原文】

《伤寒论》第 138 条：小结胸病，正在心下，按之则痛，脉浮滑者，小陷胸汤主之。

胡希恕注： 小结胸病，则所结面积不大，而正在心下，痛感亦较轻，按之乃痛，不按则不痛，所结的程度亦浅，故脉不沉紧而浮滑，以小陷胸汤主之。

按： 小结胸虽亦由于水热互结所致，但所结既轻而里又不实，故只以解凝除热逐饮等药物配合的小陷胸汤主之。若妄施大陷胸汤的猛攻，必致下利不止之祸。不过大陷胸汤证，若以小陷胸汤治之，亦足以误人于死，所谓证有重轻，方分大小者是也。

【讨论归经】 本方证当属阳明病证。

【临证思辨】 本方证的辨证要点：胸膈满闷、心烦、按之心下痛者。

本方证临床较常见，凡胸膈满闷、痰嗽烦热、按之心下有结痛感者，即

可用之。如何正海医案：朱某，女，35 岁，1987 年 9 月 7 日初诊：因操劳过度，饮食失节，以致心下痞痛，烦躁不安，遂呕吐不止，呕吐物为痰涎和胆汁，病已 6 日，大便秘结，小便黄，舌质红，苔黄腻，脉滑数。证属痰热内阻，方用小陷胸汤：黄连 10 克，半夏 10 克，栝楼仁 15 克。服两剂病愈。

25. 葶苈大枣泻肺汤方证

葶苈大枣泻肺汤方：葶苈子（熬令黄色，捣丸如弹子大），大枣十二枚。

上先以水三升，煮枣取二升，去枣，内葶苈，煮取一升，顿服。

【方解】

胡希恕注：本方与皂荚丸治同均以祛痰为主，葶苈不仅祛痰，更可止咳，下水力猛，故加大枣和缓其性，临床可制成丸药服之。本方不仅用治肺痈，凡痰涎壅盛者，皆可用之，却不可用于脓成当排之证。

冯世纶解读：葶苈子，味辛，寒。《神农本草经》谓："主癥瘕积聚结气，饮食寒热，破坚逐邪，通利水道。"即有清热下水消痰作用。服用枣汤与皂角丸用枣糕的取意同，是用毒药攻病勿使伤正的配伍。

【参考处方】葶苈子 15 克，大枣 10 枚。

上 2 味，以冷水 300mL 浸 1 小时，煎开锅后去滓，取 100mL 温服，再续水煎一次温服。

【解读仲景原文】

《金匮要略·肺痿肺痈咳嗽上气病脉证治》第 11 条：肺痈，喘不得卧，**葶苈大枣泻肺汤主之。**

胡希恕注：肺痈，脓未成时，痰涎壅盛，迫肺而喘不得卧，葶苈大枣泻肺汤主之。

《金匮要略·肺痿肺痈咳嗽上气病脉证治》第 15 条：肺痈，胸满胀，一身面目浮肿，鼻塞清涕出，不闻香臭酸辛，咳逆上气，喘鸣迫塞，**葶苈大枣泻肺汤主之。（方见上，三日一剂，可至三四剂，此先服小青龙汤一剂，乃进。小青龙方见咳嗽门中）**

胡希恕注：本条虽冠以肺痈，但必是痈脓未成，痰涎壅盛之时，方可用本方治之。后言服小青龙汤，当误，无论肺痿、肺痈，单独使用小青龙汤机会不多。

《金匮要略·痰饮咳嗽病脉证并治》第 27 条：支饮不得息，**葶苈大枣泻肺汤主之。**

胡希恕注：支饮逆满太甚，水饮充斥压迫于肺，而呼吸困难，葶苈大枣泻肺汤主之。

冯世纶解读：有关葶苈大枣泻肺汤方证，仲景原文只以上三条，且论述简要，从药测证及临床观察，本方证的适应证为里热痰饮者。方中葶苈子用治肺水，其位在上，甘遂、大戟、芫花虽亦治肺，但其位稍偏于下。

【讨论归经】本方证当属阳明太阴合病证。

【临证思辨】本方证的辨证要点：咳喘、吐黄浓痰偏实热证者。

可见于痰实热咳喘、胸膜炎等症。

26. 泻心汤方证

泻心汤方： 大黄二两，黄连、黄芩各一两。

上三味，以水三升，煮取一升，顿服之。

【方解】

胡希恕注：大黄伍以除热解烦的黄连、黄芩，功能泻火清阳明里热。古人认为心主火，故名以泻心汤。

冯世纶解读：对于里实不太重者，胡老常把大黄先以水冲泡，再以浸泡之水再煮黄芩、黄连，不致大泻。本方临床可以治疗下血、高血压等，尤以小儿鼻衄疗效最佳。

【参考处方】大黄 6 克，黄连 3 克，黄芩 6 克。

上 3 味，先冷水 300mL，煎取 100mL 温服，再续水煎一次温服。

【歌诀】泻心汤方即三黄，阳明里热常用方，

芩连除烦大黄泻，心气不定易惊狂。

【解读仲景原文】

《金匮要略·惊悸吐衄下血胸满瘀血病脉证并治》第 17 条：**心气不足，吐血衄血，泻心汤主之。**

胡希恕注：心气不足，《备急千金要方》作"心气不定"，可信。吐血衄血，其人心悸烦不安者，为有热，宜泻心汤主之。

【讨论归经】本方证当属阳明病证。

【临证思辨】本方证的辨证要点：心烦吐衄、大便干者。

本方治吐血衄血如神。心气不定即心悸烦、精神不安的样子，容易出现失眠惊狂、癫痫以及其他神经症等，这种心气不定也有用本方的机会。高血压现本方证明显者，亦多有之，须注意。如胡老治验：赵某，男，53 岁，

1965 年 4 月 2 日初诊。发现高血压 20 多年，常头疼失眠，近一月来常鼻衄，烦躁心慌，大便干，血压 170 ～ 200/130 ～ 140mmHg，苔黄，舌红脉弦数。证属里热上犯，治以清泄里热，与泻心汤：大黄 10 克，黄连 6 克，黄芩 6 克，生地炭 10 克。结果：上药服 3 剂，大便通畅，心烦已，睡眠好转。因时有胸闷，改服大柴胡汤合桂枝茯苓丸加生石膏，服 1 个月，鼻衄未作，血压在 150 ～ 160/100 ～ 110mmHg。

后世常以本方加栀子，水煎温服，亦可制为丸，治泻心汤证而烦热更甚者。

27. 大黄黄连泻心汤方证

大黄黄连泻心汤方：大黄二两，黄连一两。

上二味，以麻沸汤二升，渍之须臾，绞去滓，分温再服。

【方解】

胡希恕注：此于泻心汤去黄芩，固亦泻心，但以沸水渍之不煎，气味俱薄，故泻下之力不剧，只能泻热而解心下痞。

【参考处方】大黄 6 克，黄连 3 克。

上 2 味，以 200mL 开水浸，去滓，分两次温服。

【解读仲景原文】

《伤寒论》第 154 条：心下痞，按之濡，其脉关上浮者，大黄黄连泻心汤主之。

胡希恕注：心下痞，按之濡，即前第 151 条所谓但气痞耳。其脉关上浮者，为心下有热之应，故以大黄黄连泻心汤主之。

按：心下痞，按之濡，并不是说濡软如按棉的样子，乃与结胸证的硬满比较之词，若真濡软如按棉，乃里虚之候，绝非本方可用，历来注家多有争论，都由于因词害义。

《伤寒论》第 164 条：伤寒大下后，复发汗，心下痞、恶寒者，表未解也。不可攻痞，当先解表，表解乃可攻痞。解表宜桂枝汤，攻痞宜大黄黄连泻心汤。

胡希恕注：伤寒不宜下，医竟大下之，下后表不解，不宜麻黄汤再发汗，而竟复发汗，一误再误，故心下痞。仍恶寒者，则表以未解，此宜桂枝汤先解其表，表解后而再以大黄黄连泻心汤以攻其痞。

【讨论归经】本方证当属阳明病证。

【临证思辨】本方证的辨证要点：心烦、心下痞者。

本方与上方都称泻心汤，所谓泻心火是相同的，其作用的体现煎服法更是关键，故胡老常是合方应用，如胡老治验一例很是精彩：刘某，女，65 岁，延庆康庄公社巡诊病人。1965 年 11 月 9 日初诊。患左半身不遂 3 天，老伴用两轮车拉来求诊。曾服镇肝息风等药，并用羚羊粉冲服，症不减，反更烦躁，整夜不眠，头晕头热，时感热气上冲，胸闷懊恼，舌苔黄腻，舌红，脉弦滑数。血压 260/160mmHg。其老伴问胡老："能包治好吗？不包好就不治了，光羚羊角就花了五元钱，治不起！"胡老回答："包治不好说，但我开的药不过二角钱，您可试服一剂。"老者同意一试，于是胡老给予泻心汤加生石膏：大黄 10 克，黄连 6 克，黄芩 10 克，生石膏 45 克。结果：嘱其先以大黄浸汤，以其汤煎诸药。服 1 剂，第二天下午又来诊，老者进门即磕头作揖："可遇到救命恩人了！"并请求再赐良方。胡老详问之，知其服药后，大便通一次，诸症明显减轻，血压为 150/100mmHg。与服大柴胡汤合桂枝茯苓丸加生石膏调理。

28. 附子泻心汤方证

附子泻心汤方：大黄二两，黄连一两，黄芩一两，附子（炮，去皮，破八片）一枚，另煮取汁。

上四味，切三味，以麻汤二升渍之，须臾，绞去滓，内附子汁，分温再服。

【方解】

胡希恕注：泻心汤减其用量，并渍之而不煎，亦同上方专以解痞，但加附子，故治心下痞陷于阴证而呈寒热错杂者。

【参考处方】大黄 6 克，黄连 3 克，黄芩 6 克，炮附片 15 克。

上 4 味，先煎附子取汤 50mL。再以沸水 200mL 渍前三味，绞去滓，内附子汁，分二次温服。

【歌诀】附子泻心也三黄，减量加附不煎汤，

阳明太阴成合病，解痞可要细端详。

【解读仲景原文】

《伤寒论》第 155 条：心下痞，而复恶寒汗出者，附子泻心汤主之。

胡希恕注：心下痞，是承前"心下痞，按之濡，其脉关上浮者，大黄黄连泻心汤主之"的条文而言，本属阳明里热，即无关乎表证，而复恶寒汗出

者，是因汗出津伤，里虚而恶寒，则已陷于阴证甚明，故宜附子泻心汤主之。

按：邪热内陷则心下痞，正气沉衰则恶寒而汗出，以三黄去邪除痞，加附子扶正固虚，此亦攻补兼施法，不过恶寒汗出有似表未解的桂枝汤证，但桂枝汤证恶寒轻而汗出少，而且必发热，此则恶寒甚而汗出多，则不发热，临证必须细辨。

【讨论归经】本方证当属阳明太阴合病证。

【临证思辨】本方证的辨证要点：心下痞、恶寒汗出者。

29. 大黄硝石汤方证

大黄硝石汤方：大黄、黄柏、硝石各四两，栀子十五枚。

上四味，以水六升，煮取二升，去滓，内硝，更煮，取一升顿服。

【方解】

胡希恕注：大黄、硝石攻实下热，栀子、黄柏苦寒除热祛黄，本方四药皆可祛黄、祛热，用于大实大满大热之证。故治黄疸证、里实有热、二便不利者。

【参考处方】大黄 12 克，黄柏 10 克，芒硝 12 克，栀子 6 克。

上 4 味，以水 500mL 先煎三味，煮取 100mL，去滓，内芒硝 6 克，温服。再续水煎一次温服。

【歌诀】大黄硝石善祛黄，栀子黄柏挑大梁，

　　　　二便不利里有热，阳明里实用本方。

【解读仲景原文】

《金匮要略·黄疸病脉证并治》第 19 条：黄疸，腹满、小便不利而赤、自汗出，此为表和里实，当下之，宜大黄硝石汤。

胡希恕注：小便赤多为里热，腹满为里实，里实热而自汗出，为阳明病之列，表无病仅里实热当下之，黄疸见此证，宜大黄硝石汤下之。

【讨论归经】本方证当属阳明病证。

【临证思辨】本方证的辨证要点：实热黄疸，大便干、小便黄少者。

急慢性肝胆病，出现里实热证有用本方的机会。

30. 茵陈蒿汤方证

茵陈蒿汤方：茵陈蒿六两，栀子（擘）十四枚，大黄（去皮）二两。

上三味，以水一斗，先煮茵陈，减六升，内二味，煮取三升，去滓，分

温三服。**小便当利，尿如皂荚汁状，色正赤，一宿腹减，黄从小便去也。**

【方解】

胡希恕注：茵陈蒿除湿热，栀子解热烦，二药均有祛黄作用，伍以通便的大黄，故治黄疸、心烦腹满、二便不利者。

冯世纶解读：茵陈蒿，《神农本草经》谓："味苦，平。主风湿寒热邪气，热结黄疸。"有除湿解热作用，与栀子协力以祛黄除烦，伍以通便的大黄，故治黄疸证，见烦躁、小便不利而大便难者。

【参考处方】茵陈蒿 18 克，栀子 10 克，大黄 6 克。

上 3 味，以凉水 800mL 浸泡 1 小时，煎 15 ～ 20 分钟，取汤 150mL 温服。再续水煎一次温服。

【歌诀】茵陈蒿汤治阳黄，瘀热在里湿邪强，

栀子祛黄又除烦，泻下通便靠大黄。

【解读仲景原文】

《伤寒论》第 236 条：**阳明病，发热、汗出者，此为热越，不能发黄也。但头汗出，身无汗，剂颈而还，小便不利，渴引水浆者，此为瘀热在里，身必发黄，茵陈蒿汤主之。**

胡希恕注：阳明病，若发热汗出者，此为热随汗越，则不能发黄。若只头汗出，颈以下则身无汗，使热不能越于外，小便复不利，其人又渴欲饮，则湿必留于里，以是湿热相瘀，身必发黄，宜茵陈蒿汤主之。

按：此述阳黄的证治。

《伤寒论》第 260 条：**伤寒七八日，身黄如橘子色，小便不利，腹微满者，茵陈蒿汤主之。**

胡希恕注：伤寒七八日，常为病传阳明的时期，若复小便不利，则湿热瘀于里，因使发黄，身黄如橘子色。腹微满为里实，故以茵陈蒿汤主之。

《金匮要略·黄疸病脉证并治》第 13 条：**谷疸之为病，寒热不食，食即头眩，心胸不安，久久发黄为谷疸，茵陈蒿汤主之。**

胡希恕注：谷疸病发热恶寒，不欲饮食，食而不化，发为头眩，心胸不安即胃中苦浊之意，烦乱呕恶，久久发黄为谷疸，可见谷疸非初得便黄，而是开始类似外感，日久发黄而引起重视，茵陈蒿汤主之。

方中茵陈蒿利小便而解热利湿，栀子解烦热去黄，大黄下实热而去黄，临床若见其他兼证，可选用适当方剂与本方相合，疗效更佳。

【讨论归经】本方证当属阳明病证。

【临证思辨】本方证的辨证要点：阳黄见大便干，小便不利者。

常见于急性黄疸型肝炎，不过依据胡老经验，此病单用本方的机会较少，而以本方合用大柴胡汤的机会较多，宜注意。如治验：王某，男，34 岁，某医院会诊病例。1964 年 5 月 8 日初诊。患慢性肝炎多年，近突发黄疸，经中西医治疗，黄疸指数逐渐升高，人亦面目俱黄如橘色，发热口舌干，胸胁苦满，恶心不欲食，大便秘结，苔黄腻，脉滑数。证属少阳阳明合病的阳黄，治以和解清热，与大柴胡汤合茵陈蒿汤：柴胡 12 克，黄芩 10 克，枳实 10 克，白芍 10 克，生姜 10 克，半夏 12 克，大枣 4 枚，茵陈 24 克，大黄 10 克，山栀子 10 克。结果：上药服两剂，大便得通，恶心已，胸胁苦满减，精神好转。因坚持服药 28 剂，黄疸退，查肝功完全正常，旧有肝病亦随之而愈，约 1 个月后出院。

31. 栀子豉汤方证

栀子豉汤：栀子（擘）十四个，香豉（绵裹）四合。

上二味，以水四升，先煮栀子，得二升半，内豉，煮取一升半，去滓，分温二服。

【方解】

胡希恕注：二物均属苦寒解热药，而有止烦的特能，合以为方，故治烦热不得眠，或心中懊侬者。

按：诸栀子豉汤服法后有"得吐者，止后服"注语，临床实践证明，栀子诸方并非吐剂，考察本条所述，为治疗汗、吐、下后的虚烦，更无复吐的道理，当是传抄有误，故应删去。

【参考处方】栀子 6 克，香豉 10 克。

上 2 味，以冷水 500mL 浸泡 1 小时，煎开锅后 15 ～ 20 分钟，取汤 150mL，温服，再续水煎一次温服。

【解读仲景原文】

《伤寒论》第 76 条：发汗、吐下后，虚烦不得眠，若剧者，必反复颠倒，心中懊侬，栀子豉汤主之；若少气者，栀子甘草豉汤主之；若呕者，栀子生姜豉汤主之。

胡希恕注：心中懊侬，谓心中烦闷不可名状，实即心烦剧烈的意思。经过汗、吐、下的治疗后，实邪虽去，但遗热未除，仍为阳明里热在上，并攻冲头脑，因使虚烦不得眠。证之剧者，则更辗转反侧而心中懊侬，宜以栀子豉汤主之。若上证而其人自觉虚怯少气者，则宜栀子甘草豉汤主之；若上证而又见呕者，则宜栀子生姜豉汤主之。

按：此所谓虚烦是对实烦而言，不要以为本方能治虚，本条所述，即炎症或充血而使脑受刺激的剧烈证候。

《伤寒论》第77条：发汗，若下之，而烦热胸中窒者，栀子豉汤主之。

胡希恕注：发汗表不解，本宜桂枝汤更汗解之，若又下之，则邪热内陷，若烦热胸中觉窒塞者，栀子豉汤主之。

按：此证多有，但不定见之于发汗或下后，即烦热亦不甚明显，患者主述食道阻塞，而胸中烦闷者即是。

冯世纶解读：此与咽中如有炙脔的半夏厚朴汤证，常由于患者主述不清而易混淆，故问证必须精细。胡老讲道："昔时邻居老工人尹某，一日来告。谓经过钡餐造影检查，确诊为食管憩室，请我治疗，因笑答曰：食道憩室我未曾见过，请告所苦。据述只觉食道阻塞，心烦不宁，因与栀子豉汤三服后，证大减，但食时尚觉不适，续服20余剂，症全消失。后再进行钡剂造影检查，未再见憩室形象。"此案较奇，故附此以供参考。

《伤寒论》第78条：伤寒五六日，大下之后，身热不去，心中结痛者，未欲解也，栀子豉汤主之。

胡希恕注：伤寒五六日，常为病传少阳的时期，少阳病不可下，今大下之，故身热不去，反使邪热内陷，而心中结痛者，为未欲解也，栀子豉汤主之。

按：心中结痛，即心脏部感觉支结痛，由此观之，则心包炎有用本方的机会了。

冯世纶解读：栀子汤诸方因"有得吐者，止后服"注文，后世注家未识其误，又未结合临床，因把栀子豉汤视为吐剂，如成无己的《伤寒明理方论》以《内经》附会，认为"若发汗吐下后，邪气乘虚留于胸中，则为之虚烦，应以栀子豉汤吐之"。从药物看，从临床看，栀子豉汤不致吐，其治虚烦是属里阳明热，与承气汤实烦相对而称谓为虚烦。

《伤寒论》第81条：凡用栀子豉汤，病人旧微溏者，不可与服之。

胡希恕注：栀子为消炎解热药，故凡用栀子为主的配剂，若病者久有微利，乃属虚寒，慎不可与服之。

《伤寒论》第221条：阳明病，脉浮而紧、咽燥、口苦、腹满而喘、发热汗出、不恶寒反恶热、身重。若发汗则躁，心愦愦反谵语；若加温针，必怵惕烦躁不得眠；**若下之，则胃中空虚，客气动膈，心中懊恼，舌上苔者，栀子豉汤主之。**

胡希恕注：心愦愦，谓心乱、昏愦。怵惕，为惊恐不安状。脉浮而紧，为太阳伤寒脉；咽燥口苦为少阳证；腹满而喘，不恶寒反恶热，为阳明证；身重为太阳阳明共有证，可见此为三阳并病，但太阳病、少阳病将欲罢，而阳明病的外证已备，但胃家还未实的为候，宜以白虎汤主之，不可发汗、温针或下也。

若误发其汗，必致表虚里实，则必躁烦、心愦愦、反谵语；若误施温针，则以火助热，其人必怵惕烦躁不得眠；若误下之，里虽热而不实，下则使胃中空虚，客热邪气必乘虚而动膈，因而为心中懊恼的虚烦证；舌上有苔，亦虚热为候，宜以栀子豉汤主之。

按：此承上之三阳合病，而又出三阳并病，均就白虎汤证立论，发汗、温针以及下之，均属误治。前二者误治后的变证未出方，但均见于前，读者试自拟之，后者虽亦见前，因本条注重在误下，故出方。前（第208条）"阳明病脉迟条，虽汗出不恶寒者，其身必重、短气、腹满而喘"的一段为证，与本条所述相似，皆示均不可下，学者宜前后细参。

《伤寒论》第228条：阳明病，下之，其外有热，手足温，不结胸，心中懊恼，饥不能食，但头汗出者，栀子豉汤主之。

胡希恕注：太阳病传里转属阳明病，太阳病未罢而下之，每致邪热内陷而成结胸。今其外有热，而手足温，热还未实于里，故不结胸。但下后胃中空虚，客气动膈，因致心中懊恼。邪热壅上，故饥不能食，而但头汗出也，宜栀子豉汤主之。

按：心中懊恼、但头汗出，为大陷胸汤证和栀子豉汤证的共有证候。而栀子豉汤证的胸中窒和心中结痛，与大陷胸汤证的心下硬痛，亦略相似。但结胸者，热结于里，则身无大热；而栀子豉汤证只是虚烦，而外有热；而且陷胸汤证按之心下硬且痛，而栀子豉汤证，按之虚软且不痛也，不难鉴别。本条主要为示二方证的鉴别法，不结胸并非费词，须知。

《伤寒论》第375条：下利后更烦，按之心下濡者，为虚烦也，宜栀子豉汤。

胡希恕注：下利时本烦，下利愈，一时烦亦解，但以后复烦，按之心下虚软无物，故肯定其为虚烦，宜栀子豉汤解热以止烦。

按：至此乃出示栀子豉汤的腹证，由于胃中空虚，故按之濡，以是可知本方证所主虚烦，主要是腹实证不明显，而属阳明里热证。

《金匮要略·呕吐哕下利病脉证治》第44条：下利后，更烦，按之心下濡者，为虚烦也，栀子豉汤主之。

冯世纶解读：此即《伤寒论》第375条重出。

【讨论归经】本方证当属阳明病证。

【临证思辨】本方证的辨证要点：胸中窒塞而烦闷者。

常见于急性病的后期或慢性病某阶段，如胡老治验：刘某，女，12岁，1966年3月10日初诊。感冒后头痛，恶心，呕吐，寒热往来，咽干口渴思凉饮，心中烦躁，服小柴胡加生石膏汤后，热降烦除，刻下仍心中懊侬，口干欲凉饮，饮食二便如常，苔白而干，舌尖红，脉滑数。此上焦得通，津液得下，胃气因和，身濈然汗出为向愈之兆，唯仍为少阳余热未解、阳明之热未除，为栀子豉汤合小柴胡汤方证：栀子6克，淡豆豉10克，柴胡6克，半夏12克，黄芩6克，党参6克，炙甘草3克，生姜6克，大枣3枚，生石膏30克。结果：上药服1剂，睡眠好，全身汗出，寒热未作，体温正常。继以复胃阳以生津调理1周而愈。

本方证常见于胃胸疾病，如以上所举食道病变，还可见于食道裂孔疝、肺结核、胃病、冠心病等。

32. 栀子甘草豉汤方证

栀子甘草豉汤方：栀子（擘）十四个，香豉（绵裹）四合，甘草（炙）二两。

上三味，以水四升，先煮栀子、甘草，取二升半，内豉，煮取一升半，去滓，分温二服。

【方解】

胡希恕注：此于栀子豉汤加安中益气的甘草，故治栀子豉汤证而虚怯少气者。

【参考处方】栀子6克，甘草6克，香豉10克。

上3味，以冷水500mL浸泡1小时，煎开锅后15～20分钟，取汤150mL，温服，再续水煎一次温服。

【解读仲景原文】

《伤寒论》第76条：发汗、吐下后，虚烦不得眠。若剧者，必反复颠倒，心中懊侬，栀子豉汤主之；若少气者，栀子甘草豉汤主之；若呕者，栀子生姜豉汤主之。

解读：见栀子豉汤条。

【讨论归经】本方证当属阳明太阴合病证。

【临证思辨】本方证的辨证要点：栀子豉汤证而虚怯少气者。

与栀子豉汤皆用于胃胸里热，而本方证较虚怯少气。

33. 栀子生姜豉汤方证

栀子生姜豉汤方：栀子（擘）十四个，香豉（绵裹）四合，生姜五两。

上三味，以水四升，先煮栀子、生姜，取二升半，内豉，煮取一升半，去滓，分温二服。

【方解】

胡希恕注：于栀子豉汤加治呕逆的生姜，故治栀子豉汤证而呕逆者。

【参考处方】栀子 6 克，生姜 15 克，香豉 10 克。

上 3 味，以冷水 500mL 浸泡 1 小时，煎开锅后 15 ～ 20 分钟，取汤 150mL，温服，再续水煎一次温服。

【解读仲景原文】

《伤寒论》第 76 条：发汗、吐下后，虚烦不得眠，若剧者，必反复颠倒，心中懊憹，栀子豉汤主之；若少气者，栀子甘草豉汤主之；若呕者，栀子生姜豉汤主之。

胡希恕注：见栀子豉汤方证。

【讨论归经】本方证当属阳明太阴合病证。

【临证思辨】本方证的辨证要点：栀子豉汤证而呕者。

栀子豉汤以里热为主，胃气失降则呕，因加生姜降逆止呕。故本方证常见于胃、食道病变。

34. 枳实栀子豉汤方证

枳实栀子豉汤方：枳实（炙）三枚，栀子（擘）十四个，豉（绵裹）一升。

上三味，以清浆水七升，空煮取四升，内枳实、栀子，煮取二升，下豉，更煮五六沸，去滓，温分再服，覆令微似汗。若有宿食者，内大黄如博棋子五六枚，服之愈。

【方解】

胡希恕注：此于栀子豉汤加消胀的枳实，故治栀子豉汤证而心下胀满者。

【参考处方】枳实 6 克，栀子 6 克，淡豆豉 15 克。

上 3 味，以凉水 500mL 浸泡前 1 小时，煎 15 ～ 20 分钟，取汤 100mL，温服。续水再煎一次温服。

【解读仲景原文】

《伤寒论》第 393 条：**大病差后，劳复者，枳实栀子豉汤主之，若有宿食者，内大黄如博棋子五六枚，服之愈。**

胡希恕注：凡大病新愈后，犹未完全恢复健康者，由于不善摄生，或过劳，或过食因而复发者，则为劳复。若其人心烦闷腹胀满者，宜枳实栀子豉汤主之；若更有宿食，大便不通者，宜更加大黄以下之。

按："若有宿食"以下一段，原是方后语，本条为文过于简略，有此一段，乃可理解为食复所致病，故并为一条解之。

【讨论归经】本方证当属阳明病证。

【临证思辨】本方证的辨证要点：栀子豉汤证而心下胀满者。

主要见于胃肠疾病有热的胀满。

35. 栀子大黄汤方证

栀子大黄汤方：栀子（擘）十四个，大黄（如博棋子大）五六枚，枳实（炙）五枚，豉（绵裹）一升。

上四味，以清浆水七升，空煮取四升，内枳实、栀子，煮取二升，下豉，更煮五六沸，去滓，温分再服，覆令微似汗。若有宿食者，内大黄如博棋子五六枚，服之愈。

【方解】

胡希恕注：此于栀子豉汤加枳实、大黄，当治栀子豉汤方证而腹胀满、大便难者。本方解烦热之力强于茵陈蒿汤。

【参考处方】枳实 15 克，大黄 10 克，栀子 6 克，淡豆豉 15 克。

上 4 味，以凉水 500mL 浸泡 1 小时，煎 15 ～ 20 分钟，取汤 100mL，温服。续水再煎一次温服。

【解读仲景原文】

《伤寒论》第 393 条：**大病差后，劳复者，枳实栀子豉汤主之。若有宿食者，内大黄如博棋子五六枚，服之愈。**

胡希恕注：见枳实栀子豉汤条。

《金匮要略·黄疸病脉证并治》第 15 条：酒黄疸，心中懊憹，或热痛，栀子大黄汤主之。

胡希恕注：酒黄疸，也是黄疸病的一种，凡病黄疸，若心中懊憹或灼热痛者，为里有宿食，宜栀子大黄汤主之。

【讨论归经】本方证当属阳明病证。

【临证思辨】本方证的辨证要点：栀子豉汤证又见腹胀满、大便难者。

胃肠炎、肝胆病出现阳明里实证而见烦闷、大便难时，可考虑用本方。诊余胡老讲述治验：某女，90 岁。外感发热，发汗后热更甚，他医视其年迈气虚以小建中汤甘温除热，热益盛，诊其脉弦细数，苔白而干，与小柴胡加石膏汤 1 剂，热退。第三天因过食厚味而复高热，心烦、口渴、腹胀、大便干，苔白而干，脉细数。此证为阳明余热与新邪相加，属栀子大黄汤的适应证：淡豆豉 18 克，大黄 6 克，枳实 10 克，栀子 10 克。结果：上药服 1 剂而愈，嘱慎饮食，未再复发。

36. 栀子厚朴汤方证

栀子厚朴汤方：栀子（擘）十四个，厚朴（炙，去皮）四两，枳实（水浸，炙令黄）四枚。

上三味，以水三升半，煮取一升半，去滓，分二服。

【方解】

胡希恕注：栀子解热烦，厚朴、枳实消胀，三药协力，故治心烦闷、腹胀满而卧起不安者。

【参考处方】栀子 6 克，厚朴 12 克，枳实 10 克。

上 3 味，以冷水 500mL 浸泡 1 小时，煎开锅后 15～20 分钟，取汤 150mL 温服，再续水煎一次温服。

【解读仲景原文】

《伤寒论》第 79 条：伤寒下后心烦、腹满、卧起不安者，栀子厚朴汤主之。

胡希恕注：伤寒在表而误下之，邪热内陷，因而心烦、腹满、卧起不安者，栀子厚朴汤主之。

按：本方治烦满，与厚朴生姜半夏甘草人参汤治虚满而不烦者有别。又大实满大便不通而烦躁者，宜承气汤以下之，则非本方所能治，须知。

【讨论归经】本方证当属阳明病证。

【临证思辨】本方证的辨证要点：心烦热和腹胀满者。

此腹满亦属虚满，即未至阳明腹实证的胀满，但与太阴病的腹满有寒热之别。由于心烦热和腹胀满，故使其人卧起不安。此证亦多有，宜注意。

37. 栀子柏皮汤方证

栀子柏皮汤方：肥栀子（擘）十五个，甘草（炙）一两，黄柏三两。

上三味，以水四升，煮取一升半，去滓，分温再服。

【方解】

胡希恕注：栀子、黄柏解热止烦，并有祛黄功能。甘草缓急迫，故治黄疸证烦热而急迫者。

【参考处方】栀子6克，炙甘草6克，黄柏6克。

上3味，以凉水500mL浸泡1小时，煎15～20分钟，取汤150mL温服。再续水煎一次温服。

【解读仲景原文】

《伤寒论》第261条：**伤寒身黄发热，栀子柏皮汤主之。**

胡希恕注：伤寒，发热恶寒，今发热不恶寒，为湿病，今湿病发黄，故宜苦寒以除热，栀子柏皮汤主之。

【讨论归经】本方证当属阳明病证。

【临证思辨】本方证的辨证要点：黄疸病发热心烦者。

黄疸病，发烦热而不可下者，宜本方。

38. 栀子干姜汤方证

栀子干姜汤方：栀子（擘）十四个，干姜二两。

上二味，以水三升半，煮取一升半，去滓，分温二服。

【方解】

胡希恕注：栀子豉汤不用豆豉，而伍以温中的干姜，故治栀子豉汤证烦热较轻而有呕逆或下利者。

【参考处方】栀子6克，干姜6克。

上2味，以冷水500mL浸泡1小时，煎开锅后15～20分钟，取汤150mL温服，再续水煎一次温服。

【解读仲景原文】

《伤寒论》第80条：**伤寒，医以丸药大下之，身热不去，微烦者，栀子干姜汤主之。**

胡希恕注：太阳伤寒，医误以丸药大下之，徒伤中气，而身热不去，呈上热下寒而现微烦者，则宜栀子干姜汤主之。

【讨论归经】本方证当属太阴阳明合病证。

【临证思辨】本方证的辨证要点：身热微烦而呕逆或下利者。

本方证多见于误治或慢性胃肠疾患。

39. 黄连阿胶汤方证

黄连阿胶汤方：黄连四两，黄芩二两，芍药二两，阿胶三两（一云三挺），鸡子黄二枚。

上五味，以水六升，先煮三物，取二升，去滓，内胶烊尽，小冷，内鸡子黄，搅令相得，温服七合，日三服。

【方解】

胡希恕注：黄连、黄芩除热解烦，芍药、阿胶、鸡子黄，养血补虚，故治上焦有热，阴血不足，而心中烦悸不得眠者。

按：久痢、便脓血或血便，以及诸失血证，而心中烦不得眠者，用本方均有验。本方治心中烦不得卧，颇似栀子豉汤证，不过本方偏于治虚，而咯血、吐血或下利腹痛便脓血而虚烦者，用之有验，但栀子豉汤则否。

冯世纶解读：本方在《汤液经法》称朱鸟汤，陶弘景注谓："朱鸟者，清滋之方。"黄连、黄芩除热止烦，芍药、阿胶、鸡子黄养阴补虚，故治虚热而心中烦悸不得眠，或失血，或便脓血者。

【参考处方】黄连12克，黄芩6克，白芍10克，鸡子黄2枚，阿胶10克。

上5味，以水600mL先煎前三物，取汤150mL，阿胶烊化加入5克，内鸡子黄一枚温服。再续水煎一次温服。

【歌诀】黄连阿胶鸡子黄，黄芩芍药合自良，

除热止烦阴血虚，久痢失眠也能尝。

【解读仲景原文】

《伤寒论》第303条：**少阴病，得之二三日以上，心中烦、不得卧，黄连阿胶汤主之。**

胡希恕注：少阴病，得之二三日以上，而心中烦，不得安卧入睡者，病本血虚，已传入里，而为血虚里热以致热扰心烦不得眠，宜黄连阿胶汤主之。少阴病以传厥阴为常，然亦间有传阳明者，今于二三日以上，转属阳明。以其本血虚，上焦复热，故使心烦不得眠，宜用黄连阿胶汤治疗。

冯世纶解读：本方证，胡老在 1982 年前注解为"少阴病得之二三日以上，而心中烦、不得安卧入睡者，病已传半表半里而为少阴少阳的并病，故作以上的虚烦证，宜黄连阿胶汤主之"（见《经方传真》和《胡希恕病位类方解》）。本次注解是胡老 1982 年笔记和讲课录音，已明确本方证属阳明里证。

【讨论归经】本方证当属阳明病证。

【临证思辨】本方证的辨证要点：虚烦心悸不得眠、手足心热或下利便脓血者。

以虚热心烦为主证，可活用于诸失血和久痢便脓血者俱有验，治疗失眠有验，如胡老治验：张某，男，48 岁，1965 年 12 月 13 日初诊：因患肺炎而高热半月方退，但遗心烦、失眠 1 个月不愈，口苦思饮，手足心热且易汗出，苔黄，舌质红，脉弦细数。证属阳明里热，与黄连阿胶汤：黄连 10 克，黄芩 6 克，白芍 6 克，生阿胶 10 克（烊化），鸡子黄 1 枚。结果：上药服 1 剂即感心烦减，夜眠好转，3 剂诸症竟全解。

40.《千金》三物黄芩汤方证

《千金》三物黄芩汤方：黄芩一两，苦参二两，干地黄四两。

上三味，以水六升，煮取二升，温服一升，多吐下虫。

【方解】

胡希恕注：三物均有解热除烦的作用，由于生地黄的用量独多，故尤宜于有发热心烦之血证。此治外邪已解，血虚有热，四肢烦热剧甚者有良验。苦参杀虫，故方后云多吐下虫。

【解读仲景原文】

《金匮要略·妇人产后病脉证治》附方（一）：《千金》三物黄芩汤：治妇人草褥自发露得风，四肢苦烦热、头痛者，与小柴胡汤；头不痛但烦者，与三物黄芩汤。

胡希恕注：妇人于临产时以身露被风，因致四肢苦烦热而头痛者，可与小柴胡汤，若头不痛但四肢苦烦热者，三物黄芩汤主之。

按：产后中风，由于失治使病久不解，因致烦热。若兼见头痛者，与小柴胡汤即解。如头不痛但烦热者，已成劳热，宜三物黄芩汤主之。虚劳及诸失血后多此证，宜注意。

【讨论归经】本方证当属阳明病证。

【临证思辨】本方证的辨证要点：里热血热见心烦、手足心热者。

本方证与小柴胡汤列在一起，其主要意义是，产妇患草褥热初可能是小柴胡汤方证，不久便传阳明呈里实热，并因失血多还出现血虚血热，因此在用黄芩、苦参清热的同时用大量的生地黄养血凉血。本方全是苦寒清热凉血药，如胃虚者不宜服用。

41. 白头翁汤方证

白头翁汤方：白头翁二两，黄连三两，黄柏三两，秦皮三两。

上四味，以水七升，煮取二升，去滓，温服一升，不愈，更服一升。

【方解】

胡希恕注：四物均属苦寒收敛药而有除热烦、止下利等作用，白头翁更能逐血止痛，合以为方，故治热利下重、心烦腹痛而便脓血者。

【参考处方】白头翁 10 克，黄柏 10 克，黄连 10 克，秦皮 10 克。

上 4 味，以凉水 600mL 浸泡 1 小时，煎取 100mL，温服。续水再煎一次，温服。

【解读仲景原文】

《伤寒论》第 371 条：热利下重者，白头翁汤主之。

胡希恕注：热利下重者，即指里急后重滞下的痢疾言，宜白头翁汤主之。

按：热痢里急后重者，虽宜本方主之，但实践证明，滞下甚者，宜加大黄有速效。

《伤寒论》373 条：下利欲饮水者，以有热故也，白头翁汤主之。

胡希恕注：热盛则思饮，故下痢而欲饮水者则为热痢可知，宜以白头翁汤主之。

按：前太阴病篇谓"自利不渴者，属太阴，以其脏有寒故也，当温之，宜服四逆辈"，可见渴与不渴为辨热利和寒利的要征。

《金匮要略·呕吐哕下利病脉证治》第 43 条：热利下重者，白头翁汤主之。

胡希恕注：本方证是《伤寒论》第 371 条重出。

【讨论归经】本方证当属阳明病证。

【临证思辨】本方证的辨证要点：热痢下重、腹痛者。

由以上所述，则急性肠炎或痢疾，均有应用本方的机会，不过必须详审其为热痢乃可用之。若里急后重，渴欲饮水俱属其候，但后重滞下者，为阳明里实，宜更加大黄。

42. 白头翁加甘草阿胶汤方证

白头翁加甘草阿胶汤方：白头翁、甘草、阿胶各二两，黄连、黄柏、秦皮各三两。

上六味，以水七升，煮取二升半，内胶令消尽，分温三服。

【方解】

胡希恕注：本方为白头翁汤加甘草、阿胶，故治白头翁汤证，其人虚惫甚、下黏血便，或血便，或有其他出血证者。阿胶不但止血便，以其味甘，与甘草协力亦缓中补虚也。

本方常用于产后或孕妇痢疾便脓血，应当说明，男性见白头翁汤证又见血便、黏血便而虚乏少气者，也宜应用。

【参考处方】白头翁 10 克，甘草 6 克，阿胶 10 克，黄柏 10 克，黄连 10 克，秦皮 10 克。

上 6 味，除阿胶外以凉水 600mL 浸泡 1 小时，煎取 100mL，烊化阿胶 5 克兑入，温服。续水再煎一次温服。

【解读仲景原文】

《金匮要略·妇人产后病脉证治》第 11 条：产后下利虚极，白头翁加甘草阿胶汤主之。

胡希恕注：产后本虚，复病热利下重益觉虚弱，故谓虚极也。热利下重法宜与白头翁汤，因气血俱虚故加甘草、阿胶。

【讨论归经】本方证当属阳明病证。

【临证思辨】本方证的辨证要点：白头翁汤证又见血便、黏血便而虚乏少气者。

本方常用于产后或孕妇痢疾便脓血，应当说明，凡见白头翁汤证，若所下为血便或黏血便而虚乏少气者，即宜本方主之，并不限于产后虚极。如胡老治验：张某，女，31 岁，1965 年 3 月 10 日初诊。诉自前日开始腹泻便红白黏液，日二三次，夜 7 次，腹痛，里急后重，恶心，纳少乏味，发冷溲黄，服西药无效，现孕已 7 个月，有血吸虫病史。苔薄白，舌质红，脉沉细滑数。

证属湿热滞下，伤及血分，治以清热凉血，兼以祛湿导滞，与白头翁加甘草阿胶汤：白头翁 10 克，黄连 5 克，黄柏 3 克，秦皮 3 克，甘草 10 克，阿胶 10 克（烊化）。结果：服两剂后，大便未见脓血，稍带黏液，每日 2 次。上方增黄连为 15 克，黄柏为 6 克，加茯苓 10 克，服 1 剂后腹痛已，大便日 2 行，仍稀。上方再加焦白术 10 克，服 3 剂而诸症愈。

43.《千金》苇茎汤方证

《千金》苇茎汤方：苇茎二升，薏苡仁半升，桃仁五十枚，瓜瓣半升。

上四味，以水一斗，先煮苇茎得五升，去滓，内诸药，煮取二升，服一升，再服，当吐如脓。

【方解】

胡希恕注：苇茎亦一解热除烦渴之药，并有排脓作用，与薏苡仁、桃仁、冬瓜仁协力消痈肿而排脓，故治肺痈之有脓者。方中瓜瓣现用冬瓜子，既可排脓，与苇茎相伍又可解热，薏苡仁排脓，桃仁祛瘀。

【参考处方】苇茎 15 克，生薏苡仁 30 克，桃仁 10 克，冬瓜仁 12 克。

上 4 味，以凉水 600mL 浸泡 1 小时，煎取 100mL，温服。续水再煎一次温服。

【解读仲景原文】

《金匮要略·肺痿肺痈咳嗽上气病脉证治》附方（六）：《千金》苇茎汤：治咳有微热，烦满，胸中甲错，是为肺痈。

胡希恕注：胸中甲错，即当肺之皮肤甲错，内定有痈脓或瘀血，咳而微热、烦满，均是热象，应以寒解之，苇茎汤主之。

【讨论归经】本方证当属阳明病证。

【临证思辨】本方证的辨证要点：咳吐黄脓痰、微热烦满者。

以本方治肺脓肿确有验，热多增苇茎，脓多增薏苡仁，效缓亦可与桔梗汤合用。临床用于支气管扩张有效，如治验：王某，女，47 岁，初诊日期 1979 年 8 月 5 日。咳嗽，咳吐脓痰反复发作 1 年余，经支气管镜检查确诊为支气管扩张。近 1 周来，咳嗽，咳大量黄黏痰，纳差，口干不欲饮，胸闷，晚上身微热，恶寒，苔白腻厚，脉沉细滑。证属痰饮阻肺，郁久化热，治以化痰清热，与《千金》苇茎汤合桔梗汤加杏苏竹汤：鲜苇茎 30 克，生薏苡仁 15 克，桃仁 10 克，冬瓜仁 15 克，桔梗 10 克，炙甘草 6 克，杏仁 10 克，苏子 10 克，竹茹 6 克。结果：上药服 6 剂，咳痰减少，身热、恶寒消除。原方加减服 1 个月，咳痰基本消失。

44. 薏苡附子败酱散方证

薏苡附子败酱散方：薏苡仁十分，附子二分，败酱五分。

上三味，杵为末，取方寸匕，以水二升煎之减半，顿服。

【方解】

胡希恕注： 方中主要以寒性之薏苡仁、败酱草排脓，二药相比，薏苡仁长于解毒散结、利小便，败酱草长于祛瘀。但若用于排脓，须加亢奋之药，附子用量很轻，以振奋机能，奋力排出脓液，与枳实芍药散中大麦粥、排脓散中鸡子黄作用相同，都为补其正气，正气不虚方有力排脓。

本方临床常用，不但能够排脓，还可祛湿痒，治疗皮肤病，尤其是硬皮病、顽固性牛皮癣，可用薏苡仁 30 克，败酱草 15 克，附子 3 ～ 6 克，可收良效。

【参考处方】 生薏苡仁 30 克，败酱草 30 克，炮附片 6 克。

上 3 味，以凉水 600mL 浸泡 1 小时，煎取 100mL，温服。续水再煎一次温服。

【解读仲景原文】

《金匮要略·疮痈肠痈浸淫病脉证并治》第 3 条：**肠痈之为病，其身甲错，腹皮急，按之濡，如肿状，腹无积聚，身无热，脉数，此为肠内有痈脓，薏苡附子败酱散主之。**

胡希恕注： 身甲错，已于虚劳篇中大黄䗪虫丸证提及，为里有瘀血之征，肠痈一病亦是有瘀。腹部肌肉虽然比较紧张，但按之柔软，无结硬抵抗。"腹无积聚，身无热"有两种可能：或为虚证，或为里已成脓，因脉数无热，可见其为后者，为肠内生有痈脓，薏苡附子败酱散主之。

【讨论归经】 条文所述之证为里热无疑，附子用量小，故本方证以阳明里热为主，薏苡仁、败酱草清热排脓，附子主起振郁滞之气作用，此是胡希恕先生的解读。我们分析条文：按之濡，如肿状，腹无积聚，身无热，实际是对照大黄牡丹皮汤说的，此有里虚寒之证。从临床看，薏苡附子败酱散多用于慢性盲肠炎或长久的皮肤化脓等证，与大黄牡丹皮汤证纯属阳明里热明显不同，故本方证当属太阴阳明合病证。

【临证思辨】 本方证的辨证要点：肠痈腹痛，皮肤甲错，或皮肤肿痒流黄水者。

本方常用于急、慢性阑尾炎。又由于本条其身甲错的说明，活用于皮炎、痂癞等，亦验，1972 年胡老随教学连队在河南商丘曾治一女孩，其手掌肿痒、流黄水，即所谓鹅掌风的剧证，久治不愈。胡老思与本方，因当时无败酱草，即以生薏苡仁 30 克、附子 6 克为方与之，一剂知，连服 6 剂即复常，为效之速，实出意料。在京也经治多例，如治验：董某，男，10 岁。头面及四肢发黄水疮，瘙痒而流黄水，此起彼伏，已 2 个月不愈，曾用西药青霉素等消炎治疗无效。饮食如常而大便干燥，苔白厚，脉细数。此属内有瘀热，郁久成痈毒而发于外，为薏苡附子败酱散的适应证，与薏苡附子败酱散加味：生薏苡仁 30 克，制附片 3 克，败酱草 30 克，山栀 10 克，连翘 18 克，金银花 18 克，甘草 6 克。结果：上药服两剂，流黄水减，服 6 剂，黄水疮消失。

45. 猪苓汤方证

猪苓汤方：猪苓（去皮）、茯苓、泽泻、滑石（碎）、阿胶各一两。

上五味，以水四升，先煮四味，取二升，去滓，内阿胶烊消，温服七合，日三服。

【方解】

胡希恕注：猪苓为一寒性有力的利尿药，尤善止渴，而有消炎解渴作用，与茯苓、泽泻、滑石为伍，协力清热利尿，复用阿胶止血润燥，故治里热小便不利，或淋沥，或出血而渴欲饮水者。四味均属甘寒利尿药，

【参考处方】猪苓 10 克，茯苓 10 克，泽泻 10 克，生阿胶 10 克，滑石 10 克。

上 5 味，以凉水 500mL 浸泡 4 味 1 小时，煎 15～20 分钟，取汤 100mL，阿胶烊化兑入 5 克温服。再续水煎一次，兑入阿胶 5 克温服。

【解读仲景原文】

《伤寒论》第 221 条：阳明病，脉浮而紧，咽燥，口苦，腹满而喘，发热汗出，不恶寒反恶热，身重。若发汗则躁，心愦愦反谵语；若加温针，必怵惕烦躁不得眠；若下之，则胃中空虚，客气动膈，心中懊侬。舌上苔者，栀子豉汤主之。

《伤寒论》第 222 条：若渴欲饮水、口干舌燥者，白虎加人参汤主之。

《伤寒论》第 223 条：若脉浮、发热、渴欲饮水、小便不利者，猪苓汤主之。

胡希恕注：若误下后，脉浮发热、渴欲饮水而小便不利者，以误下因致

蓄水不化之变，此宜猪苓汤主之。

按：此和上条（222）均承前条"若下之"句，连续写来，与栀子豉汤证并列为三。细按前后语意确属一贯，《医宗金鉴》合为一节，可从。又猪苓汤证与五苓散证大致相同，可互参，故不详释。不过猪苓汤为寒性利尿剂，故宜于热证，不宜于寒证，不可不知。

《伤寒论》第224条：阳明病，汗出多而渴者，不可与猪苓汤，以汗多胃中燥，猪苓汤复利其小便故也。

胡希恕注：阳明病，由于汗出多，胃中燥而渴者，为白虎加人参汤证，则万不可与猪苓汤，因为猪苓汤利小便更使胃中燥，而渴当更甚。

按：阳明病由于汗出多，胃中燥而渴欲饮水者为白虎加人参汤证，猪苓汤虽亦治渴，但治蓄水不化、小便不利所致的渴，与本条述证正好相反，故不可与之。

《伤寒论》第319条：少阴病，下利六七日，咳而呕、渴，心烦、不得眠者，猪苓汤主之。

胡希恕注：少阴病往往传里为呕吐、下利的太阴病，不过本方为寒性利尿药，治里阳热证，不治阴寒证，此所以冒之以少阴病者，不外证候有似少阴、太阴的并病，示人以鉴别之意。小便不利，里有停饮，故下利而呕，复以有热故渴。饮和热上迫呼吸器则咳，波及头脑，则心烦不得眠，宜猪苓汤主之。

按：此亦非少阴病，以其有似水气在里的真武汤证，因冒以少阴病下利，并列于此，以示鉴别，读者可对照互参。

【讨论归经】本方证当属阳明病证。

【临证思辨】本方证的辨证要点：小便不利或淋痛尿血而渴欲饮水者。

本方利饮解热，故用于泌尿系炎症多效。如胡老治验：韩某，女，31岁，1965年1月25日初诊：尿急、尿痛4个多月，13年前曾诊断为急性膀胱炎，治愈后有轻微尿痛、腰痛，未彻底治愈。1964年11月又急性发作，尿频，尿急，排尿次数日达50余次，夜达30余次，尿时痛如刀割，有血丝、血块，尿道灼热，腰痛腹胀，经服中西药不效，曾用益肾降火及补中益气等法也不效，近症：仍尿频，日10余次，尿痛热如刀割，左腰痛引及下肢亦疼，时头晕，心悸，少腹里急，口干渴甚，脉细数，苔白舌红。证属湿热瘀阻呈阳明里热证，与猪苓汤加大黄、薏苡仁：猪苓10克，茯苓皮10克，泽泻10克，生薏苡仁45克，滑石15克，阿胶珠10克，大黄3克。结果：上药服3剂，尿色变清，尿道痛已，腰痛亦减、未尽除，尿频减，脉仍细数，仍服上方，同时间服肾着汤。2月17日复诊时，已无不适，吃东西也增加一倍。

胡老经验，本方加大量薏苡仁治前列腺炎、肾盂肾炎、膀胱炎、淋证、泌尿系感染等均有验。痛甚者可加甘草，灼热甚者可更加少量大黄。

46. 牡蛎泽泻散方证

牡蛎泽泻散方：牡蛎（熬）、泽泻、蜀漆（暖水洗，去腥）、海藻（洗，去咸）、栝楼根、商陆根（熬）、葶苈子（熬）各等分。

上七味，异捣，下筛为散，更于臼中治之。白饮和服方寸匕，日三服。小便利，止后服。

【方解】

胡希恕注：牡蛎、栝楼根润燥止渴，余皆逐水利尿之品，故治腰以下有水气、渴而小便不利者。

【参考处方】生牡蛎15克，泽泻12克，蜀漆10克，葶苈子10克，商陆根10克，海藻10克，栝楼根12克。

上7味，以凉水800mL浸泡1小时，煎15～20分钟，取汤150mL，温服。小便利，止后服。

【解读仲景原文】

《伤寒论》第395条：大病差后，从腰以下有水气者，牡蛎泽泻散主之。

胡希恕注：伤寒病愈后，若其人从腰以下有水肿者，牡蛎泽泻散主之。

冯世纶解读：《金匮要略·水气病脉证治》第17条曰："诸有水者，腰以下肿，当利小便，腰以上肿，当发汗乃愈。"是说肿在腰以上有表证者，用发汗治之；腰以下无表证，用利尿法治之。本方为一利尿药，故亦治腰以下肿，不过本方并不是所有腰以下肿的特效药，须适证用之乃验。又服法说明有"小便利，止后服"，即不可多服、久服。

【讨论归经】本方证当属阳明病证。

【临证思辨】本方证的辨证要点：浮肿、小便不利而口渴者。

本方可见于肾小球肾炎、肾盂肾炎、急性膀胱炎、黏液性水肿、肝硬化腹水、胸膜炎、腹膜炎、心源性水肿等。

47. 栝楼牡蛎散方证

栝楼牡蛎散方：栝楼根、牡蛎（熬）等分。

上为细末，饮服方寸匕，日三服。

【方解】

胡希恕注：方中栝楼根即天花粉，苦寒滋阴解热，去热力强，善治消渴；牡蛎咸寒，亦可解热，且稍有强壮作用，二者合用，用治虚热口渴最为恰当。临床治疗阴虚有热之消渴，在白虎汤基础上合用本方再加麦冬，十分有效。

【参考处方】栝楼根 12 克，生牡蛎 15 克。

上 2 味，以凉水 500mL 浸泡 1 小时，煎 15 ～ 20 分钟，取汤 100mL，温服。再续水煎一次温服。

【解读仲景原文】

《金匮要略·百合狐惑阴阳毒病脉证治》第 7 条：**百合病，渴不差者，栝楼牡蛎散主之。**

胡希恕注：百合病复成渴，经过百合洗法的治疗而渴不解者，为里热津伤，宜以栝楼牡蛎散主之。

【讨论归经】本方证当属阳明病证。

【临证思辨】本方证的辨证要点：里热而渴或胸腹动悸者。

48. 百合地黄汤方证

百合地黄汤方：百合（擘）七枚，生地黄汁一升。

上以水洗百合，渍一宿，当白沫出，去其水，更以泉水二升，煎取一升，去滓，内生地黄汁，煎取一升五合，分温再服。中病勿更服。大便当如漆。

【方解】

胡希恕注：生地黄，为寒性补益之活血祛瘀药，由此可以看出，百合病除虚热外，还兼有血瘀，而影响脑系出现精神症状。瘀血实证可用桃核承气汤、抵当汤，虚证当以本方加减应用，不可强攻。服本方后大便如漆为中病，即便中夹有排出之瘀血。

【参考处方】干百合 15 克，生地黄 30 克。

上 2 味，以凉水 500mL 浸泡 1 小时，煎 15 ～ 20 分钟，取汤 100mL，温服。再续水煎一次温服。

【解读仲景原文】

《金匮要略·百合狐惑阴阳毒病脉证治》第 5 条：**百合病，不经吐下发汗，病形如初者，百合地黄汤主之。**

胡希恕注：此为百合病正治之法。百合病不经汗、吐、下之误治，其病形仍如第 1 条所述而未变，百合地黄汤主之。

冯世纶解读：百合病是病名，《金匮要略·百合狐惑阴阳毒病脉证治》第 1 条谓："百合病者，百脉一宗，悉致其病也。意欲食，复不能食，常默默，欲卧不能卧，欲行不能行，饮食或有美时，或有不用闻食臭时，如寒无寒，如热无热，口苦，小便赤，诸药不能治，得药则剧吐利，如有神灵者，身形如和，其脉微数……"本条所谓病形如初，即以上之证还未经吐、下、发汗等误治而有所变化的意思，则宜以百合地黄汤主之。

【讨论归经】本方证当属阳明病证。

【临证思辨】本方证的辨证要点：百合病口干、小便赤、脉微数者。

百合病，即全身性的血脉病，如上所述"意欲食复不能食，欲卧不能卧，欲行不能行，常默默"等，显然是无暂安时的精神失常证。此与桃核承气汤证的其人如狂一样，均属瘀血为患，只是证有虚实罢了。方后谓"大便当如漆"，即是服药祛下瘀血的效验。口苦，小便赤，其脉微数，亦正是里热血虚的证候，本方补血清里热并兼祛瘀血，故主之。

49. 百合鸡子汤方证

百合鸡子汤方：百合（擘）七枚，鸡子黄一枚。

上先以水洗百合，渍一宿，当白沫出，去其水，更以泉水二升，煎取一升，去滓，内鸡子黄，搅匀，煎五分，温服。

【方解】

胡希恕注：百合主虚热而缓急迫，用鸡子黄治吐后中气虚。

【参考处方】干百合 15 克，鸡子黄 1 枚。

上 2 味，以凉水 500mL 浸干百合 1 小时，煎 15～20 分钟，取汤 100mL，趁热纳入鸡子黄搅匀温服。再续水煎一次温服。

【解读仲景原文】

《金匮要略·百合狐惑阴阳毒病脉证治》第 4 条：**百合病，吐之后者，用后方主之。**

胡希恕注：百合病不能用吐法治疗，如果误用吐法，病不但不除，反而伤胃气，胃虚当补，但虚热证又不可温补，故于百合中加入甘平养正之鸡子黄。

【讨论归经】本方证当属阳明病证。

【临证思辨】本方证的辨证要点：百合病有里虚热而胃虚弱者。

50. 百合知母汤方证

百合知母汤方：百合（擘）七枚，知母（切）三两。

上先以水洗百合，渍一宿，当白沫出，去其水，更以泉水二升，煎取一升，去滓。别以泉水二升，煎知母，取一升，去滓后，合和煎取一升五合，分温再服。

【方解】

胡希恕注：百合甘寒，养阴补虚而去热，《神农本草经》言大量服用百合可以通利二便，发汗亡津更助其热，故加知母解烦去热。

【参考处方】干百合 15 克，知母 12 克。

上 2 味，以凉水 500mL 浸 1 小时，煎 15 ～ 20 分钟，取汤 100mL，温服。再续水煎一次温服。

【解读仲景原文】

《金匮要略·百合狐惑阴阳毒病脉证治》第 2 条：**百合病，发汗后者，百合知母汤主之。**

胡希恕注：百合病为虚热病，与实热不同，实热在表可汗，在里可下，在上可吐，但虚热却不可汗、吐、下，若误发其汗只能伤其津液而益其烦热，百合知母汤主之。

【讨论归经】本方证当属阳明病证。

【临证思辨】本方证的辨证要点：里虚热兼心烦者。

51. 百合洗方方证

百合洗方：百合一升。

上以水一斗，渍之一宿，以洗身。洗已，食煮饼，勿以盐豉也。

【方解】

胡希恕注：百合，《神农本草经》谓："味甘，平，无毒。主邪气腹胀、心痛。利大小便，补中益气。"是治疗百合病的主药。外用洗法，亦显示其特点。

【参考处方】干百合 100 克。

上 1 味，以凉水 2000mL 浸 1 小时，煎 15 分钟，适寒温洗身。

【解读仲景原文】

《金匮要略·百合狐惑阴阳毒病脉证治》第 6 条：**百合病，一月不解，变成渴者，百合洗方主之。**

胡希恕注：百合病一月虚热不解，变成渴者，以一升百合泡水洗身治之。洗后调养，饮食清淡，防盐豉走血，使人口渴，可见其病轻浅。

【讨论归经】本方证当属阳明病证。

【临证思考】本方证的辨证要点：百合病出现轻度口渴者。

外用百合渍水洗身来解热，内食煮饼，忌食盐豉，是防止大渴引饮。也可知此渴甚轻，大渴非此法所能治。

52. 百合滑石散方证

百合滑石散方：百合（炙）一两，滑石三两。

上为散，饮服方寸匕，日三服。当微利者，止服，热则除。

【方解】

胡希恕注：方中滑石可以利小便，但长于解热，方后言服本方后微利，当非滑石之故，应为散剂中之百合所致。微利则止后服，防过分通利，伤其津液，其热去即可。

【参考处方】干百合15克，滑石12克。

上2味，以凉水500mL浸1小时，煎15～20分钟，取汤100mL，温服。再续水煎一次温服。

【解读仲景原文】

《金匮要略·百合狐惑阴阳毒病脉证治》第8条：百合病，复发热者，百合滑石散主之。

胡希恕注：百合病，初起如热无热，但日久津液越来越虚，小便更加艰涩，同时其热越张，终至发热，百合滑石散主之。

【讨论归经】本方证当属阳明病证。

【临证思辨】本方证的辨证要点：百合病有明显里热者。

53. 滑石代赭汤方证

滑石代赭汤方：百合（擘）七枚，滑石（碎，绵裹）三两，代赭石（碎，绵裹）如弹丸大一枚。

上先以水洗百合，渍一宿，当白沫出，去其水，更以泉水二升，煎取一升，别以泉水二升，煎滑石、代赭石，取一升，去滓，后合和重煎，取一升五合，分温服。

【方解】

胡希恕注：本方百合加入滑石通利小便，使水走前阴，加入代赭石收敛，亦可止其溏泄。

【参考处方】干百合 15 克，滑石 12 克，代赭石 10 克。

上 3 味，以凉水 500mL 浸 1 小时，煎 15 ～ 20 分钟，取汤 100mL，温服。再续水煎一次温服。

【解读仲景原文】

《金匮要略·百合狐惑阴阳毒病脉证治》第 3 条：**百合病，下之后者，滑石代赭汤主之。**

胡希恕注：百合病下之后病不能去，只能伤其津液而溏泄不已，水谷不别，则小便更加艰涩，滑石代赭汤主之。

【讨论归经】本方证当属阳明病证。

【临证思辨】本方证的辨证要点：百合病有虚热而便溏者。

54. 蒲灰散方证

蒲灰散方：蒲灰七分，滑石三分。

上二味，杵为散，饮服方寸匕，日三服。

【方解】

胡希恕注：蒲灰散方中蒲灰既可止血，又可利尿，配伍滑石消炎、利尿止痛。三方可于小便艰涩不利之症中选用。

冯世纶解读：蒲灰为蒲席烧灰，或蒲草烧成的灰（可用蒲黄粉炭代之），有祛湿、利小便及止血作用。滑石利湿清热、通九窍，两味合则治小便赤涩不利或尿血者。

【参考处方】蒲黄炭 15 克，滑石 12 克。

上 2 味，以凉水 500mL 浸 1 小时，煎 15 ～ 20 分钟，取汤 100mL，温服。再续水煎一次温服。

【解读仲景原文】

《金匮要略·消渴小便不利淋病脉证并治》第 11 条：**小便不利，蒲灰散主之，滑石白鱼散、茯苓戎盐汤并主之。**

胡希恕注：小便艰涩不利者，为下有湿热，宜蒲灰散主之。滑石白鱼散、茯苓戎盐汤亦主之，是说后两方也有治小便艰涩不利的作用，宜依证选用治疗。

【讨论归经】本方证当属阳明病证。

【临证思辨】本方证的辨证要点：小便艰涩有热或有血者。

55. 滑石白鱼散方证

滑石白鱼散方：滑石二分，乱发（烧）二分，白鱼二分。

上三味，杵为散，饮服方寸匕，日三服。

【方解】

胡希恕注： 滑石白鱼散中，滑石利尿解热，乱发止血、利尿，白鱼即鲤鱼之类，祛水利尿。

冯世纶解读： 对于白鱼，有不同的说法，后世多指书纸中蠹虫，亦居衣帛中，故亦称衣鱼，《本草纲目》收此方于衣鱼条下可知。发乃血之余，乱发直接烧之为发灰，如煅烧之即血余炭，能消瘀、通小便，《神农本草经》记载：治妇人小便不利，又治妇人无故尿血。白鱼去水气，理血脉。滑石清热利湿，故共起利尿、清热止血作用。

【参考处方】滑石 12 克，血余炭 10 克，衣鱼 10 克。

上 3 味，以凉水 500mL 浸 1 小时，煎 15 ～ 20 分钟，取汤 100mL，温服。再续水煎一次温服。

【解读仲景原文】

《金匮要略·消渴小便不利淋病脉证并治》第 11 条：小便不利，蒲灰散主之，滑石白鱼散、茯苓戎盐汤并主之。

胡希恕注： 参见蒲灰散方条。

【讨论归经】本方证当属阳明病证。

【临证思辨】本方证适用于小便不利而尿道灼热或尿血者。

56. 茯苓戎盐汤方证

茯苓戎盐汤方：茯苓半斤，白术二两，戎盐弹丸大一枚。

上三味，先将茯苓、白术以水五升，煎取三升，入戎盐再煎，分温三服。

【方解】

胡希恕注： 茯苓、白术利小便，戎盐解热润下，本方的适应证是小便淋沥不通而心下悸者。

【参考处方】茯苓 24 克，白术 10 克，大青盐 5 克。

上 3 味，以凉水 500mL 浸 1 小时，煎 15 ～ 20 分钟，取汤 100mL，温

服。再续水煎一次温服。

【解读仲景原文】

《金匮要略·消渴小便不利淋病脉证并治》第 11 条：小便不利，蒲灰散主之，滑石白鱼散、茯苓戎盐汤并主之。

胡希恕注：参见蒲灰散方条。

【讨论归经】本方证当属阳明太阴合病证。

【临证思辨】本方证适应于小便淋沥、心下悸者。

57. 猪膏发煎方证

猪膏发煎方：猪膏半斤，乱发如鸡子大三枚。

上二味，和膏中煎之，发消药成，分再服，病从小便出。

【方解】

胡希恕注：猪膏即猪油，润燥解热，乱发既可通利水道，又有轻微的祛瘀作用，故治黄疸而小便不利不可攻下者。

【参考处方】猪油 24 克，乱发 10 克。

上 2 味，乱发加入猪油中，煎至发消，分两次温服。

【解读仲景原文】

《金匮要略·黄疸病脉证并治》第 17 条：诸黄，猪膏发煎主之。

胡希恕注：本条为简文，若为里热便干而体虚不能攻下之黄疸，可以猪膏发煎利其小便，临床上体虚至此者少见。猪膏发煎，润燥解热、利尿、消瘀，各种黄疸如属里热者可用本方治之。

【讨论归经】本方证当属阳明病证。

【临证思辨】本方证适用于里热黄疸、小便不利者。

58. 文蛤散方证

文蛤散方：文蛤五两。

上一味，杵为散，以沸汤五合，和服方寸匕。

【方解】

胡希恕注：文蛤一药，有两种说法：一说为有纹之蛤，有止渴之功效；一说为五倍子之别称，可收敛止渴，现常取前说而多以牡蛎代之。

冯世纶解读：文蛤，《神农本草经》谓"主恶疮蚀、五痔"。其为一寒性收敛药甚明。寒能解燥，敛能养液，当治津液枯燥而渴欲饮水不止者。

【参考处方】文蛤 15 克。

上 1 味，以凉水 300mL，煎 15 ～ 20 分钟，取汤 100mL，温服。再续水煎一次温服。

【解读仲景原文】

《金匮要略·消渴小便不利淋病脉证并治》第 6 条：渴欲饮水不止者，文蛤散主之。

胡希恕注：仅见渴欲饮水不止者，文蛤散主之。

《金匮要略·呕吐哕下利病脉证治》第 19 条：吐后，渴欲得水而贪饮者，文蛤汤主之。兼主微风、脉紧、头痛。

胡希恕注：本条讹误，于《伤寒论》中已经谈及。文蛤汤为大青龙汤减量麻黄、石膏，而去桂枝，加文蛤，为发汗剂，病人胃中已燥，吐后即渴而贪饮，绝无再以文蛤汤发汗夺津之法，当与消渴篇中文蛤散。当参《伤寒论》第 141 条："病在阳，应以汗解之，反以冷水潠之，若灌之，其热被劫不得去，弥更益烦，肉上粟起，意欲饮水，反不渴者，服文蛤散。"此两条方证颠倒，应互换其理方通。文蛤汤方中兼主表证微风、脉紧、头痛，即是不得汗出、表邪不解所致。方后注中"汗出即愈"，说明本方为发汗剂。文蛤散中仅文蛤一味止渴，渴止则不欲再饮，水无后援，吐当可愈，不致再发。

【讨论归经】本方证当属阳明病证。

【临证思辨】本方证的辨证要点：渴欲饮水者。

59. 矾石汤方证

矾石汤方：矾石二两。

上一味，以浆水一斗五升，煎三五沸，浸脚良。

【方解】

胡希恕注：矾石收涩，用以浸脚，可有燥湿祛水之效，可能为宋人所附。

【解读仲景原文】

《金匮要略·中风历节病脉证并治》附方：矾石汤，治脚气冲心。

胡希恕注：此为附方，矾石即明矾，煎水浸脚外用，祛湿收敛，可治湿脚气，但若是脚气冲心，恐非此方可救之。

【讨论归经】本方证当属阳明病证。

【临证思辨】本方证的辨证要点：湿脚气者。

60. 硝石矾石散方证

硝石矾石散方：硝石、矾石（烧）等分。

上二味，为散，以大麦粥汁，和服方寸匕，日三服，**病随大小便去，小便正黄，大便正黑，是其候也。**

【方解】

胡希恕注：方中硝石、矾石祛湿祛热，又可稍稍祛瘀，若病人发狂，则可选用抵当汤加大祛瘀之力。方后言其小便黄、大便黑，可见其湿热由小便出，瘀血由大便出。

冯世纶解读：本方实际组成是三味药，大麦粥不可轻视，即硝石、矾石有祛湿活血作用，但皆苦咸寒伤胃，无大麦护胃难起治疗作用。又大麦可以小麦或大米代之。20世纪60年代，有人以馒头、硝石、矾石为散，治疗慢性肝炎、肝硬化，轰动一时。

【参考处方】芒硝30克，烧白矾30克。

上2味，共研细面，每饭后以大麦粥100mL送服2克，1日3次。

【解读仲景原文】

《金匮要略·黄疸病脉证并治》第14条：**黄家，日晡所发热，而反恶寒，此为女劳得之；膀胱急，少腹满，身尽黄，额上黑，足下热，因作黑疸；其腹胀满如水状，大便必黑，时溏，此女劳之病，非水也，腹满者难治，硝石矾石散主之。**

胡希恕注：本条言女劳疸证治。黄疸病，日晡所发热类似阳明病，阳明病不恶寒但恶热，而此处反恶寒，可见其虚，此为女劳疸。膀胱胀满急结，少腹硬满，为里有瘀血之象，热在下焦则足下热，身黄额上黑，发为黑疸。腹胀如同里有水饮，便黑时溏为有血，故可知非水，而是女劳疸，肾气衰败则腹胀满，难治。腹胀不显者，硝石矾石散主之。本证虽"膀胱急，少腹满"，但人不发狂，故不与虫类峻烈之抵当汤。

【讨论归经】本方证当属阳明太阴合病证。

【临证思辨】本方证的辨证要点：黄疸色黯黑、身热明显而瘀血轻者。

可适用于慢性肝硬化见面色黧黑者。用于黄疸也是瘀血较轻者。《伤寒论》第125条曰："太阳病，身黄脉沉结，少腹硬，小便不利者，为无血也；小便自利，其人如狂者，血证谛也，抵当汤主之。"可与女劳疸诸条互参，当知若为瘀血明显的黄疸，用抵当汤治疗。

61. 苦参汤方证

苦参汤方：苦参一升。

以水一斗，煎取七升，去滓，熏洗，日三。

【方解】

胡希恕注：苦参苦寒，燥湿，除痈肿，熏洗患处，除湿、解毒、消肿以愈疮疡。

【参考处方】苦参 90 克。

上 1 味，以凉水 2000mL，煎 15 ～ 20 分钟，取汤 1500mL，凉后坐浴 30 分钟。

【解读仲景原文】

《金匮要略·百合狐惑阴阳毒病脉证治》第 11 条：蚀于下部则咽干，苦参汤主之。

胡希恕注：蚀于下部前阴，虽咽喉局部正常，但下部之热上炎，可觉咽干，以苦参汤洗之，消炎、灭菌杀、虫。

【讨论归经】本方证当属阳明病证。

【临证思辨】本方证的辨证要点：里热证的阴部湿疹、溃疡或阴部瘙痒者。

用于前后二阴里热明显的溃疡、湿疹、阴道真菌、滴虫性阴道炎等皆有效。本方常与枯矾、蛇床子同用效佳。如徐某，女，35 岁，2011 年 3 月 14 日初诊。患霉菌性阴道炎半年，用甲硝唑胶囊及皮肤康洗液效不明显。白带多，晚上痒甚。与苦参 60 克，枯矾 30 克，蛇床子 30 克。水煎坐浴。一周症减，两周症消。

62. 当归贝母苦参丸方证

当归贝母苦参丸方：当归、贝母、苦参各四两。

上三味，末之，炼蜜为丸如小豆大，饮服三丸，加至十丸。

【方解】

胡希恕注：方中苦参消炎解热，《神农本草经》言其可治"溺有余沥"，即尿不净，为泌尿系感染特征，贝母排痰排脓，亦利小便，即《神农本草经》曰"淋沥邪气"。因妇人妊娠血虚而易生热，故以当归补血润燥。本病为慢性病，故以丸缓图之。

冯世纶解读：本方"以丸缓图之"，另一原因，是本方煎服难于下咽，故本方改为胶囊更为理想。

【参考处方】当归 30 克，贝母 20 克，苦参 30 克。

上 3 味，共研细面，装入每枚 0.5 胶囊，每服 2 枚，一日三次。

【解读仲景原文】

《金匮要略·妇人妊娠病脉证并治》第 7 条：**妊娠，小便难，饮食如故，当归贝母苦参丸主之。**

胡希恕注：小便难，是说小便艰涩，或灼热，或疼痛，与小便不利有别。因病在下焦，因此饮食如故，这种妊娠小便难，可用当归贝母苦参丸治疗。

【讨论归经】本方证当属阳明病证。

【临证思辨】本方证的辨证要点：小便灼痛、淋沥者。

妊娠时尿道受压易产生尿道感染，在非妊娠时或男子也常出现相同病症，皆可用本方治疗。

63. 狼牙汤方证

狼牙汤方：狼牙四两。

上一味，以水四升，煮取半升，以绵缠筋如茧，浸汤沥阴中，日四遍。

【方解】

胡希恕注：狼牙为治疮疡之药，尤其长于治疗阴疮。

冯世纶解读：狼牙即狼牙草，《神农本草经》谓："狼牙味苦寒，治邪气、热气、疥瘙恶病、疮痔，去白虫。"可见为收敛消炎药而有治疮疡及杀虫等作用。

【解读仲景原文】

《金匮要略·妇人杂病脉证并治》第 21 条：**少阴脉滑而数者，阴中即生疮、阴中蚀疮烂者，狼牙汤洗之。**

胡希恕注：阴中生疮为妇科常见病，可用狼牙汤洗之，但深部难以洗到，则用绵布缠裹，如同现在的棉签一样，再蘸狼牙汤洗。

【讨论归经】本方证当属阳明病证。

【临证思辨】本方证的辨证要点：外阴、阴道溃烂者。

外阴及阴道生疮凡属热实证者，可用本方坐浴。惜狼牙草近世所无，陈修园等提出用狼毒代之，或合用苦参外洗。

64. 大猪胆汁汤方证

大猪胆汁方：大猪胆一枚。

上一物，泻汁，和少许法醋，以灌谷道内，如一食顷，当大便出宿食恶物，甚效。

【方解】

冯世纶解读：本方后未见胡老方解。猪胆汁，苦寒，清热解毒。法醋亦酸苦，《本草拾遗》谓："破血运，除癥块坚积，消食，杀恶毒，破结气。"两者合之灌肠，不仅通便，尚能清热解毒，实为外治良方。

【解读仲景原文】

《伤寒论》第233条：阳明病，自汗出，若发汗，小便自利者，此为津液内竭，虽硬不可攻之，当须自欲大便，宜蜜煎导而通之。若土瓜根及大猪胆汁，皆可为导。

胡希恕注：阳明病，本自汗出，即便微恶寒而表未解，亦宜桂枝汤微汗解之。若复以麻黄汤发其汗，则益使津液亡失。汗出多者，小便当少，今反自利，此为津液自竭于内，而大便必干，但此与热极于里的燥结不同，大便虽硬，亦不可攻之，当须使其自欲大便，宜蜜煎导而通之。余如土瓜根和大猪胆汁，亦均可为导。

【讨论归经】本方证当属阳明病证。

【临证思辨】本方证适应于里热大便不通而不宜攻下者。

本方用于热病后出现大便不通，有独特疗效，如全文学医案：王某，女，12岁，1958年9月20日初诊。患者发热，经治热退已10余日，但9天大便未行，无腹痛、腹胀感，近两天来，日晡小有热，略觉口渴，神情尚振，胃纳良好，睡眠安宁，舌质淡红，苔中心光剥，体温37.4℃，脉搏80/分，脉形软弱，不耐重按，腹部柔软，加压不痛，在右腹及脐左可扪及块状物，累累如贯珠20多枚，脉证互参，系热病后津伤，不能濡润大肠，故大便硬而不下。初用吴氏增液汤，作增水行舟之法，3剂不效；继用润下法3剂、蜜煎导等法，在服药同时，又延西医用50%甘油30mL灌肠，隔日一次，共2次，在灌肠后均有腹剧烈阵痛，约半小时方减，治疗8天，大便仍未通。因翻阅《伤寒论》有猪胆汁外导一法，即用大猪胆2枚，取汁盛放碗中，隔汤炖透消毒，同时加开水，以50%胆汁40mL灌肠，灌后并无腹痛，30分钟左右大便一次，下圆结粪10多枚，隔5小时许，又便出10多枚，及粪便甚多，腹中粪块消失而愈。

65.枳实芍药散方证

枳实芍药散方：枳实（烧令黑，勿太过）、芍药等分。

上二味，杵为散，服方寸匕，日三服，并主痈脓，以麦粥下之。

【方解】

胡希恕注：此于枳实伍以除血痹、治腹挛痛的芍药，故治血阻气滞而腹满痛者。下之以麦粥，亦不外于安中养正之意，故亦主痈脓。

【参考处方】枳实 10 克，白芍 10 克，小麦 30 克。

上 3 味，以凉水 800mL 浸 1 小时，煎 15 ～ 20 分钟，取汤 100mL，温服。再续水煎一次温服。

【解读仲景原文】

《金匮要略·妇人产后病脉证治》第 5 条：产后腹痛，烦满不得卧，枳实芍药散主之。

胡希恕注：妇人产后腹痛，当辨在血在气，若有瘀血，当治其血，本条所言即为气滞血痹，病因在气。烦满，烦为多热，满为气滞之象，从用药来看，非为里实之胀，乃由于气滞而致血痹胀痛，故以枳实行气消胀，芍药治其血痹，解其挛急疼痛。

《金匮要略·妇人产后病脉证治》第 6 条：师曰：产妇腹痛，法当以枳实芍药散，假令不愈者，此为腹中有干血着脐下，宜下瘀血汤主之。亦主经水不利。

胡希恕注：见下瘀血汤方。

【讨论归经】本方证当属阳明病证。

【临证思辨】本方证的辨证要点：腹满挛痛或有心烦不安者。

本方理气养血而解腹挛痛，不论男女皆可用之，但病久痛有定处、痛如刺者，应加用祛瘀药，或用下瘀血汤。

66.雄黄熏方方证

雄黄熏方：雄黄。

上一味，为末，筒瓦二枚，合之烧，向肛熏之。

【方解】

胡希恕注：雄黄杀菌解毒，为治恶疮疳痔的要药，用熏蚀疮，当有验也。

冯世纶解读：雄黄，为含硫化砷的矿物药，《神农本草经》谓："味苦，平寒。主寒热、鼠瘘、恶疮、疳痔、死肌，杀百虫毒。"可见有杀虫、解毒作用，外用烧烟熏患处，即起解毒、消炎作用，宜于湿热甚、烂于下者。

【解读仲景原文】

《金匮要略·百合狐惑阴阳毒病脉证治》第 12 条：蚀于肛者，雄黄熏之。

胡希恕注： 蚀于肛者，是指溃疡、糜烂一类的疮疡在肛门部位，可用雄黄熏之的外治法。

【讨论归经】 本方证当属阳明病证。

【临证思辨】 本方证的辨证要点：肛门溃烂、湿疹皆可用之。

第五节　阳明病方证小结

以上 91 方证（太阳阳明 22 方、少阳阳明 3 方、正阳阳明 66 方），仲景主要论述阳明病的证治，其方药概为清里热，其适应证概为里阳热证。因此胡希恕先生把阳明病定名为里阳证。

这里要注意的是，91 方证中有不少虽具里阳证，但不具里实热结证，如栀子豉汤、百合地黄汤、白虎加人参汤等方证，那为什么仲景把阳明病提纲定为"阳明之为病，胃家实是也"呢？这是因为临床所见，胃家实是里阳证最突出的特征，只是热结成实轻重不同，不但其形成如此，而且症状表现皆是如此。如论中有很多条文论述不正确的治疗造成津液伤损，或误治后热传里，致使里实热或里热结实，即呈胃家实证。也就是说，阳明病的主要病机是里热津伤，以至呈胃家实，可知胃家实的形成有其邪热之因，亦有正虚（津血）之因。清里热、护津、生津液是防治胃家实的主要原则。因此，在胃家实形成后，用瓜蒂散、大柴胡汤、承气汤类吐、下，急祛其邪实；当胃家实未形成，用大青龙汤、白虎汤等清里外之热，以防胃家实；当津血虚明确时，用白虎加人参汤、百合地黄汤等养胃生津血，清里热以防燥结成胃家实。即 91 个方证皆围绕胃家实这个中心，而皆呈里阳证，这便是阳明病的实质。

这里要注意：仲景在《伤寒论》第 6 条指出了经方的温病的概念、定义，具体治疗方证未再标以温病论述，但有关温病的症状特点在阳明病篇详有论述，读懂仲景对阳明病的证治，自然清楚各种表现的温病证治。简而言之，温病的证治尽在阳明病证治之中。这里要特别强调一下，经方的伤寒、温病概念是论其证，《内经》、医经的伤寒、温病是论其因，概念是根本不同的，必须用两个理论体系来认识这一问题。

不过这里还要强调一下，温病与伤寒、中风、结胸等中医病名一样，都是据人体患病后的症状反应所定，确切地说应称为证，它不同于西医的诊断病名。如 SARS、新冠肺炎，是西医可明确界定的传染病的诊断病名，它有明确的病因，有其发病的症状规律和特征，但发于不同的病人身上，在不同的时间、不同的环境、不同的气候等条件下，可发作不同的证候，有的可能表现为伤寒，有的可能表现为温病，有的可能表现为风温，有的可能是太阳阳明合病，有的可能是阳明病，有的可能是少阳阳明合病……显然把 SARS、新冠肺炎泛指为温病或二者画等号是不正确的。也就是说，温病是中医证候学的病名，它可见于西医急性病、传染病等各种病的不同发病阶段，而不是某一种病的固定病名。也就是说，西医可明确诊断的疾病，不论哪种病，不论是急性病，还是慢性病，当发病过程中表现出温病、阳明病特征、证候时，皆可用仲景论治阳明病、温病的方证治疗。

第三章

少阳病（半表半里阳证）与方证

第一节 《伤寒论》少阳病篇内容提要

《伤寒论》少阳病篇条文仅 10 条，主要讲述了判定提纲、治则及治忌。其方证及有关病因病机论述，散在于太阳、阳明、少阴等篇以及《金匮要略》中。因此，要解读少阳病，不能只看《伤寒论》的少阳病篇，要对照前后有关条文。

胡希恕先生指出：少阳病，即是半表半里的阳证，由于半表半里位于胸腹二大腔间，为诸脏器所在之地，若病邪充集于此体部，则往往导致某一脏器或某些脏器的异常反应，故无论少阳病或厥阴病，则证候的变化相当复杂，实远非表里诸证所及，以是则不可能如表里的为证那样，凝炼出一种比较概括的提纲，即以少阳病的口苦、咽干、目眩而论，则亦未免失之空泛。因为热结于里的白虎汤证，亦有口苦、咽干、目眩的为候，而少阳病若热少者，反不定即有口苦、咽干、目眩的出现。

故少阳病之辨，与其求之于正面，还不如求之于侧面，更较正确。此即是说，凡阳性病证，若诊其不属于太阳病，同时又不属于阳明病者，即可确断为少阳病，有关少阳病证治散见于各篇（都是为了说明方便），而本篇只提一小柴胡汤证，须知少阳病证并不只限于柴胡汤证，而且也不限于太阳病的转属，其自发的少阳病证反而更多，如黄芩汤方证、黄芩加半夏生姜汤方证、甘草汤方证、桔梗汤方证、四逆散方证、柴胡桂枝汤方证等，亦均属少阳病证。

第二节　怎样判定少阳病

半表半里和表、里一样，于同一病位上，而有阴阳两类不同的为证反应，其阳证《伤寒论》谓之少阳病，其阴证《伤寒论》谓之厥阴病。《伤寒论》有关少阳病的概念论述较详，今分述于下。

主提纲：

第 263 条：少阳之为病，口苦、咽干、目眩也。

胡希恕注：是说热郁于半表半里，既不得出表，又不得入里，势必上迫头脑，则口苦、咽干、目眩，乃是自然的反应。故凡病见有口苦、咽干、目眩者，即可判定为少阳病，也即半表半里阳证。

辅助提纲：

第264条：少阳中风，两耳无所闻，目赤，胸中满而烦者，不可吐下，吐下则悸而惊。

胡希恕注：少阳中风，即指太阳中风转属少阳而言者；两耳无所闻、目赤者，同口苦、咽干、目眩一样，亦皆热邪充斥于胸腹腔间、上犯头脑的为证。胸中满而烦者，即胸胁苦满而且心烦也。此本柴胡证，故不可吐下，若误行吐下，徒虚其胃气，亡津液其结果更不止于心烦，还使其人悸而惊。

第265条：伤寒，脉弦细，头痛发热者，属少阳。少阳不可发汗，发汗则谵语。此属胃，胃和则愈，胃不和，则烦而悸。

胡希恕注：太阳伤寒脉浮紧，弦细为少阳脉，伤寒脉变浮紧为弦细，虽头痛发热则已转属少阳病了。少阳病不可发汗，若误为伤寒而发其汗，亡失津液，胃中燥必谵语，故谓此属胃，此可与调胃承气汤和其胃即愈。若不使胃和，则必进而烦躁且心悸也。

第97条：血弱、气尽、腠理开，邪气因入，与正气相搏，结于胁下。正邪分争，往来寒热，休作有时，嘿嘿不欲饮食，脏腑相连，其痛必下，邪高痛下，故使呕也，小柴胡汤主之。服柴胡汤已，渴者属阳明，以法治之。

胡希恕注：外感初作，邪在表，则邪气交争于肌腠、骨肉，此即太阳病在表的一段病理过程。若精气已不足拒邪于外，则退而卫于内，以是体表的血弱气尽、腠理遂开，邪因乘虚进入半表半里，与正气相搏结于胁下，因而胸胁苦满，这就进入少阳病的病理阶段了。正邪分争，即正邪相拒的意思，正进邪退，病近于表则恶寒；邪进正退，病近于里则恶热。邪热郁结胸胁，故嘿嘿不欲饮食；胸胁之处，上有心肺，旁及肝脾，下接胃肠，故谓脏腑相连。热激里饮则腹痛，胸胁在腹上，因谓为邪高痛下。上邪下饮，故使呕也。

由于半表半里为诸脏器所在，病邪郁集于此体部则往往影响某一脏器，或某些脏器出现异常反应，以是证情复杂多变，不似表里的为证单纯，较易提出简明概括特征。如提纲所述口苦、咽干、目眩，亦只说明热证的必然反应，故对于半表半里阳证来说，这样概括不够全面。故少阳病之辨，与其求之于正面，还不如求之于侧面，更较正确。即要辅以排除法，因为表里易知，阴阳易判，凡阳性证除外表里者，当然即属半表半里阳证，也即少阳病。《伤寒论》于三阳病篇先太阳、次阳明、而后少阳即暗示人此意。

记忆少阳病：一是症状反应以少阳病提纲为特征；二是症状反应于病位为半表半里阳证。

第三节　少阳病治则

仲景论述证治，从病位而言，邪在表则用汗法，太阳病、少阴病属之；邪在里则用吐法、下法，或清法、补法，阳明病、太阴病属之。半表半里证，即机体欲借诸脏器的协力作用，自呼吸、大小便、出汗等方面以解除疾病而尚未得解除的形象，邪在半表半里，邪无直接出路，故《伤寒论》第264条："少阳中风，两耳无所闻，目赤，胸中满而烦者，不可吐下，吐下则悸而惊。"《伤寒论》第265条："伤寒，脉弦细，头痛发热者，属少阳，少阳不可发汗，发汗则谵语。"由这两条可知半表半里阳证的治疗原则，禁汗、下、吐，其治疗大法只能是用和法，其典型代表方为小柴胡汤，其方的主旨是扶正祛邪，扶正者，健胃益气，以治血弱、气尽、腠理开。祛邪者，祛除半表半里邪热。

第四节　少阳病常见方证

1. 小柴胡汤方证

小柴胡汤方：柴胡半斤，黄芩、人参、甘草（炙）、生姜（切）各三两，大枣（擘）十二枚，半夏（洗）半升。

上七味，以水一斗二升，煮取六升，去滓，再煎取三升，温服一升，日三服。

【方解】

胡希恕注：柴胡苦平，《神农本草经》谓："主治心腹，去肠胃中结气、饮食积聚、寒热邪气、推陈致新。"可见是一疏气行滞的解热药，而有治胸胁苦满的特能，佐以黄芩除热止烦，半夏、生姜逐饮止呕，复以人参、大枣、甘草补胃气以滋津液。病之所以传入少阳，主要是胃气失振、血气外却，补中滋液实是此时祛邪要着，徐灵胎谓"小柴胡汤之妙在人参"，确是见道之语，而李东垣《脾胃论》尚未识透本方要旨。

冯世纶解读：小柴胡汤方证属半表半里少阳证，《伤寒论》列于太阳病篇，不能错误地认为其治太阳病，更不能认为其是发汗剂，是因原是太阳病，经过治疗或未治疗，出现脉浮细而将嗜卧、胸满胁痛等症，即病由表传入半表半里时，可用本方治疗。这里亦恰切说明半表半里认识产生的过程，即最先认识表证，次认识里证，最后认识半表半里证。

本条置于太阳篇更有深意，是在说明经方的六经是来自临床应用方证治病的经验总结。娄绍昆先生说："临床医生阅读《伤寒论》的目的主要是为了提高疗效，正像古人说的："要把《伤寒论》当作病案来分析，同时在临床上要把每一个病案当作《伤寒论》来解读。"本条即是记述治疗病案，当病在表时用发汗解表治疗，前述可见桂枝汤证、麻黄汤证、葛根汤证等，渐渐观察到，病不在表时再亦不能用发汗的方药治疗，从脉证上总结治疗经验，并在以下（96、97……）诸条阐明了其理论。

本条谓："外已解也。设胸满胁痛者与小柴胡汤；脉但浮者，与麻黄汤。"已明确小柴胡汤不能用于表证，但有的人认为小柴胡汤是发汗剂，是因未读懂原文之过。

【歌诀】小柴胡汤治少阳，芩夏参草枣生姜，

补中滋液抗外邪，和解清热邪无藏。

【参考处方】柴胡 12 ～ 24 克，黄芩 10 克，人参 10 克，炙甘草 6 克，生姜 15 克，大枣（擘）20 克，姜半夏 15 克。

上 7 味，以冷水 1000mL 浸泡 1 小时，煎开锅后 15 ～ 20 分钟，取汤 150mL，温服。再续水煎一次温服。发烧时柴胡用 24 克，不发烧用 12 克。

【解读仲景原文】

《伤寒论》第 37 条：太阳病，十日已去，脉浮细而嗜卧者，外已解也。设胸满胁痛者，与小柴胡汤；脉但浮者，与麻黄汤。

胡希恕注：脉浮细，为血气不充于外，困倦嗜卧，为病传少阳之征，故断言曰外已解也。设更胸满胁痛者，则柴胡汤证具，故宜与小柴胡汤；若脉但浮而不细，且无嗜卧、胸满胁痛者，病仍在表，虽十日已去，当与麻黄汤。

按：《伤寒论》第 97 条谓："血弱、气尽、腠理开"，说明病传少阳多是体表的血气不足。本条的脉浮细，就是体表气血不足的脉应。身倦卧为病传少阳的确征。临床之际重感冒表解而热不退，常见此证，以小柴胡汤随症加减，治多可愈，但不限于十日已去，即便是三四日亦多见，宜注意。

《伤寒论》第96条：**伤寒五六日中风，往来寒热、胸胁苦满、嘿嘿不欲饮食、心烦喜呕，或胸中烦而不呕，或渴，或腹中痛，或胁下痞硬，或心下悸、小便不利，或不渴、身有微热，或咳者，小柴胡汤主之。**

胡希恕注：无论伤寒或中风，往往于五六日时，即传于少阳而发柴胡证。邪在半表半里，时近于表则恶寒，时近于里则发热，以是则往来寒热；邪热郁集于胸胁，故胸胁苦满；波及于头脑，则精神嘿嘿而不欲饮食；侵及心脏，则心烦；激动里饮，则欲呕；或未及于心，则只胸中烦；胃无饮则不呕；胃中干则或渴；或涉及于肠则腹中痛；或涉及肝脾则胁下痞硬；或涉及心肾则心下悸、小便不利；或心下有水气，则不渴而身有微热；或涉及于肺则咳，以小柴胡汤主之。

按：半表半里是诸脏器所在之地，故邪热郁集于此体部，则往往导致不同脏器发病，因而有或以下之诸多不定的证候。不过往来寒热、胸胁苦满、嘿嘿不欲饮食、心烦喜呕四者，为小柴胡汤应用的主证，依主证而用之，不问或以下诸证如何，均无不验。

冯世纶解读：有的版本，小柴胡汤方药本条重出，并在煎服法后有加减说明，多不合理，恐为后人所加，本书不再录载。

《伤寒论》第97条：**血弱、气尽、腠理开，邪气因入，与正气相搏，结于胁下。正邪分争，往来寒热，休作有时，嘿嘿不欲饮食，脏腑相连，其痛必下，邪高痛下，故使呕也，小柴胡汤主之。服柴胡汤已，渴者属阳明，以法治之。**

胡希恕注：伤寒病初作，则邪气交争于骨肉，此即太阳病的一段病理过程。气即精气（统气血而言），若精气已不足拒邪于外，则退而卫于内，因致体表的血弱气尽，而腠理遂开，邪气因入，则又与正气相搏于胁下，因而胸胁苦满，这就进入少阳病的病理阶段了。

正邪分争，即正邪相拒的意思，时而正进邪退，近于表则恶寒；时而邪进正退，近于里则发热，以是则往来寒热，争则寒热作，不争则寒热止，以是则休作有时。邪热郁滞于胸胁，故嘿嘿不欲饮食。半表半里为诸脏器所在之处，本来脏腑相连，邪热因亦必干于胃肠而腹中痛。邪热高，处于胃之上，而痛又作于胃之下，故使呕也，宜小柴胡汤主之。若服小柴胡汤后，上证解，而渴者，此又转属阳明病了，应依治阳明病的方法治之。

冯世纶解读："服柴胡汤已，渴者，属阳明"之句不可等闲视之，日本"小柴胡汤副作用死亡事件"的教训，其主因是有地滋等，只重视西医理论，专病专方，不重视中医理论，尤其是不重视经方的方证，即没有了小柴胡汤方证，还让人长期服用小柴胡汤，造成了严重不良后果。

按：此承上条，进一步阐明病传入少阳和其发作柴胡证的原因，由此可见小柴胡汤为病始传少阳的主治方。

《伤寒论》第 99 条：伤寒四五日，身热、恶风、颈项强、胁下满、手足温而渴者，小柴胡汤主之。

胡希恕注：伤寒四五日，常为病传少阳的时期。身热恶风为太阳病还未罢，脖子两侧为颈，后则为项。颈强属少阳，项强属太阳，胁下满为少阳柴胡证。手足温而渴属阳明。此三阳并病，宜以小柴胡汤主之。

按：三阳并病，应从少阳治之，此亦定法。感冒或流感发汗后不解，多现此证，屡以小柴胡汤加石膏治，颇验，学者试之。又此与上条（第 98 条）证颇相似，之所以宜于此而不宜于彼者，只在并发水逆的为证，辨证用药一点大意不得，稍有马虎便易弄错，读者必须于此等处用心细研。

《伤寒论》第 100 条：伤寒，阳脉涩，阴脉弦，法当腹中急痛，先与小建中汤；不差者，小柴胡汤主之。

胡希恕注：见小建中汤条。

《伤寒论》第 101 条：伤寒中风，有柴胡证，但见一证便是，不必悉具。凡柴胡汤证而下之，若柴胡证不罢者，复与柴胡汤，必蒸蒸而振，却复发热汗出而解。

胡希恕注：无论伤寒或中风，若已传少阳而有柴胡汤证，但见其四症中的一症，便可与小柴胡汤，不必诸症俱备。蒸蒸而振，谓先蒸蒸觉热，随即振栗恶寒的样子。凡小柴胡汤证而误下之，若柴胡证未因误下而罢者，宜还与小柴胡汤。其人必蒸蒸而振，然后即发热汗出而解。

按：外感初传少阳，柴胡证往往四症不备，医者不知用小柴胡汤，因使风寒小病久久不愈，此例甚多，学者宜注意。蒸蒸而振，却发热汗出而解，即所谓战汗，亦一种瞑眩状态。久病或误治后，病实人虚，药如中病，往往发作瞑眩，不可不知。

《伤寒论》第 103 条：太阳病，过经十余日，反二三下之，后四五日，柴胡证仍在者，先与小柴胡汤。呕不止、心下急、郁郁微烦者，为未解也，与大柴胡汤下之则愈。

胡希恕注：心下急，指胃脘有不宽快的痞塞感。太阳病经过十余日，本已传少阳而有柴胡汤证，医未与柴胡汤而反二三下之，后四五日，若柴胡汤证未罢而还在，宜先与小柴胡汤。若呕不止，心下急、郁郁微烦者，此由于连续误下，病已半陷于里，故未全解，再以大柴胡汤下之即愈。

《伤寒论》第104条：伤寒十三日不解，胸胁满而呕，日晡所发潮热，已而微利。此本柴胡汤证，下之而不得利，今反利者，知医以丸药下之，此非其治也。潮热者，实也。先宜服小柴胡汤以解外，后以柴胡加芒硝汤主之。

胡希恕注：太阳伤寒已十三日不解，胸胁满而呕为少阳柴胡证。日晡所发热为阳明里实证。此属少阳阳明并病，本大柴胡汤证，如与大柴胡汤下之，里外当俱解，而不得利，今反微利者，知医以其他丸药下之，乃非法误治之过。今潮热仍见，为里实未去，但在下后，续有微利，大柴胡汤已非所宜，故宜先与小柴胡汤以解其外，而后再与柴胡加芒硝汤兼攻其里。

按：半表半里在里之外，用小柴胡汤以解外，是指半表半里的少阳证，不要以为是解太阳在表的证。

《伤寒论》第144条：妇人中风，七八日，续得寒热，发作有时，经水适断者，此为热入血室，其血必结，故使如疟状，发作有时，小柴胡汤主之。

胡希恕注：妇人患太阳中风证，于七八日时，又续得往来寒热、发作有时，而正来潮的月经适于此时而中断，此为邪热乘往来之虚而内入血室，经血即因热而中断，故使寒热如疟状而发作有时，宜小柴胡汤主之。

冯世纶解读：热入血室的证候不是单纯一种，本条所述的寒热如疟状、发作有时为小柴胡汤证，故以小柴胡汤主之。但不要以为小柴胡汤即热入血室的专用方，用其他的方药也可治热入血室，胡老讲述治验一例供参考。

胡希恕医案：1940年夏，友人徐某一日来告，谓其爱人病在垂危，在家看护十数日，已备后事，并邀往一诊。当时患者言行如狂，身热汗出，脉弦数急，烦无暂安时。据徐某言，本病初似重感冒，一度经来而突然中止，症状转剧，脉证合参知此为少阳阳明合病兼夹瘀血，发为热入血室之证，当与大柴胡汤与桃核承气汤合方加生石膏，与之服后，遂愈。

《伤寒论》第149条：伤寒五六日，呕而发热者，柴胡汤证具，而以他药下之，柴胡证仍在者，复与柴胡汤，此虽已下之，不为逆，必蒸蒸而振，却发热汗出而解。若心下满而硬痛者，此为结胸也，大陷胸汤主之。但满而不痛者，此为痞，柴胡不中与之，宜半夏泻心汤。

胡希恕注：见大陷胸汤方证。

《伤寒论》第229条：阳明病，发潮热、大便溏、小便自可、胸胁满不去者，与小柴胡汤。

胡希恕注：阳明病，虽发潮热，但大便溏，而小便自可，不宜攻下甚明。尤其胸胁满不去，则柴胡汤证还在，故以小柴胡汤主之。

冯世纶解读：本条所论亦少阳阳明并病之属，日本汤本求真于《皇汉医学》中谓："以余之实验，则本方不特限于本病，凡一般之急性、亚急性、慢性胃肠卡答儿，尤以小儿之疫痢，消化不良症等，最有奇效。若效力微弱时宜加芍药；有不消化之便或黏液、黏血便时，宜加大黄；有口舌干燥、发热、烦渴等症时，当加石膏。盖余根据本条及下条'呕而发热者，小柴胡汤主之'，及黄芩汤、黄芩加半夏生姜汤、白虎汤诸条，潜心精思，综合玩索而得之者也。"此说甚佳，颇能发挥古方之用，与其女儿患利亲身体会不无关系。

无独有偶，胡老小女 6 岁时患中毒性痢疾，高热 40℃，住院输液，用西药治疗，高热不退、并令转传染病院，时已过夜半，无法叫车，乃负之归家，与大柴胡加石膏汤，次日即愈。

又以小柴胡加生石膏汤治一重笃的噤口痢，七八日未易一药而愈，今并附此以供参考。

《伤寒论》第 230 条：阳明病，胁下硬满，不大便而呕，舌上白苔者，可与小柴胡汤。上焦得通，津液得下，胃气因和，身濈然汗出而解。

胡希恕注：阳明病，虽不大便，但舌苔白而不黄，热还未尽入里。胁下硬满而呕，更是柴胡之证，此亦少阳阳明并病，故可与小柴胡汤通其上焦，则津液得下，胃气自和。上下既通，表里气畅，故身当濈然汗出而解。

《伤寒论》第 231 条：阳明中风，脉弦浮大而短气，腹都满，胁下及心痛，久按之气不通，鼻干，不得汗，嗜卧，一身及目悉黄，小便难，有潮热，时时哕，耳前后肿，刺之小差。外不解，病过十日，脉续浮者，与小柴胡汤。脉但浮，无余证者，与麻黄汤。若不尿，腹满加哕者，不治。

胡希恕注：弦为少阳脉，浮为太阳脉，大为阳明脉。短气腹部满、胁下及心痛、久按之气不通，属少阳证；鼻干属阳明证；不得汗属太阳证；嗜卧属少阳证；一身面目悉黄、小便难为黄疸病，有潮热、时时哕属阳明证；耳前后肿属少阳证。据以上的脉证，显系三阳合病而并发黄疸和腹水。刺之小差，谓经过针刺治疗证稍减轻。病过十日而脉仍续浮者，可与小柴胡汤。若脉但浮而无余证者，可与麻黄汤。若上之腹水证，虽利其小便而终不尿，腹仍满，并加哕逆不已，则胃气已败，故谓不治。

按：本条似述黄疸并发腹水而现三阳合病的重证，与小柴胡汤固无不可，但麻黄汤之用，殊难理解，其中必有错简，故于麻黄汤删去此条。实践证明，黄疸型肝炎并发腹水者，确多预后不良，谓为不治并非虚言。

《伤寒论》第266条：本太阳病不解，转入少阳者，胁下硬满，干呕不能食，往来寒热，尚未吐下，脉沉紧者，与小柴胡汤。若已吐、下、发汗、温针，谵语，柴胡汤证罢，此为坏病，知犯何逆，以法治之。

胡希恕注：本由于太阳病不解而转入少阳者，则一般常现胁下硬满、干呕不能食、往来寒热的小柴胡汤证，若还未经吐、下等误治，即便脉沉紧而有里实象者，与小柴胡汤即治。若已经吐、下、发汗、温针等误治因而发谵语者，柴胡证已罢，则已成误治的坏病，宜详审其所犯何逆，以适当的方法治之。

《伤寒论》第379条：呕而发热者，小柴胡汤主之。

胡希恕注：呕与发热同时并见者，属少阳小柴胡汤证，故宜小柴胡汤主之。

《伤寒论》第394条：伤寒差以后，更发热，小柴胡汤主之；脉浮者，以汗解之；脉沉实者，以下解之。

胡希恕注：伤寒病愈后，由于不善摄生，而又发热者，一般多宜小柴胡汤主之。但脉浮者，为病在表，则宜汗以解之。脉沉实者，为有宿食，则宜下以解之。

《金匮要略·黄疸病脉证并治》第21条：诸黄，腹痛而呕者，宜柴胡汤。

胡希恕注：腹痛而呕为柴胡汤证。诸黄疸病若腹痛而呕者，当然宜小柴胡汤主之。

《金匮要略·妇人产后病脉证治》第1条：问曰：新产妇人有三病，一者病痉，二者病郁冒，三者大便难，何谓也？师曰：新产血虚，多汗出，喜中风，故令病痉。亡血复汗，寒多，故令郁冒。亡津液，胃燥，故令大便难。

《金匮要略·妇人产后病脉证治》第2条：产妇郁冒，其脉微弱，呕不能食，大便反坚，但头汗出。所以然者，血虚而厥，厥而必冒，冒家欲解，必大汗出。以血虚下厥，孤阳上出，故头汗出。所以产妇喜汗出者，亡阴血虚，阳气独盛，故当汗出，阴阳乃复，大便坚，呕不能食，小柴胡汤主之。病解能食，七八日更发热者，此为胃实，大承气汤主之。

胡希恕注：痉、郁冒、大便难，为新产妇人常见的三种病，这是由于新产血虚、多汗出而易感冒、血少津虚，再感受外邪，故会病痉；新产亡血复汗再加受寒，故令郁冒；亡津液、胃中燥，故大便难。

郁冒，即昏冒不省，俗谓为新产血晕，实即今所谓脑贫血的证候。其脉微弱，为血虚之应，胃中有饮故呕不能食；津液不下故大便反坚但头汗出。血虚饮逆则四肢厥冷，厥冷者，同时也必郁冒。大便坚，呕不能食，为柴胡汤证，故以小柴胡汤主之。冒家欲解，必大汗出者，暗示郁冒本虚，服小柴胡汤后当战汗而解。

服小柴胡汤后，病即解而能食。若七八日后又发热者，此为胃中实，宜以大承气汤主之。

按：新产妇人，由于亡血多汗，易感冒，往往有痉、郁冒、大便难三种病发作。首段即说明三者所以出现的道理。二段似专论郁冒的证治，其实是承首段概括三病的治法，只以三病中郁冒为主，因特着重说明其发病原因，和服小柴胡汤后必致瞑眩战汗而解的理由。文中虽未明言痉，但痉即与郁冒同时存在不可不知。

《金匮要略·妇人产后病脉证治》附方（一）:《千金》三物黄芩汤：治妇人在草褥，自发露得风，四肢苦烦热，头痛者，与小柴胡汤；头不痛但烦者，此汤主之。

胡希恕注：妇人于临产时以身露被风，因致四肢苦烦热而头痛者，可与小柴胡汤，若头不痛但四肢苦烦热者，三物黄芩汤主之。

按：产后中风，由于失治使病久不解，因致烦热。若兼见头痛者，与小柴胡汤即解。如头不痛但烦热者，已成劳热，宜三物黄芩汤主之。虚劳及诸失血后多此证，宜注意。

【讨论归经】本方证明确为少阳病证。

【临证思辨】仲景书记载小柴胡汤方证者有20条，胡希恕先生认为第148条的小柴胡汤应是柴胡桂枝干姜汤，故实际是19条。从以上所论看，则小柴胡汤为太阳病初传少阳的主治方，但其为用并不只限于此，不论伤寒、杂病，凡有其证俱宜用之，胡老把常见的证候归纳如下：

（1）往来寒热、胸胁苦满、嘿嘿不欲饮食、心烦喜呕，或胸中烦而不呕，或渴，或腹中痛，或胁下痞硬，或心下悸、小便不利，或不渴、身有微热，或咳者。

（2）无论伤寒或中风，有柴胡证，但见四主症中的一症便是，不必悉具。

（3）太阳病，脉浮细、嗜卧而胸满胁痛者。

（4）伤寒四五日，身热恶风、颈项强、胁下满、手足温而渴者。

（5）热入血室、经水适断、寒热如疟状者。

（6）阳明发潮热、大便溏、小便自可、胸胁满不去者。

（7）呕而发热者。

（8）阳明病胁下硬满、不大便而呕、舌上白苔者。

（9）伤寒差以后更发热者。

（10）诸黄腹痛而呕者。

（11）妇人产后痉、郁冒、大便难而呕不能食者。

（12）四肢苦烦而头痛者。

本方证的辨证要点：半表半里热证或见口苦、咽干、目眩、胸胁苦满、纳差者。如胡老治验：孔某，男，2岁，1965年1月24日初诊。感冒发热十日不愈，仍咳嗽，痰盛而喘，呼吸困难，腹胀，便溏，手足心热，已用青霉素、氨茶碱、四环素及中药汤药治疗，均不效，而找胡老诊治。苔白腻，脉弦数。证属三阳合病又兼夹痰湿，治以清解三阳，兼祛痰湿，与小柴胡加生石膏合半夏厚朴汤：柴胡24克，半夏12克，党参10克，黄芩10克，生姜10克，大枣4枚，炙甘草6克，生石膏45克，厚朴10克，苏子10克，茯苓12克。结果：上药水煎两次得200mL，频频喂饮，约一天半服完。药后漐漐汗出，热退身凉，咳减喘已，腹胀已，继给半夏厚朴汤两剂，咳也自止。

附：胡老常用的加味方：

（1）小柴胡加生石膏汤：于小柴胡汤加生石膏45～90克，煎服法同原方。此为日常应用的良方，小柴胡汤证而口干舌燥者即可用之。外感表解而热不退多现本方证。发热、不欲食而口苦、头痛者，本方有捷效。肺炎汗出而喘，若有柴胡证，不可与麻杏石甘汤，宜本方，尤其小儿肺炎更多本方证，宜注意。他如腮腺炎、淋巴腺炎、乳腺炎、睾丸炎等用此方均有奇效。

（2）小柴胡加桔梗汤：原方加桔梗10克，煎服法同原方。治小柴胡汤证咽痛或排痰困难者。若口舌干燥，宜更加生石膏。

（3）小柴胡加陈皮汤：原方加陈皮12～24克，治小柴胡汤证而哕逆或干嗽频作者。若口舌干燥宜加生石膏。排痰困难宜更加桔梗。

（4）小柴胡加芍药汤：原方加芍药10～18克，煎服法同原方。治小柴胡汤证而腹挛痛者。

（5）小柴胡加吴茱萸汤：原方加吴茱萸10克，煎服法同原方。此即小柴胡汤与吴茱萸汤合方，故治二方的合并证。

（6）小柴胡加苓术汤：原方加茯苓、苍术各10克，煎服法同原方。治小柴胡汤证大便溏或身浮肿而小便不利者。

（7）小柴胡加丹参、茵陈汤：原方加丹参 15 ～ 30 克、茵陈 18 克。治小柴胡汤证胸胁满而烦、小便黄赤者。肝炎患者常见本方证，小儿尤多。

2. 柴胡去半夏加栝楼汤方证

柴胡去半夏加栝楼汤方：柴胡八两，人参三两，黄芩三两，生姜二两，甘草三两，栝楼根四两，大枣十二枚。

上七味，以水一斗二升，煮取六升，去滓，再煎取三升，温服一升，日二服。

【方解】

胡希恕注：此方原出《外台秘要》方引张仲景《伤寒论》："治疟病发渴者。"即于小柴胡汤去逐饮止呕的半夏，而加润燥解渴的栝楼根，故治小柴胡汤证不呕而渴者。

【参考处方】柴胡 12 ～ 24 克，黄芩 10 克，人参 10 克，炙甘草 6 克，生姜 15 克，大枣（擘）20 克，栝楼根 12 克。

上 7 味，以冷水 1000mL 浸泡 1 小时，煎开锅后 15 ～ 20 分钟，取汤 150mL，温服。再续水煎一次温服。发烧时柴胡用 24 克，不发烧用 12 克。

【解读仲景原文】

《金匮要略·疟病脉证并治》附方（二）：**柴胡去半夏加栝楼汤。治疟病发渴者，亦治劳疟。**

胡希恕注：疟病津液枯燥而发渴者，宜以柴胡去半夏加栝楼根汤主之。劳疟指疟久不愈，其人瘦弱虚乏，有似虚劳者，本方亦主之。

按：栝楼根所主之渴，为由津液枯燥所致，即所谓虚热证，故常伴有疲乏少力，与石膏所主之烦渴不同。又凡小柴胡汤证，不呕而渴，或疲困乏力者，本方均可用，不限于治疟。

【讨论归经】栝楼根主治在阳明，故本方证当属少阳阳明合病证。

【临证思辨】本方证的辨证要点：小柴胡汤方证不呕而渴明显者。

3. 柴胡桂枝汤方证

柴胡桂枝汤方：柴胡四两，半夏（洗）二合半，黄芩一两半，人参一两半，桂枝一两，芍药一两半，生姜（切）一两半，大枣（擘）六枚，甘草（炙）一两。

上九味，以水七升，煮取三升，去滓，温服一升。

【方解】

胡希恕注：此即柴胡桂枝各半汤，故治二方证的合并者。

【参考处方】柴胡12～24克，姜半夏15克，黄芩10克，人参10克，桂枝10克，白芍10克，生姜15克，大枣4枚，炙甘草6克。

上9味，先以冷水800mL浸泡1小时，煎开锅后15～20分钟，取汤150mL，温服。再续水煎一次温服。

【解读仲景原文】

《伤寒论》第146条：伤寒六七日，发热、微恶寒、支节烦痛、微呕、心下支结、外证未去者，柴胡桂枝汤主之。

胡希恕注：支节烦痛，即四肢关节痛甚的意思。心下支结，支为侧之意，即心下两侧有结滞不快感，为胸胁苦满的轻微者。

伤寒六七日，以传少阳为常，又以治用柴胡汤为常，今发热微恶寒、支节烦疼，则太阳病证未已。但微呕、心下支结，则柴胡汤证已显。此为太阳少阳的并病，因以柴胡桂枝汤主之。

按：由本条支节烦疼之治，则本方有用于急性风湿性关节炎的机会甚明。

《金匮要略·腹满寒疝宿食病脉证治》附方（二）:《外台》柴胡桂枝汤方：治心腹卒中痛者。

胡希恕注：此条非论寒疝，仅是心腹间骤然疼痛，小柴胡汤可治"邪高痛下"之腹痛，而桂枝汤亦可和营安中以治腹痛。

《唐本伤寒论·太阳病用柴胡汤法第四》：发汗多，亡阳谵（狂）语者，不可下，与柴胡桂枝汤，和其荣卫，以通津液后，自愈。

胡希恕注：发汗太过，因使体液大量亡失，胃中干而谵语，此虽热结，但不可下，宜与柴胡桂枝汤和其荣卫，以通津液后则胃自和，谵语亦自愈。

冯世纶解读：本条经文，是胡老师引自《唐本伤寒论·太阳病用柴胡法第四》，强调发汗多伤津液，出现谵语，很似阳明内实热引起的谵语，这里强调不可下，是阐明无阳明里实证，故用柴胡桂枝汤和其荣卫，以通津液。柴胡桂枝汤治疗谵语，其他版本中皆无，特从唐本中引得，可知《唐本伤寒论》亦足珍贵。

【讨论归经】本方证当属少阳太阳合病证。

【临证思辨】本方证的辨证要点：小柴胡汤证与桂枝汤证同时并见者。

太阳病转属少阳柴胡汤证，外证未去则与柴胡桂枝汤。假设表证未去，当然亦有用柴胡、麻黄的合方机会，不过依据经验，则以柴胡与葛根汤合用的机会较多。外感重证往往于发病之初即常见柴胡葛根汤方证。可见太少并病或合病均有用以上合方的机会。无论柴胡桂枝汤，或柴胡葛根汤，若口舌干燥者，均宜加石膏。又由于本条有支节烦疼之治，则本方可用于治疗急性风湿性关节炎，或用于感冒后关节痛，如胡老治验：岩某，女，34 岁，1961年 1 月 26 日初诊。3 天前感冒经水适来，因致寒热往来，身体疼痛，口苦咽干，微呕，微恶风寒，在本国使馆以西药治疗不效而求中医会诊。苔薄白，脉弦细。证属太少合病，治以和解少阳兼以解表，与柴胡桂枝汤：柴胡12 克，桂枝 10 克，白芍 10 克，生姜 10 克，半夏 10 克，黄芩 10 克，大枣 4枚，党参 10 克，炙甘草 6 克。结果：上药服 3 剂，诸症已，月经已净。

4. 四逆散方证

四逆散方：柴胡、芍药、枳实（破，水渍，炙干）、甘草（炙）。

上四味，各十分，捣筛，白饮和服方寸匕，日三服。

【方解】

胡希恕注： 本方实际是大柴胡汤去黄芩、大黄、生姜、大枣、半夏加甘草而成。柴胡、枳实、芍药均属行气解热药，但柴胡主胸胁苦满，枳实主心下坚满，芍药主腹挛痛。另以甘草和诸药而缓急迫，故此治热壅气郁、胸胁苦满、心下痞塞、腹挛痛而急迫者。

【参考处方】 柴胡 12 ～ 24 克，白芍 10 克，枳实 10 克，生姜 15 克，炙甘草 6 克。

上 4 味，先以冷水 600mL 浸泡 1 小时，煎开锅后 15 ～ 20 分钟，取汤150mL，温服。再续水煎一次温服。

【解读仲景原文】

《伤寒论》第 318 条：少阴病，四逆，其人或咳，或悸，或小便不利，或腹中痛，或泄利下重者，四逆散主之。

胡希恕注： 邪热内迫胸胁，心下痞塞，血气被阻，因致四逆。脉微细，形似少阴，因谓为少阴病四逆，其实此为热厥而非寒厥，亦非真少阴病。"其人或咳"以下，亦同小柴胡汤或然客证，四逆散主之。

按： 据实践证明，则本方证之四逆很少见，形似大柴胡汤证，胸胁烦满、心下痞塞、不呕，而不宜下者，大都属于本方证。由于本条有腹中痛或泻利下重的证治，则本方有用于肠炎或痢疾之机会甚明。

附常用的加味方和合方：

（1）四逆散加龙骨牡蛎汤：即原四逆散药各取 9～12 克，更加龙骨、牡蛎各 15 克。水煎温服。

治四逆散证而有龙骨、牡蛎证者，增量芍药，治阳痿甚验。

（2）四逆散与当归芍药散合方：宜作煎剂。

治四逆散与当归芍药散的合并证，后世柴胡疏肝散之适应证，大都宜本方。慢性肝炎常见本方证，加大薏苡仁用量治慢性阑尾炎不宜下者，甚验。

（3）四逆散与桂枝茯苓丸合方：宜作煎剂。

治四逆散、桂枝茯苓丸的合并证，后世血府逐瘀汤之适应证，大都宜本方。心血管病不可下者，多宜本方，但胸痛剧者，更宜合用栝楼薤白半夏汤，或桂枝枳实生姜汤。

【讨论归经】本方证当属少阳病证。

【临证思辨】本方证的辨证要点：胸胁苦满或腹痛、大便溏泻者。

本条所述明明是少阳病，而冠之以少阴病者，可有以下二义：①原本少阴病，今传入半表半里而转属少阳也。②由于热壅气郁，血行受阻，因致脉微细、四逆，形似少阴病的外观，因以少阴病冠之，教人加以鉴别也。不过验之实践，四逆见本方证者甚少，故本方的应用，不必限于以上所述的四逆，凡形似大柴胡汤证、不呕且不可下者，大都宜本方。又由于本条所述或腹中痛或泄利下重之治，则痢疾有用本方的机会甚明，宜注意。

本方治阳痿效佳，如胡老治验案：薛某，男，38 岁，1965 年 10 月 13 日初诊。患阳痿不举已两年，服滋补之品甚多，不见效应。常有胸闷太息，少腹拘挛痛，小便急迫，下肢酸软，精神不佳，小劳则两眼发酸，视物昏花，苔白微黄，脉弦细。证属少阳太阳阳明合病，与四逆散合桂枝龙骨牡蛎加川芎汤味：柴胡 12 克，白芍 12 克，枳实 12 克，生牡蛎 15 克，生龙骨 10 克，桂枝 10 克，炙甘草 6 克，生姜 6 克，大枣 4 枚，川芎 6 克。结果：上药连进 9 剂，诸症均减，阳事已举，但尚不坚。上方加川附子 6 克、苍术 10 克，又服 6 剂而痊愈。

5. 泽漆汤方证

泽漆汤方：半夏半升，紫参（一作紫菀）五两，泽漆三斤（以东流水五斗煮取一斗五升），生姜五两，白前五两，甘草、黄芩、桂枝、人参各三两。

上九味，㕮咀，内泽漆中，煮取五升，温服五合，至夜尽。

【方解】

胡希恕注：本方以三斤泽漆为主药，泽漆又名猫儿眼睛草，利水而不伤人，先煎泽漆汁代水煮他药。方中既用用泽漆下水利小便，同时以人参、甘草、生姜健胃行水。桂枝、半夏、紫参、白前下气止咳，黄芩配泽漆以去其郁热。

冯世纶解读：20世纪70年代全国研讨慢性支气管炎期间，有以泽漆治疗慢性支气管炎的报道，未见明显毒副作用，胡老谓泽漆"利水而不伤人"有据。

本方又可理解为：柴胡桂枝汤去柴胡、芍药、大枣，加泽漆、紫参、白前而成。泽漆又名猫儿眼睛草、马虎眼、乳草、五凤灵枝等，味苦、微寒，主皮肤热，大腹水气，四肢面目浮肿。本方既以泽漆利水于下，复以半夏、生姜逐饮于上，使顽疾宿饮不得复留。另以人参、甘草安中，黄芩除热，紫参、白前散结止咳，桂枝镇气冲，故此治外邪里饮而寒热错杂者。

【参考处方】泽漆 50～150 克，姜半夏 15 克，紫菀 10 克，生姜 15 克，白前 15 克，炙甘草 6 克，黄芩 10 克，人参 10 克，桂枝 10 克。

上9味，先以冷水 3000mL 煎泽漆，取 600mL，加入众药，再煎取汤 150mL，分两次温服。

【歌诀】泽漆白前夏紫参，参草生姜桂黄芩，

逐饮清热治咳逆，解除顽痰和宿饮。

【解读仲景原文】

《金匮要略·肺痿肺痈咳嗽上气病脉证治》第8条：咳而脉浮者，厚朴麻黄汤主之；脉沉者，泽漆汤主之。

胡希恕注：脉得诸沉，当责有水。水饮压迫横膈膜，亦可作咳，以泽漆汤下水。方中既用泽漆下水利小便，同时以人参、甘草、生姜健胃行水。桂枝、半夏、紫参、白前下气止咳，黄芩配泽漆以去其郁热。

冯世纶解读：咳而脉浮，为邪在表，因呈外邪里饮证，故治用厚朴麻黄汤；脉沉，是说里饮重并寒热错杂，故治用泽漆汤。

【讨论归经】本方证当属太阳少阳阳明太阴合病证。

【临证思辨】本方证的辨证要点：咳喘吐黄痰、口渴、浮肿者。

痰饮咳逆兼有外邪者，宜依证选用厚朴麻黄汤、射干麻黄汤、小青龙汤治之。若无外邪，寒多者，则宜苓甘五味姜辛夏辈。若外邪里饮、寒热错杂而身现浮肿者，宜本方。

6. 黄芩汤方证

黄芩汤方：黄芩三两，甘草（炙）二两，芍药二两，大枣（擘）十二枚。

上四味，以水一升，煮取三升，去滓，温服一升，日再夜一服。

【方解】

胡希恕注：黄芩、芍药苦以除热。甘草、大枣以安中，诸药协力，故治烦热下利而腹痛者。

【参考处方】黄芩 10 克，白芍 10 克，炙甘草 6 克，大枣 4 枚。

上 4 味，以水 600mL 浸泡 1 小时，煎开锅后 15～20 分钟，取汤 150mL 温服。再续水煎一次温服。

【歌诀】黄芩汤方用大枣，挛急腹痛须芍草，

太阳少阳并下利，湿热肠澼都逃跑。

【解读仲景原文】

《伤寒论》第 172 条：太阳与少阳合病，自下利者，与黄芩汤；若呕者，黄芩加半夏生姜汤主之。

胡希恕注：得病之始，即有太阳病的头痛发热，和少阳病的口苦、咽干，同时发作，因谓为太阳少阳合病。若此合病而自下利者，宜与黄芩汤；若复呕逆者，则宜黄芩加半夏生姜汤主之。

按：此所谓太阳少阳合病，是指表和半表半里俱热之证，并由于本条可知，本方有用于痢疾之机会。呕者，更加半夏、生姜，里急后重者，更宜加大黄。

【讨论归经】条文已明示太阳与少阳合病，又见下利，即呈三阳合病，三阳合病主治少阳参见《伤寒论》第 99 条，可知本方主治少阳，故本方证当属少阳证。

【临证思辨】本方证的辨证要点：发热、腹泻、腹痛者。

本方证多见于急性肠胃炎、急性痢疾。如姬元璋医案：刘某，男，28 岁，农民，1984 年 8 月 12 日初诊：冒暑田间劳作，热极冷饮，突然恶寒发热，体温 38.5℃，口苦咽干，腹泻腹痛，脉弦洪而数。治予黄芩汤：黄芩 20 克，白芍 30 克，甘草 12 克，大枣 12 枚。结果：1 剂而热退泻止。

发热腹泻，或痢疾而腹挛痛者，即可用本方，不必限于太阳与少阳合病。若痢疾见里急后重，或便脓血，宜更加大黄。

7. 黄芩加半夏生姜汤方证

黄芩加半夏生姜汤方：黄芩三两，甘草（炙）二两，芍药二两，大枣（擘）十二枚，半夏（洗）半升，生姜（切）一两半（一方三两）。

上六味，以水一斗，煮取三升，去滓，温服一升，日再一服。

【方解】

胡希恕注：本方是黄芩汤加半夏、生姜，也即黄芩汤与小半夏汤合方，故治二方的合并证。方中黄芩解热，芍药解热治腹痛，同时兼有呕者，加半夏、生姜下气祛水以止呕。

【参考处方】黄芩10克，白芍10克，炙甘草6克，大枣4枚，姜半夏15克，生姜15克。

上6味，以水600mL浸泡1小时，煎开锅后15～20分钟，取汤150mL温服。再续水煎一次温服。

【解读仲景原文】

《伤寒论》第172条：太阳与少阳合病，自下利者，与黄芩汤；若呕者，黄芩加半夏生姜汤主之。

胡希恕注：见黄芩汤方证。

《金匮要略·呕吐哕下利病脉证治》第11条：干呕而利者，黄芩加半夏生姜汤主之。

胡希恕注：有声无物为干呕，若干呕而下利者，黄芩加半夏生姜汤主之。《伤寒论》中黄芩汤用治太阳少阳合病之下利，即三阳合病，故本条还可见到太阳病表邪未解之发热、头疼，亦可见到病及少阳之口苦、咽干，其利当是热利。

冯世纶解读：对黄芩汤的六经归属，胡老在《伤寒论》原未明确，而在本条谓"黄芩汤用治太阳少阳合病之下利，即三阳合病"，三阳合病，治从少阳，已明确黄芩汤治属少阳。胡老认为加半夏、生姜是"下气祛水以止呕"，治亦当属太阴，因此黄芩加半夏生姜汤证当属少阳太阴合病。

【讨论归经】本方证当属少阳太阴合病证。

【临证思辨】本方证的辨证要点：黄芩汤方证又见恶心、呕吐者。

本方证多见于胃肠炎、胆囊炎，由于胃部病变突出而恶心呕逆明显者。如胡老治验：刘某，女，50岁，初诊日期1965年9月12日。因吃不洁葡萄后，患急性胃肠炎，出现身热恶寒、腹泻稀水便，温温欲吐，服葛根加半夏汤后，热退而吐利不止，苔白厚，脉弦细数。证属少阳太阴合病，与黄芩加半夏生姜汤：黄芩 10 克，炙甘草 6 克，白芍 10 克，大枣 4 枚，半夏 12 克，生姜 10 克。结果：上药服一剂，体温恢复正常，腹泻止，胃稍和，仍不思饮食。服两剂，身微汗出，食饮如常，仍感乏力，继善后调理。

8. 当归散方证

当归散方：当归、黄芩、芍药、川芎各一斤，白术半斤。

上五味，杵为散，酒服方寸匕，日再服。妊娠常服即易产，胎无疾苦，产后百病悉主之。

【方解】

胡希恕注：本方是当归芍药散去茯苓、泽泻，减芍药和白术的用量而加黄芩，故治当归芍药散证腹痛较轻，无水饮或少有水饮而较烦热者。

【参考处方】当归 10 克，黄芩 10 克，白芍 10 克，川芎 6 克，白术 10 克。

上 5 味，以水 600mL 浸泡 1 小时，煎开锅后 15 ~ 20 分钟，取汤 150mL 温服。再续水煎一次温服。

【解读仲景原文】

《金匮要略·妇人妊娠病脉证并治》第 9 条：**妇人妊娠，宜常服当归散主之。**

胡希恕注：妊娠无病，则不要服药，常服当归散主之，恐为后人所附。本方以四物汤去偏凉之生地，加黄芩解烦祛热，白术健胃祛湿，为安胎方剂，可用于胎动不安。方后云"产后百病悉主之"显非仲景口吻，故本条当为后人附上。

【讨论归经】本方证当属少阳太阴合病证。

【临证思辨】本方证的辨证要点：当归芍药散证腹痛较轻、妊娠血虚有热者。

后世流传黄芩、白术为安胎圣药，可能源于此。按照经方理论，有是证，用是方，无症状是不能用药的。故必须是孕妇有血虚兼热者才可服用本方，当身体无病时不能用本方，也不能用其他药。方后说明中"产后百病悉主之"更无道理，显然是后人所加。

9. 猪肤汤方证

猪肤汤方：猪肤一斤。

上一味，以水一斗，煮取五升，去滓，加白蜜一升，白粉五合，熬香，和令相得，温分六服。

【方解】

胡希恕注： 猪肤，即猪皮，甘寒润燥解热，合白蜜甘味缓痛以利咽，用白粉即米粉，安中养胃以止下利。

【解读仲景原文】

《伤寒论》第 310 条：**少阴病，下利、咽痛、胸满、心烦者，猪肤汤主之。**

胡希恕注： 少阴病，咽痛、胸满、心烦者，为热自半表半里上炎的征象，以是此下利亦属热利而非寒利，故以猪肤汤主之。

按： 此亦少阴转属少阳证者。少阳热甚，故胸满心烦，上炎则咽痛，下迫则下利也。少阴病本虚，内寒者多，故常传太阴或厥阴。但若内热，亦间有传阳明或少阳者，前（283）条少阴病汗出而脉复紧，即热邪内盛之证，"法当咽痛而复吐利"者，乃予其后传少阳言也。本条所述当即其具体证治，宜互参。

冯世纶解读： 血弱、气尽、腠理开，是说由太阳传入半表半里的小柴胡汤方证，因血少津虚，故用人参、甘草、大枣、生姜等甘温补中。本方证因由少阴传来，本以虚寒且津液枯燥，入半表半里虽呈少阳证，因津虚甚，故不能像小柴胡汤那样用苦寒，而宜用咸甘，即以猪肤汤主之。

【讨论归经】本方证当属少阳病证。

【临证思辨】本方证的辨证要点：咽痛、胸满、心烦者。

口苦、咽干、咽痛多见于急慢性咽喉炎、扁桃体炎，以小柴胡汤加桔梗、生石膏为常用，如津伤明显者，可用本方治之。如李鲤医案：芮某，男，54 岁，1974 年 10 月 28 日初诊。3 天来，咽干痛，张口欲言但声不能发出，形体消瘦，素有腰痛，口干欲饮，舌质红，苔白干，脉沉弦细。以增液汤加味并用猪肤汤。治疗 6 日，口渴减，但仍音哑不能出声，改猪肤汤原方：猪肤 30 克，用香油炸焦，切成 1cm 见方的方块，粳米 30 克，加水 800mL，文火煎至米烂熟，然后加蜂蜜 60mL，少煎片刻，待蜜均匀溶于水中后离火，分 3～4 次温服，如此治疗，20 日而愈。此案用猪皮，先以香油炸焦，煎服法不同，可参考。

10. 奔豚汤方证

奔豚汤方：甘草、川芎、当归各二两，半夏四两，黄芩二两，生葛五两，芍药二两，生姜四两，甘李根白皮一升。

上九味，以水二斗，煮取五升，温服一升，日三夜一服。

【方解】

胡希恕注：方中甘李根白皮解热作用与柴胡相似，但有下气治奔豚之特殊效能。配合半夏、芍药、生姜、甘草、黄芩，如柴胡汤之组成。又用大量葛根，可见其定有项背强几几之症状，又用当归、川芎补血之品，当有血虚之候。

【解读仲景原文】

《金匮要略·奔豚气病脉证治》第3条：奔豚，气上冲胸，腹痛，往来寒热，奔豚汤主之。

胡希恕注：往来寒热，为柴胡四证之一，腹痛亦可见于柴胡证，气上冲胸，胸胁必满，又是柴胡证之一，可见此为少阳柴胡证，但柴胡不治奔豚，故变化而为奔豚汤。

临床奔豚病不很常见，其中现本方证者又少之更少。

冯世纶解读：经方治奔豚，以桂枝加桂汤、苓桂枣甘汤、苓桂术甘汤多见，多是表不解，气夹饮上冲，即以太阳太阴合病多见，故胡老谓"临床奔豚病不很常见，其中现本方证者又少之更少"。因此有必要对奔豚汤方证进行探讨。胡老已明确"甘李根白皮，解热作用与柴胡相似，但有下气治奔豚之特殊效能。配合半夏、芍药、生姜、甘草、黄芩，如柴胡汤之组成"。可知此奔豚主证在少阳。葛根用大量，可知表证明显；又用当归、芍药、川芎，可知里血虚、寒水盛。因此可理解，桂枝加桂汤、苓桂术甘汤、苓桂枣甘汤治奔豚是解表同时利饮，亦重在桂枝降冲逆，而奔豚汤治奔豚，主用葛根、生姜解表，同时用半夏、当归、川芎化饮降逆。即奔豚太阳太阴合病，当合病少阳病时，可用奔豚汤治之。

这里要说明的是，甘李根白皮《神农本草经》只记载："鼠李，主寒热，瘰疬疮。"后世认为苦、酸、凉，胡老认为解热作用与柴胡相似，有一定道理，又认为"柴胡不治奔豚，故变化为奔豚汤"，其主要变化是加入甘李根白皮，因认为有治奔豚特能？这一论述可资参考。

【讨论归经】本方证当属少阳太阳太阴合病证。

【临证思辨】本方证的辨证要点：血虚水盛见气上冲、往来寒热者。

本方治奔豚，是气上冲明显者，比桂枝加桂汤证气上冲严重，且本方证热明显，为血虚水盛合半表半里阳证，而桂枝加桂汤证热轻微，为太阳夹饮证。

11. 甘草汤方证

甘草汤方：甘草二两。

上一味，以水三升，煮取一升半，去滓，温服七合，日再服。

【方解】

胡希恕注：甘草有缓急、安中、止痛、解毒等作用。其在临床应用广泛，主因有补中益气作用。

【参考处方】生甘草 10 克。

上 1 味，以水 500mL，煎取汤 200mL，去滓，分两次温服。

【解读仲景原文】

《伤寒论》第 311 条：**少阴病二三日，咽痛者，可与甘草汤；不差者，与桔梗汤。**

胡希恕注：少阴病二三日，咽痛别无余证者，可与甘草汤。若服后咽痛不愈者，可再与桔梗汤。

按：此当是论述扁桃体发炎的证治，红肿轻者，则与甘草汤即治；红肿重者，则痛重，须加桔梗治之。但据经验，单用此二方的机会不多，反以小柴胡汤加石膏、桔梗的机会多，应注意。

冯世纶解读：少阴病津血本虚，最易传里或半表半里，少阴转属少阳，故见咽痛。这里的少阴病二三日，是说将由少阴表传里或半表半里，今见咽痛，又不见其他症状，这是病在少阳，可用甘草汤治疗。胡老指出：咽痛，多指咽喉一侧或某个局部的疼痛，较轻；半夏散及汤方证所言咽中痛则指咽喉整体疼痛，较重。轻者治以甘草汤，用一味生甘草解毒止痛；重者，当加排痰去脓利咽之桔梗；再重者，可与小柴胡汤加生石膏；再重者，扁桃体肿大、化脓，当选用增液汤合白虎汤或玉女煎加马勃、大青叶等。

【讨论归经】本方证当属少阳病证。

【临证思辨】本方证的辨证要点：咽喉痛之轻证者。

此当是论述咽喉部发炎的证治，红肿轻者则痛轻，与甘草汤即治。红肿重者则痛重，须更加桔梗治之。至于少阴病云云，已解于半夏散及汤方证，可互参。

12. 桔梗汤方证

桔梗汤方：桔梗一两，甘草二两。

上二味，以水三升，煮取一升，去滓，分温再服。

【方解】

胡希恕注：桔梗排痰、排脓并亦止痛，合于甘草汤，故治甘草汤证排痰困难或有肿脓而痛较剧者。

【参考处方】桔梗6克，生甘草10克。

上2味，以水500mL，煎取100mL，温服。续水再煎一次温服。

【解读仲景原文】

《伤寒论》第311条：少阴病二三日，咽痛者，可与甘草汤；不差者，与桔梗汤。

胡希恕注：见甘草汤方。

《金匮要略·肺痿肺痈咳嗽上气病脉证治》第12条：咳而胸满，振寒，脉数，咽干，不渴，时出浊唾腥臭，久久吐脓如米粥者，为肺痈，桔梗汤主之。

胡希恕注：咳而胸满，即因咳而胸满的意思。振寒、脉数为有痈脓之候。多咳唾故咽干。里无热故不渴。时出浊唾腥臭以至吐脓如米粥者，此肺痈的明证，宜以桔梗汤主之。

【讨论归经】本方证当属少阳病证。

【临证思辨】本方证的辨证要点：咽痛、咳吐脓痰，或胸痛者。

肺痈用桔梗，不只为排脓，并亦治胸胁痛，临床于肝炎患者，其诉肝区痛剧，则常于适方加桔梗，确有效验。《神农本草经》谓桔梗"治胸胁痛如刀刺"，可信。

13. 苦酒汤方证

苦酒汤方：半夏（洗，破如枣核）十四枚，鸡子（去黄，内上苦酒，着鸡子壳中）一枚。

上二味，内半夏著苦酒中，以鸡子壳置刀环中，安火上，令三沸，去滓，少少含咽之，不差，更作三剂。

【方解】

胡希恕注：《神农本草经》谓："半夏，味辛、平。主治伤寒寒热……喉咽肿痛。"用为本方主药。复以苦酒之酸，以敛疮伤；鸡子之润，以利音声，少少含咽之，使溃患处，实治咽中伤生疮之妙制也。

冯世纶解读：此前以半夏温中化饮，因把本方证归类于太阴，今考"半夏，味辛、平。主治伤寒寒热……喉咽肿痛"，小柴胡汤中用半夏主治在少阳，少阳上热下寒，半夏温化寒饮，又辅以鸡子清"清主除热火疮，治痫痉"及"苦酒酸敛清热"，共起清上温下，恰适应半表半里少阳证，故本方证当归属于少阳病证。

【**参考处方**】生半夏10克，米醋30mL，鸡蛋清1枚。

上3味，先以水100mL煎半夏，取50mL，加入米醋，煎取50mL，趁热加入鸡子清，搅匀，放于瓷碗中放凉，少少抿服。

【**解读仲景原文**】

《**伤寒论**》第312条：**少阴病，咽中伤、生疮、不能语言、声不出者，苦酒汤主之。**

胡希恕注：咽中伤、生疮，以至不能语言、声不出者，此是痰饮阻滞咽喉，故以苦酒汤主之。

按：此当是论述扁桃体周围脓肿的证治。

【**讨论归经**】本方证当属少阳病证。

【**临证思辨**】本方证的辨证要点：咽干痛，声哑表证不明显者。

这里所称的少阴病，并非真是少阴病，而所以冠之以少阴病者，与半夏散及汤方证的取意同，可互参。

本方常用于治疗外感后或多语而致声音嘶哑。煎药服法已介绍如上，或可改用搪瓷勺、砂锅更好，先用米醋适量煎半夏15克约5分钟，然后加入等量鸡子清，看变白浊即离火，放瓷碗中，放冷，频频抿服，治愈尤多，不再举例。

14. 排脓汤方证

排脓汤方：甘草二两，桔梗三两，生姜二两，大枣十枚。

上四味，以水三升，煮取一升，温服五合，日再服。

【**方解**】

胡希恕注：本方由桔梗汤而来，《伤寒论》少阴篇已论桔梗汤用治咽痛，其中桔梗排脓，加入生姜、大枣，稍稍调和营卫，通治痈疮夹脓，尤其适用于咽喉肿痛之类居于高位者。

此于桔梗汤增量桔梗，加强排脓的作用，复加生姜、大枣辅甘草安中以养正，疮痈耗人气血，排脓养正是为要法。

【参考处方】桔梗 10 克，生甘草 10 克，生姜 15 克，大枣 4 枚。

上 4 味，以水 500mL，煎取 100mL，温服。续水再煎一次温服。

【解读仲景原文】

冯世纶解读：此方见于《金匮要略·疮痈肠痈浸淫病脉证并治》篇，但有方无证，就其方名，知为疮痈排脓而设，由于来源于桔梗汤，若参照桔梗汤证而活用之，可无大错。

【讨论归经】桔梗主治在少阳，加生姜、甘草如同在小柴胡汤中健胃扶正，故本方证当属少阳病证。

【临证思辨】本方证的辨证要点：咳唾浊痰、胸痛而病久者。

15. 排脓散方证

排脓散方：枳实十六枚，芍药六分，桔梗二分。

上三味，杵为散，取鸡子黄一枚，以药散与鸡子黄相等，揉和令相得，饮和服之，日一服。

【方解】

胡希恕注：本条有方无证，当属通治方。排脓散方中以枳实芍药散为基础，枳实行气，芍药入血排脓，再加桔梗排脓，排痰之力更强。后文提到妇人腹痛，以枳实芍药散行气止痛，若服枳实芍药散后腹痛不瘥，定是腹中有瘀，则用下瘀血汤，可见排脓散用于气滞腹痛而内有痈脓者最为恰当。方中之药，无大寒大热，十分平稳，临床寒证热证都可加减应用。

【参考处方】枳实 10 克，白芍 10 克，桔梗 10 克。

上 3 味，以凉水 500mL 浸 1 小时，煎取 100mL，加入鸡子黄 1 枚，温服。续水再煎一次温服。

【解读仲景原文】

冯世纶解读：本方出自《金匮要略·疮痈肠痈浸淫病脉证并治》篇，亦有方无证，从其方名和药物组成看，知为治疮痈之剂。此于枳实芍药散加排脓的桔梗，故治枳实芍药散证而有痈脓者。

【讨论归经】枳实、芍药主治在阳明，桔梗主治在少阳，故本方证当属少阳阳明合病证。

【临证思辨】此和排脓汤，亦有方无证。由于是枳实芍药散的加味方，可参照枳实芍药散方证而用之。

16. 鳖甲煎丸方证

鳖甲煎丸方：鳖甲（炙）十一分，乌扇（烧）三分，黄芩三分，柴胡六分，人参一分，半夏一分，干姜三分，桂枝三分，芍药五分，牡丹（去心）五分，桃仁二分，赤硝十二分，大黄三分，厚朴三分，瞿麦二分，石苇（去毛）三分，葶苈（熬）一分，紫葳三分，阿胶（炙）三分，蜂巢（炙）四分，䗪虫（熬）五分，蜣螂（熬六分），鼠妇（熬）三分。

上二十三味，为末。取煅灶下灰一斗，清酒一斛五斗浸灰，候酒尽一半，着鳖甲于中，煮令泛烂如胶漆，绞取汁，内诸药煎为丸，如梧子大，空心服七丸，日三服。

【方解】

胡希恕注：本方亦为柴胡剂：因欲攻癥瘕而去甘草、大枣之缓，易生姜为干姜，加入桃核承气汤、牡丹皮等活血，鳖甲攻坚祛瘀，厚朴行气，石韦、瞿麦下水，蜂窠等以毒攻毒，又用煅灶下灰防攻瘀之药伤中碍胃，清酒推行诸药，以增药力。临床常用此方治疗肝硬化、脾肿大。

【解读仲景原文】

《金匮要略·疟病脉证并治》第2条：疟病，以月一日发，当以十五日愈；设不差，当月尽解。如其不差，当云何？师曰：此结为癥瘕，名曰疟母，急治之，宜鳖甲煎丸。

胡希恕注：古人以五日为一候，三候为一节，故一年之中有二十四节，此处所言日数，仍为约略之词。月初发疟，按照常规当于十五日后病愈，若不差，月末当愈，若三十日后仍未痊愈，则不可轻视，查其左胁下肿大，按之有癥瘕之感，名为疟母，即由疟而生之意。当趁其初结未实之机急以治之，宜鳖甲煎丸。

【讨论归经】本方证当属少阳太阳阳明合病证。

【临证思辨】本方证的辨证要点：慢性肝炎、疟疾等见面颊有瘀斑、肝脾肿大者。

古人所谓疟母，是指疟疾发作引起的肝脾肿大。近来北方疟疾较少见，其所引起的肝脾肿大也就少见，但慢性肝病引起的肝脾肿大多见，本方用之效也佳。本方制作方法较特殊，故文字照录附上。

据胡老对该方的方解，即大意是：方用柴胡桂枝汤通津液，调荣卫，主治疟病，余含桃核承气汤等祛瘀逐水、攻坚行气之品，以治癥瘕。我们在临床用该方加减，治疗肝炎、肝硬化、肝脾肿大有较好疗效，如治验：魏某，男，72 岁。2004 年 9 月 14 日初诊：发现肝脾肿大 3 年。患者 20 世纪 60 年代时曾患有胆囊炎、灰指甲，1969 年因灰指甲吃灰黄霉素而损伤肝功能，2001 年仍因灰指甲严重而吃斯皮仁诺几个月，虽然灰指甲好转，但出现肝功异常，血小板下降，诊断为药物性肝炎、肝脾综合征，经西医治疗无效。就诊前的西医检查结果：血常规：白细胞 $6 \times 10^9/L$，红细胞 $3.93 \times 10^{12}/L$，血小板 59×10^9 个 /L。B 超示：脂肪肝，肝大，脾大（肝肋间厚 156mm，脾肋间厚 70mm）。肝功 :AST45U/L，TP8.4g/dL，GGT76U/L，TBA37μmol/L。刻下症见：乏力，早起口干，常胸闷，矢气多，苔白根腻，面色黧黑，脉弦细，辨六经为少阳太阴合病，方属小柴胡合茯苓饮加石膏、茵陈、丹参、天花粉、鳖甲、五味子汤证（仿鳖甲煎丸）。处方：柴胡 12 克，黄芩 10 克，清半夏 15 克，党参 10 克，枳实 10 克，陈皮 30 克，生姜 12 克，大枣 4 枚，炙甘草 6 克，茵陈 15 克，丹参 15 克，天花粉 12 克，鳖甲 10 克，五味子 10 克，生石膏 45 克。

2004 年 9 月 21 日二诊：胸闷不明显，仍乏力，矢气多。上方去生石膏，加陈皮 30 克，另大黄䗪虫丸 3 克，日一丸。2004 年 10 月 8 日三诊：矢气减，大便如常。一诊方中加陈皮 30 克，苍术 15 克。2004 年 10 月 22 日四诊：胸闷不明显，腹胀背痒，走路久则乏力，早起不口干。以《外台》茯苓饮合养血祛瘀软坚之品治疗：清半夏 10 克，党参 10 克，枳壳 10 克，陈皮 30 克，苍术 10 克，茯苓 12 克，白芍 10 克，桃仁 10 克，当归 10 克，川芎 6 克，茵陈 15 克，丹参 15 克，鳖甲 10 克，五味子 10 克。结果：之后每见口干、苦，肝功见转氨酶升高，以一诊方加减；腹胀，乏力，口不干苦，则以四诊方加减。至 2005 年 4 月后，因常见口苦、下肢乏力，苔白腻，脉弦细，症属血虚水盛、寒热错杂之厥阴病，故后期基本以柴胡桂枝干姜汤合当归芍药散为主治疗。如此前后治疗约 1 年，腹胀、纳呆、乏力已基本消失，精神好转。2005 年 7 月，复查 B 超示：①肝弥漫性病变（肝内光点增粗不均），②脾大、脾门静脉增宽（肝肋间厚 110mm，脾肋间厚 50mm）。症状改善，肝脾缩小，予停药观察。

第五节　少阳病方证小结

以上 16 方证，皆为半表半里即少阳病方证。与太阳病方证、阳明病方证比较看，突显其数量少，是说明少阳病方证临床少见吗？不是的。一者，有关少阳阳明合病、并病的方证，如大柴胡汤、柴胡加龙骨牡蛎汤等方证已在阳明病篇论述；二者，仲景在少阳篇仅述小柴胡汤证治，并列举柴胡去半夏加栝楼汤、柴胡加芒硝汤以示范其证治，暗示以柴胡剂加减的方证是很多的，胡希恕先生在注解小柴胡汤时，特别列出其加减方证，例如临床常见的小柴胡加桔梗汤方证、小柴胡加生石膏方证、小柴胡加橘皮汤方证、小柴胡合苓桂术甘汤方证等；三者，太阳病篇详述了夹饮（痰、湿）、夹瘀方证；太阴病篇详述了夹饮（痰、湿）、夹瘀、血虚、津虚等证，在少阳病亦同样见到了这类方证，如茵陈五苓散方证、四逆散合当归芍药散方证、四逆散合桂枝茯苓丸方证……这是因为少阳病有其特点，即半表半里为诸脏器所在之地，病邪郁集于此体部，往往涉及某一脏器或某些脏器发病，故其出现的症状复杂多变，故出现的合并证就更多。

有关少阳病方证的论述，当然要于仲景书中探讨：仲景在论述太阳病时，已明确了，太阳病不解，有直传阳明病者，亦有先传少阳，再从少阳而传阳明者。《伤寒论》阳明病篇，亦有太阳阳明和少阳阳明的说明，可见疾病的传变，是由外而之内，故病有少阳传阳明者，而绝无阳明传少阳者。唯其如此，则三阳病的排列，当首太阳，次少阳，而后阳明，才符合疾病的发展程序，而反置少阳于最后者，正示人以辨证的要妙也。

更值得注意的是，这种排列次序，与经方发展史有关，即先认识表证和里证，后来至东汉才认识到：表证和里证之间尚有半表半里证。夫阴阳易知，表里易判，证之为阳者，除在表的太阳和在里的阳明外，则概属半表半里的少阳证，以是用于阳证的方剂，除太阳病的发汗剂和治阳明病吐、下、清热的方剂外，亦概属少阳的和解剂，故三阳病以少阳证变化多端，而治亦以少阳为繁多。

有关少阳病的证治散见于各篇，是为了方便论述疾病的变化、证治，而在少阳病篇只提小柴胡汤方证，须知少阳病证并不只限于柴胡汤证，而且也不限于太阳病的转属，其自发的少阳病证反而更多，如黄芩汤方证、黄芩加半夏生姜汤方证、四逆散方证等，均是少阳病的方证，其加减变化方证更是很多，学者结合临床读仲景书更能体验。

第四章

太阴病（里阴证）与方证

第一节 《伤寒论》太阴病篇内容提要

太阴病，即是里阴证，它和阳明病恰好是表里关系。有关太阴病的论述及方证，在《伤寒论》及《金匮要略》中，与阳明病一样论述最多，但《伤寒论》的太阴病篇只有 8 条，而且大多不是在说真正的太阴病证治，但于《伤寒论》第 273 条即有明确的概括提纲，于《伤寒论》第 277 条又明确指出正治大法，对于太阴病的说明已无遗憾。至于具体证治，尤其是死证，大部见于少阴篇，因于本篇从略。本属太阴病的证治，尤其是危重证、死证，而特出于少阴病篇，著者当另有深意，仔细读少阴病篇可明了，因此在太阴病篇不再多赘。

怎样判定太阴病前已论述，里证亦有阴阳二类，《伤寒论》谓为阳明者，即是里阳证，而谓为太阴者，即是里阴证。

第二节 怎样判定太阴病

主提纲：第 273 条：太阴之为病，腹满而吐，食不下，自利益甚，时腹自痛。若下之，必胸下结硬。

胡希恕注：太阴病，即里阴证，它经常以腹满而吐、食不下、自利益甚、时腹自痛等一系列症状反应出来，故凡病若见此一系列的症状者，即可确断是太阴病，依治太阴病的方法治之，便不会错误的。太阴病的腹满属虚满，慎勿误为阳明病的实满而下之，若误下之，则必致胸下结硬之变。

按：太阴病与阳明病，是在同一里位所反映出来的阴阳两种不同的证，为便于理解，再就其证候逐一说明之。由于胃肠虚弱，因使停水多寒，故腹满而吐、食不下，里虚之极，不但停水，而且不能保持之，以是则自下利；益甚者，谓此自下利，较一般阳证的下利为更甚也。时腹自痛者，谓腹中因有寒而自痛，稍暖时则亦自止也。基于以上的说明，不也和阳明病一样，都是来自胃肠中的证候反应吗？不过一则为热为实，一则为寒为虚罢了。是说病在里，胃虚饮聚，故腹满而吐、食不下，胃肠之里不但有寒饮，而且不能收持之，故自利益甚；寒气下趋少腹则腹自痛，寒气不下行则痛自止。太阴病宜温不宜下，若不慎而误下之，必使胃益虚而饮益聚，甚则恶化出现胸下结硬。这里提出太阴病的概括特征，凡临床见此特征者，即可判定为太阴病，依治太阴病的方法治之便不会错。

辅助提纲：**第277条：自利不渴者，属太阴，以其脏有寒故也，当温之，宜服四逆辈。**

胡希恕注：凡病自下利而不渴者，均属太阴病。太阴病下利之所以不渴，以其脏虚有寒饮的关系，治宜四逆汤辈以治之。

按：四逆辈，乃指四逆汤类和理中汤类而言者，此述太阴病下利的正治大法，其具体证治均详于各篇有关条文，于此只概要示之，是说凡病自下利而不渴者，均属太阴病。其所以不渴者，即因胃中、内脏有寒饮的关系，治宜服四逆汤一类温中逐寒剂。又下利为阳明、太阴共有症，热则必渴，寒则不渴，这里提出自利不渴，以示与阳明区别。

冯世纶解读：这里要注意，阳明和太阴，病位都是在里，为在同一病位的阳证和阴证。阳明多热多实，太阴多寒多虚，是病位同在里的阴阳相对的证。

记忆太阴病：一是症状反应以太阴病提纲为特征；二是症状反应于病位为在里的阴证。

第三节　太阴病治则

仲景对太阴病的治则论述很简明，即"以其脏有寒故也，当温之，宜服四逆辈"。即宜用温中祛寒的方法。

这里应特别注意，经方所示，一般邪在表，病情轻而易解，病入里则病情重而难疗，不论是阳证（阳明病）或阴证（太阴病），都易现危重症（当然也有一般的轻症）。如里阳证阳明病可见："日晡所发潮热，不恶寒，独语如见鬼状……不识人，循衣摸床，惕而不安，微喘直视"（第212条）、"谵语、有潮热"（第215条），为大承气汤方证；又如"腹满，身重，难以转侧，口不仁，面垢，谵语，遗尿，发汗则谵语，下之则额上生汗，手足逆冷"（第219条），为白虎汤方证，皆是里阳证已波及神志的重证，不及时治疗当危及生命。里阴证原本正气虚衰，如邪盛入里，正不胜邪，则危在旦夕。试看四逆辈皆在回阳救逆就可明了。如《伤寒论》第388条："吐利，汗出，发热恶寒，四肢拘急，手足厥冷者，四逆汤主之。"第389条："既吐且利，小便复利而大汗出，下利清谷，内寒外热，脉微欲绝者，四逆汤主之。"第390条："吐已下断，汗出而厥，四肢拘急不解，脉微欲绝者，通脉四逆加猪胆汁汤主之。"这些方证都是人体正气、阳气虚衰而邪气强盛入里，势已危及生命，治疗已不能迟疑，必须大剂回阳救逆，方可有一线生机。当然临床也常见并非危重的太阴病，而呈现慢性的、一般的里虚寒证，如小半夏汤方证、大半夏汤方证、旋覆代赭汤方证、茯苓饮方证、吴茱萸汤方证、理中汤方证、大建中汤方证、干姜附子汤方证、附子汤方证、四逆汤方证等。而从经方的归类分证来看，太阴病多属危重，病之死多在太阴，症状反应为太阴病。有胃气则生，无胃气则死，亦多现太阴病。总之，仲景在太阴病所论述的方证多是急救和危重证。

对太阴病治则再认识：有温吐、温下！

通过不断地学习胡希恕先生的学术思想、不断地读仲景书，并通过临床实践，我们认为太阴病的治则本有温吐、温下法。首先要了解以往为何认为太阴禁用下法？其主要原因是只从字面和未结合方证来认识，即太阴病的治则是"当温之"，太阴病提纲又有"若下之，必胸下结硬"，因此认为太阴病的治则是温补，禁攻下。这里正确理解下的含义是关键。胡希恕先生在注解第273条时指出："太阴病的腹满属虚满，慎勿误为阳明病的实满而下之，若误下之，则必致胸下结硬之变。"强调了不能把太阴病的虚满，认作是阳明病的实满下之，治疗太阴病的虚满即心下痞满，大家已熟悉用理中辈、用人参温补，而对于太阴寒实的治疗，就较模糊了，因而就形成了太阴病的治则是"温补禁下"的理念。

实际通过仔细分析仲景书中的方证和太阴病的病因病机就明白了，不论是急性病和慢性病，温吐、温下是太阴病的重要常用治则。首先看太阴病的病因病机：胡希恕先生指出："经方辨证论治的实质，是顺应人体抗病机制的原因疗法。"人体抗邪外出，由于病位的不同而出路不同，因此，治法不同，亦即病在表用汗法；病在里用吐下法；病在半表半里用和法。"中医所谓为里证者，即机体欲借排便或涌吐的机转，自消化管道以解除疾病而当未得解除的形象"，是说"当温之"，即通过温中使正气旺，祛邪从下排出或从上排出（涌吐）。仲景书中有许多温中吐下的方证，如桔梗白散、走马汤、大黄附子汤、桂枝附子去桂加白术汤等方证，胡希恕先生在注解这些方证时，强调了用温下，都体现太阴病的温中吐下治则。

第四节　太阴病常见方证

1. 四逆汤方证

四逆汤方：甘草（炙）二两，干姜一两半，附子（生用，去皮，破八片）一枚。

上三味，以水三升，煮取一升二合，去滓，分温再服。强人可大附子一枚，干姜三两。

【方解】

胡希恕注： 本方于甘草干姜汤更加附子温中祛寒，振兴沉衰，故治四肢厥逆、呕吐、下利清谷、极度沉衰的阴寒里证，非此莫救。

【参考处方】炙甘草 6 克，干姜 6 克，生附子（先煎）15～30 克。

上 3 味，以冷水 500mL 浸泡 1 小时，先煎附子 40 分钟，再同煎二味，煎开锅后 15～20 分钟，取汤 150mL 温服，续水再煎一次温服。若针对心衰急救，本方必用生附子 30 克以上，并增干姜用量，意同通脉四逆汤。急煎开锅即可一点一点喂服，直至脉出心衰好转为止。

【解读仲景原文】

《伤寒论》第 29 条：**伤寒脉浮，自汗出，小便数，心烦，微恶寒，脚挛急，反与桂枝，欲攻其表，此误也。得之便厥、咽中干、烦躁吐逆者，作甘草干姜汤与之，以复其阳。若厥愈足温者，更作芍药甘草汤与之，其脚即伸；若胃气不和、谵语者，少与调胃承气汤；若重发汗、复加烧针者，四逆汤主之。**

胡希恕注： 脉浮、自汗出、心烦、微恶寒，虽形似桂枝汤证，但微恶寒而不发热，则病已由阳入阴，尤其小便数，为胃虚不能以制下；脚挛急为津液不足以养筋，若反与桂枝汤攻表以发汗，则津液益虚，故四肢厥而咽中干；激动里饮，更必烦躁而吐逆，因与甘草干姜汤温中逐饮以治烦逆。以复其阳者，谓复其胃气以滋津液也。若厥愈足温，而脚挛急不去，再与芍药甘草汤缓其拘挛，其脚即伸；若由于津液亡失，胃不和而谵语者，可少与调胃承气汤，微和其胃气；假如不止误与桂枝汤，而误与麻黄汤重发其汗，或复加烧针劫使大汗者，致虚寒更甚的阴证，虽亦必四肢厥冷，然非甘草干姜汤所能治了，当须四逆汤主之。

按：自汗出、小便数、脚挛急，一派津液虚竭之候，即所谓此无阳也，虽表未解，亦宜桂枝加芍药生姜各一两人参三两新加汤类，益气生津治之，不可与桂枝汤专攻其表也。

《伤寒论》第91条：**伤寒，医下之，续得下利、清谷不止、身疼痛者，急当救里；后身疼痛，清便自调者，急当救表。救里宜四逆汤，救表宜桂枝汤。**

胡希恕注：清谷，即下完谷不化的粪便。清便自调，即正常大便。太阳伤寒，本当发汗，而医反下之，因继下药之后，续得下利、清谷不止。此已转变为虚寒在里的太阴重证，虽身疼痛，表证还在，亦宜急救其里，而后再治身疼痛，待里已治，而清便自调者，即当急救其表。救里宜用四逆汤；救表则宜桂枝汤。

按：表里并病，若里虚寒，宜先救里，而后治表，此为定法，须记。

《伤寒论》第92条：**病发热，头痛，脉反沉，若不差，身体疼痛，当救其里，四逆汤方。**

胡希恕注：病发热，头痛，脉反沉，为少阴病麻黄附子细辛汤证。若不差，即指服过麻黄附子细辛汤后，若脉沉不解而身疼痛者，此是虚寒在里、血气外郁的证候，故宜四逆汤以救其里。

按：本条所述的身体疼痛，纯由于里气不振、血气外郁所致，已无关于表证，故谓当救其里，宜四逆汤。

《伤寒论》第225条：**脉浮而迟，表热里寒，下利清谷者，四逆汤主之。**

胡希恕注：脉浮而迟，为表热里寒之应，今下利清谷，为寒极于里、虚热外浮可知，故宜四逆汤主之。

《伤寒论》第323条：**少阴病，脉沉者，急温之，宜四逆汤。**

胡希恕注：脉沉为里虚寒，少阴病见此脉，虽有表证，亦宜四逆汤急温其里，缓则吐利、厥逆等险恶证候随之而来。

《伤寒论》第324条：**少阴病，饮食入口则吐，心中温温欲吐，复不能吐，始得之，手足寒、脉弦迟者，此胸中实，不可下也，当吐之；若膈上有寒饮，干呕者，不可吐也，当温之，宜四逆汤。**

胡希恕注："温温"同"愠愠"，可作恶心愦闷状解。病实于胸中，气机受阻，故手足寒，而脉弦迟，现少阴病外观。上实则拒纳，故饮食入口则吐，即不饮食，其人也有心中温温欲吐、复不能吐的情况。此为胸中实，宜顺其势，用瓜蒂散吐之，不可误为食入即吐的大黄甘草汤证而下之。若上证，其人只干呕而无物，亦无心中温温欲吐、复不能吐的情况者，此为里有寒饮，则不可误为胸中实而吐之，宜用四逆汤以温之。

按：本条"四逆汤温之"一段，亦为少阴与太阴并病，不过本条主要是就"呕"之一症，为示瓜蒂散证、大黄甘草汤证和四逆汤证的鉴别法，即大黄甘草汤治食已即吐，虽有似瓜蒂散证，饮食入口则吐，但大黄甘草汤证并没有心中温温欲吐、复不能吐的情况。至于四逆汤虽亦治呕，但不是饮食入口则吐，亦不是食已即吐，而只是干呕，是亦不难分辨。

《伤寒论》第353条：大汗出，热不去，内拘急，四肢疼，又下利厥逆而恶寒者，四逆汤主之。

胡希恕注：大汗出，为精气亡于外。热不去，为邪反留于内。腹内拘急，津液虚损并兼有寒，四肢疼痛，外邪亦兼血郁，中气沉衰。因又下利，阳去入阴，故厥逆而恶寒，则宜四逆汤主之。

按：大汗出而热不去，已是精却邪胜之象，又复下利以至厥逆，胃气已极沉衰。此时虽有表候，亦急宜救里，若误与桂枝汤以攻表，则祸变立至。

《伤寒论》第354条：大汗，若大下利而厥冷者，四逆汤主之。

胡希恕注：大汗、大下利均足以亡津液、亡血液，若至血气不充于四末而厥冷者，已虚极陷于阴证，宜以四逆汤主之。

《伤寒论》第372条：下利腹胀满，身体疼痛者，先温其里，乃攻其表。温里宜四逆汤，攻表宜桂枝汤。

胡希恕注：见桂枝汤方。

《伤寒论》第377条：呕而脉弱，小便复利，身有微热，见厥者，难治，四逆汤主之。

胡希恕注：胃虚有寒则呕而脉弱，上虚不能以制下，故小便复利。身有微热而见厥。更属阴寒内盛、虚阳外浮的恶候，故为难治，亦只宜四逆汤主之。

按：本条所述，乍看似无关于生死大证，实际不然，其关键就在身有微热见厥的"见"字上面，里阴证以至于厥，反有微热见于外，多属残阳欲息的凶候。以是可知，呕和小便利亦非一般痰饮水气为患，大有上越下泄的虚脱情况。此时唯有以本方温中救里的一策，振起一分胃气，即有一分生机，舍此更无别法。

《伤寒论》第 388 条：**吐利、汗出、发热恶寒、四肢拘急、手足厥冷者，四逆汤主之。**

胡希恕注：既吐且利，又复汗出，津液亡失至速，组织枯燥，故四肢拘急，虚极转阴，故四肢厥冷，虽发热恶寒，却宜舍表而救里，宜四逆汤主之。

《伤寒论》第 389 条：**既吐且利，小便复利而大汗出，下利清谷，内寒外热，脉微欲绝者，四逆汤主之。**

胡希恕注：既吐且利，小便复利，而大汗出，则津液亡失于上下内外。下利清谷则寒已甚于里，寒甚于内者，热常浮于外，故内寒外热。胃阳不振、津液虚竭，故脉微而欲绝，此种情况只有急于温中以滋液，以四逆汤主之。

按：以上二条，均述霍乱的虚脱重证，皆属津液外脱、虚寒内甚的危笃证候，乘其生机未至断灭，急以本方温中救里，胃气一振，则谷气布，津液复，还可望其得生。

《金匮要略·呕吐哕下利病脉证治》第 14 条：**呕而脉弱，小便复利，身有微热见厥者，难治，四逆汤主之。**

胡希恕注：此是《伤寒论》第 377 条重出。

【讨论归经】本方证是典型太阴病证。

【临证思辨】本方证的辨证要点：四逆、脉微欲绝、里虚寒甚者。

本方常用于霍乱、吐泻等急性传染病（瘟疫）出现的津液虚、里寒甚证，也用于一般急性病、慢性病。因津液大伤出现里虚寒甚、四肢厥逆，而呈现心衰循环衰竭，本方在古代是常用的急救方药，在现代仍有其在急救上的优越性。1926 年前后，霍乱在上海大流行，章太炎用四逆汤、理中汤治疗 26 人，均得愈，而未亡故 1 人，说明本方用于急性病其功不可没。

本方也用于慢性病，如胡老治验：孙某，男，38 岁，1964 年 4 月 6 日初诊。1961 年患无黄疸型肝炎，以后肝功正常，但长期四肢冰冷，时有腹胀，右胁及胃脘疼。先找西医治疗无效，后求中医多方治疗，效果也不明显，审其方药多为疏肝理气之类。近来症状为：腹胀，饭后明显，时胃脘及胁痛，四肢逆冷，晚上常用热水袋焐脚，但半夜常因冷而醒。检查：肝大一指，质中硬，轻微压痛，心下有振水声。舌淡苔白，脉沉细。此属里虚寒甚，为四逆汤方证：炙甘草 10 克，干姜 8 克，制附片 15 克。结果：上药服 3 剂，四肢冷大减，已不用热水袋焐脚，仍腹胀，上方加枳壳、陈皮、党参，以后随症加减，服 3 个月腹胀消。

本方还可适证治疗疑难病，如治验：刘某，女，50 岁，1976 年 4 月 23

日初诊。近月来食则昏冒，甚则休克，下肢瘦弱不能站立，静卧少许时可复常。自觉胃中冷，脉沉细，苔薄白。此属里虚寒甚，治以温中祛寒，与四逆汤：炙甘草 10 克，干姜 10 克，制附片 15 克。结果：服 3 剂，诸症已，迄今未再发。

2. 通脉四逆汤方证

通脉四逆汤方：**甘草（炙）二两，附子（生用，去皮，破八片）大者一枚，干姜三两（强人可四两）。**

上三味，以水三升，煮取一升二合，去滓，分温再服，其脉即出者，愈。面色赤者，加葱九茎；腹中痛者，去葱，加芍药二两；呕者，加生姜二两；咽痛者，去芍药，加桔梗一两；利止脉不出者，去桔梗，加人参二两。病皆与方相应者，乃服之。

【方解】

胡希恕注：本方是四逆汤增加干姜、附子的用量，故治四逆汤证虚寒更剧者。此于四逆汤增其干姜、附子用量，故治四逆汤证阴寒剧甚，而脉微欲绝，或无脉者。

按：阴寒剧甚，机能沉衰，因致脉微欲绝，或无脉者，急迫虚脱之为候也，非此不足以救治之。故本方之用，亦以脉微欲绝或无脉为要征。凡阴寒重证，见此脉候者，用之无不验。方后加减法，后人所附，不可信，故去之。

冯世纶解读：胡老笔记，对本条的注解，有的无按语，有的有按语，此按语对理解通脉四逆汤有重大启示，故收录进来。

要说明的是，胡老所提“方后加减法，后人所附，不可信，故去之”，是指方后煎服法“面色赤者”以下文字，胡老笔记中已删除，不过我们考虑到，本段文字中药物的加减不合仲景经方法制，应当批判，但最后 10 个字确属经方至理。这里告诉我们，方后所附，不是一人、一个朝代所为，《伤寒论》为历代经方家一代一代论广而成，故本书仍与保留，以做参考。尤其最后 10字，是经方家实际体悟，有重要理论价值和考证价值。更值得注意的是，有人谓“方证对应或称方证相对是日本人先提出来的”，又有人提出“是唐代的孙思邈先提出来的”……参看方后附，对这一问题当有利于解读。

【**参考处方**】炙甘草 6 克，干姜 12 克，生附子 30 ～ 90 克。

上 3 味，以凉水 500mL 浸泡 1 小时，煎取 100mL，温服。

【解读仲景原文】

《伤寒论》第 317 条：少阴病，下利清谷，里寒外热，手足厥逆，脉微欲绝，身反不恶寒，其人面色赤，或腹痛，或干呕，或咽痛，或利止脉不出者，通脉四逆汤主之。

胡希恕注：此少阴太阴的并病，下利清谷，手足厥逆，证属里寒，身反不恶寒，其人面色赤，证属外热。脉微欲绝，为极虚欲脱之应。可知里寒为真寒，外热为虚热，即所谓无根之虚火上泛者是也。或以下均为或有或无的客证，不问其有无，均宜通脉四逆汤主之。

《伤寒论》第 370 条：下利清谷，里寒外热，汗出而厥者，通脉四逆汤主之。

胡希恕注：下利清谷而厥为里寒，汗出属外热，因谓为里寒外热，其实此汗出不是因热而致，乃虚寒极于里，而精气外脱的恶候，故以通脉四逆汤主之。

按：下利清谷而厥，并无脉微欲绝或脉不至，用四逆汤已足当之，而所以主通脉四逆汤者，只在汗出一证。下利清谷以至于厥，胃气虚衰，血脉已不畅于四末。再如脱汗，脉当立绝，通脉之用，此正其时。

《金匮要略·呕吐哕下利病脉证治》第 45 条：下利清谷，里寒外热，汗出而厥者，通脉四逆汤主之。

冯世纶解读：此即《伤寒论》第 370 条重出。

【讨论归经】本方证当属太阴病证。

【临证思辨】本方证的辨证要点：四逆汤证虚寒更甚者。

本方证可见于休克、心衰、急慢性肾衰、风湿病等，亦见于慢性便秘，如戴鉴周医案：王某，女，56 岁，1965 年 9 月 4 日初诊。二便阻塞不通，腹痛绵绵，胀闷不堪，经用泻药罔效，而痛愈重，喜热饮而恶寒，四肢厥冷，六脉沉细，治以通脉四逆汤：附子 30 克，干姜 18 克，炙甘草 12 克。四剂，日两剂，煎分 4 次服。结果：溺长便利，身温脉和，腹痛除，闷胀减，饮食增，再服两剂而愈。

3. 通脉四逆加猪胆汁汤方证

通脉四逆加猪胆汁汤方：甘草（炙）二两，干姜三两（强人可四两），附子（生用，去皮，破八片）大者一枚，猪胆汁半合。

上四味，以水三升，煮取一升二合，去滓，内猪胆汁，分温再服，其脉即来。无猪胆以羊胆代之。

【方解】

胡希恕注：猪胆汁为一有力的苦味亢奋药，苦入心，当更有作用于心衰。加于通脉四逆汤，故治通脉四逆汤证沉衰更甚，而脉微欲绝或脉不出者。

【参考处方】炙甘草6克，干姜10克，生附子30～90克，猪胆汁10mL。

上4味，以凉水500mL浸泡前3味1小时，煎取100mL，加入猪胆汁温服。

【解读仲景原文】

《伤寒论》第390条：**吐已下断，汗出而厥，四肢拘急不解，脉微欲绝者，通脉四逆加猪胆汁汤主之。**

胡希恕注：此承前条"吐利汗出，发热恶寒，四肢拘急，手足厥冷者，四逆汤主之"而言，其意是说，服四逆汤后，虽吐利均止，但汗出而厥，四肢拘急不解，则津液未复，仍有持续脱汗，且脉微欲绝，心力大衰，故以通脉四逆加猪胆汁汤主之。

按：古文词句简练，论中凡谓不解，大多暗示依法服药后，而还不解的意思。本条即是说，服四逆汤后，虽吐利治，但仍汗出而厥，四肢拘急不解，由于更见脉微欲绝，续在虚衰、恶化甚明，故易以通脉四逆加猪胆汁汤治之。

《伤寒论》第315条：**少阴病，下利，脉微者，与白通汤；利不止，厥逆无脉、干呕烦者，白通加猪胆汁汤主之。服汤脉暴出者死，微续者生。**

胡希恕注：白通加猪胆汁汤应是通脉四逆加猪胆汁汤，参见白通加猪胆汁汤方证解读。

【讨论归经】从条文述证看本方证是里虚寒甚，不见热象，故属里虚寒无疑，但以药测证，猪胆汁清里热，虽都谓其在方中强心、反佐等，亦必其有上热方能用之，故本方证宜称太阴阳明合病证。

【临证思辨】本方证的辨证要点：通脉四逆汤证沉衰更甚，脉微欲绝或脉不出者。

用于各种病处于病重、病危时，心衰严重，甚则脉微欲绝者。如姬元璋医案：史某，男，43岁，1975年8月2日初诊。昨夜突然大吐大泻，如此3次及黎明而大汗淋漓，四肢厥冷，两腿抽筋，面色灰暗，目眶内陷，语言微细，嗓子干哑，脉微欲绝，乃吐泻亡阳之暴脱证，以通脉四逆汤加猪胆汁6克灌之。结果：一剂尽而呕止，仍以前方进之，一日连进两剂，至夜诸证大减，次日又服一剂而愈。

4. 四逆加人参汤方

四逆加人参汤方：甘草（炙）二两，干姜一两半，附子（生用，去皮，破八片）一枚，人参一两。

上四味，以水三升，煮取一升二合，去滓，分温再服。

【方解】

胡希恕注：此于四逆汤加补中益气的人参，故治四逆汤证心下痞硬而津血虚者。

【参考处方】炙甘草 6 克，生附子 15～30 克，干姜 6 克，人参 10 克。

上 4 味，以凉水 500mL 浸泡 1 小时，煎取 100mL，温服。续水再煎一次，温服。

【解读仲景原文】

《伤寒论》第 385 条：恶寒、脉微而复利，利止，亡血也，四逆加人参汤主之。

胡希恕注：恶寒脉微而复利者，谓霍乱吐利止后，则恶寒脉微，不久而又复下利也。利止，即指先病霍乱的吐利止。亡血，谓霍乱吐利期中，体液耗泄过甚，吐利虽止，胃气未复，津血大虚也。以是则恶寒脉微，今又复利，宜以四逆加人参汤主之。

按：本条是述霍乱吐利之后，而恶寒脉微不去，复又下利，即前所谓本是霍乱，今是伤寒者是也。不过前云本呕吐、下利者，不可治也，而此又谓四逆加人参汤主之，前后颇似矛盾。盖前云为脉微涩，而此只脉微而不涩，虽云亡血，但手足不厥，亦不下利清谷，当未至虚竭死候。此正补充前文霍乱吐利后，复转太阴下利者，虽多不可治，但亦有四逆加人参汤证，不可不知。

冯世纶解读：霍乱吐利剧烈，虚人至甚，吐利虽止，胃气未复，津液、血液亡失过多，因而又出现本方证，即论中所谓"昔是霍乱，今是伤寒者是也"。《医宗金鉴》谓"利止亡血，如何用大热补药？利止当是利不止，亡血当是亡阳"。这不但未识透文义，而不知温中滋液之理。试看四逆汤和通脉四逆汤各条证治，亦多属胃气沉衰、津血欲竭重证，舍大热补药如四逆汤辈，又何足以振兴其沉衰，而能生津液益血？亡阳即由亡津液所致，不能一见"阳"字，一律简单作热看。

【讨论归经】本方证当属太阴病证。

【临证思辨】本方证的辨证要点：吐利后，胃气虚衰，脉微弱者。

本方证见于吐利后的里虚寒证，也见于慢性病的里虚寒证，如权依经医案：王某，男，14 岁，1977 年 11 月 4 日初诊：自幼尿床，多方治疗不效，别无不适，尿床时无梦，脉平。与四逆加人参汤：附片 3 克，干姜 5 克，炙甘草 2 克，党参 9 克。结果：患者服 3 剂，尿床已。

5. 茯苓四逆汤方证

茯苓四逆汤方：茯苓四两，人参一两，附子（生用，去皮，破八片）一枚，甘草（炙）二两，干姜一两半。

上五味，以水五升，煮取三升，去滓，温服七合，日二服。

【方解】

胡希恕注：此于四逆汤加人参汤更加大量茯苓，故治四逆加人参汤证而小便不利、心悸或肉瞤者。

【参考处方】茯苓 12 克，人参 10 克，生附子 15 ~ 30 克，炙甘草 6 克，干姜 6 克。

上 5 味，以冷水 800mL 浸泡 1 小时，先煎附子 40 分钟，加入余药，再煎 15 ~ 20 分钟，取汤 150mL，温服，再续水煎一次温服。

【解读仲景原文】

《伤寒论》第 69 条：发汗，若下之，病仍不解，烦躁者，茯苓四逆汤主之。

胡希恕注：外邪有里饮，故虽发汗或下之，病仍不解，虚其表里，而陷于阴证，因而烦躁者，茯苓四逆汤主之。

按：由本方以茯苓为主药观之，可知原为外邪内饮的误治，此与干姜附子汤的烦躁同，不过本方为四逆加人参汤而再加茯苓所组成，其主治当不外四逆加人参汤证而有茯苓证者，可见本条所述亦简文。四逆加人参汤见霍乱病篇，可互参。

【讨论归经】本方证当属太阴病证。

【临证思辨】本方证的辨证要点：四逆加人参汤证又见心下悸、烦躁及小便不利者。

慢性病亦可见本方证，如胡老治验：赵某，男，45 岁，1966 年 3 月 18 日初诊。于 1963 年发现十二指肠球部溃疡。现症：时胃脘疼，泛酸，腹胀，欲呕，吐涎沫，心烦，口中和，不思饮，小便少，时心悸，苔白根腻，脉沉细弦。证为中寒停饮，属茯苓四逆汤证：茯苓 12 克，党参 10 克，制附片 10 克，干姜 6 克，炙甘草 6 克。结果：上药服 1 剂，胃脘疼减，3 剂后诸症明显减轻，继随证调理月余，自感无所苦。

6.干姜附子汤方证

干姜附子汤方：**干姜一两，附子（生用，去皮，破八片）一枚。**

上二味，以水三升，煮取一升，去滓，顿服。

【方解】

胡希恕注：此即四逆汤去甘草，但须服用量较重，故治四逆汤证不急迫而阴寒较甚者。

冯世纶解读：干姜、附子均属温中祛寒药，但干姜偏主寒饮上逆，而附子偏主寒饮下迫，二药合用则温彻上下，因成温中逐寒的重剂。本方即四逆汤去甘草，但顿服量较重，故治四逆汤证不急迫而阴寒较甚者。这里注意附子生用，不是里虚寒甚是不能用的。

【参考处方】干姜 6 克，生附子（先煎）15～30 克。

上 2 味，以冷水 600mL 浸泡 1 小时，先煎附子 40 分钟，再共煎干姜，煎开锅后 15～20 分钟，取汤 150mL 温服。

【解读仲景原文】

《伤寒论》第 61 条：下之后，复发汗，昼日烦躁不得眠，夜而安静，不呕、不渴、无表证、脉沉微、身无大热者，干姜附子汤主之。

胡希恕注：既下之后，又复发汗，今其人昼日烦躁，夜而安静，此与栀子豉汤证虚烦不得眠者显异。不呕，则非少阳证；不渴，则非阳明证；无表证，更证不是表未解的发烦躁；而脉沉微，又身无大热，故肯定为虚寒在里阴证的烦躁也，因以干姜附子汤主之。

按：阴证而烦躁不宁，多属精气欲绝的险恶证候，若待至吐、利、手足厥冷，则多不治。但烦躁一证，三阳亦俱有，一一详审，加以除外，此为从侧面辨证的一法。证候反应较少，不易从正面判定者，常用此法，学者当细心体会之。

【讨论归经】本方证当属太阴病证。

【临证思考】本方证的辨证要点：四逆、身冷、脉沉微者。

本方具有镇呕、强心、抗休克等作用，常用于心衰、休克、急慢性胃肠炎或错误的汗下吐治疗后，如姬元璋医案：蒋某，男，38 岁，农民，1982 年 9 月 18 日初诊：前天发热，怕冷无汗，不想吃饭。某医认为有积，先与泻剂，大便 2 次，尚发热 38℃，遂即连忙打退热针，当晚大汗如雨，昨夜烦躁，一夜未眠。来诊时，体温 36℃，四肢发凉，舌质淡，苔薄白，脉沉微，乃阳虚烦躁证，急宜回阳，与干姜 12 克，炮附子 12 克，水煎服。9 月 12 日二诊：服药后当晚已不烦躁，脉已转缓，但自觉无力，头目虚眩，血压 85/40mmHg，为阳气初回，但元气未复，予四君子汤连服两剂而痊愈。

7. 甘草干姜汤方证

甘草干姜汤方：甘草（炙）四两，干姜二两。

上二味，以水三升，煮取一升五合，去滓，分温再服。

【方解】

胡希恕注：本方主用甘草缓急养液，佐以干姜温中逐饮，故治胃虚有寒饮，或呕逆吐涎沫，或遗尿、小便数而急迫者。

【参考处方】炙甘草 15 克，干姜 10 克。

上 2 味，以冷水 500mL 浸泡 1 小时以上，煎开锅后 15 ～ 20 分钟，取汤 150mL 温服，续水再煎一次温服。

【解读仲景原文】

《伤寒论》第 29 条：伤寒，脉浮、自汗出、小便数、心烦、微恶寒、脚挛急，反与桂枝，欲攻其表，此误也。得之便厥，咽中干、烦躁吐逆者，作甘草干姜汤与之，以复其阳。

胡希恕注：脉浮、自汗出、心烦、微恶寒，虽形似桂枝汤证，但微恶寒而不发热，则病已由阳入阴，尤其小便数，为胃虚不能以制下；脚挛急为津液不足以养筋，若反与桂枝汤攻表以发汗，则津液益虚，故四肢厥而咽中干，激动里饮，更必烦躁而吐逆，因与甘草干姜汤，温中逐饮以治烦逆。以复其阳者，谓复其胃气以滋津液也。

按：中气虚，有水饮反不能保持之，则小便数，古人所谓"上虚不能制下故也"，故小便数者，不可发汗，《金匮要略·水气病脉证治》篇有"渴而下利，小便数者，皆不可发汗"，读者可互参。

冯世纶解读：用甘草干姜汤治烦躁吐逆，临床常见于慢性气管炎、支气管扩张等病。以复其阳，是复其津液，这是经方理论概念，与麻黄汤（第 46 条）治疗阳气重类属，宜注意。

《金匮要略·肺痿肺痈咳嗽上气病脉证治》第 5 条：肺痿，吐涎沫而不咳者，其人不渴，必遗尿，小便数，所以然者，以上虚不能制下故也，此为肺中冷。必眩、多涎唾，甘草干姜汤以温之。若服汤已渴者，属消渴。

胡希恕注： 形似肺痿吐涎沫，但却不咳，说明此非肺痿。中焦胃虚则停饮，水饮波及于肺则吐涎沫而不渴，此涎沫非黏痰，其质清冷，与吴茱萸汤证所言相同。上虚即胃虚，土虚不能制水，而水饮流下，则遗尿、小便数，水饮上冲则头眩。此肺中冷皆同于胃中冷，并非如后世医家所言"冷肺痿"，以甘草干姜汤温之。

冯世纶解读： 本条很显然是讲肺痿与肺中冷的鉴别，也就是说甘草干姜汤用于胃虚寒的肺中冷，不能用于有热的肺痿。临证主要依据里虚寒，而不是依据病名。

【讨论归经】本方证当属太阴病证。

【临证思辨】本方证的辨证要点：胃虚寒，吐涎沫呕逆者。

临床常见于慢性气管炎、支气管扩张、胃肠炎等病，如胡老治验：宋某，男，35 岁，1968 年 3 月 24 日初诊。头晕、呕逆，吐涎沫一月余，伴嗳气，右偏头疼，口干不思饮，大便溏，苔白滑，脉沉弦细，右寸浮，证为胃虚寒、饮邪上犯。治应温中化饮，与甘草干姜加陈皮半夏汤：炙甘草 18 克，干姜 10 克，陈皮 30 克，半夏 15 克。结果：上药服 3 剂，诸症均已。

8. 理中汤或丸方证

理中汤或丸方： 人参、炙甘草、白术、干姜各三两。

上四味，捣筛，蜜和为丸，如鸡子黄许大。以沸汤数合，和一丸，研碎，温服之，日三四，夜二服。腹中未热，益至三四丸，然不及汤。**汤法：** 以四物依两数切，用水八升，煮取三升，去滓，温服一升，日三服。

【方解】

胡希恕注： 本方是甘草干姜汤加人参、白术而成，故治甘草干姜汤证心下痞硬而小便不利者。治心下痞、胃虚主用人参，故本方又名人参汤（丸）。

【参考处方】人参 10 克，干姜 10 克，炙甘草 10 克，白术 10 克，。

上 4 味，以凉水 600mL 浸泡 1 小时，煎取 100mL，温服。续水再煎一次温服。

【歌诀】理中汤方用人参，甘草干姜白术追，

太阴里证心下痞，小便不利治认真。

【解读仲景原文】

《伤寒论》第 159 条：**伤寒服汤药，下利不止，心下痞硬，服泻心汤已，复以他药下之，利不止，医以理中与之，利益甚。理中者，理中焦，此利在下焦，赤石脂禹余粮汤主之。复不止者，当利其小便。**

胡希恕注：伤寒误以汤药下之，因致胃虚邪陷，故下利不止、心下痞硬。服泻心汤已者，当指服甘草泻心汤后，而上证即已也。而医又与他药下之，则遂下利不止。因以理中与之，则利反益甚。盖理中者，理中焦，此利由于一再误下，而使下焦虚衰，以至不能自禁制，宜以赤石脂禹余粮汤主之。复利不止者，当利其小便，使水谷别，则愈。

《伤寒论》第 386 条：**霍乱，头痛、发热、身疼痛、热多欲饮水者，五苓散主之；寒多不用水者，理中丸主之。**

胡希恕注：呕吐下利的霍乱病，亦形似伤寒而有头痛、发热、身疼痛等表证，若热多而渴欲饮水者，乃外邪里水的为患，宜五苓散两解其表里；若寒多而不渴者，此为脏寒，虽有表证，亦急当救里，宜以理中丸主之。

按：吐利而渴者，只是水气在里的为患，故以五苓散两解表里；吐利不渴者，属太阴，以其脏虚寒，当先救里，故以理中丸温中以补虚，此霍乱的正证正治，但用丸不如用汤有捷效。

《伤寒论》第 396 条：**大病差后，喜唾，久不了了，胸上有寒，当以丸药温之，宜理中丸。**

胡希恕注：大病差以后，而喜唾久不了了者，胃虚有寒饮也，当与理中丸温胃以逐饮。

按：喜唾为胃虚有饮，此证多有，不必限于大病瘥后，本方有良验。

《金匮要略·胸痹心痛短气病脉证治》第 5 条：**胸痹，心中痞，气结在胸，胸满，胁下逆抢心，枳实薤白桂枝汤主之，人参汤亦主之。**

胡希恕注：心中痞，指心中痞塞气不畅通之意。气结在胸，是说气结于胸中而胸满闷。胁下逆抢心，是说自觉有气自胁下而逆于心胸感。枳实薤白桂枝汤功能降逆行气以消胀满，故可用其治疗。而又说人参汤（即本方）亦主之者，是因中气大虚，饮自下乘，亦可引起气结胸满的类似证候。前者是实证，后者是虚证，要根据证的虚实选方。

【讨论归经】本方证当属太阴病证。

【临证思辨】本方证的辨证要点：心下痞，大便溏泻，小便少者。

本方在临床应用较广，可见于慢性肝炎、胃肠炎、胃肠功能紊乱等病，主要证候是心下痞。如胡老治验：李某，男，58 岁，1965 年 4 月 6 日初诊。受凉后腹泻已 3 个月，每日 3 ～ 4 行，便有完谷不化，胃腹胀满，食后益甚，时有嗳气头昏，苔白润，脉细缓。证属里虚胃寒，治以温中益气，与理中加扁豆陈皮汤：党参 10 克，炙甘草 6 克，炮姜 6 克，苍术 10 克，炒扁豆 10 克，陈皮 15 克。结果：上药服 6 剂，腹泻基本已止，腹胀亦明显减轻，继服 6 剂症已。

9. 大建中汤方证

大建中汤方：蜀椒（炒，去汗）二合，干姜四两，人参二两，胶饴一升。

上三味，以水四升，煮取二升，去滓，内胶饴一升，微火煎取一升半，分温再服，如一炊顷，可饮粥二升，后更服，当一日食糜，温覆之。

【方解】

胡希恕注：蜀椒、干姜祛寒止呕，人参、胶饴补中缓痛，故此治胃虚有寒、腹痛呃逆不能食者。

冯世纶解读：大建中汤是针对小建中汤而言。小建中汤用桂枝、大枣、甘草缓中祛寒。大建中汤用大量干姜、蜀椒，并用人参补胃，比小建中汤温中作用大，故名大建中汤。肠道蛔虫多者，常见本方证，蜀椒不但温中祛寒，而且有驱蛔作用。

【参考处方】蜀椒 15 克，干姜 12 克，人参 10 克，饴糖 100 克。

上 4 味，以凉水 600mL 浸前 3 味泡 1 小时，煎取 100mL，加入饴糖 50 克，温服。续水再煎一次温服。

【歌诀】大建中汤用干姜，人参蜀椒加饴糖，

里虚寒重腹痛甚，更使蛔虫无处藏。

【解读仲景原文】

《金匮要略·腹满寒疝宿食病脉证治》第 14 条：心胸中大寒痛，呕不能饮食，腹中寒，上冲皮起，出见有头足，上下痛而不可触近，大建中汤主之。

胡希恕注：胃虚有寒则呕不能食，寒气冲于心胸则心胸中大感寒痛，腹中之陈寒客冷刺激胃肠，腹皮由于胃肠蠕动随之而动，上下起伏，如虫之头足，寒盛则腹痛不可触近，大建中汤主之。

【讨论归经】蜀椒有发汗解表作用，但于本方证中主起温中作用，故本方证当属太阴病证。

【临证思辨】本方证的辨证要点：心腹痛剧、呕逆不能食属虚寒者。

本方应用于腹痛较重证，小建中汤侧重于腹肌拘挛，大建中汤则重在温里祛寒凝。凡心腹痛剧、呕逆不能食，确知其里之虚寒者，即可用之。又因蜀椒有杀虫作用，若虫积而心腹痛剧者，本方亦有验。如胡老治验：李某，男，32岁，1965年3月16日初诊。两年来常胃腹窜痛，胃脘喜温喜按，但痛甚时不能按，痛作时恶心，不能食，稍吃生冷胃亦痛，常畏寒，苔薄白，脉沉细弦。证属里虚寒凝，治以温中祛寒，与大建中加细辛汤：川椒12克，干姜15克，党参10克，饴糖45克，细辛6克。结果：上药服3剂，腹痛发作次数大减，连续两天大便中下蛔虫，共5条。继服3剂，诸症已。

10. 吴茱萸汤方证

吴茱萸汤方：吴茱萸（洗）一升，人参三两，生姜（切）六两，大枣（擘）十二枚。

上四味，以水七升，煮取二升，去滓，温服七合，日三服。

【方解】

胡希恕注： 方中吴茱萸治水气上冲，有止呕、镇痛的作用，配伍大量生姜，加强其止呕作用，以治其标；人参、大枣补胃之虚，恢复胃气，以治其本，本方临床常用。

【参考处方】吴茱萸15克，人参10克，生姜18克，大枣4枚。

上4味，以凉水700mL浸泡1小时，煎15~20分钟，取汤150mL温服。再续水煎一次温服。

【歌诀】吴茱萸汤治太阴，生姜大枣更人参，

胸闷烦躁甚欲死，头痛吐涎皆寒饮。

【解读仲景原文】

《伤寒论》第243条：食谷欲呕，属阳明也，吴茱萸汤主之。得汤反剧者，属上焦也。

胡希恕注： 属阳明，即属于胃的意思，不是转属阳明病。

胃虚有寒饮，则食谷欲呕，宜以吴茱萸汤主之。若服吴茱萸汤，呕反增剧者，是把属于上焦的欲呕，而误以本方治之也。

按： 得汤反剧者，属上焦也，暗指呕而不欲食的小柴胡汤证。本条主要为示吴茱萸汤证和小柴胡汤证的鉴别法，但与阳明病毫无关系，不应出此（指到于阳明病篇），或叔和编次时，见有"属阳明也"句，误列于此亦未可知。

《伤寒论》第309条：**少阴病，吐利，手足逆冷，烦躁欲死者，吴茱萸汤主之。**

胡希恕注：少阴病转属太阴病而吐利，若手足厥冷、烦躁欲死者，为寒饮暴迫所致，故宜吴茱萸汤主之。

按：文中虽谓吐利，应以吐为主，即是说吐而不利，利亦微不足道。这里吐应是以吐涎沫为主。手足厥冷、烦躁欲死，可能是说寒饮逆迫的急剧情况，否则与另条"少阴病吐利、烦躁、四逆者，死"证无所别，又何以吴茱萸汤主之？

《伤寒论》第378条：**干呕吐涎沫、头痛者，吴茱萸汤主之。**

胡希恕注：干呕或吐涎沫而头痛者，为寒饮冲逆的证候，吴茱萸汤主之。

《金匮要略·呕吐哕下利病脉证治》第8条：**呕而胸满者，茱萸汤主之。**

胡希恕注：胃虚，水停于胃，夹气上冲，故呕而上腹较满，甚则胸满，但胸满只是偶尔出现。

《金匮要略·呕吐哕下利病脉证治》第9条：**干呕，吐涎沫，头痛者，茱萸汤主之。**（方见上）

冯世纶解读：此即《伤寒论》第378条重出。

【讨论归经】本方证当属太阴病证。

【临证思辨】本方证的辨证要点：胃虚寒干呕吐涎沫、胸闷或头痛者。

本方主治寒饮冲逆，如以上所述食谷欲呕者，呕吐、手足厥冷、烦躁欲死者，干呕吐涎沫、头痛者，呕而胸满者，均属其证，亦即运用本方的要点。应用于胃肠及头脑诸症，均有惊人的疗效，今略举数端以供参考。

剧烈头痛或头晕而呕吐，或恶心欲吐，无热象者（即除外小柴胡加石膏汤证），本方俱有捷验。西医所称的梅尼埃病亦多见本方证，宜注意。偏头痛，尤其偏于左侧者，大多属于本方证。胃脘疼，呕而不欲食者，宜本方。若更腹鸣、大便溏频者，可于半夏泻心汤加吴茱萸汤治之，即本方与半夏泻心汤合方，无论胃肠炎、胃溃疡依证用之，均有良验。剧痛的青光眼而呕恶者，也多有应用本方的机会。

如胡老治验：李某，女，43岁，辽宁锦州人，头痛呕吐已六七年，近两年来视物模糊，到处求医，诊断为青光眼，而服中西药罔效。近1个月左眼失明，专程来京求治，自感有物覆于眼上，常头痛如裂，伴呕吐、目干涩、心中发热、手足心热、口干不欲饮，苔薄白，脉弦细。证属血虚饮盛，治以补血除饮，与吴茱萸汤合柴胡桂姜当归芍药散：吴茱萸10克，党参10克，干姜 6 克，大枣 4 枚，柴胡 12 克，黄芩 10 克，桂枝 10 克，天花粉 12 克，当归 10 克，白芍 10 克，川芎 10 克，泽泻 18 克，生龙骨 15 克，生牡蛎 15 克，茯苓 12 克，苍术 10 克，炙甘草 6 克。结果：上方服 3 剂，诸症即见好转，连服 21 剂，视物渐清，治疗两个月未易一药，左眼视物清晰，头痛等症也消失。

11. 附子汤方证

附子汤方：附子（炮，去皮，破八片）二枚，茯苓三两，人参二两，白术四两，芍药三两。

上五味，以水八升，煮取三升，去滓，温服一升，日三服。

【方解】

胡希恕注：主用附子温中祛寒，佐以人参健胃补虚，茯苓、白术利小便以逐留饮，与附子为伍并解湿痹，芍药缓挛急而治腹痛，故此治里虚有寒饮、小便不利，或腹痛，或痹痛而脉沉者。

【参考处方】炮附子 30～60 克，茯苓 12 克，人参 10 克，白术 12 克，白芍 10 克。

上 5 味，以凉水 800mL 浸泡 1 小时，先煎附子 40 分钟，加入余药再煎 15～20 分钟，取汤 150mL 温服。再续水煎一次温服。

【歌诀】附子汤方苓术附，腹痛痹疼芍药主，
　　　　人参补胃扶正气，风湿痹痛常可服。

【解读仲景原文】

《伤寒论》第 304 条：少阴病，得之一二日，口中和，其背恶寒者，当灸之，附子汤主之。

胡希恕注：里有寒，则口中和。胃中有饮，则背恶寒。少阴病一二日，即见此候，急当温中逐饮，缓则必并于太阴而吐利也，故当灸之，并以附子汤主之。

按：《金匮要略》曰："夫心下有留饮，其人背寒冷如掌大。"少阴病本虚，虽得之一二日，尚未传里，但口中和，背恶寒，里寒有饮的为候已显，亦宜温中逐饮以救里，可止吐利于未萌，此即良工治未病的手段。至于当灸何穴，书中无明言，诸家多谓膈关（第七胸椎棘突下两旁三寸陷中）及关元（腹中线任脉脐下三寸）各穴，是否，存疑待证。

冯世纶解读：胡希恕先生在注解本条称"尚未传里""此即良工治未病的

手段"，宜细读。胡老论述痹证与少阴关系时，强调痹证多离不开少阴，此是强调了痹证的发病规律，于本方方解中明确指出，附子汤是治里虚有寒饮者，即主治在太阴，是在强调辨六经。

《伤寒论》第305条：少阴病，身体痛，手足寒，骨节痛，脉沉者，附子汤主之。

胡希恕注：中气虚则手足寒，而脉沉亦寒饮水气之应，故知身体痛、骨节痛当属湿痹，而无关风邪，因以附子汤主之。

按：寒湿痹痛而脉沉者，多属本方证，尤其下肢拘急、屈伸不利而脉沉者，更多验。

【讨论归经】本方证当属太阴病证。

【临证思辨】本方证的辨证要点：里虚寒饮、骨节疼痛、下肢拘急痛而脉沉者。

由以上两条的说明，则虚寒痹痛多有用本方的机会。依据经验，其对于下肢拘急痛、屈伸不利而脉沉者更有良效。如胡老治验：郭某，男，38岁，1965年11月1日初诊。40余日来腹痛腹泻，大便日2～3行，胃脘自觉有冷气，腰痛，下肢酸痛怕冷。苔薄白润，脉沉细。证属里虚寒饮痹阻，治以温中化饮、祛寒行痹，与附子加炮姜汤：制附片10克，茯苓10克，党参10克，苍术10克，白芍12克，炮姜6克。结果：上方服12剂，诸症痊愈。

12. 附子粳米汤方证

附子粳米汤方：附子（炮）一枚，粳米半升，半夏半升，甘草一两，大枣十枚。

上五味，以水八升，煮米熟汤成，去滓，温服一升，日三服。

【方解】

胡希恕注：方中附子振兴机能，紧张组织，半夏止呕，甘草、大枣、粳米甘缓止痛。本方亦治寒疝，寒疝一病，包括小肠疝气，人之肠管包容于大网膜之内，若人虚弱，组织松弛，网膜出现缝隙，肠管误漏一段，嵌于夹缝之中，而发剧痛。此病主因在虚，组织沉衰，附子恰可起其沉衰，恢复组织紧张，而古人认为附子祛寒，故疝之病因亦在于寒。另肠管自身松弛，折叠扭转，亦现肢厥、腹中剧痛，相当于现代所言肠梗阻之一种，古人亦认为其是寒疝，治疗仍以附子祛寒，恢复组织机能。

冯世纶解读：胡老对附子粳米汤方解精辟准确，同时率先讲明寒疝的病因病机，因此对该方证加深理解，临床不但能正确运用附子粳米汤治疗寒疝，而且更能治疗附子粳米汤的常见症。

【参考处方】炮附子 30～60 克，粳米 15 克，姜半夏 15 克，炙甘草 6 克，大枣 4 枚。

上 5 味，以凉水 800mL 浸泡 1 小时，先煎附子 40 分钟，加入余药再煎 15～20 分钟，取汤 150mL 温服。再续水煎一次温服。

【解读仲景原文】

《金匮要略·腹满寒疝宿食病脉证治》第 10 条：**腹中寒气，雷鸣切痛，胸胁逆满，呕吐，附子粳米汤主之。**

胡希恕注：腹中有寒水之气，雷鸣者，言其肠鸣之响亮；切痛者，言其腹痛之剧烈。寒水上攻则胸胁逆满而呕吐，附子粳米汤主之。

【讨论归经】本方证当属太阴病证。

【临证思辨】本方证的辨证要点：腹痛肠鸣、恶心、里虚寒者。

本方用于里虚寒明显的腹痛，如胡老治验：周某，男，20 岁，1965 年 4 月 9 日初诊。两年来腹痛，多于受凉而激发，此次已痛作 3 天，左腹痛明显，呈持续性，疼痛位置上下移动，肠鸣时作，每见腹疼则大便秘结，手足常凉，苔薄白，舌质淡，脉沉迟。证属沉寒在里，治以温里安中，与附子粳米汤：半夏 12 克，川附子 10 克，粳米 15 克，炙甘草 6 克，大枣 4 枚，生姜 10 克。结果：上药服 3 剂，腹疼大减，便秘已改善，两手已转温，仍怕冷。继服 6 剂，腹痛已无发作，纳也增。

本方证的腹痛、呕吐，有似大建中汤方证，不过大建中汤证痛在上腹而上及于心胸，本方证痛在下腹，则不及于心胸。若寒疝痛剧上及心胸者，以此二方合用有奇效。

13. 赤丸方证

赤丸方：茯苓四两，半夏（洗，一方用桂）四两，乌头（炮）二两，细辛一两。

上四味，末之，内真朱为色，炼蜜丸如麻子大。先食酒下三丸，日再夜一服。不知稍增之，以知为度。

【方解】

胡希恕注：方中以茯苓、半夏祛水气，乌头、细辛散寒邪，但半夏、乌头相反，初学者应避免使用，实则未见其害。研末而复加朱砂，其色赤，故名赤丸。

【解读仲景原文】

《金匮要略·腹满寒疝宿食病脉证治》第16条：**寒气厥逆，赤丸主之。**

胡希恕注：本条言词简略，当结合方药理解。其所言"寒气"即前文（附子粳米汤证）所讲既有寒，又有水气，而致四肢厥逆。此外，另当有腹中痛等症状，赤丸主之。

【讨论归经】本方证当属太阴病证。

【临证思辨】因述证简略，以药测证，寒性腹痛停饮明显者，可试用之。

14. 大乌头煎方证

大乌头煎方：乌头（熬，去皮，不咬咀）大者五枚。

上以水三升，煮取一升，去滓，内蜜二升，煎令水气尽，取二升，强人服七合，弱人服五合，不差，明日更服，不可日再服。

【方解】

胡希恕注：乌头治同附子，而力更猛峻，合以蜜煎缓痛而且解毒，故此治寒疝、腹中痛、自汗出而手足厥冷者。

【参考处方】生川乌100克。

上1味，以凉水1000mL浸泡1小时，煎50分钟，取100mL，加入蜜200mL，煎水气尽，取200mL，分三次温服，一日一次。

【解读仲景原文】

《金匮要略·腹满寒疝宿食病脉证治》第17条：**腹痛，脉弦而紧，弦则卫气不行，即恶寒，紧则不欲食，邪正相搏，即为寒疝。绕脐痛，若发则白汗出，手足厥冷，其脉沉弦者，大乌头煎主之。**

胡希恕注：腹痛，脉弦紧，主有寒实，弦为里寒，里寒盛，则营卫不利于外而恶寒；紧为里实，胃虚寒盛，则不欲食而腹痛；绕脐绞痛，疼痛发作时则冷汗自出；手足厥冷，白津即冷汗。脉沉弦者，沉为在里，弦主寒实，大乌头煎主之。

【讨论归经】本方证当属太阴病证。

【临证思辨】本方证的辨证要点：寒疝腹痛、手足厥逆、脉沉弦者。

乌头是有大毒的一味药，如腹痛确属里寒，可用本方，煎服法也要照上说明。

15. 乌头赤石脂丸方证

乌头赤石脂丸方：蜀椒一两，附子（炮）半两，干姜一两，赤石脂一两，乌头（炮）一分。

上五味，末之，蜜丸如桐子大，先食服一丸，日三服。

【方解】

胡希恕注：方中集中附子、蜀椒、乌头、干姜四大温药，以温其寒，但温性多散，而心气畏之，故以赤石脂收敛养心制其辛散。心脏疾病寒极入阴可用此方，方中乌头当用毒性较小之川乌，不用草乌。

【参考处方】蜀椒 10 克，炮附子 10 克，干姜 10 克，赤石脂 10 克，川乌 6 克。

上 5 味，以凉水 800mL 浸泡 1 小时，先煎附子、川乌 40 分钟，加入余药再煎 15 ～ 20 分钟，取汤 150mL 温服。再续水煎一次温服。

【解读仲景原文】

《金匮要略·胸痹心痛短气病脉证治》第 9 条：心痛彻背，背痛彻心，乌头赤石脂丸主之。

胡希恕注：心痛牵扯至后背，后背疼牵扯至前心，没有已时，为痛之甚者，古人认为寒势愈甚，其痛愈甚，乌头赤石脂丸主之。

方中集中附子、蜀椒、乌头、干姜四大温药，以温其寒，但温性多散，而心气畏之，故以赤石脂收敛养心制其辛散。心脏疾病寒极入阴可用此方，方中乌头当用毒性较小之川乌，不用草乌。

临床新病多实，治以大柴胡汤合桂枝茯苓丸方，久病确有真寒，则可以乌头赤石脂丸，或煎汤服。

【讨论归经】本方证当属太阴病证。

【临证思辨】本方证的辨证要点：心口痛甚且虚寒甚者。

可见于胃、胆、胰、心等病而呈明显寒证者，急性心肌梗死更为多见，但有实热和虚寒不同表现，本方证是很明显的虚寒证。

16. 薏苡附子散方证

薏苡附子散方：薏苡仁十五两，大附子（炮）十枚。

上二味，杵为散，服方寸匕，日三服。

【方解】

胡希恕注：方中薏苡仁解凝，祛湿排脓。古人认为：痛者，得寒则剧，得温则减。故止痛方中少有尽用寒凉药之例，本方以薏苡仁与附子相配，可治胸痹有湿有水者。

薏苡仁味甘，微寒，有利尿排脓、消炎、止痛、解痹、解痉等作用，今与附子为伍，以治湿痹痛，与白术、附子配伍同法，不过薏苡仁有解凝作用，治顽固湿痹胜于白术。本方附子用量大，故重在祛寒祛湿，适用于湿痹兼标热者。

【参考处方】生薏苡仁 30 克，炮附子 15～30 克。

上 2 味，以凉水 800mL 浸泡 1 小时，先煎附子 40 分钟，加入生薏苡仁煎 15～20 分钟，取汤 150mL 温服。再续水煎一次，温服。

【解读仲景原文】

《金匮要略·胸痹心痛短气病脉证治》第 7 条：胸痹缓急者，薏苡附子散主之。

胡希恕注：胸痹缓急者，是说胸痹痛时缓时急而久不愈的证候，主因湿郁不去，属于顽痹之类，用薏苡附子散主之。

【讨论归经】本方证当属太阴阳明合病证。

【临证思辨】本方证的辨证要点：寒湿痹痛，胸痹疼痛，时缓时急者。

本方可单独用于治疗胸痹，也可以用于治疗关节痛，还可用于湿疹、疮疡，或与其他方合用。本方治疗冠心病效佳，如高某，男，53 岁，2009 年 9 月 28 日初诊。1 年多来，胸闷胸疼，在县市医院做心电图示：S-T 段下降，T 波低平，阵发室性期前收缩。经服中西药及服汤药效不明显，不能参加劳动。近症：左胸前及后背闷痛或刺痛，发作无明显规律，但稍干力气活则胸疼发作，故在家休息已一年多，口微干，手足凉，易汗出，有时头痛，小便频，夜尿 3～4 次，舌苔白，根腻，脉沉弦细。六经辨证：太阳太阴阳明合病，辨方证：薏苡附子合五苓散方证。处方：生薏苡仁 18 克，川附子 10 克，桂枝 10 克，茯苓 12 克，泽泻 12 克，猪苓 10 克，苍术 10 克。结果：上药服 3 剂，小便频减，胸闷胸疼发作减，增川附子为 15 克，继服一周，胸闷胸疼偶有发作，小便如常，继增川附子为 18 克，去猪苓、泽泻，服一月，已无胸闷胸疼发作，可做轻体力劳动。

17. 栝楼瞿麦丸方证

栝楼瞿麦丸方：栝楼根二两，茯苓三两，薯蓣三两，附子（炮）一枚，瞿麦一两。

上五味，末之，炼蜜丸，梧子大，饮服三丸，日三服，不知增至七八丸，以小便利、腹中温为知。

【方解】

胡希恕注： 方中栝楼根、薯蓣为滋补药，健胃生津，瞿麦、茯苓利尿，加入附子治机能沉衰所致之小便不利。据方后注，本病当有腹中不温一症。

【解读仲景原文】

《金匮要略·消渴小便不利淋病脉证并治》第10条：小便不利者，有水气，其人苦渴，栝楼瞿麦丸主之。

胡希恕注： 里有水气而致口渴、小便不利，与五苓散证相似，本条栝楼瞿麦丸证偏阴，而五苓散证偏阳。

【讨论归经】本方证当属太阴阳明合病证。

【临证思辨】本方证的辨证要点：体虚寒见小便不利、腹水或下肢肿者。

本方证的口渴与五苓散证的口渴同，不过五苓散证为阳证的外邪内饮，故脉浮有微热；本方证为阴证的里饮停蓄，则脉当沉有寒。方后说"腹中温为知"，服药前必是腹中寒甚明。

18. 头风摩散方证

头风摩散方： 大附子（炮）一枚，盐等分。

上二味，为散。沐了，以方寸匕，已摩疢上，令药力行。

胡希恕注： 古人所谓中风，即今之脑血管意外证也，不论来之于脑出血或脑血栓形成，均宜依证选用通经祛瘀的方药治之。谓为风邪，乃古人误解。

按： 此方亦林亿等所附。出于《金匮要略·中风历节病脉证并治》篇，方后无说明。从临床来看，偏头风（偏头痛）有用本方的机会，然与中风病无关。

19. 赤石脂禹余粮方证

赤石脂禹余粮方： 赤石脂（碎）一斤，禹余粮（碎）一斤。

上二味，以水六升，煮取三升，去滓，分温三服。

【方解】

胡希恕注： 本方的赤石脂、禹余粮均有收敛、止血、止利的作用，合以为方，故治大便滑泻而久久不止者。

【参考处方】赤石脂15克，禹余粮15克。

上 2 味，以水 500mL，煎取 150mL，去滓，温服。再续水煎一次，温服。

【解读仲景原文】

《伤寒论》第 159 条：**伤寒服汤药，下利不止，心下痞硬，服泻心汤已，复以他药下之，利不止，医以理中与之，利益甚。理中者，理中焦，此利在下焦，赤石脂禹余粮汤主之。复不止者，当利其小便。**

胡希恕注：伤寒误以汤药下之，因致胃虚邪陷，故下利不止、心下痞硬。服泻心汤已者，当指服甘草泻心汤后，而上证即已也。而医又与他药下之，则遂下利不止。因以理中与之，则利反益甚。盖理中者，理中焦，此利由于一再误下，而使下焦虚衰，以至不能自禁制，宜以赤石脂禹余粮汤主之。复利不止者，当利其小便，使水谷别，则愈。

【讨论归经】本方证当属太阴病证。

【临证思辨】本方证的辨证要点：久利而虚寒者。

本方证可见于慢性肠炎、痢疾，消化不良性下利、滑脱等证，如姬元璋医案：陈某，女，66 岁，家庭妇女，1988 年 12 月 11 日初诊：半年来泄泻，屡治无效，现症：大便稀薄，消化不好，泻下物多宿食，时有黏液，厌食，面色黄瘦，舌质淡，苔少，脉沉细。治用：赤石脂 30 克，禹余粮 30 克，炒莲肉 10 克，炒扁豆 20 克，鸡内金 10 克，党参 30 克，焦白术 10 克，生甘草 3 克。结果：服药两剂，腹泻次数减少，大便成形；继服 3 剂，诸证悉减，饮食亦增，再服 3 剂而愈。

20. 桃花汤方证

桃花汤方：赤石脂一斤（一半全用，一半筛末），干姜一两，粳米一升。

上三味，以水七升，煮米令熟，去滓，温服七合，内赤石脂末方寸匕，日三服。若一服愈，余勿服。

【方解】

胡希恕注：赤石脂为一收敛止血、止泻药，用为本方主药。干姜温中，粳米养正，且治腹痛，故此治虚寒下利、腹痛而便脓血不止者。

【参考处方】赤石脂 25 克，干姜 6 克，粳米 15 克，赤石脂面 10 克。

上 4 味，先以凉水 700mL 浸泡前三味 1 小时，煎 15～20 分钟，取汤 150mL 加入赤石脂面 5 克，温服。再续水煎一次温服。

【解读仲景原文】

《伤寒论》第306条：**少阴病，下利便脓血者，桃花汤主之。**

胡希恕注：少阴病并于太阴，若下利便脓血久不止者，宜温中止利，桃花汤主之。

按：下利便脓血，即指今之痢疾，乃黏血便，非真脓血。若脉微弱沉细，而无里急后重，滑泄不止者，可与本方治之。若脉滑数而里急后重者，多阳热实证，温涩大非所宜，不可轻试本方，须注意。

《伤寒论》第307条：**少阴病，二三日至四五日，腹痛、小便不利、下利不止、便脓血者，桃花汤主之。**

胡希恕注：少阴病，二三日至四五日，即常传里并发太阴病。腹痛为里有寒。小便不利，又复有水，大肠失收因而下利不止，终于便脓血者，桃花汤主之。

按：以上二条所述的下利都属虚寒阴证，故以温中固脱的本方主之。不过一般便脓血的痢疾多见于里急后重的阳热证，宜早期以适证下之，用本方的机会反少，宜注意。

《金匮要略·呕吐哕下利病脉证治》第42条：**下利便脓血者，桃花汤主之。**

胡希恕注：此即《伤寒论》第306条重出。

【讨论归经】本方证当属太阴病证。

【临证思辨】本方证的辨证要点：虚寒久痢，或见脓血者。

本方证常见者慢性痢疾、慢性结肠炎、慢性阿米巴痢疾、过敏性结肠炎等，如冉雪峰医案：张某，女，27岁，工人，患慢性非特异性溃疡性结肠炎3年，大便下脓血，日7～10次，便时里急后重，腹痛不爽，曾在北京某医院肠镜查：结肠部充血水肿，有出血点和溃疡灶，用多种抗生素无效，面色㿠白，形体消瘦，四肢不温，舌质淡，苔薄黄腻，脉沉滑。治用：赤石脂30克（锉2/3入煎，1/3分2次冲服），干姜6克，生薏米30克，冬瓜子9克。结果：服5剂，脓血便锐减，大便次数亦减为日2～3次，腹痛、里急后重亦随之减轻。原方再进5剂，脓血便消失，大便色、量正常成形，日1次，继以四君子汤调理。

21. 大黄附子汤方证

大黄附子汤方：大黄三两，附子（炮）三枚，细辛二两。

上三味，以水五升，煮取二升，分温三服。若强人煮取二升半，分温三服，服后如人行四五里，进一服。

【方解】

胡希恕注：本方中附子、细辛性热祛寒，大黄攻下，与附子、细辛相伍，可下寒邪，为温下之法。本方临床不仅用于胁下偏痛，凡痛在一侧者皆可加减应用。

冯世纶解读：这里胡老明确指出，本方是温下之法，属太阴下法。

【参考处方】大黄 10 克，炮附子 30 ～ 60 克，细辛 6 克。

上 3 味，先以水 1000mL 煎附子 40 分钟，取汤 200mL，加入大黄、细辛，取汤 100mL，温服。再续水煎一次，温服。

【解读仲景原文】

《金匮要略·腹满寒疝宿食病脉证治》第 14 条：**胁下偏痛，发热，其脉紧弦，此寒也。以温药下之，宜大黄附子汤。**

胡希恕注：胁下偏痛，指偏于一侧的胁下痛。紧弦为寒实的脉应。今虽发热而脉紧弦，故知为寒实夹瘀血，宜大黄附子汤以下其寒瘀。

【讨论归经】本方证当属太阴阳明合病证。

【临证思辨】本方证的辨证要点：寒湿偏注而见身体某侧、某处疼痛者。

本方不仅治胁下偏痛，无论哪一体部，凡偏于一侧痛者，大多为久寒夹瘀所致，用之均验。寒疝腹痛有宜下者，本方亦有效。如胡老治验：刘某，男，36 岁，1966 年 5 月 6 日初诊。左小腿腨部疼痛，腰亦强急不适，或痛，经中西药治疗 1 年多不效，口中和，不思饮，苔白润，脉弦迟。证属寒饮阻滞、经筋失养，治以温通化滞，兼养筋和血，与大黄附子汤合芍药甘草汤：大黄 6 克，川附片 15 克，赤芍、白芍各 10 克，细辛 6 克，炙甘草 10 克。结果：上药服 6 剂，腰强急减，遇劳则腨痛；上方加苍术 12 克，服 6 剂，腰强急基本愈，腨部痛亦减。继服 1 个月，诸症不复作。

22.《外台》走马汤方证

外台走马汤方：杏仁二枚，巴豆（去皮心，熬）二枚。

上二味，以绵缠捶令碎，热汤二合，捻取白汁饮之，当下。老小量之。通治飞尸鬼击病。

【方解】

胡希恕注：巴豆为温下药，里有寒实可以此药下之。杏仁与巴豆相伍可开破结气，有助于里实下行。"飞尸""鬼击"皆为古代病名，言其发病迅速。

冯世纶解读：本方是古代常用攻下剂，胡老谓巴豆为温下药，里有寒实可以此药下之。里寒实属太阴，故本方是用于太阴的攻下方剂。因是祛实，故胡老以往将本方证归类于阳明（见《胡希恕病位类方解》）。应当说明的是，巴豆为温性峻下药，上可吐里实，下可祛实，是祛里实，从实而论似属阳明。但温可祛寒，里寒多属太阴。因此，本方所称飞尸、鬼击，临床表现为中恶、心痛、腹痛、大便不通，多属严重的寒闭，六经分类当属太阴。前之大黄附子汤，胡老已明确为温下，其中有大黄苦寒在治阳明，六经证为太阴阳明合病，本方无苦寒，纯温下，故纯属太阴。

【**参考处方**】杏仁2枚，巴豆2枚。

上2味，先将巴豆去皮心，加水约100mL熬干，合杏仁一起纱布包裹，捶令碎，用50mL热水浸，捻取汁饮之，温水送服，以大便通利为度，利太过，服凉水适量。

【**解读仲景原文**】

《**金匮要略·腹满寒疝宿食病脉证治**》**附方（三）：《外台》走马汤。治中恶，心痛，腹胀，大便不通。**

胡希恕注：中恶、飞尸、鬼击，都不外是卒然发作的暴病。其实凡剧烈的心痛、腹胀、大便不通，无热候者，即可用之，不必眩惑于此等病名也。

《备急千金要方》于走马汤更加代赭石、赤石脂，米糊为丸，命名紫圆，虽下之不至虚人，更属用广良方。

【**讨论归经**】本方证当属太阴病证。

【**临证思辨**】本方证的辨证要点：胃腹剧烈疼痛、大便不通呈里寒实者。

本方是简而行的急救方，适用于急性、烈性传染病，如中毒性痢疾、疫病等。但要注意病情属寒证、大便不通者。

23. 三物备急丸方证

三物备急丸方：大黄一两，干姜一两，巴豆（去皮心，熬，外研如脂）一两。

上药各须精新，先捣大黄、干姜为末，研巴豆内中，合治一千杵，用为散，蜜和丸亦佳，密器中贮之，莫令歇。

【**方解**】

胡希恕注：大黄、巴豆合用攻下至猛，伍以干姜更利祛寒，故治里实满无热而有寒者。

按：《备急千金要方》云：张仲景三物备急圆司空裴秀为散用，治心腹诸卒暴百病方。即用散灌服亦可。

冯世纶解读：胡老注解"本方治里实满无热而有寒者"，即实属里寒实阴证，属太阴无疑，是说治太阴病用下法。

【参考处方】大黄 3 克，干姜 3 克，巴豆 3 克。

上 3 味，先将巴豆去皮心，加水约 100mL 熬干，研碎，再研大黄、干姜为细末，继三味一起再研细，每服 3 颗黄豆大许，温水送服，见吐、利，止后服。

【解读仲景原文】

《金匮要略·杂疗方》第 3 条：（三物备急丸方）主心腹诸卒暴百病。若中恶、客忤、心腹胀满、卒痛如锥刺、气急口噤、停尸卒死者，以暖水、若酒服大豆许三、四丸，或不下，捧头起，灌令下咽，须臾当差；如未差，更与三丸，当腹中鸣，即吐下便差；若口噤，亦须折齿灌之。

胡希恕注：凡突然发作之暴疾，若心腹胀满，骤然剧痛如锥刺，或呼吸迫促，或口噤不开，甚或一时假死者，均宜本方治之。

按：巴豆为吐下快药，为救治卒暴诸疾之良药，以上二方药物虽少有出入，但均以巴豆为主，故所治大致同。凡卒中风、急惊风，脚气冲心、痘疮内陷、癣疥内攻、干霍乱、痢疾以及一般杂病，若病势险恶迫于胸咽不得息者，均可用之。

【讨论归经】本方证当属太阴阳明合病证。

【临证思辨】本方证的辨证要点：心腹诸暴百病、心腹胀满卒痛、里寒实者。

胡希恕先生明确了"巴豆为吐下快药，为救治卒暴诸疾之良药"，其主要适应证是里寒实，即属太阴。用巴豆这一治法，恰好验证了胡希恕先生提出的关于里证的病因病机及治疗原则："中医所谓为里证者，即机体欲借排便或涌吐的机转，自消化管道以解除疾病而当未得解除的形象。"里证分阴阳，阳证即阳明里证，治用吐下，大家已熟悉，里阴证亦用吐下，随着我们认识走马汤、三物备急丸、桔梗白散、大黄附子汤、桂枝附子去桂加白术汤等方证，便会渐渐明了这一治疗原则。

24. 桔梗白散方证

桔梗白散方：桔梗、贝母各三分，巴豆（去皮心，熬黑，研如脂）一分。

上三味，为散，内巴豆，更于臼中杵之，以白饮和服。强人半钱匕，羸者减之。病在膈上必吐，在膈下必利。不利，进热粥一杯；利过不止，进冷粥一杯。

【方解】

胡希恕注：桔梗、贝母祛痰排脓，合以巴豆，则大力祛逐胸咽中顽痰痈脓，故无论肺痈、白喉或其他咽喉肿痛，以至呼吸困难、饮食不下者，均可主之。

【参考处方】桔梗 3 克，贝母 3 克，巴豆 1 克。

上 3 味，先将巴豆去皮心，加水约 100mL 熬干，研碎，再加入桔梗、贝母共研为细末，以温水送服 1 克，不利进热稀粥一杯；利不止，进冷粥一杯。

【解读仲景原文】

《伤寒论》第 141 条：寒实结胸，无热证者，与三物小陷胸汤，白散亦可服。

胡希恕注：寒实结胸，即指寒饮聚结成实的结胸证，若确审其无热证者，宜与桔梗白散温下其寒饮。

冯世纶解读：三物小陷胸汤当是三物白散（桔梗白散）之误，因小陷胸汤治热不治寒，其中必有错简，不少注家如章太炎等已考证其误，宜改之。

注意：胡老谓桔梗白散温下其寒饮，这里的温下，明显是为温下太阴寒实。

《金匮要略·肺痿肺痈咳嗽上气病脉证治》附方（五）:《外台》桔梗白散：治咳而胸满、振寒、脉数、咽干不渴、时出浊唾腥臭、久久吐脓如米粥者，为肺痈。

胡希恕注：咳而胸满即因咳而致胸满之意。振寒脉数为有痈脓之候，多咳唾故咽干，但无热故不渴。时吐浊痰腥臭，以至吐脓如米粥，故宜本方祛其痰和脓。

按：此与桔梗汤条同，不外证有虚实，此为实而宜攻，彼已虚则不宜攻也，临床应随证用之。

冯世纶解读：胡老这里的"祛其痰和脓"，主用巴豆从上吐出，显然是桔梗白散方后注所指"病在膈上必吐"，说明寒痰实邪属太阴，温吐属治太阴之法。

【讨论归经】本方证当属太阴阳明合病证。

【临证思辨】本方证的辨证要点：胸满、胸痛、咽痛、咳唾脓浊而属寒实证者。

本方证可见于肺痈、支气管扩张症、白喉、流行性出血热、痫狂等证，属寒痰证者，如姬元璋医案：吴某，男，64 岁，老干部，1984 年 6 月就诊：素有喘痰，且嗜饮酒，前日赴婚筵饮酒，回家即睡，次日仍未醒，家人请至家诊治，证见咳嗽，痰涎涌盛，胸腹胀满，呼之不应，问亦不答，舌苔白厚腻，脉滑，体温正常。证为寒痰结胸，为桔梗白散证：桔梗白散 1.5 克，温开水调 3 次分服。嘱此药乃峻剂，服药后慎察之。次日其妻来诉，服药 2 次，吐出黏痰约半碗许，服 3 次后，泻下 2 次，诸证大减，尚有口渴，胸膈满痛，继服小陷胸汤 1 剂而愈。

25. 小半夏汤方证

小半夏汤方：半夏一升，生姜半斤。

上二味，以水七升，煮取一升半，分温再服。

【方解】

胡希恕注：半夏下气逐饮，生姜降逆温中，故治胃中有水饮而呕逆者。

【参考处方】姜半夏 30 克，生姜 24 克。

上 2 味，以水 600mL 浸泡 1 小时，煎取 150mL，分两次温服。

【解读仲景原文】

《金匮要略·痰饮咳嗽病脉证并治》第 28 条：**呕家本渴，渴者为欲解，今反不渴，心下有支饮故也，小半夏汤主之。**

胡希恕注：呕吐丧失胃液，故呕家本来应渴。渴者乃饮去、胃中干的证候，按道理讲呕应当自止，故谓渴者为欲解。今仍呕吐而反不渴，则说明胃中有水饮，故以小半夏汤主之。

《金匮要略·黄疸病脉证并治》第 20 条：**黄疸病，小便色不变，欲自利，腹满而喘，不可除热，热除必哕。哕者，小半夏汤主之。**

胡希恕注：黄疸病，小便色不变，其不热可知；欲自利，其无实亦可知；腹满而喘，正是里虚多饮的为候，慎勿误为实热，以苦寒下以除其热，除热则必使胃虚饮逆而哕，哕者宜以小半夏汤主之。

冯世纶解读：欲自利，指小便不多而欲自利之情。黄疸病多属湿热，一般宜茵陈蒿汤、栀子大黄汤等祛湿除热的治法为常。今小便不红赤，而且有欲自利之情，乃湿盛少热之证，腹满而喘显系多饮逆迫的证候，故治疗宜利其小便，慎勿以苦寒药下之除其热，除热则必使胃虚饮逆而哕，今哕明显，故宜以小半夏汤主之。

《金匮要略·呕吐哕下利病脉证治》第12条：诸呕吐，谷不得下者，小半夏汤主之。

胡希恕注：有声有物则谓呕，无声有物则谓吐。凡诸呕吐而饮食不得下咽者，小半夏汤主之。

【讨论归经】本方证当属太阴病证。

【临证思考】本方证的辨证要点：呕逆或头痛，口不渴者。

本方为治呕吐的主剂，乃医家所周知者，不过本方所治应以胃有水饮为主，呕而不渴，饮食不得下咽，皆胃有饮的证候，为应用本方的标的。又本方虽能治哕，但亦限于水饮冲逆之证，否则非其所主也。胡老认为：眉棱骨痛不可忍，世所谓痰厥者，其实亦饮气逆迫所使然，故用本方亦验。

26. 生姜半夏汤方证

生姜半夏汤方：半夏半升，生姜汁一升。

上二味，以水三升，煮半夏，取二升，内生姜汁，煮取一升半，小冷。分四服，日三夜一服，呕止，停后服。

【方解】

胡希恕注：此于小半夏汤去生姜而易大量生姜汁，增强了散寒安胃的作用，故治小半夏汤证胃中寒而呕恶愦乱者。

【参考处方】姜半夏30克，生姜汁100mL。

上2味，以水300mL浸泡1小时，煎取200mL，加入生姜汁，煎取150mL，分四次温服。呕哕止停后服。

【解读仲景原文】

《金匮要略·呕吐哕下利病脉证治》第21条：病人胸中似喘不喘，似呕不呕，似哕不哕，彻心中愦愦然无奈者，生姜半夏汤主之。

胡希恕注：似喘不喘、似呕不呕、似哕不哕，是述极其恶心、欲吐之情状，以至其人心中愦乱无可奈何者，生姜半夏汤主之。

按：本方与小半夏汤，不过增量生姜而主治不同，若不是通过实践总结，凭借主观设想，不可能有此境界。

【讨论归经】本方证当属太阴病证。

【临证思辨】本方证的辨证要点：小半夏汤证而饮剧者。

本方与小半夏汤药味同，只是增量生姜，当小半夏汤证因寒饮盛、呕逆重时重用生姜，重立方名，也是强调方证对应的重要性。

27. 小半夏加茯苓汤方证

小半夏加茯苓汤方：半夏一升，生姜半斤，茯苓三两（一法四两）。

上三味，以水七升，煮取一升五合，分温再服。

【方解】

胡希恕注：此于小半夏汤再加茯苓，故治小半夏汤证而有头眩、心悸的茯苓证者。

【参考处方】姜半夏 30 克，生姜 24 克，茯苓 12 克。

上 3 味，以水 600mL 浸泡 1 小时，煎取 150mL，温服。再续水煎一次温服。

【解读仲景原文】

《金匮要略·痰饮咳嗽病脉证并治》第 30 条：**卒呕吐，心下痞，膈间有水，眩悸者，小半夏加茯苓汤主之。**

胡希恕注：卒呕吐，即突然呕吐；心下痞，为胃有停所致，故谓肠间有水；头眩心悸，亦皆水饮为候，因以小半夏汤治呕吐，加茯苓以治眩悸。

《金匮要略·痰饮咳嗽病脉证并治》第 41 条：**先渴后呕，为水停心下，此属饮家，小半夏加茯苓汤主之。**

胡希恕注：先渴而后呕吐者，为水停胃中不消所致，此属饮家常见之证，宜小半夏加茯苓汤主之。

【讨论归经】本方证当属太阴病证。

【临证思辨】本方证的辨证要点：小半夏汤证又见心悸、头晕者。

此先渴后呕，颇似五苓散之水逆证，但五苓散证属消渴，其渴殊甚，水逆，即水入则吐，其吐亦急，而本方证渴较轻，而吐亦缓也。

28. 半夏干姜散方证

半夏干姜散方：半夏、干姜各等分。

上二味，杵为散，取方寸匕，浆水一升半，煎取七合，顿服之。

【方解】

胡希恕注：此于小半夏汤以干姜易生姜，半夏下气止呕，干姜温散寒饮，煎之以浆水为调中益气之意，故此治胃中寒、有微饮而呕吐涎沫者。本方虽亦治呕逆，但更偏于治寒。

【参考处方】姜半夏 30 克，干姜 10 克。

上 2 味，以水 500mL 浸泡 1 小时，煎取 100mL，温服。再续水煎一次，温服。

【解读仲景原文】

《金匮要略·呕吐哕下利病脉证治》第 20 条：干呕，吐逆，吐涎沫，半夏干姜散主之。

胡希恕注：干呕无物，只吐涎沫，此胃中有寒饮，半夏干姜散主之。

【讨论归经】本方证当属太阴病证。

【临证思辨】本方证的辨证要点：干呕，吐涎沫而属胃虚寒者。

本方证只有一条条文，述证简单，不似小半夏汤证较详，但从临床来看，小半夏汤证多是新病、近病、寒较轻，本方多是慢性病、久病、寒较重。又胡老经验，本方服散比服汤效佳，如胡老治验：赵某，男，22 岁，初诊日期 1965 年 5 月 27 日。反胃呕吐已 2 ～ 3 月，食后胃脘胀满，恶心，口干多饮，有时脘腹疼、胸闷或痛，腹部常怕冷，大便溏。服半夏泻心汤加吴茱萸 6 剂，诸症不减，反见吐酸水，苔薄白，脉浮弦。此为寒饮停胃，胃气失降，服温药和胃则正邪相争，邪即上越，因见吞酸。应专于温胃，与半夏干姜散：半夏 30 克，干姜 30 克。结果：上药共研细面，每服 2 克，1 日 3 次，服 1 日即未见呕吐，服 1 周，诸症已。

29. 大半夏汤方证

大半夏汤方：半夏（洗）二升，人参三两，白蜜一升。

上三味，以水一斗二升，和蜜扬之二百四十遍，煮药，取二升半，温服一升，余分再服。

【方解】

胡希恕注：半夏下气止呕，人参、白蜜健胃安中，此治胃虚不能消谷而呕吐者。

【参考处方】姜半夏 50 克，党参 15 克，白蜜 30mL。

上 3 味，以水 600mL 浸泡 1 小时，煎取 100mL，温服。再续水煎一次，温服。

【解读仲景原文】

《金匮要略·呕吐哕下利病脉证治》第16条：**胃反呕吐者，大半夏汤主之。**

胡希恕注：《金匮要略》谓"朝食暮吐，暮食朝吐，宿谷不化，名曰胃反"，若上之胃反呕吐者，宜大半夏汤主之。

【讨论归经】本方证当属太阴病证。

【临证思辨】本方证的辨证要点：胃虚之心下痞、呕吐者。

小半夏汤证不食亦吐，甚者食不得下。而大半夏汤证食后则吐，不食则不吐。二方主要鉴别点是本方证有心下痞，《外台秘要》谓"本方治呕，心下痞硬者"，就是对药物主治的说明。

30. 干姜半夏人参丸方证

干姜半夏人参丸方：干姜一两，人参一两，半夏二两。

上三味，末之，以生姜汁糊为丸，如梧子大，饮服十丸，日三服。

【方解】

胡希恕注：此合小半夏汤、半夏干姜散为一方，逐饮、止呕俱较有力，复加人参则更含有理中汤意，故治呕吐而心下痞硬者。丸药效缓，但施于妇人妊娠恶阻反较稳妥。

冯世纶解读：胡老认为妊娠恶阻服丸剂效佳，可依法制丸。

【解读仲景原文】

《金匮要略·妇人妊娠病脉证并治》第6条：**妊娠呕吐不止，干姜半夏人参丸主之。**

胡希恕注：妇人妊娠呕吐，服其他治呕药而呕吐不止者，干姜半夏丸主之。

按：后世方书多谓半夏害胎，干姜为热药，产前更当应禁用，但余以本方治此证多矣，并无一失。本方并不限于妊娠恶阻，若呕吐不止，男人亦可用之。

【讨论归经】本方证当属太阴病证。

【临证思辨】本方证的辨证要点：呕吐甚而心下痞硬者。

31. 厚朴生姜半夏甘草人参汤方证

厚朴生姜半夏甘草人参汤方：厚朴（炙，去皮）半斤，生姜（切）半斤，半夏（洗）半升，甘草（炙）二两，人参一两。

上五味，以水一斗，煮取三升，去滓，温服一升，日三服。

【方解】

胡希恕注：厚朴行气消胀，生姜、半夏降逆止呕，甘草、人参安中健胃，故此治胃虚腹胀满而呕逆者。

【参考处方】厚朴 24 克，生姜 24 克，半夏 15 克，炙甘草 6 克，人参 10 克。

上 5 味，以冷水 800mL 浸泡 1 小时，煎开锅后 15～20 分钟，取汤 150mL，温服，再续水煎一次温服。

【解读仲景原文】

《伤寒论》第 66 条：发汗后，腹胀满者，厚朴生姜半夏甘草人参汤主之。

胡希恕注：发汗后，外邪虽解，若亡津液，亦可虚其中气，因而腹胀满者，厚朴生姜半夏甘草人参汤主之。

按：津液化生于胃，胃气不振，因可使津液虚，但津液大量亡失，亦可致使胃气不振，此腹满即虚满，因以本方主之。不过本方有大量半夏、生姜，除腹胀满外，应有呕逆，须知。

【讨论归经】本方证当属太阴病证。

【临证思辨】本方证的辨证要点：中气虚之腹胀满者。

胡老讲述：1972 年曾治一中年妇女，体丰腹大，形似腹水，而详查无腹水，因胀满不能食，已多年不愈，其脉沉细，苔薄白润。乃与本方，连服 10 余剂即愈，为效之速，出乎意料，因附此以供参考。

32. 旋覆代赭汤方证

旋覆代赭汤方：旋覆花三两，人参二两，生姜五两，代赭石一两，甘草（炙）三两，半夏（洗）半升，大枣（擘）十二枚。

上七味，以水一斗，煮取六升，去滓，再煎取三升，温服一升，日三服。

【方解】

胡希恕注：旋覆花温中健胃而下结气，代赭石镇虚逆，半夏、生姜降饮逆，人参、甘草、大枣安中养正，故此治胃虚有饮而有诸呕逆证者。

【参考处方】旋覆花 10 克，人参 10 克，生姜 15 克，代赭石 15 克，炙甘草 10 克，清半夏 15 克，大枣 4 枚。

上 7 味，先以冷水 800mL 浸 1 小时，煎开锅后 15 ～ 20 分钟，取汤 150mL，温服。再续水煎一次，温服。

【歌诀】旋覆代赭枣生姜，半夏人参甘草藏，

安中降逆除噫气，呕哕噎膈用无妨。

【解读仲景原文】

《伤寒论》第 161 条：**伤寒发汗，若吐、若下，解后，心下痞硬，噫气不除者，旋覆代赭汤主之。**

胡希恕注：伤寒经过发汗，或吐或下等法治疗，病已解之后，原来即有的胃疾患，因又明显发作，若心下痞硬、噫气不除者，为胃虚饮聚的征候，宜以旋覆代赭汤主之。

按：此亦与前之生姜泻心汤证同，均素有是痰，而不是汗下吐治疗所致者。胃病见本方证者亦很多，胃反、噎嗝均有用之之机会，即十二指肠溃疡、心下痞硬、噫气频作者，于此方加乌贼骨、乳香、没药等亦有验。大便难，属虚不宜下者，用之亦效。

【讨论归经】本方证当属太阴病证。

【临证思辨】本方证的辨证要点：心下痞、噫气呕逆者。

胃虚极，客气结于心下，大便不通，气逆不降者，不限于噫气一症，呕、哕、噎膈诸症本方亦有良效。但心下不痞硬者，用之则不验。胡老常以本方加乌贼骨，治十二指肠溃疡心下痞硬、疼痛、噫气而大便秘者，亦验。如胡老治验案：白某，男，48 岁，1965 年 1 月 17 日初诊。胃脘痛胀、心下堵闷已 3 年，经检查诊为"十二指肠溃疡""胃下垂"，经多治不效。据现症有噫气、呕吐、口干不思饮，苔白腻，脉沉弦细，知为胃虚有饮，故以益胃化饮治之，与旋覆代赭汤加味：旋覆花 10 克（包），生赭石 10 克，党参 10 克，生姜 15 克，炙甘草 6 克，半夏 15 克，大枣 4 枚，乌贼骨 15 克，川贝母 10 克。结果：服 3 剂知，6 剂诸症减轻。

33. 橘皮汤方证

橘皮汤方：橘皮四两，生姜半斤。

上二味，以水七升，煮取三升，温服一升，下咽即愈。

【方解】

胡希恕注：橘皮温中理气，利水谷，止呕咳。生姜温中祛寒。两者为伍，治胃中冷、干呕、哕甚而手足厥者。

【参考处方】橘皮 30 克，生姜 15 克。

上 2 味，先以冷水 500mL 浸 1 小时，煎开锅后 15 ~ 20 分钟，取汤 150mL，温服。再续水煎一次温服。

【解读仲景原文】

《金匮要略·呕吐哕下利病脉证治》第 22 条：干呕，哕，若手足厥者，橘皮汤主之。

胡希恕注：有声无物为干呕，哕即呕逆。干呕哕甚，气逆而不下，因致手足厥冷者，橘皮汤主之。

【讨论归经】本方证当属太阴病证。

【临证思辨】本方证的辨证要点：干呕，纳差者。

本方是治呕逆、噫气的常用药剂，凡病程短、病轻用之多有效，如病久、胃虚明显见心下痞者，要加用人参，或选茯苓饮、橘皮竹茹汤等适证用之。

34. 橘皮枳实生姜汤方证

橘皮枳实生姜汤方：橘皮一斤，枳实三两，生姜半斤。

上三味，以水五升，煮取二升，分温再服。《肘后》《千金》云：治胸痹、胸中愊愊如满、噎塞习习如痒、喉中涩、唾燥沫。

【方解】

胡希恕注：此于橘皮汤增量橘皮，更加消胀破结的枳实，故治橘皮汤证逆满剧甚而心胸痞塞者。

【参考处方】橘皮 50 克，枳实 10 克，生姜 15 克。

上 2 味，先以冷水 500mL 浸 1 小时，煎开锅后 15 ~ 20 分钟，取汤 150mL，温服。再续水煎一次，温服。

【解读仲景原文】

《金匮要略·胸痹心痛短气病脉证治》第 6 条：胸痹，胸中气塞，短气，茯苓杏仁甘草汤主之；橘枳姜汤亦主之。

胡希恕注：胸痹为病名，《金匮要略·胸痹心痛短气病脉证治》第 1 条曰："夫脉当取太过不及，阳微阴弦，即胸痹而痛，所以然者，责其极虚也，今阳虚知在上焦，所以胸痹心痛者，以其阴弦故也。"大意是说：心阳上虚，寒邪下乘，因致胸痹心痛，故脉亦应之，寸微而尺弦。胸痹病，若其人胸中气塞，呼吸困难而短气者，此为气壅饮逆所致，可适证选用茯苓杏仁甘草汤主之，或橘枳姜汤主之。

按：短气属饮，宜茯苓杏仁甘草汤。气塞属气，宜橘枳姜汤，临证宜评审其主客，择一而用之。

【讨论归经】本方证当属太阴病证。

【临证思辨】本方证的辨证要点：胸痹、短气、堵闷者。

短气胸闷不明显，属茯苓杏仁甘草汤。气塞胸闷明显，宜橘枳姜汤，临证宜审主客择一而用之。本方证可见于由胃引起胸闷气短，也可用于由心肺疾病引起的胸闷气短。

35. 橘皮竹茹汤方证

橘皮竹茹汤方：橘皮二斤，竹茹二斤，大枣三十枚，甘草五两，人参一两，生姜半斤。

上六味，以水一斗，煮取三升，温服一升，日三服。

【方解】

胡希恕注： 于橘皮汤重用橘皮，复加治咳逆上气的竹茹，和甘草、人参、大枣安中缓急，故治橘皮汤证哕逆剧烈而急迫者。

【参考处方】橘皮 30 克，竹茹 10 克，大枣 6 枚，炙甘草 6 克，党参 10 克，生姜 15 克。

上 6 味，先以冷水 1000mL 浸 1 小时，煎开锅后 15～20 分钟，取汤 150mL，温服。再续水煎一次温服。

【歌诀】橘皮竹茹汤大枣，人参生姜和甘草，

　　　　重用橘皮治哕逆，健胃降气咳逆好。

【解读仲景原文】

《金匮要略·呕吐哕下利病脉证治》第 23 条：哕逆者，橘皮竹茹汤主之。

胡希恕注： 胃虚寒乘于下则哕，哕逆者，橘皮竹茹汤主之。

按： 本方加半夏治呕、哕诸逆尤妙，百日咳而哕逆者，用之亦验。

【讨论归经】本方证当属太阴病证。

【临证思辨】本方证的辨证要点：胃虚呃逆，呕哕咳逆者。

36.《外台》茯苓饮方证

《外台》茯苓饮方：茯苓、人参、白术各三两，枳实二两，橘皮二两半，生姜四两。

上六味，水六升，煮取一升八合，分温三服，如人行八九里进之。

【方解】

胡希恕注：本方是橘皮枳实生姜汤加健胃的人参、利尿的茯苓、白术，故治橘枳姜汤证心下痞硬、小便不利或有停饮者。

【参考处方】茯苓 12 克，党参 10 克，白术 10 克，枳实 10 克，橘皮 30 克，生姜 15 克。

上 6 味，先以冷水 800mL 浸 1 小时，煎开锅后 15～20 分钟，取汤 150mL，温服。再续水煎一次温服。

【歌诀】外台茯苓饮白术，橘枳姜加人参服，

中寒停饮心下痞，嗳气纳差咳逆除。

【解读仲景原文】

《金匮要略·痰饮咳嗽病脉证并治》附方：《外台》茯苓饮：治心胸中有停痰宿水，自吐出水后，心胸间虚，气满不能食，消痰气，令能食。

胡希恕注：心胸中有停痰宿水，即胃中有水饮。胃中有宿饮，因常自吐水，但吐出水后，胸自心下仍有气胀满，而不能食，本方有祛水饮、消胀、进食之作用，故治之。

按：本方加半夏则效尤捷，不问其吐水与否，若以心胸满、不能食为主症，活用于胃炎、胃下垂，以及溃疡诸病，均有验。此与旋覆代赭汤均属常用治胃良方，本方证亦常有噫气，但患者以噫气为快，与旋覆代赭汤证苦于噫气不除者显异，心胸满者，可酌增橘皮、枳实用量，胃疼剧可加延胡索。

【讨论归经】本方证当属太阴病证。

【临证思辨】本方证的辨证要点：胸满、腹胀、心下痞、纳差、小便不利者。

胡老应用本方时常加半夏，不问其吐水与否，若以心胸满不能食为主症，活用于胃炎、胃下垂以及溃疡诸病，均有良验。此与旋覆代赭汤均属常用的治胃良方。本方证亦常有噫气，但患者以噫气为快，且大便多溏，与旋覆代赭汤证苦于噫气不除、大便虚秘者显异。心胸满甚，可酌增橘皮、枳实用量；痛剧可加延胡索。如治验：宋某，女，44 岁，1965 年 10 月 29 日初诊。腹胀、纳差已多年，经针灸、中药理气等法治疗，症或有减，但停药后，腹胀、纳差如前。近状：腹胀、纳差、乏力、短气、下肢浮肿、小便短少、大便溏，苔薄少，脉沉细弦。证属胃虚饮停，治以温胃化饮，与茯苓饮加半夏：党参 10 克，陈皮 30 克，枳实 10 克，茯苓 15 克，苍术 10 克，生姜 10 克，半

夏 12 克。结果：上方服一月余，腹胀消，纳如常。1966 年 3 月 11 日随访如常人。

37. 芍药甘草汤方证

芍药甘草汤方：芍药、甘草（炙）各四两。

上二味，以水三升，煮取一升五合，去滓，分温再服。

【方解】

胡希恕注：本方以芍药解挛急并治腹痛，合以缓急迫的甘草，故治上证而急迫者。

冯世纶解读：此于甘草汤加芍药，故治甘草汤证腹挛痛或其他体部挛急者。甘草，《神农本草经》谓："味甘，平，无毒。主五脏六腑寒热邪气，坚筋骨，长肌肉。"《名医别录》称"温中下气……通经脉，利血气，解百毒"。《药性论》谓"主腹中冷痛"。可见是补中益气、温中、解毒之药，与芍药伍用更能温中养血，缓急止痛。

【参考处方】芍药 18 克，炙甘草 10 克。

上 2 味，以冷水 500mL 浸泡 1 小时以上，煎开锅后 15 ～ 20 分钟，取汤 150mL 温服，续水再煎一次，温服。

【解读仲景原文】

《伤寒论》第 29 条：**伤寒脉浮、自汗出、小便数、心烦、微恶寒、脚挛急，反与桂枝，欲攻其表，此误也，得之便厥、咽中干、烦躁吐逆者，作甘草干姜汤与之，以复其阳。若厥愈足温者，更作芍药甘草汤与之，其脚即伸；若胃气不和，谵语者，少与调胃承气汤；若重发汗，复加烧针者，四逆汤主之。**

胡希恕注：见甘草干姜汤方证。

按：本方不只治脚挛急，脚弱无力、行步困难者，用之亦验，古人名为去杖汤，即由于此。

【讨论归经】芍药微寒，主治在阳明，故本方证当属太阴阳明合病证。

【临证思辨】本方证的辨证要点：四肢、胃腹等处挛急疼痛者。

本方的功能主在养津血、养筋脉，因此胡老强调，本方不只治脚挛急，亦治脚弱无力、行步困难者，亦用于其他部位挛急者，如胡老治验：刘某，男，50 岁，初诊日期 1968 年 9 月 21 日。前阴抽痛，伴经常胃脘痛半年，经补肾养肝等法治疗不效，经友人介绍来会诊，舌苔薄白，脉沉细弦。证属津血虚而筋脉失养，为芍药甘草汤的适应证：白芍 18 克，炙甘草 18 克。结果：服 3 剂后前阴抽痛好转，服 6 剂诸症已。

38. 芍药甘草附子汤方证

芍药甘草附子汤方：芍药、甘草（炙）各三两，附子（炮，去皮，破八片）一枚。

上三味，以水五升，煮取一升五合，去滓，分温三服。

【方解】

胡希恕注：此即芍药甘草汤加附子，故治芍药甘草汤证而陷于阴证者。

【参考处方】芍药 10 克，炙甘草 10 克，炮附子 15～30 克。

上 3 味，以冷水 600mL 浸泡 1 小时，先煎附子 40 分钟，加入芍药、甘草再煎 15～20 分钟，取汤 150mL，温服，再续水煎一次温服。

【解读仲景原文】

《伤寒论》第 68 条：**发汗病不解，反恶寒者，虚故也，芍药甘草附子汤主之。**

胡希恕注：发汗后，病应解而不解，不应恶寒而反恶寒者，此误发了虚人之汗，因而陷于阴证故也，芍药甘草附子汤主之。

按：此为简文，由于治用芍药甘草汤加附子，除恶寒外，当有四肢拘急、不可屈伸或腹痛等症。

【讨论归经】本方证当属太阴阳明合病证。

【临证思辨】本方证的辨证要点：芍药甘草汤证更见里虚寒证者。

本宜桂枝汤以解肌，而反用麻黄汤以发汗，或本宜小发汗，而反大发其汗等，均属发汗不合法，因使津液大量亡失而陷于阴证，现芍药甘草汤证而更恶寒者，宜本方主之。论中只言反恶寒，亦简文，不可不知。

39. 甘草小麦大枣汤方证

甘草小麦大枣汤方：甘草三两，小麦一升，大枣十枚。

上三味，以水六升，煮取三升，温分三服。

【方解】

胡希恕注：三药皆味甘缓急之品，主在温中养胃以生津血，故治津血虚的精神失常而急迫者。

【解读仲景原文】

《金匮要略·妇人杂病脉证并治》第 6 条：妇人脏躁，喜悲伤欲哭，象如神灵所作，数欠伸，甘麦大枣汤主之。

胡希恕注：脏躁指心脏而言，此病当与前文《五脏风寒积聚病脉证并治》篇中"邪哭使魂魄不安者，血气少也，血气少者属于心，心气虚者，其人则畏，合目欲眠，梦远行而精神离散，魂魄妄行"一段相参。其人忐忑不宁，呵欠不止，喜悲伤欲哭，如有神灵所作，皆为血少、心气虚而魂魄不安之象，当以小麦补其心气不足，并以甘草、大枣甘药缓其急。本方不仅可治妇人悲伤欲哭，还可治疗儿童夜间啼哭不止，但所治者必为虚证，实者服此方则夜不成寐。

【讨论归经】本方证当属太阴病证。

【临证思辨】本方证的辨证要点：无故哭笑、呵欠难以自控而偏虚者。

脏躁所指不明，多认为是津血虚、脏腑失养，通过实践，凡无故哭笑，情难自已的精神病，本方不论男女用之多验，虚证小儿夜哭用之也效。

40. 甘草粉蜜汤方证

甘草粉蜜汤方：甘草二两，粉一两，蜜四两。

上三味，以水三升，先煮甘草，取二升，去滓，内粉、蜜，搅令和，煎如薄粥，温服一升，差即止。

【方解】

胡希恕注：铅粉杀虫，甘草、蜂蜜既能止痛，又以甘草而诱杀之，实治虫痛的妙法。

冯世纶解读：原书只谓粉，谓治蛔虫，当是铅粉，不过铅粉有毒，肝肾功能不全者忌用。胡老师经验：甘草蜜粉汤治心腹痛有奇效，本方去铅粉，加白及 10 ～ 15 克，治溃疡病剧痛者，应用皆验。

【参考处方】炙甘草 24 克，白及 12 克，蜂蜜 45 克。

上 3 味，以冷水 600mL 浸泡前二味 1 小时，煎 15 ～ 20 分钟，取汤 100mL，加入蜂蜜煎开锅，温服，再续水煎一次，温服。

【解读仲景原文】

《金匮要略·趺蹶手指臂肿转筋阴狐疝蛔虫病脉证治》第 5 条：问曰：病腹痛有虫，其脉何以别之？师曰：腹中痛，其脉当沉，若弦，反洪大，故有蛔虫。

《金匮要略·趺蹶手指臂肿转筋阴狐疝蛔虫病脉证治》第 6 条：**蛔虫之为病，令人吐涎，心痛，发作有时，毒药不止，甘草粉蜜汤主之。**

胡希恕注： 腹中疼痛，若为气滞血瘀而起，其脉当沉，若不沉反弦而洪大，可知其内有蛔虫扰动。蛔虫病令人吐涎，蛔虫扰动则心口、胃中疼痛，发作有时，非寻常药物可治，甘草粉蜜汤主之。甘草、蜜味甘，缓急止痛，亦可诱虫外出，再以铅粉杀之。本方治疗疼痛效果极佳，临床上治疗胃痛，常将铅粉换为祛瘀、止痛、止血之白及，如溃疡病，大便有潜血，即可以将甘草 24 ～ 30 克、白及 12 克同煎，煎好后去滓加蜜 45 克再煎，重者顿服，轻就再服，效果很好。但需注意，甘草用量过大易引起下肢水肿，故而利尿剂中很少使用甘草。

【讨论归经】本方证当属太阴病证。

【临证思辨】本方证的辨证要点：胃脘疼痛急迫而胀满不甚者。

胡老经验，甘草粉蜜汤治心腹痛有奇效，临床应用常去铅粉，而加白及 10 ～ 15 克，治溃疡病剧痛者，屡用皆验，如治验：夏某，女，52 岁，1980 年 4 月 17 日初诊。胃脘疼痛反复发作，已 10 多年，经钡剂造影检查诊断为"十二指肠球部溃疡"，近一周来痛如刀割，夜晚尤甚，用中西药多方治疗无效，苔白微腻，脉弦细沉，证属中寒急迫，急以温中缓急，与甘草粉蜜汤加减：甘草 18 克，白蜜 45 克，白及 10 克。结果：当日服一煎痛未作，夜得安眠，第二天服第二煎尽，自觉如常人，又继服小建中汤 3 剂，疗效巩固，停药 1 周也未见不适。

41. 生姜甘草汤方证

生姜甘草汤方：生姜五两，人参三两，甘草四两，大枣十五枚。

上四味，以水七升，煮取三升，分温三服。

【方解】

胡希恕注： 生姜温中健胃治呕，余皆温中健胃养正之品，此亦胃虚饮逆的治剂。

【参考处方】生姜 15 克，党参 10 克，炙甘草 6 克，大枣 4 枚。

上 4 味，以冷水 600mL 浸 1 小时，煎 15 ～ 20 分钟，取汤 100mL，温服，再续水煎一次温服。

【解读仲景原文】

《金匮要略·肺痿肺痈咳嗽上气病脉证治》附方（三）:《千金》生姜甘草

汤治肺痿，咳唾涎沫不止，咽燥而渴。

胡希恕注：肺痿一病，上焦有热，咳唾涎沫不止又伤津液，故咽燥而渴，此渴当健其胃以生津液，不可一见渴便用白虎汤。

【讨论归经】本方证当属太阴病证。

【临证思辨】本方证的辨证要点：咳吐白痰而呕，胃虚纳差者。

此咽燥而渴，只是咽中干思水润，与白虎汤证烦渴引饮者大异，宜注意。

42. 枳术汤方证

枳术汤方：枳实七枚，白术二两。

上二味，以水五升，煮取三升，分温三服。腹中软，即当散也。

【方解】

胡希恕注：枳实行气、破结而消胀满，伍以温中逐饮利尿的白术，故治里寒有水饮、心下坚满而小便不利者。

【参考处方】枳实 15 克，白术 10 克。

上 2 味，以冷水 600mL 浸 1 小时，煎 15 ～ 20 分钟，取汤 100mL，温服，再续水煎一次，温服。

【解读仲景原文】

《金匮要略·水气病脉证治》第 32 条：心下坚，大如盘，边如旋盘，水饮所作，枳术汤主之。

胡希恕注：心下坚大如盘，即胃中停水，旋盘为旋制凉粉时所用器具，周边棱角明显，胃中停水而外观边棱明显如旋盘，为水饮所致，枳术汤主之。

【讨论归经】枳实主治在阳明，故本方证当属太阴阳明合病证。

【临证思辨】本方证的辨证要点：心下坚满而边界清楚又见小便不利者。

43. 栝楼薤白白酒汤方证

栝楼薤白白酒汤方：栝楼实（捣）一枚，薤白半升，白酒七升。

上三味，同煮，取二升，分温再服。

【方解】

胡希恕注：栝楼实，即整个果实，就是全栝楼，开胸祛痰下水，大量服用可缓下。薤白，即北京所称"小蒜"，东北称为"香根菜"，辛温散结气，长于治疗胸中痹塞而痛，二药以白酒煎煮，以助药力，临床善饮者可以白酒煎之，不善饮者可以黄酒代替，亦可但以水煎，不必强求。

冯世纶解读：胡老认为煎服时"临床善饮者可以白酒煎之，不善饮者可以黄酒代替，亦可但以水煎，不必强求"，是体量患者服药苦衷。我们认为煎以白酒，更使药力畅行无阻也，疗效好，故以用酒煎为好，或煎好后加入亦佳。

【参考处方】栝楼 45 克，薤白 15 克。

上 2 味，以冷水 600mL 浸 1 小时，煎 15 ～ 20 分钟，取汤 100mL，加入黄酒或白酒 30mL，温服，再续水煎一次温服。

【解读仲景原文】

《金匮要略·胸痹心痛短气病脉证治》第 3 条：**胸痹之病，喘息咳唾，胸背痛，短气，寸口脉沉而迟，关上小紧数，栝楼薤白白酒汤主之。**

胡希恕注：人身之脉，皆随心脏跳动而现，故可有寸、关、尺部位形象之殊，断无三部脉同时迟数之异，本条应据前文"阳微阴弦"而改为"关上小紧弦"。胸痹短气喘息，咳唾痰涎，痛引胸背，寸口脉沉迟，主上有虚寒，关上稍有紧弦，候心下胃部稍有寒实、水饮。寒饮乘虚上攻，迫于胸膈则短气，攻至胸背则痛，波及于肺则喘息咳唾，栝楼薤白白酒汤主之。

【讨论归经】栝楼主治在阳明，薤白、白酒主治在太阴，故本方证当属太阴阳明合病证。

【临证思辨】本方证的辨证要点：胸闷、胸背痛、短气或喘息者。

本方证多见于哮喘、胸膜炎、冠心病而属痰饮阻滞者。

44. 栝楼薤白半夏汤方证

栝楼薤白半夏汤方：栝楼实（捣）一枚，薤白三两，半夏半升，白酒一斗。

上四味，同煮，取四升，温服一升，日三服。

【方解】

胡希恕注：此于栝楼薤白白酒汤减少薤白量，而加大量温中下气逐饮的半夏，故治栝楼薤白白酒汤证饮逆较甚而喘息咳唾更剧者。

【参考处方】栝楼 45 克，薤白 15 克，姜半夏 30 克。

上 3 味，以冷水 600mL 浸 1 小时，煎 15 ～ 20 分钟，取汤 100mL，加入黄酒或白酒 30mL，温服，再续水煎一次温服。

【解读仲景原文】

《金匮要略·胸痹心痛短气病脉证治》第 4 条：**胸痹不得卧，心痛彻背**

者，栝楼薤白半夏汤主之。

胡希恕注：胸痹，短气、喘息太盛以致不得安卧，说明寒饮上攻更甚。彻者，通也，心痛直通于背，其势亦重于上条"胸背痛"，于栝楼薤白白酒汤基础上再加半夏降逆下气祛饮。

【讨论归经】本方证当属太阴阳明合病证。

【临证思辨】本方证的辨证要点：胸闷心痛、咳逆短气甚者。

本方证多见于冠心病心绞痛、胸膜炎等病。如胡老治验：安某，女，74岁，1965年6月14日初诊。患心绞痛1年多，常胸前剧痛，每发作则不能平卧，呼吸困难，大汗出，经常服用硝酸甘油、氨茶碱，大便干，口干不思饮，苔白厚，脉弦细。证属痰阻胸阳，瘀血阻络，而呈太阴阳明合病，辨方证为栝楼薤白半夏加桂枳桃芍陈汤：栝楼45克，薤白27克，半夏70克，白酒60mL，桂枝10克，枳实10克，桃仁10克，陈皮30克，白芍12克。结果：上药服3剂，痛减，但小有劳则发心区痛，上方加茯苓12克，继服6剂，胸痛时作时休，仍以上方稍加减，服1个月后，胸痛不再发作。

45. 枳实薤白桂枝汤方证

枳实薤白桂枝汤方：枳实四枚，厚朴四两，薤白半斤，桂枝一两，栝楼实（捣）一枚。

上五味，以水五升，先煮枳实、厚朴，取二升，去滓，内诸药，煮数沸，分温三服。

【方解】

胡希恕注：枳实薤白桂枝汤亦是由栝楼薤白白酒汤发展而来，心中痞气而加枳实，厚朴行气消胀以去结气，气上抢心而加桂枝降逆平冲。

【参考处方】枳实10克，厚朴10克，栝楼45克，薤白15克，桂枝10克，栝楼45克。

上6味，以冷水800mL浸1小时，煎15～20分钟，取汤100mL，温服，再续水煎一次温服。

【解读仲景原文】

《金匮要略·胸痹心痛短气病脉证治》第5条：胸痹，心中痞气，气结在胸，胸满胁下逆抢心，枳实薤白桂枝汤主之，人参汤亦主之。

胡希恕注：心中痞气，指心中有痞塞感；气结在胸，指气充塞于胸中而不去；胸满胁下逆抢心，为气自胁下逆抢于心而胸胀满。胸痹见此证时，为痰阻气逆，宜以枳实薤白桂枝汤主之。如里虚寒心下痞硬明显者，可用人参汤主之。

【讨论归经】由桂枝降冲可知，本方证有太阳之表未解，故本方证当属太阴阳明太阳合病证。

【临证思考】本方证的辨证要点：栝楼薤白白酒汤证胸腹逆满明显者。

本方重于理气降冲，凡胸痹胃脘胀满者可适证应用。

46. 当归芍药散方证

当归芍药散方：当归三两，芎䓖三两，芍药一斤，茯苓四两，白术四两，泽泻半斤。

上六味，杵为散，取方寸匕，酒和，日三服。

【方解】

胡希恕注：芍药缓挛急而治腹痛，当归、川芎调经血并兼补虚，茯苓、白术、泽泻利小便而逐水气，故治血虚血瘀及水湿停滞的腹中急痛症，其人或冒眩，或心下悸，或小便不利而有血虚水盛的表现者。

【参考处方】当归 10 克，川芎 6 克，白芍 18 克，茯苓 12 克，白术 10 克，泽泻 18 克。

上 6 味，以冷水 800mL 浸 1 小时，煎 15 ～ 20 分钟，取汤 100mL，加入黄酒或白酒 30mL，温服，再续水煎一次温服。

【歌诀】当归芍药散茯苓，白术泽泻和川芎，

血虚水盛腹中痛，养血利水此为宗。

【解读仲景原文】

《金匮要略·妇人妊娠病脉证并治》第 5 条：妇人怀娠，腹中疠痛，当归芍药散主之。

胡希恕注：本条仅言腹中绞痛就是急痛，属胞阻之类，由于未见下血，故不用芎归胶艾汤，用当归芍药散治其腹痛即可。方中芍药用量最大而治腹中急痛，茯苓、白术、泽泻入胃利水，可见当有小便不利而眩冒，当归、川芎温性补血祛瘀，以治胞阻。

血虚者厥，甚则手足麻痹不仁，所以临床上治疗肢体麻木也可用当归芍药散。如前文所述黄芪桂枝五物汤，治疗表虚病邪不去，以黄芪实表，若合有瘀血、水毒，再加当归芍药散，疗效肯定。本方活血祛瘀，缓急止痛，亦常用于治疗肝炎血分偏虚之证。

自此可见胞阻分为两种：一种腹痛下血，需要止血，芎归胶艾汤主之；一种腹痛，但不下血，无需止血，当归芍药散主之。

《金匮要略·妇人杂病脉证并治》第17条：妇人腹中诸疾痛，当归芍药散主之。

胡希恕注：妇人腹痛原因很多，不可通用当归芍药散，此为简文。当归芍药散的运用，应当把握两点：一方面有瘀血，另一方面有小便不利或头晕，只要符合这种病机，无论男女都可服用此方。

【讨论归经】芍药微寒，主在养血，泽泻甘寒，主在利饮，众药主在温中养血利饮，故本方证当属太阴病证。

【临证思辨】本方证的辨证要点：腹痛拘急、头晕心悸、小便不利者。

胡老强调，以上二条所述证治，很不完备。又指出，本方主用芍药，伍以当归、川芎，其治瘀血性腹中急痛当无问题。因本方有大量苍术、泽泻等利尿药，应有头冒眩、心下悸和小便不利等痰饮证候，不可不知。如治验：刘某，女，50岁，1965年10月27日初诊。47岁时行子宫摘除手术，术后时腹胀汗出，或腹痛，屡经中西医治疗未愈。近感头晕、心悸、失眠明显，大便色黑不畅，全身不适，血压200/110mmHg，苔白润，脉沉细。证属瘀血内阻，痰饮上犯，拟以活血祛饮，与当归芍药散合桂枝茯苓丸：白芍24克，当归10克，川芎10克，茯苓30克，泽泻5克，白术10克，桂枝12克，桃仁10克，牡丹皮10克。结果：上药服5剂，诸症均减，血压亦下降为180/102mmHg。继加减服用，11月自感无不适，血压为128/85mmHg。

47. 胶艾汤方证

胶艾汤方：芎䓖二两，阿胶二两，甘草二两，艾叶三两，当归三两，芍药四两，干地黄。

上七味，以水五升，清酒三升合煮，取三升，去滓，内胶令消尽，温服一升，日三服，不差，更作。

按：干地黄原无剂量，可能其意为据证而定，一般应以六～八两为宜。

【方解】

胡希恕注：生地黄、阿胶、艾叶协力以止血，当归、川芎、芍药、甘草调血脉而治腹痛，故本方用于里虚血虚或失血证腹中痛而有脱血的虚候者。

【参考处方】川芎6克，阿胶10克，炙甘草6克，艾叶10克，当归10克，白芍12克，生地黄15～30克。

上 7 味，以冷水 800mL 浸 1 小时，煎 15～20 分钟，取汤 100mL，趁热加入阿胶，同时加入黄酒或白酒 30mL，温服，再续水煎一次，温服。

【歌诀】胶艾汤本四物汤，甘草加入治血忙，

腹痛脱血心中烦，补血祛瘀体可康。

【解读仲景原文】

《金匮要略·妇人妊娠病脉证并治》第 4 条：师曰：**妇人有漏下者，有半产后因续下血都不绝者，有妊娠下血者。假令妊娠腹中痛，为胞阻，胶艾汤主之。**

胡希恕注：妇人漏下即子宫出血，半产即流产。妇人有漏下者，有因半产续下血不绝者，亦有妊娠下血者。假令妊娠腹中痛，是子宫有瘀血的阻碍，故谓为胞阻，此均宜芎归胶艾汤主之。

【讨论归经】芍药、地黄、阿胶主治在阳明，川芎、甘草、当归、黄酒、艾叶主治在太阴，故本方证当属太阴阳明合病证。

【临证思辨】本方证的辨证要点：诸失血症属虚证而见腹中痛者。

本方的应用并不限于以上所述妇人诸病，凡诸失血属虚而腹中痛者，不问男女均可用之。又川芎、当归、生地黄、芍药四味，后世名之为四物汤，认为是补血的要药。芍药除血痹而主腹痛，已屡言之，至于当归、川芎、生地黄，均不外是强壮性的祛瘀药。不过川芎、当归性温，宜于虚寒，生地黄性寒，宜于虚热。补虚定痛则川芎较逊于当归，行瘀开郁则当归稍次于川芎。生地黄除烦热，并有止血的特能，此三药的性能概要区分，于具体的应用可详参有关诸方。

亲历本方止血，其效如神，此亦是胡老最后一次会诊病例：宋某，女，17 岁，学生，某医院会诊病例，1982 年 10 月 11 日会诊。患者出生时即有唇腭裂，2 岁时将唇裂缝合。因有"先天性肝糖原累积症"，谷丙转氨酶经常高，一直未进行腭裂缝合，直至上月经内科多方检查，认为可以手术，方于 9 月 25 日全麻下进行了腭裂修复术（兰氏＋咽后壁瓣），术中输少量血，手术顺利。术后第一二天除低热（37.5℃）外无不良反应，但于第三天伤口开始渗血，用碘条填塞无效。继用酚磺乙胺、维生素 C、维生素 K、6－氨基己酸、抗血纤溶芳酸等皆无效。又服益气止血中药数剂也无效。因失血过多，不得不输新鲜血液维持生命。第一二天尚能维持 24 小时，但自第三天起，仅能维持 12 小时，因此每天输血，至今输血已逾 3000mL，故请胡老紧急会诊。会诊时实验室检查所见：谷丙转氨酶 111U/L，

血红蛋白 9.4g/dL，白细胞总数 10.4×10⁹/L，血小板 126×10⁹/L，血钾 4.1mmol/L，血钠 140mmol/L，血氨 100μmol/L，出血时间 1 分钟，凝血时间 1 分钟，凝血象检查：复钙时间 2 分钟（对照 2 分 30 秒），凝血酶原时间 15 秒（对照 14．5 秒），第 V 因子 19 秒（对照 21 秒），第Ⅶ因子 19．5 秒（对照 20．5 秒），凝血酶凝固试验 21 秒（对照 18 秒），血清剩余凝血 3 小时 22 秒，第Ⅷ因子不少。会诊时症状：神识尚清，但目喜闭合而不愿看人，烦躁汗出，面色苍白，双鼻孔见黑紫血块，口干思饮，常有饥饿感而思食（因伤口渗血未敢让其进食），大便溏稀而色黑，一日一行，舌质红无苔而见血染，脉细滑数。证属血虚热扰，急补血清热，方用胶艾汤加减：生地黄 30 克，当归 10 克，川芎 10 克，阿胶 10 克，艾叶 10 克，党参 10 克，白芍 10 克，炙甘草 10 克，生石膏 50 克，白术 6 克。结果：服药一剂血即止，第二天进流食，停止输血。第三天因感食欲较差，而改生地黄为 15 克，加生地炭 15 克，继服 3 剂，食欲如常，停止输液。至 10 月 18 日复诊时，面色红润，两眼炯炯有神，除稍有汗出外，别无不适，继服两剂，痊愈出院。患者 3 个月后曾来东直门医院致谢，体健上学。

48. 当归生姜羊肉汤方证

当归生姜羊肉汤方：当归三两，生姜五两，羊肉一斤。

上三味，以水八升，煮取三升，温服七合，日三服。

【方解】

胡希恕注： 当归活血定痛，生姜、羊肉温中养正补虚，故治血虚津枯而腹中痛者。

【参考处方】当归 10 克，生姜 15 克，羊肉 50 克。

上 3 味，以冷水 800mL，煎 15～20 分钟，取汤 100mL，温服，再续水煎一次温服。

【解读仲景原文】

《金匮要略·妇人产后病脉证治》第 4 条：产后腹中疠痛，当归生姜羊肉汤主之，并治腹中寒疝、虚劳不足。

胡希恕注： 产后多虚多寒，而作腹中急痛，即虚劳篇中所讲"少腹里急"，腹部肌肉紧张，按之里无结实，当归生姜羊肉汤主之。方中以羊肉、当归补虚，生姜散寒，故亦治寒疝腹中痛及虚劳不足。

《金匮要略·腹满寒疝宿食病脉证治》第 18 条：寒疝，腹中痛，及胁痛里急者，当归生姜羊肉汤主之。

胡希恕注：寒疝血虚，肌肉痉挛则里急、腹痛胁痛，以当归生姜羊肉汤温中补血。此里急与小建中汤证的里急同，为里虚寒血虚津枯的应证，故此腹中痛及胁痛主要是血虚津枯所致，与乌头汤所主之沉寒疝痛不同，故以本方主之。

【讨论归经】本方证当属太阴病证。

【临证思辨】本方证的辨证要点：里虚寒、血虚腹痛里急者。

本方实是食补方，但用于虚寒腹痛，实热腹痛不能用之。

49. 赤小豆当归散方证

赤小豆当归散方：赤小豆（浸，令芽出，曝干）三升，当归。

上二味，杵为散，浆水服方寸匕，日三服。

按：当归原无剂量，《备急千金要方》《外台秘要》为三两。

【方解】

胡希恕注：方中赤小豆可排痈脓，祛湿热，当归活血以加速脓液外散，二药相合，对于全身内外各处痈脓皆可奏效。

冯世纶解读：赤小豆，《神农本草经》谓：甘酸，平。《养生要集》谓：味苦，温。主为排痈肿脓血。当归，《神农本草经》谓：味甘，温。主以养血祛瘀。此治诸疮有痈脓恶血者。

【参考处方】赤小豆 15 克，当归 10 克。

上 2 味，以冷水 500mL，煎 15 ～ 20 分钟，取汤 100mL，温服，再续水煎一次温服。

【解读仲景原文】

《金匮要略·百合狐惑阴阳毒病脉证治》第 13 条：病者脉数，无热，微烦，默默但欲卧，汗出，初得之三四日，目赤如鸠眼；七八日，目四眦黑，若能食者，脓已成也，赤小豆当归散主之。

胡希恕注：狐惑病不只发于咽喉、二阴，亦可发于目。病者脉数有热，外未现热，但人心烦，此热当为疮热，虽不外现而内扰心神，默然欲卧而汗出。初得之三四日，双目充血红赤如鸠鸟之眼，七八日，四眼角开始蕴脓，则色黑，此时热蚀饥肤，胃不能食，若能食说明脓成，热复有余而可消谷，赤小豆当归散主之。

狐惑病发于孔窍黏膜，与现代白塞氏病十分相似。

《金匮要略·惊悸吐衄下血胸满瘀血病脉证并治》第 16 条：下血，先血后便，此近血也，赤小豆当归散主之。

胡希恕注：下血，若先见血而大便后下者，此血来自肛门近处，故谓近血，赤小豆当归散主之。

【讨论归经】本方证当属太阴病证。

【临证思辨】本方证的辨证要点：诸疮有痈脓恶血者。

近血在肛门属痔，以本方治其疮，故能治愈。本方利湿活血、排脓排毒，不但能治肛门病，也能治泌尿系统疾病，还用于皮肤病。

50. 酸枣仁汤方证

酸枣仁汤方：酸枣仁二升，甘草一两，知母二两，茯苓二两，芎劳二两。

上五味，以水八升，煮酸枣仁得六升，内诸药，煮取三升，分温三服。

【方解】

胡希恕注：酸枣仁为一收敛性的强壮药，尤其有强壮神经和安神作用，本方用之为主药，取其补虚敛神以安眠，复以川芎、甘草、茯苓补中和血缓急，知母、茯苓解烦安悸，故治里虚而致血亏的虚烦不得眠而心悸者。

【参考处方】酸枣仁 30 克，炙甘草 6 克，知母 10 克，茯苓 12 克，川芎 6 克。

上 5 味，以冷水 500mL 浸 1 小时，煎 15 ～ 20 分钟，取汤 100mL，温服，再续水煎一次温服。

【解读仲景原文】

《金匮要略·血痹虚劳病脉证并治》第 17 条：虚劳，虚烦不得眠，酸枣仁汤主之。

胡希恕注：虚劳虚烦，暗示血虚而致的心烦悸，因致不得眠，这种失眠症宜用酸枣仁汤治疗。本方与栀子豉汤均治虚烦，但二者完全不同：栀子豉汤证之虚烦，乃相对于阳明里实之实烦而言，为无形热邪之烦，本方证为真正之虚证。真正之虚，发烦心悸，夜不能眠，可服本方。因虚而影响到睡眠，无论嗜睡、失眠，无论生、熟，酸枣仁皆可治之，若病非因虚起，百试无一验。

【讨论归经】知母主治在阳明，故本方证当属太阴阳明合病证。

【临证思辨】本方证的辨证要点：因血虚见心悸、虚烦不得眠者。

失眠有多种原因，猪苓汤证的失眠因水郁化热上扰而致神不安，利水则安。本方证是血虚，故养血则已。又本方证的虚烦不得眠，与栀子豉汤证形似而实非。本方证的虚烦，虽烦而无热或少热，而栀子豉汤证的虚烦则烦而多热。又本方证确属虚证，而栀子豉汤证只是胃中不实，而其人并非真虚也，临证时须细辨之。

本方常用于虚衰性失眠，如胡老治验：张某，女，65 岁，1965 年 12 月 13 日初诊。多年失眠，久治无效。现症：头晕、口干、心悸、心烦、汗出，轻时虽得暂时入睡，但梦扰连绵，重时则连续一二日不得暂时入眠，苔白，舌质红而少津，脉象虚数，左手为甚。证属太阴阳明合病，与酸枣仁加龙牡汤：酸枣仁 30 克，知母 12 克，茯苓 15 克，川芎 10 克，炙甘草 6 克，生牡蛎 24 克，生龙骨 12 克。结果：上药服 3 剂后，睡眠已稍安，但心悸烦，自汗出，头晕口干不欲饮等仍明显，上方加当归 10 克，白芍 12 克，桂枝 10 克，白术 10 克，继服 3 剂，一切症状均消，为巩固疗效，继服 3 剂。

51. 麦门冬汤方证

麦门冬汤方：麦门冬七升，半夏一升，人参三两，甘草二两，粳米三合，大枣十二枚。

上六味，以水一斗二升，煮取六升，温服一升，日三夜一服。

【方解】

胡希恕注：方中麦门冬甘寒，滋阴以治咳为主，相比之下，天花粉滋阴以止渴为主，生地黄滋阴以血证为主。麦冬临床可用至八钱以上，方显其效，半夏下气，人参、甘草、大枣、粳米健胃安中以生津液。故此治里虚津虚、虚火夹痰，因而咳逆上气、咽中枯燥、痰涎黏着不去者。

【参考处方】麦冬 30 克，姜半夏 15 克，党参 10 克，炙甘草 6 克，粳米 15 克，大枣 4 枚。

上 6 味，以冷水 800mL 浸 1 小时，煎 15 ～ 20 分钟，取汤 100mL，温服，再续水煎一次温服。

【歌诀】麦门冬汤热伤气，草人半夏麦枣米，

健胃生津化痰饮，咳逆上气咽喉利。

【解读仲景原文】

《金匮要略·肺痿肺痈咳嗽上气病脉证治》第 10 条：火逆上气，咽喉不利，止逆下气者，麦门冬汤主之。

胡希恕注：火逆，即上焦有热之肺痿，因而上气，咽干口燥，黏痰缠绕

而不利，以麦门冬汤滋阴养液、止逆下气。

【讨论归经】麦冬主治在阳明，故本方证当属太阴阳明合病证。

【临证思辨】本方证的辨证要点：咳逆上气、咽干口燥者。

慢性咳喘、结核病多有因咳喘久吐出大量痰液，同时痰饮阻滞，胃纳欠佳，致使津液大伤，因见咳喘连绵、咽喉不利。这种情况健胃生津是关键，而佐以降气化痰和清润。因此本方证常用于咳喘的后期或恢复期而有咽喉不利者。

52. 猪苓散方证

猪苓散方：猪苓、茯苓、白术各等分。

上三味，杵为散，饮服方寸匕，日三服。

【方解】

胡希恕注：方中猪苓、茯苓、白术尽是利尿祛水之品，而以猪苓为君，利水之中还可以解渴。里水一去，津液恢复其常，则不再渴，亦不欲饮，后文茯苓泽泻汤证于此相仿。此利水止渴之法十分巧妙，一般医家思不至此，应当很好体会。

【参考处方】猪苓 10 克，茯苓 12 克，白术 10 克。

上 3 味，以冷水 600mL 浸 1 小时，煎 15 ～ 20 分钟，取汤 100mL，温服，再续水煎一次温服。

【解读仲景原文】

《金匮要略·呕吐哕下利病脉证治》第 13 条：呕吐而病在膈上，后思水者，解，急与之。思水者，猪苓散主之。

胡希恕注：本条言饮家致呕之治疗。水本在膈下胃中，向上冲逆，呕则上于膈，呕吐之后，停水已去，胃中干，口渴欲饮水，则呕将止，此时赶紧给病人水喝，但应注意"稍稍与饮之，以和其胃"即可。然急与之饮，但并不解渴，反复索水欲饮，此时胃尚虚弱，不能受盛，多饮仍吐，猪苓散主之。

冯世纶解读：饮上于膈则呕吐，故谓呕吐而病在膈上。吐后胃中干则思水，此时则呕亦必解，应急给少量水喝以和其胃。如果思水喝少量水仍不愈者，用猪苓散治疗。

【讨论归经】猪苓主治在阳明，故本方证当属太阴阳明合病证。

【临证思考】本方证的辨证要点：呕渴而小便不利者。

呕吐后，饮去胃中干则思水而呕止，如果饮多水聚则呕易反复发作，以是呕渴往复，无有已时。猪苓散止渴逐饮，为此证最理想的治疗手段，此即所谓治属饮家者是也。

53. 泽泻汤方证

泽泻汤方：泽泻五两，白术二两。

上二味，以水二升，煮取一升，分温再服。

【方解】

胡希恕注： 方中泽泻甘寒入胃，祛胃水，白术苦温健胃祛水。入胃祛水止冒眩之药主要有三种：一是泽泻，祛水力强，但其性偏寒；二是白术，温性祛水；三是茯苓，治眩冒力量较弱，但长于治疗心悸。泽泻与白术虽均属利尿健胃药，但泽泻性寒，宜于热证，而白术性温，宜于寒证。泽泻较白术尤长于治水毒性的头冒眩，今取二药合用，故治里虚胃中有水饮，小便不利而冒眩者。

【参考处方】泽泻 15 克，白术 10 克。

上 2 味，以冷水 500mL 浸 1 小时，煎 15 ～ 20 分钟，取汤 100mL，温服，再续水煎一次温服。

【解读仲景原文】

《金匮要略·痰饮咳嗽病脉证并治》第 25 条：**心下有支饮，其人苦冒眩，泽泻汤主之。**

胡希恕注： 冒者，头沉如戴重物，眩者，头晕目眩，心下支饮常见此症状，泽泻汤主之。

【讨论归经】泽泻主治在阳明，故本方证当属太阴阳明合病证。

【临证思辨】本方证的辨证要点：心下停饮见眩晕、小便不利者。

头目眩晕是常见证，本方证常见于内分泌功能失调、动脉粥样硬化、高血压等病伴有心下停饮和小便不利者。

54. 甘草干姜茯苓白术汤方证

甘草干姜茯苓白术汤方：甘草二两，白术二两，干姜四两，茯苓四两。

上四味，以水五升，煮取三升，分温三服，腰中即温。

【方解】

胡希恕注： 此于甘草干姜汤加利水之茯苓、白术，故治甘草干姜汤证，而小便不利或利者。茯苓、白术并用，温中祛寒，故反治小便自利。干姜重用，伍茯苓、白术更治湿痹，因此本方治肾着而腰以下冷痛，故又称肾着汤。

【参考处方】炙甘草 6 克，白术 10 克，干姜 15 克，茯苓 12 克。

上 4 味，以冷水 600mL 浸 1 小时，煎 15 ～ 20 分钟，取汤 100mL，温服，再续水煎一次温服。

【解读仲景原文】

《金匮要略·五脏风寒积聚病脉证并治》第 16 条：肾着之病，其人身体重，腰中冷，如坐水中，形如水状，反不渴，小便自利，饮食如故，病属下焦，身劳汗出，衣里冷湿，久久得之，腰以下冷痛，腹重如带五千钱，甘姜苓术汤主之。

胡希恕注：腰为肾之部位，寒湿着于此体部，古人名之为肾着，湿着于腰部，故身体重、腰中冷、如坐水中。虽亦形如水肿状，但水气病则多渴、小便不利，今其人反不渴而小便自利，故似为水而实为湿。病属下焦，不关乎中焦之胃，故饮食如故。此病大都由于身劳汗出，衣里冷湿，久久湿着不去，遂得之，以是则腰以下冷痛，腰重如带五千钱也，宜以本方主之。

按：本方以腰以下冷痛为目的，而用于腰痛、脚弱、遗尿、小便数等疾患，均有良效，不只治肾着之为病也。

【讨论归经】本方证当属太阴病证。

【临证思辨】本方证的辨证要点：腰冷重、小便自利者。

以腰冷重为主证的本方，用于腰痛水肿以及遗尿等证均有验。本方尤善治遗尿，如胡老治验：刘某，女，16 岁，外地串联学生，初诊日期 1966 年 10 月 19 日。自 8 岁遗尿，经中西医久治无效，串联至此，特来求医。自感无特殊不适，唯腰稍酸沉，苔白润，脉细缓。证属寒湿下注，治以温化寒湿，与甘姜苓术汤：茯苓 12 克，干姜 10 克，苍术 10 克，炙甘草 6 克。结果：上药服两剂症已，12 月 1 日特来索处方以备后患。

55. 茯苓杏仁甘草汤方证

茯苓杏仁甘草汤方：茯苓三两，杏仁五十个，甘草一两。

上三味，以水一斗，煮取五升，温服一升，日三服，不差更服。

【方解】

胡希恕注：茯苓杏仁甘草汤方中，茯苓利尿逐饮，杏仁配合麻黄之类表药可解在表之水气，配合茯苓之类利水药，亦可祛在里之水，少加甘草可缓其急迫。

【参考处方】茯苓 12 克，杏仁 10 克，炙甘草 6 克。

上 3 味，以冷水 500mL 浸 1 小时，煎 15 ～ 20 分钟，取汤 100mL，温服，再续水煎一次温服。

【解读仲景原文】

《金匮要略·胸痹心痛短气病脉证治》第 6 条：胸痹，胸中气塞，短气，茯苓杏仁甘草汤主之，橘枳姜汤亦主之。

胡希恕注：胸痹气塞于胸中，满胀特甚，水气上攻而短气，茯苓杏仁甘草汤以祛水为主，偏重于短气；橘枳姜汤以行气为主，偏重于胸中气塞。

这里要明白，胸中气塞，当亦必短气，而短气亦必有胸中气塞，故临床须审其主从，即气塞而短气者，宜橘枳姜汤以行气，气平则短气亦自已。短气而胸中气塞者，宜茯苓杏仁甘草汤以利水，水去短气止，而胸中气塞亦自消。

【讨论归经】本方证当属太阴病证。

【临证思辨】本方证的辨证要点：短气胸闷、小便不利者。

56. 苓甘五味姜辛汤方证

苓甘五味姜辛汤方：茯苓四两，甘草三两，干姜三两，细辛三两，五味半升。

上五味，以水八升，煮取三升，温服半升，日三服。

【方解】

胡希恕注：本方是由苓桂五味甘草汤去桂枝加干姜、细辛而成。细辛、干姜温中逐饮；五味子性酸温，益气止咳，并敛细辛、干姜的辛散，这三味常在一起配伍治寒饮咳逆。茯苓、甘草亦益气化痰祛饮，故五味配合，共治病属太阴里寒的痰饮咳而胸满者。

【参考处方】茯苓 12 克，炙甘草 6 克，干姜 10 克，细辛 10 克，五味子 15 克。

上 5 味，以冷水 500mL 浸 1 小时，煎 15 ～ 20 分钟，取汤 100mL，温服，再续水煎一次温服。

【歌诀】苓甘五味姜辛汤，病属太阴里寒方，

冲气不显胸满甚，温中逐饮祛寒凉。

【解读仲景原文】

《金匮要略·痰饮咳嗽病脉证并治》第 37 条：冲气即低，而反更咳胸满

者，用桂苓五味甘草汤去桂，加干姜、细辛，以治其咳满。

胡希恕注：服桂苓五味甘草汤后，气冲得降，但反而咳嗽、胸满症状突显，故去桂枝，加入干姜、细辛辛温发散，配合五味子温中散饮以治咳满，名为苓甘五味姜辛汤，临床此方常用。

冯世纶解读：冲气即低者，是说表解，故去解表降冲的桂枝。更咳胸满者，是因里饮盛，故加干姜、细辛治里饮。

【讨论归经】本方证当属太阴病证。

【临证思辨】本方证的辨证要点：里虚寒无表证，咳而胸满、口不渴者。

本方证常见于慢性咳喘，如慢性支气管炎、肺气肿，肺心病无表证，而属太阴里寒证者。

57. 桂苓五味甘草去桂加姜辛夏汤方证

桂苓五味甘草去桂加姜辛夏汤方：茯苓四两，甘草（炙）二两，细辛二两，干姜二两，五味子半升，半夏半升。

上六味，以水八升，煮取三升，去滓，温服半升，日三服。

【方解】

胡希恕注：本方是由苓甘五味姜辛汤加半夏而成。半夏逐饮止呕，降逆治咳，加于苓甘五味姜辛汤中，故治疗该方证见饮多而呕逆者。

【参考处方】茯苓12克，炙甘草6克，细辛6克，干姜10克，五味子15克，姜半夏15克。

上6味，以冷水600mL浸1小时，煎15～20分钟，取汤100mL，温服，再续水煎一次温服。

【歌诀】苓甘五味姜辛夏，咳满暂止冲气发，

痰饮在里无表证，治疗支饮效可夸。

【解读仲景原文】

《金匮要略·痰饮咳嗽病脉证并治》第38条：咳满即止，而更复渴，冲气复发者，以细辛、干姜为热药也，服之当遂渴，而渴反止者，为支饮也。支饮者，法当冒，冒者必呕，呕者复内半夏，以去其水。

胡希恕注：本条是接前苓甘五味姜辛汤方证而说，服苓甘五味姜辛汤后，则咳满即止，但患者又感口渴、气上冲，这是因为细辛、干姜为祛寒逐饮的热药，服后痰饮去，同时胃中燥，故感到口渴。但没多久口渴又消失了，这是心下有支饮的缘故。支饮容易出现饮逆上冲而见眩冒，眩冒和呕的成因都

是饮逆上冲，两者多同时并见，故谓冒者亦必呕。这种证是因水饮重，所以用苓甘五味姜辛汤加半夏，以祛水饮。

【讨论归经】本方证当属太阴病证。

【临证思辨】本方是的辨证要点：咳而胸满、吐稀白痰、头晕呕逆者。

本方与苓甘五味姜辛汤方义相同，因痰饮重故加半夏，可知半夏主治痰饮上逆引起的冲逆、晕眩、呕哕。

58. 苓甘五味姜辛夏杏汤方证

苓甘五味姜辛夏杏汤方：茯苓四两，甘草三两，细辛三两，干姜三两，五味半升，半夏半升，杏仁（去皮尖）半升。

上七味，以水一斗，煮取三升，去滓，温服半升，日三服。

【方解】

胡希恕注：本方是由苓甘五味姜辛夏汤加杏仁而成。杏仁温化寒饮、降逆止咳，这里主要用其逐水气，故本方的适应证是苓甘五味姜辛夏汤证而有浮肿者。

【参考处方】茯苓 12 克，炙甘草 6 克，细辛 6 克，干姜 10 克，五味子 15 克，姜半夏 15 克，杏仁 15 克。

上 7 味，以冷水 600mL 浸 1 小时，煎 15 ～ 20 分钟，取汤 100mL，温服，再续水煎一次温服。

【解读仲景原文】

《金匮要略·痰饮咳嗽病脉证并治》第 39 条：**水去呕止，其人形肿者，加杏仁主之。其证应内麻黄，以其人遂痹，故不内之。若逆而内之者，必厥。所以然者，以其人血虚，麻黄发其阳故也。**

胡希恕注：水去呕止者，谓服苓甘五味姜辛夏汤后，则水饮去而呕即止也，因患者身体浮肿，故加杏仁治疗。值得注意的是，本证是水饮外溢的浮肿，一般多用麻黄发表行水，但患者有手足痹血虚证，故不用麻黄而用杏仁。如果误用麻黄发汗，则加重血虚，使患者出现厥逆，这是麻黄损伤了人体津液的缘故。

冯世纶解读：这里可以悟到两个问题，一者，杏仁与麻黄都有辛温解表行水的作用，当"阳气重"时用麻黄，当阳气虚时用杏仁，本方杏仁量大，即是为解表利水。二者，胡希恕先生指出：经方的阳是指气血、津液，不是指阳热。在麻黄汤条说麻黄汤证是"阳气重"（第 46 条），也是说人体的津液

（包括气血、水毒、邪气）充盛，前后对照研究自明。这里又出现"发其阳"，从文义上看，就是发其津液。夺汗则亡血，故血虚者不可发汗（发其阳、津液），麻黄尤当严禁。由本条说明，可知杏仁有代麻黄以祛水气、治浮肿的作用。

【讨论归经】本方证当属太阳太阴合病证。

【临证思辨】本方证的辨证要点：苓甘五味姜辛夏汤证兼见头面、四肢浮肿者。

本方应用与苓甘五味姜辛夏汤相似，而以见头面、四肢浮肿为辨证要点。本方证常见于急慢性咳喘，如胡老治验：黄某，女，38岁，1966年2月12日初诊。咳嗽已半月不愈，咳吐白痰，咽痒胸闷，口干不思饮，鼻流清涕，颜面浮肿，大便溏稀，日1～2次，舌苔白腻，脉滑右寸浮。此属外邪里饮证，而呈太阳太阴合病，治以解表化饮，与苓甘五味姜辛夏杏汤：茯苓12克，炙甘草10克，细辛6克，干姜6克，五味子10克，清半夏12克，杏仁15克。结果：上药服1剂，咳即止，3剂后浮肿消，他症也渐好转。

59. 苓甘五味姜辛夏仁黄汤方证

苓甘五味姜辛夏黄汤方：茯苓四两，甘草三两，五味半升，干姜三两，细辛三两，半夏半升，杏仁半升，大黄三两。

上八味，以水一斗，煮取三升，去滓，温服半升，日三服。

【方解】

胡希恕注：本方即苓甘五味姜辛夏杏汤再加大黄而成。大黄苦寒清热、泻下攻实，有通便作用，这里主要用其通便作用，来治疗苓甘五味姜辛夏杏汤证兼见大便难者。

【参考处方】茯苓12克，炙甘草6克，细辛6克，干姜10克，五味子15克，姜半夏15克，杏仁15克，大黄6克。

上8味，以冷水600mL浸1小时，煎15～20分钟，取汤100mL，温服，再续水煎一次温服。

【解读仲景原文】

《金匮要略·痰饮咳嗽病脉证并治》第40条：若面热如醉，此为胃热上冲熏其面，加大黄以利之。

胡希恕注：本条是接前苓甘五味姜辛夏杏汤方证而说，若兼见面色如醉状，这是因为里有寒饮，又见胃热上冲熏蒸颜面，故治疗在前方中加大黄以下其热。

【讨论归经】本方证当属太阳太阴阳明合病证。

【临证思辨】本方证的辨证要点：苓甘五味姜辛夏杏汤证兼见上热而大便难者。

本方证为太阳太阴阳明合病，慢性支气管炎出现本方证的机会颇多，尤以老年患者更多见，也见于青壮年，如胡老治验：王某，男，43 岁，1966 年 1 月 31 日初诊。自幼咳喘，反复发作，今咳喘月余，吐白痰多，晚上喘重，不能平卧，胸闷心烦，口干不思饮，大便干结，小便如常，舌苔白腻，脉弦细。证属外邪里饮，郁久化热，呈太阳太阴阳明合病，治以解表化饮，佐清里热，与苓甘五味姜辛夏杏大黄汤：茯苓 12 克，炙甘草 10 克，五味子 10 克，干姜 6 克，细辛 6 克，半夏 12 克，杏仁 12 克，大黄 6 克。结果：上药服 1 剂，自感喘已，继服两剂，咳痰大减。二诊改半夏厚朴汤加味，三剂，自感无不适。

60. 葵子茯苓散方证

葵子茯苓散方：葵子一斤，茯苓三两。

上二味，杵为散，饮服方寸匕，日三服，小便利则愈。

【方解】

胡希恕注： 方中葵子为强壮性利尿药，利水而不伤人正气，可以大量使用，稍加茯苓利水而止悸眩。

冯世纶解读： 葵子，即冬葵子，味甘，寒，《神农本草经》谓："主五脏六腑寒热羸瘦，五癃，利小便。"可知有强壮作用。与茯苓为伍，用治里虚水停的妊娠有水气、小便不利者最为稳妥。

【参考处方】冬葵子 30 克，茯苓 12 克。

上 2 味，以冷水 500mL 浸 1 小时，煎 15 ～ 20 分钟，取汤 100mL，温服，再续水煎一次温服。

【解读仲景原文】

《金匮要略·妇人妊娠病脉证并治》第 8 条：妊娠有水气，身重，小便不利，洒淅恶寒，起即头眩，葵子茯苓散主之。

胡希恕注： 妊娠常见小便不利，而发为水气病，出现风水在表之身重、洒淅恶寒，里有水气之起则头眩，可见里外皆有水饮，葵子茯苓散主之。

冯世纶解读： 对洒淅恶寒，胡老释为风水在表，并讲本方证如同苓桂术甘汤方证。但从方药组成看，本方无解表药，因此本方的作用有待探讨。尤在泾的注解值得参考："身重恶寒头眩则全是水气为病，视虚热液少者霄壤悬殊矣。葵子茯苓滑窍利水，水气既行，不淫肌体，身不重矣；不侵卫阳，不恶寒矣；不犯清道，不头眩矣。经曰：有者求之，无者求之，盛虚之变，不可不审也。"是说冬葵子强壮利水即能"主五脏六腑寒热"，治洒淅恶寒。胡老认为葵子为强壮性利尿药，因此"洒淅恶寒"应视为属里虚寒为妥，即本方证更近似于肾着汤证。

【讨论归经】本方证当属太阴阳明合病证。

【临证思辨】本方证的辨证要点：妊娠浮肿、小便不利者。

本方不只用于妊娠浮肿，男性、女性非妊娠者有是证者皆可用之。又据小便不利，用于泌尿系疾病皆可。

61. 皂荚丸方证

皂荚丸方：皂荚（刮去皮，用酥炙）八两。

上一味，末之，蜜丸如梧子大，以枣膏和汤服三丸，日三夜一服。

【方解】

胡希恕注：皂荚辛温，下水利窍，佐用枣膏以缓其峻猛，故治里虚寒饮阻滞而咳逆上气者。

【解读仲景原文】

《金匮要略·肺痿肺痈咳嗽上气病脉证治》第 7 条：咳逆上气，时时吐浊，但坐不得眠，皂荚丸主之。

胡希恕注：里有痰饮故时时吐浊痰，坐位时饮气能舒，卧则饮逆气迫，故呈但坐不得眠状态。此咳逆上气为痰饮所引起，宜用皂荚丸治疗。

【讨论归经】本方证当属太阴病证。

【临证思辨】本方证的辨证要点：里寒咳逆上气吐痰者。急慢性咳喘病吐痰多者。

62. 蜀漆散方证

蜀漆散方：蜀漆（洗去腥）、云母（烧二日夜）、龙骨等分。

上三味，杵为散，未发前以浆水服半钱。温疟加蜀漆半分，临发时服一钱匕。

【方解】

胡希恕注： 蜀漆引吐逐饮，为截疟要药，伍以云母、龙骨，故治牡疟悸动不安者。

冯世纶解读： 蜀漆，味辛，平。为常山的嫩枝叶，即常山苗。其功能为引吐除饮，为截疟要药。云母，《神农本草经》谓："味甘，平。主身皮死肌，中风寒热，如在车船上，除邪气，安五脏，益子精，明目。"为补中镇静之药。龙骨，味甘，平。《神农本草经》谓主咳逆、小儿热气惊痫。《名医别录》谓："疗心腹烦满……养精神，定魂魄，安五脏。"可知亦为补中镇静之药，故本方治里虚寒饮的牡疟胸腹动悸或烦惊者。

【解读仲景原文】

《金匮要略·疟病脉证并治》第 5 条：疟多寒者，名曰牡疟，蜀漆散主之。

胡希恕注： 心为牡脏，心为痰阻，则多寒少热，因称之为牡疟，宜以蜀漆散主之。牡者，阳也，多寒如何以阳名？因心为火脏，其性属阳，若为阴寒痰饮所郁遏，心阳不能外达，而见多寒，故以心阳名之牡疟。据其应用镇静药龙骨、云母，可知其除恶寒外还可能出现心悸、恐惧、烦惊等症状。蜀漆涌吐豁痰祛饮而截疟，心阳不受痰饮遏制而可得出，则病愈。

【讨论归经】 本方证当属太阴病证。

【临证思辨】 本方证的辨证要点：疟寒多热少者。

本方与牡蛎汤、柴胡桂枝干姜汤都治牡疟、疟多寒或但寒不热，但三方主治功能各不相同，本方主在温里逐饮化痰；牡蛎汤主在解表化饮；而柴胡桂枝干姜汤主在和解半表半里而祛寒饮。可见疟病的治疗，因表现的病位不同而用不同的方药。

63. 柏叶汤方证

柏叶汤方：柏叶、干姜各三两，艾三把。

上三味，以水五升，取马通汁一升，合煮，取一升，分温再服。

按：《外台秘要》引张仲景《伤寒论》作：青柏叶三两，干姜二两切，艾三把，上三味以水五升，煮取一升，去滓，别绞取新出马通汁一升，相和合煎，取一升，绵滤之，温分再服。马通是马屎汁也，一方有阿胶，无艾。

【方解】

胡希恕注： 柏叶为一凉血止血药。马通汁即马粪取水化开，以布滤汁澄清，此物亦善治吐衄，故本方实一强有力的止血药，但性偏温，宜于寒证，而不宜于热证。又马通汁秽臭难服，可以黄土汁代之，或加阿胶更佳。

【参考处方】侧柏叶 10 克，炮姜 10，艾叶 18 克，阿胶 10 克，灶心土 90 克。

上 5 味，以冷水 800mL 煎灶心土，取其水煎前三味，取汤 100mL，内阿胶，温服，再续水煎一次温服。

【解读仲景原文】

《金匮要略·惊悸吐衄下血胸满瘀血病脉证并治》第 14 条：吐血不止者，柏叶汤主之。

胡希恕注：吐血不止者，谓服其他止血药而吐血仍不止也，柏叶汤主之。

按：大吐血不止，可致脱血不救险证，此时必先讲止血之道，即所谓急则治其标是也。

冯世纶解读：胡老提出用伏龙肝（灶心土）代马通汁，临床观察有实效。又加用阿胶，则本方则与胶艾汤相近，不过胶艾汤治里热重者，而本方治里虚寒重者，故不但治其标，实亦治其本。

【讨论归经】本方证当属太阴阳明合病证。

【临证思辨】本方证的辨证要点：吐衄下血、烦热腹痛而脉无力者。

不论是吐血还是下血，凡证见上热下寒者可选用本方。

64. 红蓝花酒方证

红蓝花酒方：红蓝花一两。

上一味，以酒一大升，煎减半，顿服一半，未止再服。

【方解】

胡希恕注：红蓝花有活血止痛作用，腹中血气刺痛者，以红蓝花酒主之，当有验。

冯世纶解读：红蓝花即红花，有西红花（又称藏红花）、草红花之分。为辛温活血药，用酒煎则活血作用更强，因此本方有活血通经止痛作用。

【解读仲景原文】

《金匮要略·妇人杂病脉证并治》第 16 条：妇人六十二种风，及腹中血气刺痛，红蓝花酒主之。

胡希恕注：此处六十二种风与前文三十六病均不可考，主症腹中刺痛，当为血瘀，以红蓝花即红花做成药酒，行瘀定痛，妇人血气刺痛，攻不得、补不得，用药酒之法极为稳妥。

冯世纶解读：魏念庭谓："此六十二种之风名，不过风之致证多端，为百病之长耳！不必拘于其文而凿求之。"腹中血气刺痛是其主症，后世本草如《开宝本草》记载红花："辛，温，无毒。主产后血运口噤，腹内恶血不尽、绞痛，胎死腹中，并酒煮服。亦主蛊毒下血。"红花有活血作用，用治血气腹中痛当有验。

【**讨论归经**】本方证当属太阴病证。

【**临证思辨**】本方证的辨证要点：腹痛、身疼属刺痛疼有定处者。

65. 蛇床子散方证

蛇床子散方：蛇床子仁。

上一味，末之，以白粉少许，和令相得，如枣大，绵裹内之，自然温。

【**方解**】

胡希恕注：蛇床子有杀虫、止痒、治恶疮之功。宫中有寒，或生疮疡，或作湿痒，以蛇床子散纳入阴中，去湿止痒，效果不错。

冯世纶解读：蛇床子苦平，有温子脏、逐寒湿、疗阴中肿痛等作用。白粉即铅粉，有杀虫、杀菌作用。二物合为坐药，当治阴中寒湿下白物或阴中痒，今所知滴虫、真菌等引起的阴道炎有验，不用铅粉亦有效。

【**参考处方**】蛇床子 200 克。

上 1 味，以冷水 300mL 浸 1 小时，煎开锅 10 分钟，去滓，置温，坐浴 30 分钟。

【**解读仲景原文**】

《金匮要略·妇人杂病脉证并治》第 20 条：**妇人阴寒，温阴中坐药，蛇床子散主之。**

胡希恕注：阴寒，即阴中寒，暗示有白物或湿痒诸症，宜温中坐药，本方主之。

冯世纶解读：仲景对外用药亦注意辨证，苦参治属阳明，本方治属太阴，对比研究可自明。

【**讨论归经**】本方证当属太阴病证。

【**临证思辨**】本方证的辨证要点：妇人阴部寒湿肿痛，或瘙痒下白浊者。阴道滴虫、真菌性阴道炎本方有效。改用蛇床子煎汤坐浴效也佳。

66.《肘后》獭肝散方证

《肘后》獭肝散方：獭肝一具。

炙干，末之，水服方寸匕，日三服。

【方解】

胡希恕注： 獭肉皆寒，唯肝独温，故尤宜冷劳，又主鬼疰、一门相染，总属阴邪，须以正阳化之耳。

【解读仲景原文】

《金匮要略·血痹虚劳病脉证并治》附方（二）：《肘后方》獭肝散：**治冷劳。又主鬼疰，一门相染。**

胡希恕注： 冷劳所指何证不明，由一门相染来看，似指肺结核之类病，昔某老中医曾制为丸药治疗是病，但疗效并不理想。

【讨论归经】本方证当属太阴病证。

【临证思辨】可试用于肺结核等虚寒性疾病。

67. 诃梨勒散方证

诃梨勒散方：诃梨勒（煨）十枚。

上一味，为散，粥饮和，顿服（疑非仲景方）。

【方解】胡希恕注：诃梨勒，又名诃子，为一温性收敛药，有止下利、除冷气的作用，故宜于里虚寒胃肠气虚、消化不良而下利气者。

【解读仲景原文】

《金匮要略·呕吐哕下利病脉证治》第 47 条：**气利，诃梨勒散主之。**

胡希恕注： 气利是指下利、矢气并作，也即水与气并下，是胃肠虚寒的原因，故用性温收敛的诃梨勒治疗。

【讨论归经】本方证当属太阴病证。

【临证思辨】从本条可知诃子常用于虚寒性腹泻，是为人皆知的。而藏医广用诃子治许多病，如感冒、咳嗽等都离不开诃子。临床常用于虚寒性的咳嗽、咽痛等，疗效确佳。

68. 鸡屎白散方证

鸡屎白散方：鸡屎白。

上一味为散，取方寸匕，以水六合，和温服。

冯世纶解读： 关于本方的服法，仲景未曾提及煎煮，可能是生用，而

《肘后方》云："以水六合，煮三沸，顿服之。"《外台秘要》同。可供参考。

【方解】

胡希恕注：鸡屎白通利二便，治转筋，可用于实证，虚证宜慎用。

按：《神农本草经》谓："鸡屎白，主消渴，伤寒，寒热。"可见为一滋润性解热药。由于本方之用，更知有治转筋的特能。

【解读仲景原文】

《金匮要略·趺蹶手指臂肿转筋阴狐疝蛔虫病脉证治》第3条：转筋之为病，其人臂脚直，脉上下行，微弦。转筋入腹者，鸡屎白散主之。

胡希恕注："臂""背"古通用，其人臂脚直，谓脚背强直，转筋证也；脉上下行，微弦，转筋脉也。若转筋剧甚，上入于腹者，鸡屎白散主之。

【讨论归经】本方证当属太阴病证。

【临证思辨】乍冷乍热的刺激或汗出多，或腹泻，或缺钙等原因，而使局部筋脉失调，均可致转筋发作，轻者不久自已，剧者上入腹急痛不已者，可服本方治疗。惜鸡屎白城市药房多不备，因而本方用之甚少。农村即有自喂食高粱米于鸡，收集鸡屎白用之者，不但治疗转筋，还用于治疗肝硬化腹水等。后世仿《素问》鸡屎醴治鼓胀，与此相类，其药用值得进一步探讨。

69. 蜜煎导方方证

蜜煎导方：蜜七合。

上一味，于铜器内，微火煎之，膏须凝如饴状，搅之勿令焦著，欲可丸，并手捻作挺，令头锐，大如指，长二寸许。当热时急作，冷则硬。以内谷道中，以手急抱，欲大便时乃去之。疑非仲景意，已试甚良。

又大猪胆一枚，泻汁，和少许法醋，以灌谷道内，如一食顷，当大便出宿食恶物，甚效。

又用土瓜根，削如指状，蘸猪胆汁纳入谷道中亦可用。

【方解】

冯世纶解读：本方后未见胡老方解，土瓜根用法是其加入。以蜜做栓剂，可润滑大肠、肛门，用于非热结、不可攻下的大便难者。

土瓜根，方未见。土瓜，《神农本草经》又称王瓜，土瓜根为葫芦科植物王瓜的根，味苦寒。《肘后备急方》记载："治大便不通，土瓜采根捣汁，筒吹入肛门中，取通。"亦药物灌肠法，可试用。

【解读仲景原文】

《伤寒论》第233条：阳明病，自汗出，若发汗，小便自利者，此为津液内竭，虽硬不可攻之，当须自欲大便，宜蜜煎导而通之。若土瓜根及大猪胆汁，皆可为导。

胡希恕注：阳明病，本自汗出，即便微恶寒而表未解，亦宜桂枝汤微汗解之。若复以麻黄汤发其汗，则益使津液亡失。汗出多者，小便当少，今反自利，此为津液自竭于内，而大便必干，但此与热极于里的燥结不同，大便虽硬，亦不可攻之，当须使其自欲大便，宜蜜煎导而通之。余如土瓜根和大猪胆汁，亦均可为导。

【讨论归经】本方证当属太阴病证。

【临证思辨】本方适宜里虚寒大便硬结者。

本方可见于习惯性便秘、老年性便秘、体虚便秘，亦宜用于小儿便秘，如孙溥泉医案：孙某，男，3岁。经常三四天不大便，排出困难，欲便不能时，患儿急躁，头汗出，蹦跳哭闹不止。1971年秋，先服少量牛黄解毒丸，能通一次干屎，但不服药仍三四日不大便。据《伤寒论》蜜煎导法，作蜜挺大如指长2寸许，当温时，纳谷道中。5分钟后，放屁不断，然后大便小半碗，用此方后，大便半月未干。又大便干时，复用蜜煎导法，其3次而愈。

70. 烧裈散方证

烧裈散方：妇人中裈，近隐处，取烧作灰。

上一味，水服方寸匕，日三服，小便即利，阴头微肿，此为愈矣。妇人病取男子裈烧服。

【方解】

冯世纶解读：胡老认为本方证事近怪诞，故未做方解。关于烧裈散，1973年长沙出土的《马王堆汉墓帛书》也有记载，近亦有个案报道论述其有效验，其科学性有待考证。

【解读仲景原文】

《伤寒论》第392条：伤寒阴阳易之为病，其人身体重、少气、少腹里急，或引阴中拘挛、热上冲胸、头重不欲举、眼中生花、膝胫拘急者，烧裈散主之。

胡希恕注：伤寒病新愈，余热未尽，若男女相交，则男病可传之女，女病可传之男，谓为阴阳易。其人身重为有湿；少气、少腹里急为有水，或引阴中拘挛、膝胫拘急者，水不滋于下也；热上冲胸者，水和热伴气上冲也；头重不欲举、眼中生花者，亦皆水热冲逆、冒眩之为候也，烧裈散主之。

按：伤寒新愈，身犹带菌，男女相交或可传染，但治之以烧裈散，事近怪诞，令人难以理解，姑存以待证。

【讨论归经】本方证当属太阴病证。

【临证思辨】本方证的辨证要点：身重、乏力、少腹拘急者。

伤寒新愈，身犹带菌、病毒，男女亲密接触或可传染，古代用烧裈散治疗，1973年长沙出土的《马王堆汉墓帛书》也有记载。近代亦有报道，类似治验历代皆有报道，其科学性有待考证。

71. 九痛丸方证

九痛丸方

附子（炮）三两，生狼牙（炙香）一两，巴豆（去皮心，熬，研如脂）一两，人参、干姜、吴茱萸各一两。

上六味，末之，炼蜜丸如桐子大，酒下，强人初服三丸，日三服；弱者二丸。善治卒中恶，腹胀痛，口不能言。又治连年积冷流注心胸痛、并冷肿上气、落马坠车血疾等，皆主之。忌口如常法。

【方解】

胡希恕注：本方为温下之方，阴寒而属里实者，可参考使用。

冯世纶解读：狼牙一味药，在仲景书出现两处，除本方证外，尚见于《金匮要略·妇人杂病脉证并治》第21条狼牙洗方证。狼牙即狼牙草，《神农本草经》谓："狼牙，味苦寒，治邪气、热气、疥瘙，恶疡、疮痔，去白虫。"可见为收敛消炎药而有治疮疡及杀虫等作用。后世本草书无明确记载，有人谓是狼毒，有报道谓仙鹤草，尚未取得共识。不过从方剂的主要组成来看，本方主用巴豆、附子、干姜、吴茱萸等，明显属于温下寒实之剂。

【解读仲景原文】

《金匮要略·胸痹心痛短气病脉证治》附方：九痛丸，治九种心痛。

胡希恕注：此为后人加入，后世立方，常言通治多种疾病，有失仲景辨证立方之旨。

冯世纶解读：本方证是《金匮要略·胸痹心痛短气病脉证治》的附方，胡老于《经方传真》《病位类方解》都未选入，主要原因是"此为后人加入"。本次附于此，亦是据胡老注解"本方为温下之方，阴寒而属里实者，可参考使用",即本方证与走马汤、桔梗白散、三物备急丸等方证,均属于温下、吐之方证。研究这些方证即可知,太阴病治则主用温补,尚有里阴寒实证,适宜用温下、吐法。

第五节 太阴病方证小结

以上 71 方证,属仲景《论广汤液经法》等古代方证,我们归类为里阴证,亦即太阴病。这些方证的药物,皆偏重于治里证,体现了太阴病治用温补为主,但其中有兼祛饮、祛瘀,或益津养血者,这是大家所熟悉的太阴病治则。

这里要特别说明一下,在探讨六经分证中,我们体悟到,仲景书中有不少吐、下寒实的方证,如走马汤、桔梗白散、三物备急丸、九痛丸等方证,以是可知,太阴病治则还必存在适用温吐、温下法,以是亦可知,仲景所述的六经的太阴病概念,当是里虚寒,或夹瘀,或夹饮,或兼津血虚证,亦见于里寒实证,统称为里阴证。

值得注意的是,传世的各版本的《伤寒论》,太阴病篇只有 8 条条文,而且大多不是论述真正的太阴病证治,而是论述合并证证治者。本属太阴病的证治,则多出于少阴病篇中及其他病篇中,仲景当另有深意,即少阴病极易传太阴,出现呕吐、下利虚寒证。胃气复则生,胃气绝则死,故人之病死,大都在太阴病这个时期,为治之道,只有四逆辈温之大法,篇中论治,只出此原则一条。而多数具体证治散在于各篇及《金匮要略》各篇中。古人认病,先是八纲,不是在表,即是在里。病在表为轻,在里为重,因此,仲景论述表证和里证的方证为最多,不但有救急四逆辈、走马汤、三物备急丸等,而且还有善后调理众多补益祛邪方。从方以类聚看,这些方药皆是治疗里阴证者,也就是说,仲景太阴病的实质即为里阴证。

值得注意的是,以上 71 方证是我们的归类,其中有单纯是太阴者,亦有太阳太阴合病者,亦有太阴阳明合病者,亦有太阳太阴阳明合病者,及与少阳等合病者。归类方法,主要依据论中条文及方药组成,但有不少条文过于简单或缺如,无奈只得以药测证,故有的方证不一定归类确切,有待进一步探讨。

第五章

少阴病（表阴证）与方证

第一节 《伤寒论》少阴篇内容提要

胡希恕先生曰:《伤寒论》少阴病篇比较难读,在我以前还没有人认为它是表阴证,也就因为这样,对于篇中的具体证治,因亦无法说明。其实依据八纲分析,同一病位均当有阴阳两类不同的证,验之于实践,老人或体质素虚的人,若患外感,往往见到少阴病这类的表证,而且少阴病篇论治开始,即首先提出麻黄细辛附子汤和麻黄附子甘草汤等发汗法。这明明告人,少阴病发作伊始,纯属表证,宜以汗解,唯以少阴病本虚,维持在表的时间甚短暂,二三日后即常传里而并发呕吐、下利的太阴病。篇中有关四逆辈诸证治,大都属于并病、合病之属,而非单纯的少阴病。人之死亡,大都在胃气败,即太阴病的末期阶段,少阴死证诸条,亦多系二阴的并病,仲景不于太阴病篇提出,而特出之本篇,亦大有深意。病之初起即见少阴这样表证,万不可轻忽大意,以其二三日就有并发太阴死证的风险,必须抓紧时机,与麻黄附子甘草汤等微发汗药治之,可救凶险于未萌。太阳与少阴均属表证,故均有传里或传半表半里的可能,但太阳病以传阳明、少阳为常,而间有传太阴、厥阴者。少阴病则恰相反,以传太阴、厥阴为常,而间有传阳明、少阳者。故少阴病篇亦有大承气汤和四逆散等证治的论述。《伤寒论》少阴病篇比较难读,各家误于循经发病之说,更使读者迷惑不解,因略加阐明,以供参考,至于证治详解,俱见各方证条,此不赘述。

《伤寒论》第281~300条可视为少阴病的总论。少阴与太阳,为同在表位的阴阳两类不同的证,历来读者误以经络名称,不承认少阴为表证,但论中屡次出现少阴病不可发汗的禁例,若不是病在表,提出这些禁汗条例,岂非废话!少阴病本虚,维持在表的时间甚暂,二三日后即常传里,或传半表半里,而且传里多传太阴,传半表半里多传厥阴,与太阳病传里多传阳明、传半表半里多传少阳者亦正相反。少阴病在表本无死证,但其死证,均在并于太阴,或时见并于厥阴,最后所提死证诸条,均属其例。

少阴病和太阳病是在同一表位上,所反映出来的阴阳两种不同的证。由于阴证多虚,维持在表的时间甚暂,一般二三日后即传里或半表半里,而为表与里或表与半表半里的并病,若麻黄附子细辛汤、麻黄附子甘草汤、白通汤等均属少阴病的发汗剂,即见于太阳病篇的桂枝加附子汤、桂枝去芍药加附子汤等均属少阴病的解表剂。不过前者（太阳篇的桂枝加减方）宜于汗出，而此（少阴篇的麻黄加减方）则宜于无汗者，不可不知。

胃为水谷之海，气血之源，人之病死，大多由于胃气的衰败，即是在太阴病这一阶段，所以前于太阳病篇即有"伤寒医下之，续得下利清谷不止，身疼痛者，急当救里"的说明。少阴病列出多条死证，亦以关系太阴病者为多。太阴病篇曾说"自利不渴者属太阴，以其脏有寒故也，当温之，宜服四逆辈"，而本篇所以出诸方，如附子汤、桃花汤、吴茱萸汤、真武汤、通脉四逆汤、四逆汤等，亦均属四逆辈，其有关于太阴病的证治甚明。何以有关太阴病的证治和死证，不出于太阴病篇而反出于此呢？其故有二：①少阴病传里以传太阴为常，所列证治和死证，均有关于少阴转属为太阴病者。②少阴病在表本不死，但以其传变迅速，二三日后即常转属太阴，便有死亡的可能。正是为了警告医家，一见少阴病，即不得轻忽视之，要抓紧时机解外，最好使之不传太阴，既传太阴更当急救其里。

少阴病亦间有传里阳明者，以津虚血少的少阴病，若传阳明，则燥结分外迅急，津液立有枯竭之患，故略见其端，即宜急下，不可因循常规，须注意之。

少阴传入半表半里，以传厥阴为常，而间有传少阳者。但在本篇只有转属厥阴死证两条（298、299），以厥阴病篇列于最后，故未涉及其具体证治。若猪肤汤、黄连阿胶汤、甘草汤、桔梗汤等条，皆有关转属少阳病、阳明病证治。至于苦酒汤、半夏散及汤、四逆散、猪苓汤等条，均属于类似证治，而实质不是少阴病。

第二节　怎样判定少阴病

少阴病概念已于太阳病篇说明，少阴病与太阳病是同属表证，但有阴阳之别，故前于太阳篇第7条则有"病有发热恶寒者，发于阳也；无热恶寒者，发于阴也"的说明，不过此仅就发热与否以示二者之辨还不够完善，因于少阴病篇又提出："少阴之为病，脉微细，但欲寐也。"以是少阴病的特征，不但无热而恶寒，与太阳病发热恶寒者有别，而且津血俱不足，脉亦微细，并其人困倦少神，与太阳病有着明显区别。故不论太阳伤寒或中风，若脉微细、但欲寐、无热恶寒者，即可辨证为少阴病证。这里亦告诉我们，判定少阴病主要依据少阴病提纲、辅助提纲，更重要的是遇到表证，排除太阳病即是少阴病。今结合《伤寒论》中有关论述，简括如下：

主提纲：《伤寒论》第281条：少阴之为病，脉微细，但欲寐也。

胡希恕注：少阴病，即是表阴证，条文所论即是对照太阳病说的，是说，脉浮、头项强痛而恶寒的太阳病，若脉兼见微细，而并但欲寐者，即是少阴病。

按：素即体弱或老年气血俱衰者，患外感当发表证时，则常作少阴病形。由于气血俱不足，故脉亦应之微细。虚则困倦少神，因而但欲寐也。这是说，少阴病的主要特征，除无热恶寒与太阳病发热恶寒显然不同外，并由于虚衰，脉浮之中而有微细之象，而且精神不振，故其人但欲寐也。

辅助提纲：《伤寒论》第7条：病有发热恶寒者，发于阳也；无热恶寒者，发于阴也。

胡希恕注：病始在表，若发热恶寒者，为太阳病，故为发于阳也；若无热恶寒者，为少阴病，故为发于阴也。

冯世纶解读：是说表证有两类，一者为"病有发热恶寒者，发于阳"，为太阳病，已在前述。二者为"无热恶寒者，发于阴"，为表阴证的少阴病。即少阴病的第二重要特征，为无热恶寒。

由这两个特征根据临床判定少阴病多无错误，是很简单的事。这里要说明的是，要明了少阴病为表证的阴性病。依据八纲的分析，同一病位均有阴阳两种不同的病证，表证当然亦不例外。

记忆少阴病：一是症状反应以少阴病提纲为特征；二是症状反应于病位为表阴证。

第三节　少阴病治则

胡希恕先生引《素问·脏气法时论》："肾苦燥，急食辛以润之，开腠理，致津液，通气也。"他指出：肾苦燥，当是指全身津液虚少，体表皮肤干燥少津，正是少阴病的病证。急食辛以润之，是指用辛药开腠理、致津液，实即指发汗。急者，是因正气虚衰，邪在表停留的时间很短暂，不抓紧治疗将很快传里，这正是说明了少阴病的治疗原则。体现这一治法的是第 302 条，即："少阴病，得之二三日，麻黄附子甘草汤微发汗，以二三日无里证，故微发汗也。"得之二三日，是说时间不长，邪尚在表。强调无里证则更证实邪在表，也同时说明少阴主表不主里。用麻黄附子甘草汤微发汗，是治疗单纯少阴病的方法和方药。用麻黄或桂枝发汗解表，这一点与太阳病是相同的，不同的是，太阳病因气血津液俱盛，用麻黄、桂枝、杏仁等发汗解表即可。而少阴病因气血津液俱衰，治虽须发汗解表，但发汗不得太过，而且必须配加附子、细辛等温性亢奋、强壮沉衰之药以助正气祛邪外出，这也即少阴病的治疗原则。

少阴病又常出现合病、并病，其治疗又有不同，但多数情况仍以微发汗为原则，如第 314 条："少阴病，下利，白通汤主之。"这是少阴太阴合病，即表里合病，治疗唯发其汗，则表里皆治；又如第 301 条："少阴病始得之，反发热，脉沉者，麻黄附子细辛汤主之。"《金匮要略·水气病脉证治》曰："脉得诸沉，当责有水。"可知这里的脉沉主水饮，即此条是说少阴病合并痰饮之证，或素有痰饮者出现表邪为水饮所郁而化热的少阴证时，治疗在微发汗的同时加入强壮亢奋、温化痰饮的细辛。再如第 20 条："太阳病，发汗，遂漏不止，其人恶风，小便难，四肢微急，难以屈伸者，桂枝加附子汤主之。"是因误治由表阳证（太阳病）陷入表阴证（少阴病），用桂枝加附子汤强壮发汗解表。还有第 22 条："若（脉）微，恶寒者，桂枝去芍药加附子汤主之。"也是少阴病的治疗，仍属强壮发汗解表。这些方证，说明了少阴病的治疗原则。

与太阳病相同，少阴病常合并痰饮、瘀血等，治疗时当随证治之。

第四节　少阴病常见方证

1. 麻黄附子甘草汤方证

麻黄附子甘草汤方：麻黄（去节）二两，甘草（炙）二两，附子（炮，去皮，破八片）一枚。

上三味，以水七升，先煮麻黄一两沸，去上沫，内诸药，煮取三升，去滓，温服一升，日三服。

【方解】

胡希恕注：本方是甘草麻黄汤加附子而成，附子温阳强壮祛寒，加于甘草麻黄汤中，故治甘草麻黄汤证而陷于阴证者。方中麻黄只取原量之半，是少阴病宜微发汗之故。本方温阳益气发微汗，能改变神疲无力状态，故温阳强壮解表，是单纯少阴病的治剂。

【参考处方】麻黄6克，炙甘草6克，炮附子15克。

上3味，以凉水700mL浸泡1小时，煎15～20分钟，取汤150mL温服。再续水煎一次温服。

【歌诀】麻黄附子甘草汤，是治少阴表证方，

麻黄量小附子温，微汗解表神能强。

【解读仲景原文】

《伤寒论》第302条：**少阴病，得之二三日，麻黄附子甘草汤微发汗，以二三日无里证，故微发汗也。**

胡希恕注：少阴病，始得之二三日时，以不传里而无里证为常，则宜麻黄附子甘草汤，微发汗以解表。

按：由上条脉沉而用麻黄附子细辛汤，则本条脉自不沉可知。麻黄附子甘草汤为少阴病发汗的主方，亦即伤寒无汗这类的发汗剂，若中风汗自出的少阴病，当于桂枝加附子汤类求之，已详于太阳病篇，故不重出。少阴病二三日无里证，明明告人本是表证，以其多虚，传变较速，三日后即要传里或半表半里，但并不是说，少阴病根本即是在里的病。

【讨论归经】本方证属少阴病证。

【临证思辨】本方证的辨证要点：表虚寒证见恶寒、无汗、脉微细者。

体弱或老年人若患伤寒或感冒，往往表现为少阴病。但也见于青壮年，如治验：许某，男，47岁，1978年5月4日初诊。右头痛2天，自感无精神，两手逆冷，恶寒无汗，口中和，不思饮，舌质淡，苔薄白，脉沉细，咽红，滤泡增生。此属虚寒表证，治以温阳解表，与麻黄附子甘草汤加味：麻黄10克，炮附子10克，炙甘草6克，川芎10克。结果：上药服一煎，微汗出，头痛解，未再服药，调养2天，精神如常。

2. 麻黄附子汤方证

麻黄附子汤方：麻黄三两，甘草二两，附子（炮）一枚。

上三味，以水七升，先煮麻黄，去上沫，内诸药，煮取二升半，温服八分，日三服。

【方解】

胡希恕注：此即麻黄附子甘草汤而增量麻黄，亦和桂枝去芍药加附子汤

与桂枝附子汤的组方相类，只增一二味药用量而已，似无另立方名的必要，不过上方是为少阴病微发汗，麻黄的用量须小；本方是为发散水气，麻黄的用量须大。制因证异，岂可苟同，学制方者，应用经方加减，宜留意于此。

【参考处方】麻黄 10 克，炙甘草 6 克，炮附子 15 克。

上 3 味，以凉水 700mL 浸泡 1 小时，煎 15 ～ 20 分钟，取汤 150mL 温服。再续水煎一次温服。

【歌诀】麻黄附子同前方，只是增加麻黄量，

　　　　发散水气有侧重，制因证异细端详。

【解读仲景原文】

《金匮要略·水气病脉证治》第 26 条：**水之为病，其脉沉小，属少阴。浮者为风，无水虚胀者为气。水，发其汗即已。脉沉者，宜麻黄附子汤；浮者，宜杏子汤。**

胡希恕注：水气病，脉沉小，即脉微细，属少阴病，若脉浮则是太阳病，二者皆属表，均可发为风水，发汗则愈。但仅是虚胀，内无水饮、外无水证者为气病，不可发汗。可发汗者，少阴脉沉者，宜麻黄附子汤；太阳脉浮者，宜杏子汤。杏子汤后世有人认为即麻杏石甘汤，有人认为是甘草麻黄汤加杏仁，但均属臆测，而无实据。根据《伤寒论》第 39 条，既言水气为病，又与少阴证相鉴别，且方证相配合理，方中又有杏仁，恐当是大青龙汤。

【讨论归经】本方证属少阴病证。

【临证思辨】本方证的辨证要点：少阴病兼见浮肿明显、无汗恶寒者。

临床可见于各种浮肿，年老、体质虚寒者常呈现本方证。

3. 白通汤方证

白通汤方：葱白四茎，干姜一两，附子（生，去皮，破八片）一枚。

上三味，以水三升，煮取一升，去滓，分温再服。

【方解】

胡希恕注：葱白为一辛温发汗药，配伍干姜、附子使皮肤汗出，故称白通。本方配伍干姜、附子亦和麻黄附子甘草汤、麻黄附子细辛汤等同属少阴病的发汗剂。由于本方有作用于下利，故少阴病下利宜本方，而不用前二方。

冯世纶解读：这里应特别注意，本方以葱白发汗为主，主在解表，因少阴病虚寒甚，故必配温阳强壮的附子、干姜才能解表。后世注家因囿于葱白通阳而救格阳，而忽视葱白发汗，因致不解少阴病本质，及惑于白通加猪胆

汁方证（见下条解析）。

【参考处方】葱白 60 克，干姜 6 克，生附子 15 克。

上 3 味，以凉水 500mL 浸泡 1 小时，煎取 100mL，温服。续水再煎一次温服。

【歌诀】白通汤里姜附葱，辛温发汗称白通，

发汗解表治下利，少太合病有奇功。

【解读仲景原文】

《伤寒论》第 314 条：少阴病，下利，白通汤主之。

胡希恕注：既有少阴病的外证，而同时又有下利里证，此亦少阴太阴合病、表里合病之属，宜白通汤主之。

按：下利而有表证，现太阳病者，宜葛根汤；现少阴证者，宜白通汤，其理同，可互参。

【讨论归经】下利属太阴，干姜治在太阴，故本方证属少阴太阴合病证。

【临证思辨】本方证的辨证要点：少阴病表证明显又见下利者。

本方证常见于老年体弱外感、病毒性或胃肠型感冒，亦见于慢性病，如刘宇医案：刘某，男，12 岁，每晨起头痛绵绵，至中午不治则自愈。某中医诊治，按气虚头痛，屡治无效，严重影响学习。症见：自汗，精神倦怠，畏寒喜热，舌淡苔白，脉沉细无力。证属阳虚头痛，与白通汤加炙甘草：熟附子 6 克，干姜 4.5 克，炙甘草 4.5 克，葱白 2 枚。结果：服两剂而愈。

4. 白通加猪胆汁汤方证

白通加猪胆汁汤方：葱四茎，干姜一两，附子（生，去皮，破八片）一枚，人尿五合，猪胆汁一合。

上五味，以水三升，煮取一升，去滓，内胆汁、人尿，和令相得，分温再服。若无胆，亦可用。

【方解】

胡希恕注：人尿咸寒，有解热降逆、止血等作用，于白通汤加胆汁、人尿，当治白通汤证呕而烦逆者。

【解读仲景原文】

《伤寒论》第 315 条：少阴病，下利，脉微者，与白通汤；利不止、厥逆无脉、干呕、烦者，白通加猪胆汁汤主之。服汤，脉暴出者死，微续者生。

胡希恕注：白通加猪胆汤主之，当是通脉四逆加猪胆汁汤主之，可能传

抄有误，宜改之。

上文少阴病下利虽宜白通汤主之，但少阴病脉微者，不可发汗，今下利而脉微，故不可与白通汤，若误与之，则不但利不止，而且必致厥逆无脉、干呕、烦等虚脱的恶候，此时应以通脉四逆加猪胆汁汤主之。服药后，若脉暴出者，乃烛欲息、焰反高的凶兆，故主死。若脉微续而出者，为生气的渐复，故主生。

按：历来注家多谓不是白通汤药有所误，认为阴寒之极，初服热药反而拒格，以是则利不止，厥逆无脉，干呕而烦，宜以热因寒用之法，乃以白通加猪胆汁汤主之。我早年也信其说，但经长时间的体验研究，乃知其非，今就管见略述于下。

首先讨论一下白通汤究竟属于哪一类的方和主治什么样的证：葱白为一辛温发汗药，乃众所周知的常识，伍以干姜、附子热药，当更能致汗。它与麻黄附子甘草汤、麻黄细辛附子汤等配伍的大意同，虽主证候有所出入，但均属少阴病的发汗方剂，这是可以肯定的。诸家为了附会原文，或谓葱白通阳，或谓能升下陷的阳气，而避言其发汗作用，因而说白通汤温中逐寒的作用，比四逆汤、通脉四逆汤等更为有力，这是睁着眼睛说瞎话。温中逐寒、振兴沉衰，须赖干姜、附子的大力，通脉四逆汤之所以能治四逆汤证阴寒更剧者，即由于增量干姜、附子的结果。白通汤的干姜、附子用量还不及四逆汤，更不用说通脉四逆汤了。何况主用发汗的葱白，对于虚寒极于里的阴证，依法势在必禁。试看下利清谷、四肢逆冷、脉微欲绝等条，阴寒重证均用无葱白的四逆汤和通脉四逆汤，而无一用有葱白的白通汤，即其明征。葱白通阳，无可非议，不过通阳是通津液以致汗，用现在的话说，即发汗也，名之为白通汤，其取意在此。上条的"少阴病下利，白通汤主之"，乃下利而同时有少阴病的外证，即所谓表里合病之属，用白通汤温中使微汗，则表里当均治，此与太阳阳明合病而下利者，用葛根汤以发汗，是同样的治疗手段，只是阴阳有别，用药不同罢了。

白通汤的方证既明，再看本条与白通汤后的变化，是不是药有所误？少阴病下利，似与上条的为证同，但明明提出"脉微者"三字，岂可看作无关重要的浮词，前第286条谓"少阴病，脉微，不可发汗，亡阳故也"，白通汤本是发汗剂，上条"少阴病下利，白通汤主之"，当然是脉不微者；今少阴病下利而脉微，故不可与白通汤，若强与之，则不但利不止，而且由于误汗，更使其亡津液、亡血液，因致厥逆无脉、干呕烦的虚脱证候。诸家只看到干

357

姜、附子的温中，而忽视了葱白的发汗，又把前后二条误为同证，因而说不是药有所误，是因证极阴寒，初服热药，而反拒格云云，此实出于臆测。

基于以上的说明，则与白通汤利不止、厥逆无脉、干呕烦者，明明是误与白通汤治成的坏病，最后更有"脉暴出者死，微续者生"的结语，可见这是何等严重的虚脱恶候。猪胆苦寒，虽有治呕烦和亢奋作用，但加于白通汤的发汗剂，而施于此证，势必益其虚脱而速其死亡。厥逆脉绝，只有通脉四逆的一法；加猪胆汁，亦只能加于通脉四逆汤中，始较合理，故谓白通加猪胆汁汤，当是通脉四逆加猪胆汁汤之误，宜改之。为便于参考，仍将白通加猪胆汁汤方照录附上，便于解读。

【临证思辨】白通加猪胆汁汤应为通脉四逆加猪胆汁汤，参见通脉四逆加猪胆汁汤方证。

5. 麻黄附子细辛汤方证

麻黄附子细辛汤方：麻黄（去节）二两，细辛二两，附子（炮，去皮，破八片）一枚。

上三味，以水一斗，先煮麻黄减二升，去上沫，内诸药，煮取三升，去滓，温服一升，日三服。

【方解】

胡希恕注：此于麻黄附子甘草汤去甘缓的甘草，而加祛寒逐饮的细辛，故治麻黄附子甘草汤证而有寒饮者。

【参考处方】麻黄 6 克，细辛 6 克，炮附子 15 克。

上 3 味，以凉水 700mL 浸泡 1 小时，煎 15 ～ 20 分钟，取汤 150mL 温服。再续水煎一次温服。

【歌诀】麻黄附子细辛汤，解表祛饮好商量，
少阴表证反发热，外寒内饮两解良。

【解读仲景原文】

《伤寒论》第 301 条：**少阴病，始得之，反发热，脉沉者，麻黄附子细辛汤主之。**

胡希恕注：少阴病是阴寒表证，应以无热为常。始得之，病在表，脉也不应沉，今既发热而脉又沉，故谓反发热。沉脉是寒饮在里的反应，脉沉者，这也是外邪内饮之证，故以麻黄附子细辛汤主之。

按：此和麻黄附子甘草汤均属少阴病无汗的治剂，若自汗出者，宜桂枝

加附子汤或桂枝去芍药加附子汤等，读者可前后互参。

【讨论归经】本方证当属少阴太阴合病证。

【临证思辨】本方证的辨证要点：少阴病兼寒饮，即恶寒、无汗、脉沉者。

本方证在临床最为多见，不论是感冒，还是急慢性气管炎、关节炎等病，常可现本方证，亦可治疗哮喘，如治验：唐某，女，40岁，1980年1月19日初诊。1979年3月出现哮喘，经中西药治疗未缓解。前医以三阳合病用大柴胡汤加生石膏加减，服38剂不效。近症：白天无咳喘，但有鼻塞流涕、头痛、口干不思饮、背恶寒、但欲寐，晚上胸闷喘息，喉中痰鸣，吐少量白痰，口干不思饮，大便干，脉沉弦细，苔白根腻。变态反应检查：对尘土、螨、花生、大豆等八种物质过敏；血液流变学检查：全血比黏度6.25mPa·s，血浆比黏度1.98mPa·s，全血还原黏度11.17mPa·s，红细胞电泳16.70/s，血细胞比容47%；免疫球蛋白检查：IgG1.24g/L，IgA1.10g/L，IgM1.38g/L。西医诊断：支气管哮喘。中医辨证：少阴表证夹饮。治以温阳解表、祛寒化饮，与麻黄附子细辛汤：麻黄6克，细辛6克，炮附子6克。结果：上药服3剂，鼻塞明显好转，头痛减，增加附子用量，经服2个多月，喘平。复查血流变学：全血比黏度4.86mPa·s，血浆比黏度1.94mPa·s，全血还原黏度9.74mPa·s，红细胞电泳15.03/s，血细胞比容40%；免疫球蛋白：IgG2.34g/L，IgA0.99g/L，IgM2.11g/L。经追访3年未见复发。

6. 桂枝去芍药加麻黄附子细辛汤方证

桂枝去芍药加麻黄附子细辛汤方：桂枝三两，生姜三两，甘草二两，大枣十二枚，麻黄二两，细辛二两，附子（炮）一枚。

上七味，以水七升，煮麻黄，去上沫，内诸药，煮取二升，分温三服，当汗出，如虫行皮中，即愈。

【方解】

胡希恕注：此即桂枝去芍药汤与麻黄附子细辛汤合方，故治二方的合并证。

【参考处方】桂枝10克，生姜15克，炙甘草6克，大枣4枚，麻黄6克，细辛6克，炮附子15克。

上7味，以凉水800mL浸泡1小时，煎15～20分钟，取汤150mL温服。再续水煎一次温服。

【解读仲景原文】

《金匮要略·水气病脉证治》第 31 条：气分，心下坚，大如盘，边如旋杯，水饮所作，桂枝去芍药加麻黄附子细辛汤主之。

胡希恕注：《医宗金鉴》谓："气分以下十六字，当是衍文，观心下坚之本条自知（即枳术汤条）。桂枝去芍药加麻黄附子细辛汤之十三字，当在上条气分之下，义始相属，正是气分之治法，必是错简在此。"此说可信，今照《医宗金鉴》气分条文于下，供参考。

"师曰：寸口脉迟而涩，迟则为寒，涩为血不足。趺阳脉微而迟，微则为气，迟则为寒，寒气不足，则手足逆冷。手足逆冷，则荣卫不利，荣卫不利，则腹满胁鸣相逐，气转膀胱，荣卫俱劳，阳气不通则身冷，阴气不通即骨疼；阳前通则恶寒，阴前通则痹不仁。阴阳相得，其气乃行，大气一转，其气乃散。实则矢气，虚则遗尿，名曰气分"。

以上词义费解，各家说法不一，亦难为据。但根据对气分的描述，实质是外有手足逆冷、身冷骨痛、恶寒、麻痹，内有腹满胁鸣相逐、气转膀胱，这些不外是荣卫外虚、寒邪内客，以致痹痛胀满之证，即桂枝去芍药汤证和麻黄附子细辛汤证的合并证，以本方主之，未为不可。

【讨论归经】本方证当属少阴太阴合病证。

【临证思辨】本方证的辨证要点：手足逆冷、恶寒、身痛者。

7. 桂枝芍药知母汤方证

桂枝芍药知母汤方：桂枝四两，芍药三两，甘草二两，麻黄二两，生姜五两，白术五两，知母四两，防风四两，附子（炮）二两。

上九味，以水七升，煮取二升，温服七合，日三服。

【方解】

胡希恕注：本方是由桂枝汤增桂枝、生姜用量，去大枣，加麻黄、防风、白术、附子、知母而成。增加桂枝、生姜用量并加入麻黄、防风旨在发汗解表并治呕逆。加入白术、附子功在利湿祛寒除痹，佐以知母消肢体肿，故全方用以治疗风湿关节痛、肢体肿而气冲呕逆者。

【参考处方】桂枝 12 克，白芍 10 克，炙甘草 6 克，麻黄 6 克，生姜 15 克，白术 15 克，知母 12 克，防风 10 克，炮附子 15～30 克。

上 9 味，以凉水 800mL 浸泡 1 小时，煎 15～20 分钟，取汤 150mL 温服。再续水煎一次。

【歌诀】桂枝芍药知母汤，桂枝去枣增桂姜，

　　　加入麻防为解表，术附逐痹治痹尪。

【解读仲景原文】

《金匮要略·中风历节病脉证并治》第 7 条：诸肢节疼痛、身体尪羸，脚肿如脱，头眩短气，温温欲吐，桂枝芍药知母汤主之。

胡希恕注：诸肢节疼痛，即四肢关节都疼痛。身体尪羸，即言身体瘦之甚而关节肿大的样子。脚肿如脱，即言脚肿之甚。头眩短气、温温欲吐，为气冲饮逆的结果，这是桂枝芍药知母汤的适应证，故用本方主之。

【讨论归经】桂枝、麻黄、防风、附子治少阴，白术、生姜治太阴；知母、芍药治阳明，故本方证当属少阴太阴阳明合病证。

【临证思辨】本方证的辨证要点：关节疼痛、肢体肿而气冲呕逆者。

慢性关节炎下肢或腕指关节肿痛者，用本方有良验。如胡老治验：徐某，男，19 岁，1966 年 2 月 15 日初诊。左足肿疼已五六年，近两年加重。经拍片证实为跟骨骨质增生。现症：左足肿疼，怕冷，走路则疼甚，口中和，不思饮，苔薄白，脉沉弦。辨六经为少阴阳明太阴合病，辨方证为桂枝芍药知母汤证：桂枝 10 克，白芍 10 克，知母 12 克，防风 10 克，麻黄 10 克，生姜 12 克，苍术 12 克，川附子 6 克，炙甘草 6 克。结果：上药服 7 剂，左足跟疼减，走路后仍疼，休息后较治疗前恢复快。增川附子为 9 克继服，1 个月后左足跟肿消，疼痛已不明显。

据胡老经验，本方加石膏治年余不解的风湿热有奇效；本方与桂枝茯苓丸合用，治疗下肢肿的血栓闭塞性脉管炎亦验。

8. 桂枝加附子汤方证

桂枝加附子汤方：桂枝（去皮）三两，芍药三两，甘草（炙）三两，生姜（切）三两，大枣十二枚，附子（炮，去皮，破八片）一枚。

上六味，以水七升，煮取三升，去滓，温服一升。本云：桂枝汤，今加附子，将息如前法。

【方解】

胡希恕注：此即桂枝汤加附子，故治桂枝汤证陷于阴证者。

冯世纶解读：胡老认为，附子辛温，为一有力的温中、祛寒、逐湿药，尚有亢奋、振兴代谢机能的作用，无论表里证，若陷于阴证者，多适宜配以本药治之。桂枝汤是治太阳表虚证者，如陷入表阴即少阴病，则应加附子以

温阳解表。即桂枝加附子汤为治桂枝汤证而变为少阴证者。

【参考处方】桂枝 10 克，白芍 10 克，炙甘草 10 克，生姜 15 克，大枣（擘）20 克，炮附子（先煎）15 ～ 30 克。

上 6 味，以冷水 600mL 浸泡 1 小时，先煎炮附子 40 分钟，加入五味继煎 15 ～ 20 分钟，取汤 150mL 温服，续水再煎一次温服。即 1 剂药煎 2 次分服，服药时间最好在上午 9 ～ 10 时，下午 3 ～ 4 时。

【歌诀】桂枝汤中加附子，加重温阳祛寒力，

太阳已转少阴病，强壮解表是玄机。

【解读仲景原文】

《伤寒论》第 20 条：太阳病，发汗，遂漏不止，其人恶风，小便难，四肢微急，难以屈伸者，桂枝加附子汤主之。

胡希恕注：本来是太阳病的桂枝汤证，由于医生误用麻黄汤大发其汗，遂使汗流似漏而不止。其人恶风，半由于桂枝汤证未解，半由于已陷入阴证（少阴病）。小便难，是汗漏不止、体液大量亡失的结果。四肢微急、难以屈伸，亦是津液亡失、筋肌失和的极虚证候。以上种种，纯属于误治使太阳表虚证还未解而陷入阴证的少阴病，故以桂枝加附子汤主之。

冯世纶解读：桂枝加附子汤为少阴病的发汗剂，本条是说误治可造成本方证，但不因误治而呈现本方证者，临床更为多见。

【讨论归经】本方证当属少阴病证。

【临证思辨】本方证的辨证要点：桂枝汤证更见恶寒、小便难、四肢微急者。

桂枝汤治太阳病即表阳证，桂枝加附子治少阴病即表阴证，有关太阳病和少阴病的概念参看六经提纲。本方证常见于急慢性关节病和风湿病。如胡老治验：任某，女，33 岁，首都机场门诊患者，初诊日期 1966 年 3 月 25 日。因腰背疼在积水潭医院、北京中医学院附属医院检查均诊断为"脊椎骨质增生症"。近来头晕、头痛、目胀，下肢关节胀疼，手麻，乏力，四肢逆冷，易汗出，恶寒，舌苔白，舌质淡，脉沉细。证属在表之阴证，为桂枝加附子汤证：桂枝 10 克，白芍 10 克，炙甘草 10 克，生姜 10 克，大枣 4 枚，制附片 10 克。结果：上药服 3 剂，痛减，四肢逆冷好转。服 1 个月后全身症状好转。

9. 乌头汤方证

乌头汤方：麻黄、芍药、黄芪各三两，甘草（炙）三两，川乌（咬咀，

以蜜二升，煎取一升，即出乌头）五枚。

上五味，咬咀四味，以水三升，煮取一升，去滓，内蜜煎中，更煎之，服七合，不知，尽服之。

【方解】

胡希恕注：方中以蜜二升先煎川乌，去一升则出乌头，仅用蜜与他药煎煮，去其毒性，而留其除寒解痹之功，其中蜜既可解乌头之毒，亦有止痛之用。麻黄、芍药、黄芪、甘草发汗而解外邪。本方表证为实，可与后文寒疝篇中乌头桂枝汤表虚证相对比。

冯世纶解读：原方记载川乌用蜜煎为去其毒性，胡老已注解如上。这里要说明的是，古人多用生鲜川乌，因以蜜煎，今市上唯售制川乌，故无须再用蜜。又据临床观察，去川乌之毒，关键在水煎的时间长短，故量越大，为去其毒，煎的时间应越长。

【参考处方】麻黄 10 克，白芍 10 克，黄芪 12 克，炙甘草 10 克，制川乌 10 ～ 30 克。

上 5 味，以冷水 600mL 浸泡 1 小时，先煎川乌 40 分钟，加入 4 味继煎 15 ～ 20 分钟，取汤 150mL 温服，续水再煎一次温服。即 1 剂药煎 2 次分服，服药时间最好在上午 9 ～ 10 时，下午 3 ～ 4 时。

【歌诀】乌头汤自乌头煎，麻黄黄芪芍药甘，

　　　　脚气历节关节肿，发汗解表重祛寒。

【解读仲景原文】

《金匮要略·中风历节病脉证并治》第 9 条：病历节，不可屈伸，疼痛，乌头汤主之。

胡希恕注：历节为一身关节俱疼的病名，病历节疼痛，以至不可屈伸者，此是外寒重的少阴病，故治宜温阳强壮解表，宜用乌头汤。

《金匮要略·中风历节病脉证并治》第 9 条：乌头汤方，治脚气疼痛，不可屈伸。

胡希恕注：此亦属于正虚寒重的脚气肿痛，因风寒湿困表，致关节不可屈伸，此亦表阴寒重证，宜乌头汤治之。

《金匮要略·腹满寒疝宿食病脉证治》附方（一）：《外台》乌头汤，治寒疝腹中绞痛，贼风入攻五脏，拘急不得转侧，发作有时，使人阴缩，手足厥逆。方见上。

胡希恕注：本条内有寒疝腹中拘急绞痛、发作有时，甚则前阴收缩，手

足厥逆，外有贼风欲入五藏，故以乌头汤外解表邪，内祛里寒。"方见上"为错简，当为《金匮要略·中风历节病脉证并治》篇中之乌头汤。

冯世纶解读：这是《外台秘要》也记载的乌头汤方证，其适证是：病寒疝而腹中绞痛，更由于贼风入攻五脏，以致身体拘急不得转侧，发作有时，令人阴缩、手足厥冷。"贼风入攻五脏"，古人以外邪伤人称贼风，入攻五脏是说邪甚而伤于内，即内外皆寒，这种外内皆寒证因以表寒为主，仍属少阴病，故用乌头汤发汗解表。

【**讨论归经**】本方证当属少阴病证。

【**临证思辨**】本方证的辨证要点：关节疼甚、屈伸不利、四肢厥冷者。

本方以乌头为主药，若只寒气内盛而腹中痛者，为大乌头煎证；若兼外邪而身体疼痛或肢节痛者，则宜适证选用本方。要注意乌头有毒（尤其草乌），古人用蜜煎去其毒。根据临床观察，去毒的关键是水煎的时间长短，故川乌用量大时，煎的时间一定要长。乌头桂枝汤后注"知者如醉状，得吐者为中病"，其他两方虽未明言，亦不例外，可见是经常瞑眩的峻药，用时当慎，并宜详告病家。

10. 乌头桂枝汤方证

乌头桂枝汤方：乌头。

上一味，以蜜二斤，煎减半，去滓，以桂枝汤五合解之，得一升后，初服二合，不知，即服三合，又不知，复加至五合，其知者，如醉状，得吐者，为中病。

【**方解**】

胡希恕注：方为桂枝汤与大乌头煎之合方，一解表邪，一祛里寒，服后可出现头晕、吐水如酒醉之瞑眩状态，过后病愈，但亦与乌头之毒性有关，临床应用当自小剂量开始服用。

冯世纶解读：乌头桂枝汤方仅举乌头，未言枚数，《备急千金要方》记载："秋干乌头实中者五枚，除去角。"《外台秘要》又载："秋乌头实中大者十枚，去皮生用。"《医心方》也作五枚。乌头的治疗作用主要在乌头碱，其毒性也主要在乌头碱，因此非和平之药，性极猛烈，当以五枚为常用量。不过这里不写用量，亦有深意，即临证据病情而定，可大可小。古人总结经验，为了用其毒治病而防其中毒，主要掌握在服法，"以知为度"是关键。又方后有"其知者如醉状，得吐为中病"，是药已中病所发生的瞑眩现象。

关于川乌煎法，已在乌头汤说明。临床以水煎为主。

【参考处方】制川乌 10 ～ 30 克。

上 1 味，以水 1000mL 煎约 1 小时，剩 100mL，加入桂枝汤 100mL。初服 40mL，不知，继服 60mL，如仍不知，继服 100mL。

【解读仲景原文】

《金匮要略·腹满寒疝宿食病脉证治》第 19 条：寒疝，腹中痛，逆冷，手足不仁。若身疼痛，灸、刺、诸药不能治，抵当乌头桂枝汤主之。

胡希恕注：腹中痛、逆冷、手足不仁，此疝为寒之甚于里。若身疼痛，更兼为外邪，宜以乌头桂枝汤方主之，而非灸刺和诸药等一般常法所能治。

冯世纶解读："抵当乌头桂枝汤主之"，《备急千金要方》《金匮直解》皆无"抵当"二字。考"抵当"是水蛭古时的意音，可能是错简。

【讨论归经】本方证属少阴病证。

【临证思辨】本方证的辨证要点：大乌头煎证与桂枝汤证并见者。

腹痛里寒重而外证也明显，也即关节痛明显者，可试用本方。

11. 桂枝去芍药加附子汤方证

桂枝去芍药加附子汤方：桂枝（去皮）三两，生姜（切）三两，大枣（擘）十二枚，甘草（炙）二两，附子（炮，去皮，破八片）一枚。

上五味，以水七升，煮取三升，去滓，温服一升。本云：桂枝汤，今去芍药加附子，将息如前法。

【方解】

胡希恕注：此于桂枝去芍药汤加附子，故治桂枝去芍药汤证而陷于阴证者。

【参考处方】桂枝 10 克，炙甘草 10 克，生姜 15 克，大枣（擘）20 克，炮附子（先煎）15 ～ 30 克。

上 5 味，以冷水 800mL 浸泡 1 小时，煎开锅后 15 ～ 20 分钟，取汤 150mL 温服，续水再煎一次温服。即 1 剂药煎 2 次分服，服药时间最好在上午 9 ～ 10 时，下午 3 ～ 4 时。

冯世纶解读：胡希恕老师对本条的解读，尤其是对促脉的认识，独具特色，也最恰切临床，容易理解。由此亦可知：《伤寒论》的促脉与《脉经》的促脉根本不同，《伤寒论》是有别于《内经》的经方理论体系的。

【歌诀】桂枝去芍加附子，只因表寒邪未去，病从太阳陷少阴，加强温散解表力。

【解读仲景原文】

《伤寒论》第21条：**太阳病，下之后，脉促胸满者，桂枝去芍药汤主之；第22条：若（脉）微，恶寒者，桂枝去芍药加附子汤主之。**

胡希恕注：太阳病宜汗不宜下，若误下后，因气冲于上，而虚于下，以致脉促胸满者，宜桂枝去芍药汤主之；若脉更兼见微，并又恶寒者，则宜桂枝去芍药加附子汤主之。

按：促，为寸浮、关以下沉之脉。注家多谓"数中一止"，乃宗叔和之说，实非。太阳病就由于误下，虚其腹气，但表未罢，故气上冲胸，以至胸满，上实下虚，脉亦应之促。下后气上冲，本宜桂枝汤，今腹气因下而虚，故去芍药。若脉更兼见微，并其人复恶寒，病已由阳转阴，故更加附子治之。

冯世纶解读：第21、22条紧密相关，成无己改为两条，并把"微寒"改为"微恶寒"，是不对的。若微寒者，微后当加"，"号，是继脉促而论述。微言脉，而寒言证，即第22条的微寒是承第21条而来，下之后胸满，又见脉微而且恶寒，呈少阴证，故加附子治之。

这里注意：胸满与腹满不同，要联系桂枝加芍药汤证对照分析，桂枝加芍药汤证，是因桂枝汤证又见阳明里实之腹满，因加芍药。本条的胸满，是因下后腹虚，而表不解、气上冲而致胸满。胸满而喘还见于麻黄汤证，腹满而喘还见于大承气汤证，可互参。

【讨论归经】本方证属少阴病证。

【临证思辨】本方证的辨证要点：桂枝去芍药汤证又见脉细、恶寒明显者。

本方证多见于感冒、急慢性支气管炎、风湿病、各类心脏病（病毒性心肌炎、冠心病、风心病等），如赖良蒲医案：头痛项强，身痛，胸满足软，恶寒，漏汗不已，舌苔薄白，口淡无味，脉沉迟。治以桂枝去芍药加附子汤：桂枝9克，附片12克，炙甘草6克，大枣4枚，生姜9克。结果：一剂减轻，两剂痊愈。

12. 桂枝附子汤方证

桂枝附子汤方：桂枝（去皮）四两，生姜（切）三两，大枣十二枚，甘草（炙）二两，附子（炮，去皮，破八片）三枚。

上五味，以水六升，煮取二升，去滓，分温三服。

【方解】

胡希恕注：本方即桂枝去芍药加附子汤的变方，药味没变，只不过增加桂枝、附子用量而已。由于附子擅长除湿痹，桂枝尤善利关节，增加二味用量，更专于治疗风湿关节痛。改名为桂枝附子汤，以标明与桂枝去芍药加附子汤方主治有别。古方立法之长如此，学者宜细寻味。

【参考处方】桂枝 12 克，生姜 15 克，大枣 4 枚，炙甘草 6 克，炮附子 30 ～ 90 克。

上 5 味，先煎附子 1 小时，入 4 味，加水至 600mL，续煎 15 ～ 20 分钟，取汤 150mL 温服。再续水煎一次温服。

【歌诀】桂枝附子即前方，增加桂枝附子量，

　　　　药味虽同量不同，祛除湿痹是特长。

【解读仲景原文】

《伤寒论》第 174 条：**伤寒八九日，风湿相搏，身体疼烦，不能自转侧，不呕、不渴、脉浮虚而涩者，桂枝附子汤主之。若其人大便硬、小便自利者，去桂加白术汤主之。**

胡希恕注：本来有湿，又被风邪所伤，因称风湿相搏。太阳伤寒已八九日，又继发风湿相搏证。身体疼烦，是说全身痛剧，以至烦躁不宁。不能自转侧，是由于肢体痛剧，而不能自力翻身转动的意思。因未传少阳故不呕；因未传阳明故不渴；虽病还在外，但已虚极变为阴证，故脉浮虚而涩，这是桂枝附子汤方证，故用该方治疗。如果患者大便硬，而小便频利，则津液绝于里，不宜再用发汗的方法治疗，应改用去桂加白术汤主之（参见下）。

按：小便自利，宜作小便频数解，茯苓、白术等利尿药与附子为伍，反治虚衰的小便失禁。本条所述即由小便失于收摄而自利，水分被夺，大便因而成硬。水湿在表之证，本宜发汗治疗，但渴而下利，小便数者，皆不可发汗，《金匮要略·水气病脉证治》有详细论述，可互参。

《金匮要略·痉湿暍病脉证治》第 23 条：**伤寒八九日，风湿相搏，身体疼烦，不能自转侧，不呕不渴，脉浮虚而涩者，桂枝附子汤主之；若大便坚，小便自利者，去桂加白术汤主之。**

胡希恕注：该条是上条在《金匮要略》的重出。

【讨论归经】本方证属少阴病证。

【临证思辨】本方证的辨证要点：外邪里饮关节痛、腹痛者。

本方证常见于风湿痹痛、腹痛等，如秦伯未医案：黄某，女，24 岁，下

肢关节痛已年余，曾经中医治疗效不显。现病情仍重，尤以右膝关节痛为甚，伸屈痛剧，行走困难，遇阴雨天则疼痛难忍，胃纳尚好，大便时结时烂，面色㿠白，苔白润滑，脉弦紧，重按无力，与桂枝附子汤：桂枝尖 30 克，炮附子 24 克，炙甘草 18 克，生姜 18 克，大枣 4 枚。结果：服 3 剂痛减半，精神饮食转佳。前方增附子为 30 克、生姜 24 克，连服 10 剂，疼痛完全消失。

13. 桂枝附子去桂加白术汤方证

桂枝附子去桂加白术汤方：附子（炮，去皮，破八片）三枚，生姜（切）三两，大枣十二枚，甘草（炙）二两，白术四两。

上五味，以水六升，煮取二升，去滓，分温三服。初一服，其人身如痹，半日许复服之，三服都尽，其人如冒状，勿怪，此以附子、术并走皮内，逐水气未得除，故使之耳。法当加桂四两。此本一方二法，以大便硬，小便自利，去桂也；以大便不硬，小便不利，当加桂。附子三枚恐多也，虚弱家及产妇，宜减服之。

【方解】

胡希恕注：白术、附子配伍，不但逐湿解痹，而且治小便频数。于桂枝附子汤去桂代之以术，故治桂枝附子汤证大便硬而小便数、气上冲不明显者。

冯世纶解读：在这里胡希恕老师提出："风湿证，虽有阴阳之殊，但始终在表。"值得注意。对桂枝附子汤方证，已明确属少阴证，以桂枝附子汤是强壮解表而治痹痛。胡老未明确指出桂枝附子去桂加白术汤方证的归类，但据方证分析，方中生姜发汗解表，配附子以解少阴之表；白术、大枣、甘草温里生津液，白术有生津液治大便硬的特能，故本方治大便硬的痹症，当归类于少阴太阴合病证。

由此两方证可悟到：白术治太阴虚寒性便秘，临床屡用皆效。

【参考处方】白术 12 克，生姜 15 克，大枣 4 枚，炙甘草 6 克，炮附子 30～90 克。

上 5 味，先煎附子 1 小时，入 4 味，加水至 600mL，续煎 15～20 分钟，取汤 150mL 温服。再续水煎一次温服。

【歌诀】去桂加白术汤方，桂枝附子去桂汤，

只因津伤大便硬，加术逐湿二便畅。

【解读仲景原文】

《伤寒论》第 174 条：伤寒八九日，风湿相搏，身体疼烦，不能自转侧，

不呕、不渴、脉浮虚而涩者，桂枝附子汤主之。若其人大便硬、小便自利者，去桂加白术汤主之。

胡希恕注：见桂枝附子汤条。

《金匮要略·痉湿暍病脉证治》第 23 条："伤寒八九日，风湿相搏，身体疼烦，不能自转侧，不呕不渴，脉浮虚而涩者，桂枝附子汤主之；若大便坚，小便自利者，去桂加白术汤主之"。

胡希恕注：该条是上条在《金匮要略》的重出，去桂加白术汤又称白术附子汤。

《金匮要略·中风历节病脉证并治》附方:《近效方》术附汤治风虚，头重眩，苦极，不知食味，暖肌补中，益精气。

胡希恕注：本方组成即"桂枝附子去桂加白术汤"，可治疗关节痛而无表证者。《伤寒论》中在桂枝附子汤证基础上而见"小便数，大便硬"转用此方，因其小便频数，而致大便硬，故去解表之桂枝，而以白术、附子一解痹痛，二收肾关，减其小便，津还而便自调。方中白术健胃，胃喜燥而恶湿，胃中停水则眩，故可以白术止其眩，其他症状则均是因白术而臆想。

【讨论归经】本方证属少阴太阴合病证。

【临证思辨】本方证的辨证要点：桂枝附子汤证，无气上冲而见小便频利、大便偏干者。

老年体虚骨节疼痛、风湿痹痛，偏虚寒又见大便干、小便频者。如刘渡舟医案：韩某，男，37 岁，自诉患关节炎有数年之久，右手腕关节囊肿，起如蚕豆大，周身酸楚疼痛，尤以两膝关节为甚，已不能蹲立，走路很困难，大便干燥难解，每及天气变化则身疼转剧。视其舌淡嫩而胖，苔白滑，脉弦而迟。治以桂枝附子去桂加白术汤：附子 15 克，白术 15 克，生姜 10 克，炙甘草 6 克，大枣 12 枚。结果：服药后，周身如虫行皮中状，两腿膝关节出黏凉之汗甚多，而大便由难变易。改服肾着汤 3 剂，下肢不痛，行路便利。再服 3 剂而身疼痛亦止，以丸药调理，逐渐平安。

14.甘草附子汤方证

甘草附子汤方：甘草（炙）二两，附子（炮，去皮，破）二枚，白术三两，桂枝（去皮）四两。

上四味，以水六升，煮取三升，去滓，温服一升，日三服。初服得微汗则解，能食，汗止复烦者，将服五合。恐一升多者，宜服六七合为妙。水煎温服。

【方解】

胡希恕注：本方是由桂枝附子汤去生姜、大枣，加白术而成，没有了生姜则不治呕，无大枣则缓中力差，但白术和附子同用，则温中利湿作用强，故本方用于寒湿痹痛疗效佳。

【参考处方】炙甘草 6 克，炮附子 50 ～ 90 克，苍术 12 克，桂枝 12 克。

上 4 味，先煎附子 1 小时，余 3 味以冷水 600mL 先浸泡 1 小时后，与附子同煎，煎 15 ～ 20 分钟，取汤 150mL 温服。再续水煎一次温服。

【歌诀】甘草附子汤方温，术附同用最要紧，

温中利湿兼解表，善治寒湿痹痛甚。

【解读仲景原文】

《伤寒论》第 175 条：风湿相搏，骨节疼烦，掣痛不得屈伸，近之则痛剧，汗出短气，小便不利，恶风不欲去衣，或身微肿者，甘草附子汤主之。

胡希恕注：掣痛，是说疼痛如掣，形容痛的剧烈。近之则痛剧，是说以手触近，即感疼痛加剧，形容疼痛的敏感。骨节疼烦，掣痛不得屈伸，近之则痛剧，较前之桂枝附子汤证不但剧烈，而且急迫。因水伴气上冲，故短气而小便不利。汗出恶风，是病还在表，但恶风以至不欲去衣，是说明变为表阴证少阴病，呈现表虚、寒湿重或身微肿。此证宜用甘草附子汤治疗。

按：由以上可知，白术（或苍术）、附子合用为治寒湿痹痛的要药，加入适证的解表剂中，用来治疗风湿关节痛，均有捷效，如桂枝加术附汤、葛根加术附汤、越婢加术附汤等皆为常用之良方，宜注意。

【讨论归经】本方证属少阴太阴合病证。

【临证思辨】本方证的辨证要点：表虚寒证见关节疼痛、汗出恶风、小便不利者。

风湿性关节炎、类风湿关节炎、强直性脊柱炎、老年性关节炎、骨质疏松症等病，常见于本方证。如胡老治验：任某，女，33 岁，某厂医院会诊病例，1966 年 3 月 25 日初诊。八九年来腰背疼痛，经 X 线拍片确诊为脊椎骨质增生、椎间盘退行性改变。近症：常有头昏头痛、目胀、下肢关节疼、手麻木、全身无力、四肢逆冷，舌苔白润，脉沉细。此属少阴太阴合病，治与桂枝加术附汤：桂枝 10 克，白芍 10 克，生姜 10 克，大枣 4 枚，炙甘草 6 克，苍术 10 克，炮附子 12 克。结果：上药服 6 剂，腰痛稍减，他症无变化，上方加茯苓 12 克继服。1 周后痛麻皆减，继服原方，4 月 15 日来诊时，痛麻已

不明显，天气变化时也不加重。

按：本例是桂枝汤加白术、附子，实际也是甘草附子汤加芍药、大枣。临床痹症多长期不愈，往往有血虚、血瘀，故加芍药补血活血，以利于通痹活络，临床桂枝汤加茯苓、白术、附子更为常用。

15. 天雄散方证

天雄散方：天雄（炮）三两，白术八两，桂枝六两，龙骨三两。

上四味，杵为散，酒服半钱匕，日三服，不知，稍增之。

【方解】

胡希恕注：本条有方无证，据方测证当为寒甚。与上条桂枝龙骨牡蛎汤相比，加入天雄，天雄为附子类，而力量强于附子，牡蛎咸寒、芍药酸寒，均去之，以其天雄、白术并用，当有小便不利症状。综观亦是治疗遗精之方。

冯世纶解读：本方主药为天雄，《神农本草经》谓天雄："味辛，温。主大风，寒湿痹，历节痛，拘挛缓急，破积聚邪气，金疮，强筋骨，轻身健行。"可知为一温阳强壮药。一般认为，天雄、附子、乌头实为一物。《广雅》云："奚毒，附子也，一年生为侧子，二年生为乌喙，三年为附子，四年为乌头，五年为天雄。"时珍云："天雄有二种，一种是蜀人种附子而生出长者，或种附子而尽变成长者，即如种芋形状不一之类，一种是他处草乌头之类自生成者。"故《名医别录》注乌喙云："长三寸以上者为天雄是也。"

本方可做散剂，酒送服，亦可水煎服。

【参考处方】炮天雄 10～20 克，苍术 24 克，桂枝 18 克，生龙骨 15 克。

上 4 味，先煎天雄 1 小时，余 3 味以冷水 600mL 先浸泡 1 小时后，与天雄同煎，煎 15～20 分钟，取汤 150mL 温服。再续水煎一次温服。

【解读仲景原文】

《金匮要略·血痹虚劳病脉证并治》第 9 条：**【天雄散】天雄（炮）三两，白术八两，桂枝六两，龙骨三两。上四味，杵为散，酒服半钱匕，日三服，不知，稍增之。**

冯世纶解读：该附方有方无证，后世注家认为可能为宋人所附。但据又《外台秘要》载："范汪疗男子虚失精，三物天雄散。"即本方无龙骨，云张仲景方存龙骨，文仲同。可知非宋人所附也。又《备急千金要方》记载："天雄散，治五劳七伤，阴痿不起衰损者方。"亦证唐代已有记载。据药物分析，方中白术治湿痹；桂枝解表；龙骨敛津液。以药测证，当知本方适用于寒湿痹痛汗出多，或失精，或见头眩、气上冲、小便不利的少阴证。

【讨论归经】本方证当属少阴太阴合病证。

【临证思辨】本方证的辨证要点：寒湿痹痛汗出恶风、或失精、或见头眩、气上冲、小便不利者。

16. 真武汤方证

真武汤方：茯苓、芍药、生姜（切）各三两，白术二两，附子（炮，去皮，破八片）一枚。

上五味，以水八升，煮取三升，去滓，温服七合，日三服。

【方解】

胡希恕注： 既以茯苓、白术利水于下，又用生姜散饮于上。附子振兴沉衰，与茯苓、白术为伍且治湿痹。芍药缓拘急并治腹痛，故此治心下有水气、小便不利而陷于阴证者。若心下悸、头眩、身𥆧动、振振欲擗地者，或四肢沉重疼痛、小便不利、腹痛下利或呕者，均其候也。

【参考处方】茯苓 12 克，芍药 10 克，生姜 15 克，白术 10 克，炮附子 15 ～ 30 克。

上 5 味，以冷水 800mL 浸泡 1 小时，煎开锅后 15 ～ 20 分钟，取汤 150mL 温服，再续水煎一次温服。

【解读仲景原文】

《伤寒论》第 82 条：太阳病发汗，汗出不解，其人仍发热，心下悸、头眩、身𥆧动、振振欲擗地者，真武汤主之。

胡希恕注： 太阳病，心下有水气，若不兼祛其水，虽发汗出而表不解，故其人仍然发热。水停心下，则心下悸；水上犯，则头眩；至于身𥆧动、振振欲擗地者，正如《金匮要略》所谓："其人振振身𥆧剧，必有伏饮"者是也，宜以真武汤主之。

按： 苓桂术甘汤证，只起则头眩，而真武汤证，头无时不眩；苓桂术甘汤证，只身为振振摇，而真武汤证，身𥆧动、振振欲擗地。前者水气轻，还未陷于阴证，而此者，水气重并已陷于阴证了。

《伤寒论》第 316 条：少阴病，二三日不已，至四五日，腹痛、小便不利、四肢沉重疼痛、自下利者，此为有水气。其人或咳，或小便利，或下利，或呕者，真武汤主之。

胡希恕注： 或下利，当是或不下利，始与上文自下利者为文相应，必是传抄有误，宜改之。

少阴病二三日未已者，暗示二三日虽服麻黄附子甘草汤，而少阴病表证还未已也。至四五日，乃转属太阴，因又腹痛而自下利。小便不利，四肢沉重、疼痛者，为有水气的征候，以是可知，前与麻黄附子甘草汤主之，所以病不已，和今之腹痛、自下利，均不外是里有水饮的关系。其人或咳，或小便自利，或不下利，或呕者，亦皆属水气的为患，均宜真武汤主之。

按：心下有水气，只发汗则表不解，必须兼治其水，若太阳病的小青龙汤证和少阴病的麻黄附子细辛汤证均属其例。本条所述，即麻黄附子细辛汤证而误与麻黄附子甘草汤，因转变为真武汤证也。

冯世纶解读：对外邪里饮的证治，胡老有独特见解，宜参见苓桂术甘汤、小青龙汤、五苓散、桂枝去桂加茯苓白术汤等方证联系解读。

【讨论归经】本方证当属少阴太阴合病证。

【临证思辨】本方证的辨证要点：头晕心悸，下肢浮肿或痛，脉沉者。

本方为少阴太阴合病的治剂。上条之心下悸、头眩、身𝄐动、振振欲擗地，和下条之四肢沉重疼痛、小便不利、腹痛下利或呕者，都是应用本方的重要依据。参照以上证候，可适证用于痿躄、麻痹、浮肿、心衰等病，有效。曾见一呼吸科主任，虽未系统学习中医，但在会诊肺心病有心衰浮肿时，常于会诊记录中写"建议服真武汤加减"。可见本方用于肺心病浮肿的机会较多，但应注意：必是少阴、太阴合病外邪里饮证时方可用，如是太阳阳明合病，则不可用本方，应依证宜选越婢加术汤等方剂。

本方常用于痹证的治疗，如胡老治验：陈某，男，41岁，初诊日期1966年2月8日。头晕、左肩背疼3月余，经X线摄片提示第6颈椎增生。近头晕、心悸、左肩背疼，左手拘急疼，肘上下部亦酸疼，夜尿较频，苔白根腻，脉沉滑。此属少阴太阴合病，寒湿痹阻，阳虚水气上犯，为真武汤方证：茯苓12克，白芍10克，生姜10克，白术10克，炮附子6克。结果：上药服3剂，头晕减，他症变化不明显，前方加桂枝10克，炙甘草10克，增炮附子为10克，服1周，肩背疼减。继渐增附子用量至15克，服2个月诸症皆消。

第五节　少阴病方证小结

本篇解读16个方证，是仲景书中所出示治疗少阴病的主要方证，以方证数量看，明显少于太阳病，这并不是说临床所见太阳病方证多，少阴病方证少。当知这 16 个方证是张仲景在示范治疗少阴病及常见合并证的治疗，许多少阴病证是由太阳病转化而来，其治方剂亦由太阳病方证变化而来，如桂枝加附子汤方证、桂枝去芍药加附子汤方证、乌头桂枝汤方证等，是在说明，许多治疗太阳病的方剂，可依据证候变为治疗少阴病的方剂。如葛根汤加术附汤治疗葛根汤证更见少阴病证；麻黄汤加术附汤治疗麻黄汤证合并少阴病证……其治疗方证是很多的，其用方张仲景已做出示范。是在说，太阳病和少阴病，实即同在表位的阳与阴两类不同的证。病在表，法当汗解，但少阴病因体质虚衰，维持在表的时间甚暂，一般二三日后即常传里或半表半里，而为表与里或表与半表半里的并病。因此治疗少阴病虽须发汗，但发汗不得太过，而且必须配以附子、干姜等温阳亢奋药。太阳病则不然，若阳热亢盛，当配以沉寒清热的石膏，此即二者证治概要区别。不过，无论太阳或少阴，均有自汗和无汗显然不同的两种证型，虽依法均当汗解，但自汗者必须用桂枝汤法，无汗者必须用麻黄汤法，随证候的出入变化，而行药物的加减化裁，因而在《伤寒论》形成了桂枝剂类和麻黄剂类两大系列的解表方剂。

值得注意的是，这里所列出的方证，没有仲景原文少阴病篇中所出现的"死证"和"三急下"的方证。这是因为，仲景的六经辨证规律，详述了病之死多在太阴。但为何不出于《伤寒杂病论》太阴病篇，而反出于少阴病篇呢？其故有二：

其一，少阴病传变，以传太阴病为常，所列证治和死证，均有关少阴病转属太阴病者。

其二，少阴病在表本无死证，但以其传变迅速，二三日后即常转属太阴病，便有死亡可能，正是为了警告医家，一见少阴病，即不得轻忽视之，要抓紧时机解表，最好防止不传太阴，即传太阴更当急救其里。

关于"少阴三急下"：少阴病传里以传太阴为常，亦间有传里为阳明病者。以津虚血少的少阴病，若传阳明，则燥结分外迅猛，津液立有枯竭之患，故略见其端，即宜急下，不可循常规、迟疑、等待。因此，其三急下证治用少阴病和阳明病提纲量之，则属阳明，不属少阴病证治。后世因附会脏腑经络解六经，却把大承气汤方证归属于少阴病，是无视六经提纲的错误。

少阴病篇是比较难读的一篇，必须用六经来自八纲的思维指导，并前后对照解读，才能认识少阴病实质。

第六章

厥阴病（半表半里阴证）与方证

第一节 《伤寒论》厥阴病篇内容提要

中医界普遍认为，《伤寒论》厥阴病是千古疑案，主要是《伤寒论》中的厥阴病篇内容特殊。胡希恕通过多方考证指出：篇中只有前4条以厥阴病三字为题首，自此以下便无一冒之以厥阴病者，前后显然不是论述同一主题，《金匮玉函经》别为一篇，题曰"辨厥利呕哕病形证治第十"，审其内容，亦确是主述四病证和治。想必叔和当日，以为三阴三阳篇后出此杂病一篇，似属不类，而厥阴病又只了了四条，且无具体证治，可能即是厥阴续文，乃合为一篇。不过叔和亦未尝无疑，故于《金匮玉函经》仍按原书命题，留得后人研讨。惜诸家不查，竟把四病的证治均看作是厥阴病，而与上述提纲交相附会，因把厥阴病说得极其怪异，令人无法理解，此又非叔和所预料也。其实仲景此篇另有深意，约言之，可有以下三端。

（一）胃者，生之本，胃气存则生，胃气亡则死，故治病必须重视胃气，因特取此与胃有关的四种常见病，示人以生死缓急之辨，和其具体的证和治，为三阳三阴篇做一总结。

（二）并亦正告医家，表里阴阳，赅括万病，伤寒杂病，辨治无殊，试看桂枝汤、柴胡汤、栀子豉汤、白虎汤、承气汤、瓜蒂散、四逆汤、吴茱萸汤等，均见于三阳三阴篇中的治剂，适证用之，亦治杂病也。

（三）仲景论出《汤液经法》，六经名称、提纲，以及一些照例条文，大都《汤液经法》原文，虽有疑问，亦均如实照录，以存其真供后人研究。厥阴病的四条亦皆是也。于论厥诸条中，亦间有补充厥阴之文，尤其乌梅丸、干姜黄芩黄连人参汤等条，虽论治厥，但证属厥阴，更不无暗为厥阴证治略示其范。其所以不列于厥阴篇者，以与提纲文不相属也。

《伤寒论》第330～381条共分四段：第330～357条论厥逆，第358～375条论下利，第376～379条论呕，第380～381条论哕。

第330～357条共28条，集中论述厥逆证治。其中阴阳寒热虚实均有，每条均无厥阴病冠首字样，各篇唯此独异，其为泛论类证甚明。注家固执循经发病的冗谬之见，强行附会，反把厥阴病说得莫名其妙。厥之为状，即手足逆冷，致厥的原因虽多，但其所以为厥，均由于阴阳气（动静脉）不相顺接于手足。以是脏气虚衰，尤其胃气虚衰，因致血液不充于四末，则厥，若亡津液、亡血液，或大汗出，或大下利，或由于热耗，或由于病阻，均足以致厥。

中医讲求辨证，厥以阳明病证出现者，则属阳明之厥；厥以太阴病证出现者，则属太阴之厥；厥以少阳病证出现者，则属少阳之厥；厥以厥阴病证出现者，则属厥阴之厥。故厥无定性，因证而异，不要以为厥阴病必厥，或厥均属厥阴病也。

若厥热往复，当然属厥阴病的证候，此与少阳病的往来寒热，都是正邪分争的象征，乌梅丸和干姜黄连黄芩人参汤条，亦均属有关厥阴病的证治，他如死证诸条，如第343条、347条等亦均属厥阴病证，不可不知。

第358～375条以上共18条，统论下利证治，亦与前之论厥同，其中阴阳寒热虚实俱有，即便阴寒下利，亦只能是厥阴转属太阴者，除干姜黄芩黄连人参汤条外，其余皆与厥阴无关。

第376～379条共4条：论呕。

第380～381条共2条：论哕。

至于有关厥、利、呕、哕诸条的论述，其中阴阳、寒热、虚实均有，非专论厥阴病者甚明。惜后世注家，大都固执循经发病的偏见，因和少阴病一样，把全篇所有证治均归主于各该经病，牵强附会，自圆其说，因而表里不分，阴阳不辨。

《伤寒论》传世已千数百年，但于三阴病证的真实面貌，犹远无知者，谓为注家的臆说，有以致之，亦不为过。

厥阴病为在半表半里之证，法宜和以解之，但和剂须配伍温性亢奋药和温性有强壮作用的血分药，如乌梅丸、干姜黄芩黄连人参汤等属之。

厥阴病的提纲由于不够赅括，不足为辨该病的特征，有如前述，但它确属厥阴病的一种证。依其证候的分析，对于厥阴的为病，还可有所理解（如解说）。若把厥、利、呕、哕诸病的论述都当作是厥阴病的说明，那便无法理解了。假设读者心中对于仲景辨证施治的方法方式有个明确概念，知厥阴病即是半表半里的阴证，那就不会鱼鲁不分，也不会认为阴证亦有热实、半表半里亦可吐下。故谓读仲景书者，首宜弄清其辨证施治的方法体制，详见概论，兹不重赘。

半表半里和表、里一样，均有阴和阳两种不同的为证反应，前之少阳病，即这一病位上的阳证反应，而厥阴病，即这一病位上的阴证反应。如于少阳病篇所述，由于半表半里为诸脏器所在的关系，无论厥阴或少阳的为证均较复杂多变，要求如表、里诸证一样，做出一般概括的提纲，确不容易。若篇首"厥阴之为病"一条说明，亦只对照少阳病的一些证候，而相比较地分析其寒热虚实，依之以辨厥阴病还是很不够的，即以第338条乌梅丸和第359条干姜黄芩黄连人参汤所述，其为厥阴病的证治均很明显，但除前条而有吐蛔的一证外，余者又有什么共同之处呢？

如上所述，则厥阴之辨，岂不大难？其实不然，半表半里证，固较复杂多变，但表里的为证单纯易知，如发热恶寒、脉浮、头项强痛的太阳病，和无热恶寒、脉微细、但欲寐的少阴病，此病在表易知也；胃家实的阳明病，和腹满而吐、食不下、自利益甚、时腹自痛的太阴病，此病在里亦易知也。凡病既不属表，又不属里，当然即属半表半里，故临床诊病，只若除外表里，其为阳证者，即属少阳病；其为阴证者，即属厥阴病。伤寒论六经的排列次序，虽不得确知著书人的用意何在，但三阳篇和三阴篇均把半表半里置于最末，我们认为这多少有意义示人以辨六经之道。

第二节　怎样判定厥阴病

半表半里和表、里一样，于同一病位上而有阴阳两类不同的为证反应，其阳证《伤寒论》谓之少阳病，其阴证《伤寒论》谓之厥阴病。判定厥阴病主要依据厥阴病提纲，同时参照辅助提纲及对照少阳病特点，即病位在半表半里不属阳证者当为厥阴病。

主提纲：第326条：厥阴之为病，消渴，气上撞心，心中疼热，饥而不欲食，食则吐蛔，下之利不止。

胡希恕注：厥阴病即是半表半里的阴证，津液虚则引水自救，故消渴；上虚则寒自下乘，故使气上撞心；热为寒隔，故心中疼热；上热下寒，故饥而不欲食；蛔迫于下寒，因上于膈，故食则吐蛔。半表半里不可下，而阴证更不可下，若误下之，则利不止。

冯世纶解读：后世对厥阴病争议最多，厥阴病的提纲更是争论的焦点。胡老对此也历尽心血，明确指出，厥阴病为半表半里阴证，其特点是上热下寒。我们受胡老的启发，通过临床实践，有了初步体悟，认识到柴胡桂枝干姜汤证是厥阴病之一。同时通过应用本方及乌梅丸等体会到，表阴证可从汗、从表解，里阴证可从吐下解，邪有直接出处；这里要说明一下，里阴证在《伤寒论》以吐下的方证不多见，我们分析三物备急丸方证、桔梗白散方证、大黄附子汤方证、《外台》走马汤方证、桂枝附子汤去桂加白术汤方证等，是治里祛邪属吐下，治属太阴。半表半里阴证则无直接出路，故最易寒郁化热，因多呈上热下寒之证。消渴也不是实热的消渴，又从"饥而不欲食，食则吐蛔"及下条的"厥阴病，渴欲饮水者，少少与之愈"认识到，厥阴病的消渴不是真正的消渴，只是上热下寒的形似消渴，及虚则引水自救之虚渴。而厥阴病的概念的主要特点应该是：除有类似少阳病半表半里证候外，尚有"寒多，微有热，或但寒不热"、上热下寒两大特点。

另外，理解厥阴病和少阳病，还要联系经方的形成史看，即经方的方证起源于神农时代，即以八纲为基础理论，而最先认识病位的是表证，继则为里证，认识表证及里证亦是漫长的历史过程，后来逐渐（大约在汉代）才认识到半表半里病位，因此至汉代《伤寒论》（确切说是《论广汤液》）成书时，对半表半里的认识难免不充沛，对少阳病及厥阴病认识欠清晰。胡老提出用排除法，正是遵循了经方发展史，正是说明了六经来自八纲的发展史。

寒饮郁于半表半里，既不得出表，又不得入里，郁而化热，因呈上虚下寒、上热下寒之证。寒乘虚以上迫，因感气上撞心、心中疼热的自觉证。蛔虫迫于寒而上于膈，故饥而不欲食，食则吐蛔。寒在半表半里，本不下利，与寒在里的太阴病自利益甚者不同，但若下之，则并于太阴病而下利不止。

辅助提纲：第329条：厥阴病，渴欲饮水者，少少与之愈。

胡希恕注：厥阴病，若其人渴欲饮水者，则可少少与之佳。

按：厥阴之渴与少阴同，均属虚故引水自救使然，多饮停蓄，当有厥利之变，故虽渴欲饮，亦宜少少与之佳。

冯世纶解读：阴证一般多不渴，但虚则引水自救，故厥阴病亦有渴者，这种渴者，可少与饮水即愈。这里提示：厥阴病的消渴不是真正的热消，是寒饮郁而化热产生的上热，即厥阴病以上热下寒为主证。

历代各家对厥阴病提纲虽做了多方面探讨，但至今仍存在不少疑问，现结合篇中的具体证治，对此加一探讨：

人们疑问最多的是厥阴病是三阴之一，应遵循"无热恶寒，发于阴也""阴不应有热"。哪一方剂是治疗厥阴病的呢？人们对乌梅丸是治疗厥阴病方剂的认识大概是一致的，但厥阴病再没有其他方证了吗？反复研读原文，再结合临床，联想到乌梅丸中亦有黄连、黄柏，它们也是清热药矣！太阴里阴证治用四逆辈，不用清热药，少阴表阴证治用桂、麻方中加附子、细辛等也不用清热药，厥阴半表半里阴证也应遵循这一原则，那么乌梅丸也不是治疗厥阴病的方剂了吗？几十年来我百思不得其解。由于临床因常用柴胡桂枝干姜汤治疗诸多慢性病，疗效颇佳，当我再进一步探索经方的理论时，时常想到柴胡桂枝干姜汤它是属于少阳病的治剂，还是厥阴病的治剂？反复再读有关原文时，终于悟到，柴胡桂枝干姜汤与乌梅丸相同，属厥阴病治剂，也即是治疗半表半里阴证的方剂。试看《金匮要略·疟病脉证并治》："附方（三）：柴胡桂姜汤方：治疟寒多，微有热，或但寒不热，服一剂如神效。"再看《伤寒论》第147条："伤寒五六日，已发汗而复下之，胸胁满微结、小便不利、渴而不呕、但头汗出、往来寒热、心烦者，此为未解也，柴胡桂枝干姜汤主之"。可见柴胡桂姜汤原本是治疗"但寒不热"者，也治疗"往来寒热、心烦"者。显然与治疗半表半里阳证的小柴胡汤相类而不相同，相类者，皆用于病在半表半里病位也；不同者，小柴胡汤用于阳证，而柴胡桂姜汤用于阴证也。因此柴胡桂姜汤是治疗半表半里阴证厥阴病的典型方剂之一。这样由柴胡桂姜汤、乌梅丸等方证来分析厥阴病，就很容易明白厥阴病的概念了。这里也就证明了厥阴病提纲不存在原则性大问题，即厥阴病可出现上热，但它是上热下寒，以寒为本。它的病机及症状反应符合三阴三阳的病变规律，即"病有发热恶寒者，发于阳也；无热恶寒者，发于阴也"。

不过单纯的表阴证和里阴证，在临床常可遇到毫无热症的表现。但半表半里阴证却很少见到无上热者。《外台秘要》用柴胡桂姜汤"治疟寒多，微有热，或但寒不热"，张路玉注解道："小柴胡汤本阴阳二停之方，可随症之进退，加桂枝、干姜则进而从阳；若加栝楼、石膏则进而从阴，可类推矣。"这里道破了柴胡桂姜汤的天机，明确告诉后人，柴胡桂姜汤是由小柴胡汤变化而来，主要加入桂枝、干姜而成，由治疗半表半里阳证变为治疗半表半里阴证。半表半里阴证是三阴证之一，本应是"阴不得有热"，当是"但寒不热"，但病在半表半里不同于在表和里，邪有直接的出路，可从汗、吐、下解，故少阴表、太阴里不见热症（但表阴证麻黄附子细辛汤方证有"反发热"）。而半表半里厥阴病邪无从出，邪无直接出路，故极易寒郁化热，这就可明白治疗"疟寒多"或"但寒不热"的疟疾为何以用黄芩了。以是可知厥阴病提纲中的"消渴，气上撞心，心中疼热"，这是寒郁化热，因是中寒、下寒故"饥而不欲食，食则吐蛔"。"消渴"也不过是上热下寒的表现，症如同消渴，而不同于消渴。从"饥而不欲食，食则吐蛔"来看，其人虽渴，而喝不了多少水，甚则饮入则吐，所以不是真正的消渴。为此第 329 条曰："厥阴病，渴欲饮水者，少少与之愈。"正是在说明厥阴有渴的特点，更强调、证实貌似消渴而不是消渴。另外还有从少阳病转变为厥阴病者，如第 147 条："伤寒五六日，已发汗而复下之，胸胁满微结、小便不利、渴而不呕、但头汗出、往来寒热、心烦者。"说明原是小柴胡汤证，由于汗、下等误治，致邪热内陷、津液内伤而成半表半里阴证。因此，第 326 条："厥阴之为病，消渴，气上撞心，心中疼热，饥而不欲食，食则吐蛔，下之利不止"，概括了厥阴病的主要特点，并能提示治疗原则，作为厥阴病提纲当是适宜的。而厥阴病的概念的主要特点应该是：①寒多，微有热，或但寒不热。②上热下寒。根据提纲及两个特点，可很容易判定厥阴病。

第三节　厥阴病治则

仲景在厥阴病篇，未明确指出治疗原则和方证，仅从厥阴病提纲"厥阴之为病……下之利不止"看，厥阴病是禁用下法的，厥阴病应怎样治疗呢？历来疑难重重。我们通过对六经实质的探讨，并通过多年临床实践，逐渐明了了其治疗原则和具体方证。

从六经理论看，厥阴病与少阳病皆属于半表半里病位，病邪在半表半里，邪无直接出路，故汗、下、吐皆非所宜，此治则在少阳病已明确指出。少阳病为半表半里阳证尚如此，厥阴病虚极更不容汗、下、吐即在不言中。以是可知，少阳病治则用和法，厥阴病的治则亦当用和法，不同的是，少阳病和以清热，而厥阴病和以温阳强壮。

这里要说明的是，厥阴病在三阴病中有其特殊性，即太阴、少阴皆属"阴不得有热""无热恶寒者"，是因邪有一定出路。而厥阴病因邪无直接出路，易于寒郁化热而呈上热下寒证。认识到这一点是重要的。其一，不知此，则不能解乌梅丸方证，厥阴病是阴虚寒证，为什么方中还有黄连、黄柏呢？如认识到厥阴病有上热下寒之变，那就好理解了。其二，不知此，对一些方证则难分辨是属少阳还是厥阴。后世注家因乌梅丸治厥，而认为其治厥阴病，且认为当归四逆汤、吴茱黄汤等因能治厥而认为治厥阴病，而把半夏泻心汤、甘草泻心汤、生姜泻心汤、柴胡桂枝干姜汤等都认为是治少阳病方剂，使得厥阴病的治则和具体方证模糊难知。其三，不知此，则不能明确少阳与厥阴的鉴别与诊断。对比小柴胡汤和乌梅丸的组成可得到启发：小柴胡汤用柴胡、黄芩清热，乌梅丸用黄连、黄柏清热，两者是相似的，更相同的是两方都用人参补中益气。所不同的是，小柴胡汤用生姜温胃散寒，而乌梅丸用干姜、附子温里祛寒。这里说明：少阳为半表半里阳热证，治以和解清热，也即扶正（补中益气）祛邪，其补中虽用人参、生姜、大枣、甘草，但无祛寒温阳强壮的干姜、附子。而厥阴病与少阳病的主要不同是有干姜、附子温阳强壮。这样就很容易理解，半夏泻心汤、甘草泻心汤、生姜泻心汤、柴胡桂枝干姜汤等不是少阳病治剂，而属厥阴病治剂了。这也就明了，厥阴病的治则应是：和解半表半里，温下清上。其方证据此亦可明了，仅探讨如下。

第四节　厥阴病常见方证

1. 乌梅丸方证

乌梅丸方：乌梅三百枚，细辛六两，干姜十两，黄连十六两，当归四两，附子（炮，去皮）六两，蜀椒（出汗）四两，桂枝（去皮）六两，人参六两，黄柏六两。

上十味，异捣筛，合治之，以苦酒渍乌梅一宿，去核，蒸之五斗米下，饭熟捣成泥，和药令相得，内臼中，与蜜杵二千下，丸如梧桐子大，先食饮服十丸，日三服，稍加至二十丸。禁生冷、滑物、臭食等。

【方解】

胡希恕注： 本方集干姜、附子、细辛、蜀椒辛温祛寒，温里温下，以黄连、黄柏清在上之热，另以人参、当归补其气血，桂枝降其冲气。妙在主用乌梅渍之苦酒，大酸大敛，一方面助人参、当归以补虚，一方面助黄连、黄柏以治泄，并还有以制细辛、附子、干姜、蜀椒的过于辛散。此是治半表半里虚寒证，为里虚寒自下迫、虚热上浮、固脱止利的治剂，酸苦辛甘并用，亦驱虫的妙法。

【参考处方】 乌梅 15 克，细辛 6 克，干姜 10 克，黄连 6 克，当归 10 克，炮附子 15～30 克，川椒 10 克，桂枝 10 克，人参 10 克，黄柏 3 克。

上 10 味，以凉水 800mL 浸泡 1 小时，煎取 100mL，温服。续水再煎一次温服。

【歌诀】乌梅丸有姜附辛，蜀椒桂枝归人参，

　　　　黄连黄柏除上热，本寒标热病厥阴。

【解读仲景原文】

《伤寒论》第338条：**伤寒，脉微而厥，至七八日肤冷，其人躁，无暂安时者，此为脏厥，非蛔厥也。蛔厥者，其人当吐蛔。今病者静，而复时烦者，此为脏寒。蛔上入其膈，故烦，须臾复止。得食而呕，又烦者，蛔闻食臭出，其人常自吐蛔。蛔厥者，乌梅丸主之。又主久利。**

胡希恕注：脉微而厥，为虚寒之候，至七八日更进而周身肤冷，不烦而躁，无暂安时者，此为纯阴的脏厥，而非寒热错杂的蛔厥。蛔厥者，其人当常吐蛔虫，这种病表现安静，不似脏厥的躁无暂安时。其所以复时烦者，是胃中寒，蛔虫上入膈，故烦，须臾蛔虫得暖而安，则烦亦即止。得食而呕又烦者，是因蛔虫闻食臭出，故使呕且烦，也因此患者当自吐蛔虫，乌梅丸主之。本方不仅治上述的蛔厥，对久利不止者，亦主之。

《金匮要略·趺蹶手指臂肿转筋阴狐疝蛔虫病脉证治》第7条：**蛔厥者，当吐蛔，令病者静而复时烦，此为脏寒，蛔上入膈，故烦，须臾复止，得食而呕又烦者，蛔闻食臭出，其人常自吐蛔，蛔厥者，乌梅丸主之。**

胡希恕注：此即《伤寒论》第338条重出，只是去掉了对脏厥的论述，他则大致同，这里也强调了治蛔厥。

【讨论归经】本方证明确为属厥阴病证。

【临证思辨】本方证的辨证要点：厥逆、烦躁，或腹痛、呕吐时缓时作，或虚寒久利者。

本方证似重在治蛔厥，实际是通过蛔厥标明厥阴病的证治。半表半里阴证为三阴之一，阴不得有热，少阴在表，太阴在里，邪皆有出路，即从汗、从便出，故皆无热症。半表半里阴证则邪无直接出路，故易郁久化热，呈现虚寒为本，虚热为标的上热下寒之证。本方正是治疗这种寒热错杂证。

本方证常见于胆囊炎、胆道蛔虫症、慢性肠炎等病，适证应用，疗效颇佳。如治验：例1，王某，女，51岁，初诊日期1987年7月7日。下午3点患者突发呕吐，右上腹攻痛，每5分钟呕吐一次，为胃内容物及黄水，于本单位肌注阿托品及杜冷丁，腹痛暂缓解，但不久痛又作。16点来本院急诊做B超，诊断为"胆道蛔虫症"，注射阿托品及吗啡，疼痛缓解。22点又痛难忍，故来急诊输液，青霉素滴注，效不显，准备手术治疗。第二天又恶心呕吐黄水，右上腹痛甚，要求中医会诊。症见：口苦，咽干，但不思饮，自觉往来

寒热，大便溏稀，右上腹压痛，舌暗，舌苔白润，脉沉细。此属上热下寒的半表半里阴证，与乌梅丸去黄柏加黄芩汤：乌梅 15 克，党参 10 克，川椒 15 克，细辛 6 克，黄连 6 克，干姜 6 克，桂枝 10 克，制附片 6 克，当归 10 克，黄芩 10 克。结果：午后 1:00 服药，2:00 痛止、吐止。继服两剂，痛未再发。B 超未见异常。

例 2，胡老验案，索某，男，57 岁，初诊日期 1965 年 7 月 16 日。胃脘疼，心下痞满，腹痛腹泻两年余，西医诊断为过敏性结肠炎，长期服中西药物皆罔效，近服香砂六君子汤加减，诸症更加重。近 1 周来每日大便 2 ～ 3 次，质溏，伴见肠鸣、头疼、口苦、咽干、思饮、四肢逆冷，苔白腻，脉沉弦细。证属半表半里虚寒证，寒热交错，为乌梅丸的适应证，与汤剂：乌梅 15 克，细辛 6 克，干姜 6 克，黄连 6 克，当归 6 克，制附片 10 克，川椒 10 克，桂枝 10 克，党参 10 克，黄柏 6 克。结果：上药服 6 剂，口苦减，四肢觉温，大便日 1 ～ 2 行。上药继服 14 剂，腹痛消除。

2. 柴胡桂枝干姜汤方证

柴胡桂枝干姜汤方：柴胡半斤，桂枝（去皮）三两，干姜二两，栝楼根四两，黄芩三两，牡蛎（熬）二两，甘草（炙）二两。

上七味，以水一斗二升，煮取六升，去滓，再煎取三升，温服一升，日三服，初服微烦，复服，汗出便愈。

【方解】

胡希恕注：柴胡、黄芩解热烦而治胸胁苦满，栝楼根、牡蛎滋液解渴，与柴胡、黄芩协力以治心下的微结。复用桂枝、甘草降气冲兼解外。甘草、干姜理中气以复津液。故此治柴胡证不呕而渴、心下微结、气上冲、大便干，或有外邪者。

本证有柴胡证，故用小柴胡汤为底方，因胃不虚而不用人参、大枣，因不呕而不用半夏、生姜，口渴故用栝楼根、牡蛎，二药相配有润下通便作用。栝楼根即天花粉，临床祛痰宽胸用全栝楼，去热解渴则用栝楼根。桂枝甘草汤合干姜解未尽之表邪，降上冲之逆气。本方临床应用注意两点：（1）大便硬结者，可用本方，大便正常服本方可致微溏；（2）本方用于治疗无名低热，如肝炎发热，可解之。

冯世纶解读：对本条文的注解胡希恕先生于 1982 年后已明显改变（见下面注解）。但对本方方解尚未来得及改变。我们根据老师对条文的注解，对本方做以下解读：

本方是小柴胡去半夏加栝楼汤的变剂。黄芩苦寒，伍柴胡苦平，清半表半里上热。甘草、干姜温中生津液以治阳微结，即治大便硬。栝楼根之润得牡蛎之收，更能清上热止渴。桂枝、甘草治气冲并兼和外。人参补中、大枣壅满均非微结所宜，故去之。故此治柴胡去半夏加栝楼汤证，气上冲阳微结（大便硬）或外不和者。

本方虽由小柴胡汤变化而来，但因去了人参、生姜，加入了干姜、桂枝，使整个方剂重于温下寒、生津液。因此小柴胡汤治疗半表半里阳证，即少阳病，而本方治疗半表半里阴证，即厥阴病，其主要变化在干姜。

【参考处方】柴胡 12～24 克，桂枝 10 克，干姜 6 克，栝楼根 12 克，黄芩 10 克，生牡蛎 15 克，炙甘草 6 克。

上 7 味，先以冷水 800mL 浸 1 小时，煎开锅后 15～20 分钟，取汤150mL，温服。再续水煎一次温服。

【歌诀】柴胡桂枝干姜汤，花粉牡蛎芩草唱，

下寒上热厥阴病，半表半里须强壮。

【解读仲景原文】

《伤寒论》第 147 条：**伤寒五六日，已发汗而复下之，胸胁满、（阳）微结、小便不利、渴而不呕、但头汗出、往来寒热、心烦者，此为未解也，柴胡桂枝干姜汤主之。**

胡希恕注：伤寒五六日，为由表传半表半里之时，已发过汗，而表未解，古人有一种"先汗后下"的陋习，汗之不解便泻下，使邪热内陷，不仅见胸胁满之半表半里症状，里亦微有所结，但非如阳明病、结胸病一样结实特甚。汗后泻下，丧失津液，加之气逆上冲，水气不降，故小便不利，里有微结而渴，胃中无停饮而不呕，气上冲而但头汗出，心烦与往来寒热均为柴胡证，"此为未解"，言既有表证未解，又有柴胡证未解。

按：此微结是对大陷胸汤证说的，即是说此结轻微，与大陷胸汤证结如石硬者显异。

《伤寒论》第 148 条：**伤寒五六日，头汗出、微恶寒、手足冷、心下满、口不欲食、大便硬、脉细者，此为阳微结，必有表，复有里也；脉沉亦在里也，汗出为阳微。假令纯阴结，不得复有外证，悉入在里，此为半在里半在外也；脉虽沉紧，不得为少阴病，所以然者，阴不得有汗，今头汗出，故知非少阴也。可与小柴胡汤，设不了了者，得屎而解。**

胡希恕注：本条即为解释上条"微结"（胸胁满微结）一词。根据本条文意，"脉虽沉紧"应改为"脉虽沉细"。阳微，指津液微少，阳微结者，由于津液内竭而致大便硬结的为证言，本条可分以下三段解：

头汗出、微恶寒，太阳的表证还在；心下满、口不欲食、大便硬，似阳明内结已显。津虚血少，则脉细；不充于四末则手足冷，可见此之阳明内结，纯由津液内竭所致，故谓此为阳微结，而与胃家实的阳明病不同，所以必有表（指头汗出、微恶寒言），复有里也（指心下满、口不欲食、大便硬言）。虽脉沉亦在里之诊，如其为阳明病，依法当多汗，今只头汗出，故知为阳微，而非胃家实的阳明病也。

假令是纯阴证的脏结，又不得复有外证，当悉入在里，而以上为证乃半在里半在外也，故肯定不是脏结。

脉虽沉紧（细），亦不得认为少阴病，所以然者，阴证不得有头汗出，今头汗出，乃热亢之候，故知非少阴也；津液内竭的阳微结，汗下俱非所宜，只可与小柴胡汤通其津液，表里和则治矣。设服药后而大便硬仍不了了者，可与麻子仁丸，得屎而即解矣。

按：脉虽沉紧，当是脉虽沉细，以前文有脉细，而无脉紧，必是传抄之误，宜改之。心下满、口不欲食、大便硬为里实，但同时又微恶寒、手足冷、脉沉细，最易误为纯阴内结的寒实证，只头汗出一证属阳不属阴，以是则微恶寒亦可证为表未解，乃肯定为必有表复有里的阳微结。阳微结者，即阳气（津液）内竭的大便硬结证，详见阳明病篇，互参自明。脉沉细，为少阴脉。微恶寒、手足冷，亦易误为少阴病，但阴证不得有热，头汗出为热亢于上，故知非少阴。辨证要全面观察、反复细推，才可无误，本条即最好一例，宜细玩。

本条主要讲由于汗下无法而致亡津液的变证，亦即上节（147条）所谓为"微结"者。不过"可与小柴胡汤"，不如柴胡桂枝干姜汤更较贴切，或传写有误亦未可知。

冯世纶解读：本条的注解是胡希恕老师修改最多的，这里突出了胡希恕老师三大研究亮点，一是阐明了阳微结，强调是指大便硬结；二是率先指出本条的适应证不是小柴胡汤，应是柴胡桂枝干姜汤；三是指出脉沉紧当是脉沉细。

值得注意的是，"不过可与小柴胡汤，不如柴胡桂枝干姜汤更较贴切"可能是胡希恕老师最后的落笔，在20世纪50年代及60年代笔记中未曾见到，

82 年讲课录音未曾见到，而是见于 83 年的笔记。这一注解反映了其反复读原文、反复体会的总结，尤其对半表半里及其方证的认识不断深入，启发了我们对半表半里方证的进一步的认识。

这里启示我们，经方辨证，在汉代以前，八纲辨证的病位只有表和里概念，仲景在这里提出半在里半在外即半表半里病位概念，并渐渐区分半表半里阳证和阴证，显示八纲辨证发展为六经辨证，半表半里的产生是关键。

《金匮要略·疟病脉证并治》附方（三）：柴胡桂姜汤方：治疟寒多，微有热，或但寒不热，服一剂如神效。

胡希恕注：寒多热少而不言牡疟，因其并非内有阴寒痰饮而致病，据以柴胡桂姜汤治疗，可知其应见柴胡证，临床可见身无力、胸胁满、心下微结、但头汗出等症状，临床应用，疗效显著。

按：病欲自表解则恶寒，疟发作时寒多热少，或但寒不热，亦病有欲自表解之机。本方含有桂枝、甘草，有致汗解外的作用。试看方后"初服微烦，复服汗出便愈"的注语可证。

【**讨论归经**】本方证为典型上热下寒的厥阴病证。

【**临证思辨**】本方证的辨证要点：半表半里虚寒证而见四肢厥冷、口干或苦、大便硬者。

从以上两条可看出，本方与小柴胡汤都用于半表半里病，但小柴胡汤治疗阳热证，而本方用于寒多、微有热或但寒不热证，也就是半表半里阴证。

阴证不得有热，但半表半里不同于少阴和太阴的邪有直接出路，无热证出现。而厥阴病邪无直接出路，故很容易寒郁化热，故常见上热下寒，而但寒不热者很少见，这就是本方治疟寒多、微有热或但寒不热的主要原因。同学张秋水于江西时治疗疟疾，惯用本方随症加减治之，无不应手取效。虽谓"服一剂如神"之说似属夸张，但其有效性确可证信。不过临床不只用于治疟，一些慢性病常出现本方证，如见四肢发凉、厥冷而同时有口苦咽干者，久久不愈的无名低热，一般的慢性病有用本方或其加味和合方的机会，宜注意。

如治验：例 1，刘某，女，47 岁，2009 年 10 月 22 日初诊。口干、眼干、乏力两年，曾去苏州、上海、南京诊治，西医诊断为干燥综合征，依据时方诊断为燥证，但中西医治疗皆无效，所服中药多以养阴清热或益气抗免疫为主，如生地黄、麦冬、玄参、黄芪等。托亲友求诊，症见：口干、眼干、乏力，早晨口苦，晚上烦躁失眠，胃脘胀，四逆，月经后期量少，大便干，

2～3日一行，舌苔白根腻，舌暗，脉沉细弦，六经辨证为血虚水盛的厥阴太阴合病，方证为柴胡桂枝干姜汤合当归芍药散证。处方：柴胡12克，黄芩10克，天花粉12克，生龙骨、生牡蛎各15克，桂枝10克，干姜6克，当归10克，白芍10克，川芎6克，泽泻18克，生白术30克，茯苓12克，炙甘草6克。结果：一周来电：大便日一行，其他症状皆稍有好转，嘱减生白术为18克继服，服一个半月，诸症基本消除，停药。

例2，胡老验案，胡某，男，14岁，1965年10月18日初诊。4年前曾患急性黄疸肝炎，经西药治疗黄退，但食纳不佳，肝功时有波动，时头晕目眩，近1年来大约每半月有一次癫痫发作，发作时先觉气上冲咽，旋即四肢抽搐，继则牙关紧闭，口吐白沫，不省人事。经常服用镇静药（西药），但仍每半月发作一次，常感乏力，每发作过后尤为明显，因食欲不振而现身体瘦弱，舌净无苔，脉弦微数。证属厥阴太阴合病，辨方证为柴胡桂枝干姜汤合当归芍药散证：柴胡12克，黄芩10克，天花粉12克，桂枝10克，赤芍、白芍各10克，生龙骨、生牡蛎各15克，当归10克，川芎10克，干姜10克，苍术10克，茯苓10克，泽泻15克，炙甘草9克。结果：上药服6剂，食纳好转，他症如前；继服6剂，头晕好转，未发癫痫，又服1周，力气增加。仍宗原方稍增损，服1个月未见癫痫发作。又服1个月停药观察，也未见发作。

3. 黄连汤方证

黄连汤方：黄连三两，甘草（炙）二两，干姜三两，桂枝三两，人参二两，半夏（洗）半升，大枣（擘）十二枚。

上七味，以水一斗，煮取六升，去滓，再煮取三升，温服一升，日三服。

【方解】

胡希恕注：此于半夏泻心汤去黄芩，增量黄连，加强治心烦腹痛的作用，复加桂枝以降气冲，故此治半夏泻心汤证心烦悸、腹中痛而气上冲者。

【参考处方】黄连10克，炙甘草10克，干姜10克，桂枝10克，人参10克，大枣4枚，清半夏15克。

上7味，以水800mL浸泡1小时，煎开锅后15～20分钟，取汤150mL温服。再续水煎一次温服。

冯世纶解读：胡老方解谓"此治半夏泻心汤证心烦悸、腹中痛而气上冲者"，即本方证大致同于半夏泻心汤方证，故亦属厥阴病。

有关桂枝作用值得探讨。本篇以上诸条，是主要讲太阳表证及其有关证治，主讲了桂枝汤及其加减方证，明确显示桂枝有解表作用，但在本方似变得不明确了。胡老在方解时称"此于半夏泻心汤去黄芩，增量黄连，加强治心烦腹痛的作用，复加桂枝以降气冲，故此治半夏泻心汤证心烦悸、腹中痛而气上冲者"，气上冲概指"欲呕吐"，只强调降气冲，未提解表作用，本方中的桂枝有解表作用吗？回答这一问题由两个方面来探讨：

一是降冲与解表关系：第 15 条："太阳病，下之后，其气上冲者，可与桂枝汤。"胡老注解谓"其气上冲者，说明未因误下而邪内陷，病还在表"，用桂枝降气冲，即是说有气上冲就有表不解，在黄连汤中桂枝亦有解表作用，与柴胡桂枝干姜汤中的桂枝意同。

二是引邪出表作用：我们把黄连汤判定为半表半里阴证，即厥阴证，是因其与半夏泻心汤证同类，胡老谓"此治半夏泻心汤证心烦悸、腹中痛而气上冲者"，前已明确：气上冲即说明表不解，加入半夏泻心汤当是治半夏泻心汤证而有表证者。与此相类者还有柴胡桂枝干姜汤方证，在第 148 条有"头汗出，微恶寒"，亦可说明有表证，但主证是半表半里阴证的厥阴病。然而有不少治厥阴病和少阳病的方剂用了桂枝却不见有表证，如乌梅丸、柴胡加龙骨牡蛎汤、肾气丸、温经汤、薯蓣丸等，那么桂枝被广泛应用于治半表半里方证中，除了降气冲外，还有其他作用吗？这里细读胡希恕先生有关六经实质和治则的论述，可得到启发。胡老指出："中医的辨证施治，恰为适应人体抗病机制的一种原因疗法。""中医所谓为表证者，即机体欲借发汗的机转，自体表以解除疾病而未得解除的形象；中医所谓为里证者，即机体欲借排便或涌吐的机转，自消化管道以解除疾病而当未得解除的形象；中医所谓半表半里证者，即机体欲借诸脏器的协力作用，自呼吸、大小便、出汗等方面以解除疾病而尚未得解除的形象"。可知桂枝用于半表半里证时，有更深一层含义，即有引邪外出作用。胡希恕先生论述半表半里治则时指出"正气不支，退于半表半里，借助其间一切脏腑组织功能共同祛除病邪""表证可汗，里证可吐、可清、可下而解，半表半里邪无出路，只能借道而祛邪外出"。即桂枝于治疗半表半里方证中，起引邪外出作用。

【歌诀】黄连汤方桂干姜，半夏人参大枣藏，

腹痛烦悸因水气，上热下寒此方良。

【解读仲景原文】

《伤寒论》第 173 条：**伤寒，胸中有热，胃中有邪气，腹中痛，欲呕吐**

者，黄连汤主之。

胡希恕注： 胸中有热，指胸中发烦热。胃中有邪气，指胃中有水气。腹中痛，欲呕吐，为热与水气相搏、气上冲逆的结果，故以黄连汤主之。

【讨论归经】 本方证当属厥阴病证。

【临证思辨】 本方证的辨证要点：心烦、心下痞满、腹痛。或干呕下利者。

本方证与半夏泻心汤证、甘草泻心汤证有相似处，而本方的桂枝有降冲逆作用，故长于治心烦悸，如把桂枝加量，则治悸更佳。本条虽未言下利，但就药物论，治疗呕而下利当亦有验。如郏某，女，41岁，2014年4月21日初诊。一周来腹泻，日2～3行，腰痛，少腹痛，下肢筋短感，腨拘挛，后背紧，腹部紧，腹胀，四逆或麻，便后肛门痛，口干，白带多，舌淡胖，苔白腻，脉细滑。证属上热下寒之厥阴病，辨方证为黄连汤证：清半夏15克，干姜5克，炮姜5克，党参10克，桂枝10克，黄连6克，大枣4枚，炙甘草6克。2014年4月28日二诊，大便日1～2行，下肢筋短感已，拘挛已，右胁下痛，少腹坠胀，腰腿痛，易汗出，咽痛，颈痛，后背紧，汗出恶风，后背紧，腹部紧，腹胀，白带多，舌淡胖，苔白腻，脉细滑。与四逆散合当归芍药散加减治之。

4. 干姜黄连黄芩人参汤方证

干姜黄连黄芩人参汤方： 干姜、黄连、黄芩、人参各三两。

上四味，以水六升，煮取二升，去滓，分温再服。

【方解】

胡希恕注： 干姜温中而主呕逆，人参健胃而主心下痞硬，黄连、黄芩解热除烦，并治下利，故此治胸中有热、胃虚有寒而胸中烦闷、心下痞硬、呕逆或下利者。

【参考处方】 干姜10克，黄连6克，黄芩10克，人参10克。

上4味，以凉水600mL浸泡1小时，煎取100mL，温服。续水再煎一次温服。

【解读仲景原文】

《伤寒论》第359条：**伤寒，本自寒下，医复吐下之，寒格，更逆吐下，若食入口即吐者，干姜黄芩黄连人参汤主之。**

胡希恕注： 伤寒本自寒下者，谓其人下焦本自有寒，而今又患伤寒也。

伤寒在表不可吐下，其人本自寒下，尤其不可吐下，医者无知而复吐下之。寒格，指上热下寒的为证言，即是说其人下本有寒，今患伤寒，上又有热，若更逆之以吐下，则下愈寒，而上愈热，因致食入口即吐，宜以干姜黄连黄芩人参汤主之。

冯世纶解读：胡老对本条的注释有重大意义，一是在本章内容提要里常提及本条，反复强调本方证属厥阴。二是指出，本条列于"厥利呕哕"，本条文中应有"下寒且利"。这样不但能正确认识本方证，更重要的是提示后人进一步正确认识厥阴病。尊为"功在千秋"不为过矣。

按：358条以后均论下利证治，本条亦应有下利一证。通过实践证明，则本方治胸中烦热、吐逆不受食而下利者，确有验。故"本自寒下"句，应有"下寒且利"的意思。又本方治呕以热亢不食为主，与陈皮或半夏组成的方剂以治水饮为主者不同。

【讨论归经】本方证当属厥阴病证。

【临证思考】本方证的辨证要点：胸中烦热、恶心呕吐而大便溏者。

依据经验，以本方治胸中烦热、吐逆不受食而下利者，确有验。以是可见，本自寒下，当指其人本有旧微溏的一类下寒下利证甚明。胡老曾多次讲，本方治妊娠呕吐有效，如以散服效更佳，惜未集其验案，但可见类报道，如孙以渭医案：孙某，女，29岁，怀第2胎50多天，先见恶心呕吐，口渴纳少，自感发热而体温不高，认为此乃正常现象，未予重视。但继而出现剧烈呕吐，水浆不入，中西药无效，半个月来只靠输液过活，舌红苔黄少津，小便短少，脉虚细而数，10天大便未解。揆诸病情，乃气虚热盛、胃失和降所致，再施木香、砂仁、陈皮、半夏，仍重蹈覆辙，拟以辛开苦降法：灶心土250克（开水泡透澄清，取水煎药），干姜9克，黄连9克，党参18克，黄芩12克，水煎2次，分多次服。结果：服1剂呕吐见轻，饮食渐进，服9剂，苔退脉和，胎儿亦获保全。

5. 半夏泻心汤方证

半夏泻心汤方：半夏（洗）半升，黄芩、干姜、甘草（炙）、人参各三两，黄连一两，大枣（擘）十二枚。

上七味，以水一斗，煮取六升，去滓，再煎取三升，温服一升，日三服。

【方解】

胡希恕注：半夏、干姜逐饮止呕，黄芩、黄连解痞除烦而治下利。饮留邪聚，均由于胃气之虚，故复补以人参，调之以甘草、大枣，故此治呕而腹鸣、心下痞硬或下利者。

【参考处方】半夏 15 克，黄芩 10 克，干姜 10 克，人参 10 克，炙甘草 6 克，黄连 3 克，大枣 4 枚。

上 7 味，先以冷水 800mL 浸 1 小时，煎开锅后 15 ～ 20 分钟，取汤 150mL，温服。再续水煎一次温服。

半夏、干姜温阳建中、祛饮止呕，黄芩、黄连解热而止利。饮留邪聚均由于胃气不振，故补之以人参、和之以甘草、大枣，此治邪在半表半里阴证的上热下寒，证见呕而肠鸣、心下痞硬，或下利者。

【歌诀】半夏泻心枣人参，干姜甘草黄连芩，

　　　　呕而肠鸣心下痞，上有虚热下有水。

【解读仲景原文】

《伤寒论》第 149 条：**伤寒五六日，呕而发热者，柴胡汤证具，而以他药下之，柴胡证仍在者，复与柴胡汤，此虽已下之，不为逆，必蒸蒸而振，却发热汗出而解。若心下满而硬痛者，此为结胸也，大陷胸汤主之；但满而不痛者，此为痞，柴胡不中与之，宜半夏泻心汤。**

胡希恕注：伤寒五六日，已传少阳，呕而发热者，则柴胡汤证具，而医未与柴胡汤，而以他药下之，若下后柴胡证仍在者，复与柴胡汤，此虽已下之，治不为逆，则必蒸蒸而振，却发热汗出而解（解见前）；若下后邪陷于里，心下满而硬痛者，此为结胸，大陷胸汤主之；但心下满而不痛者，此因误下而成痞，柴胡不中与之，宜半夏泻心汤。

按：小柴胡汤证为胸胁苦满，大陷胸汤证为心下满硬痛，半夏泻心汤证为心下满而不痛，此三者之主要鉴别点，对于辨证甚关重要，学者须细玩。

《金匮要略·呕吐哕下利病脉证治》第 10 条：**呕而肠鸣，心下痞者，半夏泻心汤主之。**

胡希恕注：水气在胃则呕，在肠中则肠鸣，心下痞在半夏泻心汤里有两层关系，一方面胃气虚弱，心下痞硬，为人参证；另一方面水饮内结，痞结化热，为泻心汤证，而半夏泻心汤兼而有之。本方寒热并用，以半夏、干姜祛饮，人参、甘草、大枣补胃之虚，黄芩、黄连解烦、解痞。此病临床常常兼有烦躁、下利，但苦药当中，唯黄芩、黄连、黄柏苦燥，能祛水、解烦、止利，故仍可用半夏泻心汤。甘草此处用三两，多可至四～六两，变为甘草泻心汤，加大量生姜，即为生姜泻心汤，治疗作用相似，都可以治呕而心下

痞，或兼下利，当与《伤寒论》对照思考。

本方药物寒热并用，既有黄芩、黄连之苦寒，又有干姜、半夏之辛温，因其证并非单纯虚寒，或是单纯实热，乃是寒热错杂为病。

【讨论归经】本方证当属厥阴病证。

【临证思辨】本方证的辨证要点：上热下寒因见呕而肠鸣、心下痞硬者。

本方与生姜泻心汤、甘草泻心汤三方皆用于上热下寒而有心下痞证，本方重在呕而肠鸣，而常见于急慢性胃肠炎、肠功能紊乱等症。如胡老治验：程某，女，33岁，1967年3月7日初诊。原有肝炎，近1个月来恶心纳差，心下痞满，腹鸣便溏，舌糜烂且痛，苔黄，脉细弱。证属上热下寒，治以苦辛开降，与半夏泻心加生石膏汤：半夏12克，党参10克，黄芩10克，黄连6克，干姜10克，大枣4枚，炙甘草6克，生石膏45克。结果：药服3剂证愈。

6. 甘草泻心汤方证

甘草泻心汤方：甘草（炙）四两，人参三两，黄芩三两，干姜三两，半夏半升，黄连一两，大枣（擘）十二枚。

上七味，以水一斗，煮取六升，去滓，再煎取三升，温服一升，日三服。

【方解】

胡希恕注：此于半夏泻心汤增量缓急安中的甘草，故治半夏泻心汤证中气较虚而急迫者。

【参考处方】炙甘草12克，人参10克，黄芩10克，干姜10克，清半夏15克，大枣4枚，黄连3克。

上7味，先以冷水800mL浸1小时，煎开锅后15～20分钟，取汤150mL，温服。再续水煎一次温服。

【解读仲景原文】

《伤寒论》第158条：**伤寒中风，医反下之，其人下利，日数十行，谷不化，腹中雷鸣，心下痞硬而满，干呕，心烦不得安。医见心下痞，谓病不尽，复下之，其痞益甚。此非结热，但以胃中虚，客气上逆，故使硬也，甘草泻心汤主之。**

胡希恕注：不论伤寒或中风，均宜汗而不宜下，而医反下之，虚其里，邪乃内陷，因使其人下利日数十行，而谷不得化，水走肠间，则声如雷鸣；客气内饮，乘下后胃虚而上逆，故心下痞硬而满，因使干呕、心烦、不得安。

医见心下痞，谓病不尽，因复下之，则胃益虚而痞亦益甚。此非结热的痞，是因胃中虚，客气上逆而使心下硬者，则不可攻下，宜以甘草泻心汤主之。

《金匮要略·百合狐惑阴阳毒病脉证治》第10条：狐惑之为病，状如伤寒，默默欲眠，目不得闭，卧起不安，蚀于喉为惑，蚀于阴为狐，不欲饮食，恶闻食臭，其面目乍赤、乍黑、乍白，蚀于上部则声嗄，甘草泻心汤主之。

胡希恕注：狐惑病，发作无常，病无定处，反复迁延，如有狐仙迷惑一般，故而名之。狐惑起病，发热恶寒，状如伤寒，虽默然不振欲眠，但心烦不能闭目，卧起不安。身起蚀疮，疮在喉者称为惑，疮在下阴者称为狐。不欲饮食，闻到食物气味则恶心，可见其病与胃有关。面目颜色常由于蚀疮进退而变化，或赤，或白，或黑。蚀于上部口腔、咽喉则声嗄，即语音沙哑难出，甘草泻心汤主之。

甘草泻心汤见于《伤寒论》，用治胃虚，客气邪热凑于心下而为痞，症见呕吐、下利、肠鸣等。临床口腔溃疡可见此证，方中甘草需重用，若量轻则无效。若口咽干燥而偏热者，可于本方中酌加石膏，若烦躁，可加生地黄。

【讨论归经】本方证当属厥阴病证。

【临证思辨】本方证的辨证要点：半夏泻心汤证中气更虚，或见口舌糜烂、肠鸣腹泻、前后阴溃疡者。

《金匮要略》关于狐惑病的证治，除本条外，还说"蚀于下部则咽干，苦参汤洗之""蚀于肛者，雄黄熏之"。又说："病者脉数，无热微烦，默默但欲卧，汗出，初得之三四日，目赤如鸠眼；七八日，目四眦黑，若能食者，脓已成也。赤小豆当归散主之。"基于以上的说明，则古人所谓狐惑病，颇似今之白塞氏综合征。实践证明，甘草泻心汤对于口腔溃疡确有明显疗效。胡老曾治一产后患者，口腔及舌全部烂赤，饮食不入，痛苦万状，与本方1剂，满口红赤均生白膜，即能进粥，3剂后痊愈。

临床还常遇久久不愈的顽固重证，以本方加生石膏，或更加生地黄而多取捷效。并以本方治愈确诊为白塞氏综合征患者一例。胡老讲述道："说起来亦很有趣，1970年夏刚从河南归来，吕尚清院长告诉我，有一位解放军女同志曾几次来院找我，她说数年前曾患白塞氏综合征，经我治愈，但住意大利后病又复发，因特回国找我诊治。对于西医病名本无所知，乍听之下，不禁愕然。未久患者果然前来，但事隔多年，我已不复记忆。经过一番问答，乃知数年前曾以口腔溃疡来门诊，近在意大利经西医确诊为白塞氏综合征，口腔及前阴俱有蚀疮，与服甘草泻心汤加生石膏，另与苦参汤嘱其熏洗下阴，不久均治。"经方治今病，从中可得到一定启迪。

本方治口腔溃疡屡效，如胡老治验：史某，男，42 岁，住东四六条，1965 年 11 月 15 日初诊。反复发作口舌溃疡两年，本次发作已半月。舌上舌下皆有巨大溃疡，因疼痛不能吃饭及说话，右胁微疼，大便少，微溏，苔黄厚，脉弦滑。证为上热下寒，治以苦辛开降，与甘草泻心汤：炙甘草 12 克，黄芩 10 克，干姜 6 克，半夏 12 克，大枣 3 枚，黄柏 10 克，党参 10 克。结果：上药服两剂，舌疼已，进食如常，继调半月，诸症消除。

7. 生姜泻心汤方证

生姜泻心汤方：生姜（切）四两，甘草（炙）三两，人参三两，干姜一两，黄芩三两，半夏（洗）半升，黄连一两，大枣（擘）十二枚。

上八味，以水一斗，煮取六升，去滓，再煎取三升，温服一升，日三服。附子泻心汤，本云加附子。半夏泻心汤，甘草泻心汤，同体别名耳。生姜泻心汤，本云理中人参黄芩汤，去桂枝、术，加黄连，并泻肝法。

【方解】

胡希恕注：本方为半夏泻心汤减干姜用量，而增加一味生姜，以健胃止其嗳逆，临床上见干噫食臭症状，半夏泻心汤难以治愈，必加生姜病方可除。但应注意，服本方后可能出现瞑眩状态而吐利加重，因本方生姜、半夏、干姜均温中祛饮，祛水力量为强，水饮自胃肠间出入，因作上吐下泻，为欲愈之兆。

按：半夏、生姜和甘草三泻心汤的心下痞硬，虽主要由于胃气虚，为人参主治的心下痞，但亦兼有黄芩、黄连主治的心下痞，故仍名为泻心汤。

【**参考处方**】生姜 15 克，炙甘草 10 克，人参 10 克，干姜 6 克，黄芩 10 克，黄连 3 克，清半夏 15 克，大枣 4 枚。

上 8 味，先以冷水 800mL 浸 1 小时，煎开锅后 15 ～ 20 分钟，取汤 150mL，温服。再续水煎一次温服。

【**解读仲景原文**】

《伤寒论》第 157 条：伤寒，汗出解之后。胃中不和，心下痞硬，干噫食臭，胁下有水气，腹中雷鸣，下利者，生姜泻心汤主之。

胡希恕注："噫"同"嗳"。食臭，即伤食酸臭味。干噫食臭，即嗳气而泛酸臭伤食味。胁下有水气，即肠中有水气。伤寒发汗表解以后，原有胃中不和的宿疾，因又发作，胃虚则饮气上逆，故心下痞硬、干噫食臭。肠中有水气，故腹中雷鸣而又下利，宜以生姜泻心汤主之。

按： 此述心下痞亦有不因误下而致者，素有宿疾，往往于外感时诱使发作，尤不仅胃中不和而已也。

【讨论归经】本方证当属厥阴病证。

【临证思辨】本方证的辨证要点：心下痞满、干噫食臭、肠鸣下利者。

人有宿疾，常因新病而诱使发作，本条所述胃中不和，并不是药有所误，亦是早有的宿病，因新感后又诱使发作。又由于本条干噫食臭、胁下有水气的说明，则本方有用于胃下垂、胃扩张以及胃酸过多等疾患的机会甚明。并由于腹中雷鸣下利的说明，更可知亦有应用于胃肠炎的机会。如胡老治验：彭某，女，30岁，1965年8月26日初诊。因吃葡萄而患腹泻已3天，每日三次水样便，腹微疼，咽干不思饮，心下痞满，纳差，嗳气，腹时胀满而肠鸣辘辘，四肢乏力，苔白腻，脉弦滑。原本中寒，又值外邪相加，饮郁化热，呈生姜泻心汤证：生姜12克，干姜3克，炙甘草10克，党参10克，半夏12克，黄芩10克，黄连10克，大枣4枚。结果：上药服1剂，腹泻、腹疼止；服3剂，诸症好转。

8. 六物黄芩汤（《外台》黄芩汤）方证

六物黄芩汤方： 黄芩三两，人参三两，干姜三两，大枣十二枚，桂枝一两，半夏半升。

上六味，以水七升，煮取三升，温分三服。

【方解】

胡希恕注： 本方与前文所讲四物黄芩汤不同，可称为六物黄芩汤，方中人参、干姜、大枣健胃，半夏祛饮止呕，桂枝平冲降逆止呕，黄芩解烦止利，其组成与功效近似于半夏泻心汤。

冯世纶解读： 本方亦黄芩加半夏生姜汤的复制，不过以干姜易生姜，以人参易芍药，且加少量桂枝，其组合很似柴胡桂枝干姜汤治上热下寒、治干呕下利偏于寒者。

【参考处方】黄芩10克，人参10克，干姜10克，大枣4枚，桂枝6克，半夏15克。

上6味，以水800mL浸泡1小时，煎开锅后15～20分钟，取汤150mL温服。再续水煎1次温服。

【歌诀】六物黄芩用人参，半夏干姜大枣桂，干呕下利心下痞，上热下寒病厥阴。

【解读仲景原文】

《金匮要略·呕吐哕下利病脉证治》附方（二）:《外台》黄芩汤：治干呕下利。

胡希恕注：见方解。

冯世纶解读:《伤寒论》的黄芩汤与《外台》黄芩汤名同而药不同，为便于区别，故把《外台》的黄芩汤称之为六物黄芩汤。本方有治干呕下利的作用。

【讨论归经】本方证当属厥阴病证。

【临证思辨】本方证的辨证要点：干呕下利而心下痞硬、四肢不温者。

本方治干呕下利的作用，虽与黄芩加半夏生姜汤同，但本方有人参，当有心下痞硬，无芍药则腹肌当虚软而不挛急，临证时宜细辨。本方与黄芩加半夏生姜汤最大的不同，是本方用干姜，是因寒甚，故临床见症当有四逆等。又本方有黄芩，因治上热。这里的黄芩和干姜与柴胡桂枝干姜汤所用黄芩、干姜同，是祛半表半里寒兼清上之标热。

9. 麻黄升麻汤方证

麻黄升麻汤方：麻黄（去节）二两半，升麻一两一分，当归一两一分，知母十八铢，黄芩十八铢，葳蕤（一作菖蒲）十八铢，芍药六铢，天门冬（去心）六铢，桂枝六铢，茯苓十六铢，甘草（炙）六铢，石膏（碎，绵裹）六铢，白术六铢，干姜六铢。

上十四味，以水一斗，先煮麻黄一两沸，去上沫，内诸药，煮取三升，去滓，分温三服，相去如炊三斗米顷，令尽，汗出愈。

【方解】

胡希恕注：本方既用麻黄、升麻、桂枝发汗以解表，又用干姜、白术、茯苓、甘草温中利水以止泻；既以黄芩、知母、石膏除热去烦，又以白芍、当归、玉竹、天冬益血滋津，故此为表里不解，寒热虚实交错的治剂。

冯世纶解读：方中升麻主解百毒，辟温疾、瘴邪，为治咽喉肿痛的要药，主治在半表半里。本方既用黄芩、知母、石膏、玉竹、天冬等清上热除烦；又用干姜、炙甘草、当归等温下寒；既用当归、白芍养血，又用白术、茯苓等利水止泻；同时用桂枝、麻黄、升麻引邪外出，故此为邪在半表半里阴证的治剂。

胡老对本条的注解，原认为此为误下所致的坏病，审脉与证，均不宜麻黄剂以发汗，其中必有错简，不释，亦未做方解。但有的笔记作了注解，如上述，供读者参考。

【参考处方】麻黄 10 克，升麻 12 克，当归 10 克，知母 10 克，黄芩 10克，玉竹 10 克，白芍 10 克，天门冬 10 克，桂枝 6 克，茯苓 12 克，炙甘草 6克，生石膏 45 克，白术 10 克，干姜 10 克。

上 14 味，以水 800mL 浸泡 1 小时，煎开锅后 15 ～ 20 分钟，取汤150mL 温服。再续水煎一次温服。

【解读仲景原文】

《伤寒论》第 357 条：**伤寒六七日，大下后，寸脉沉而迟，手足厥逆，下部脉不至，咽喉不利，唾脓血，泄利不止者，为难治，麻黄升麻汤主之。**

胡希恕注：寸脉沉迟，下部脉不至，即促而沉迟的脉，为表未解而里虚且寒之应；咽喉不利吐脓血者，为邪热不得外解，而反壅逆于上也；手足厥逆，泄利不止者，津血不足，胃气亦虚也；此乃正虚邪实、表里俱困、已属误下的坏病，救表救里，补虚攻邪，颇难措手，故谓难治，亦只有随证用药，以麻黄升麻汤主之。

冯世纶解读：因误治、津伤、正虚甚，所述症状寒热错杂，当属厥阴病。本方的组成也寒热错杂，也类似柴胡桂枝干姜汤、乌梅丸、半夏泻心汤等方，不同的是本方还用麻黄大剂发表，可能因见鼻塞表实明显者，是否贴切，有待临床应用进一步探索。

【讨论归经】本方证当属厥阴病证。

【临证思辨】本方证的辨证要点：伤寒表不解，陷于厥阴病，上热下寒，症见咽喉不利、腹泻者。

本方证常见于上呼吸道感染、慢性喘息性支气管炎、结核性胸膜炎、肠炎等，如王灿勋医案：张某，男，54 岁，1985 年 3 月 1 日初诊。咳喘 30 年，3 个月前因外感诱发，经用抗生素、解痉平喘药物，效果不佳。现咳频，喘息不得卧，吐痰色白，质黏如胶，量多，畏寒背冷，口干不欲饮水，纳差便干，舌质红，舌根苔黄腻，脉沉细数。神疲消瘦，口唇发绀，桶状胸，双肺可闻及干性、湿性啰音。胸片示两肺纹理粗乱模糊，透光增强。血常规：白细胞 1.2×10^9/L，中性粒细胞计数 0.80×10^9/L，淋巴细胞计数 0.15×10^9/L，单核细胞数 0.05×10^9/L。证属寒热错杂，虚实并见，与麻黄升麻汤：麻黄 9 克，升麻 12 克，当归 12 克，白芍 12 克，天冬 20 克，玉竹 20 克，黄芩 10 克，知母 10 克，石膏 30 克，茯苓 20 克，桂枝 10 克，白术 20 克，干姜 9 克，炙甘草 6 克。结果：共服 12 剂，咳喘、吐痰诸症悉除。

10. 侯氏黑散方证

侯氏黑散方： 菊花四十分，白术十分，细辛三分，茯苓三分，牡蛎三分，桔梗八分，防风十分，人参三分，矾石三分，黄芩五分，当归三分，干姜三分，芎䓖三分，桂枝三分。

上十四味，杵为散，酒服方寸匕，日一服。初服二十日，温酒调服。禁一切鱼肉大蒜。常宜冷食，自能助药力在腹中不下也，热食即下矣，冷食自能助药力。

【方解】

胡希恕注： 本方外散风邪，同时配伍人参、干姜、川芎温中补虚、补血，临床可用于中风后遗症属虚证者。方后冷食热食之说，为臆断。

冯世纶解读： 本方以黄芩、桔梗、菊花、牡蛎清半表半里上热，以干姜、川芎、当归温下寒养血，以桂枝、防风引邪外出；复以人参、白术、茯苓、细辛、矾石温里祛饮，符合治半表半里阴证见血虚水盛、上热下寒者。

【解读仲景原文】

《金匮要略·中风历节病脉证并治》附方：侯氏黑散：治大风，四肢烦重，心中恶寒不足者。《外台》治风癫。

胡希恕注： 见方解。

冯世纶解读： 很多注家均疑本方为宋人所附，丹波元简谓："此方主疗文法，与前后诸条异，先揭方名，而后治云云者，全似后世经方之例，故程氏、尤氏、金鉴并云宋人所附。然《巢源》寒食散发候云：仲景有侯氏黑散，《外台》风癫门载本方引《古今录验》，无桔梗有钟乳、矾石，乃知本方隋唐之人以为仲景方。"此说对考证本方有一定参考价值。

【讨论归经】本方证当属厥阴病证。

【临证思辨】本方证的辨证要点：血虚水盛、四肢沉重、上热下寒者。

11. 黄土汤方证

黄土汤方： 甘草、干地黄、白术、附子（炮）、阿胶、黄芩各三两，灶中黄土半斤。

上七味，以水八升，煮取三升，分温二服。

【方解】

胡希恕注： 方中灶心黄土为收敛性的止血止呕药，临床可用60～100克先煮，澄清取汁，再煎余药。阿胶伍生地黄，增强止血之力，甘草、白术调中和胃，黄芩清出血后之烦热，以治其标，附子亢进血管机能，使之恢复收摄之功。以方测证，当属阴寒证，而与后文芎归胶艾汤相对，二者仅是阴阳相对，而止血作用相同。

冯世纶解读： 胡老注释谓："以方测证，当属阴寒证。"但未明确病位。我们分析本方，既用灶中黄土，也称伏龙肝，为温性收敛药而有止血的特能，又用生地黄、阿胶养血清热，协力止血，佐以甘草、白术温中健胃。既用附子之大温，又用黄芩之苦寒，故本方治诸失血，当属寒热交错互见而陷于半表半里阴证者。

【参考处方】 炙甘草6克，干地黄15克，白术10克，炮附子10克，生阿胶10克，黄芩10克，灶心土90克。

上7味，以水1000mL煎灶心土，去滓，以汤代水煎余药，取汤150mL，入阿胶烊化，温服。再续水煎一次温服。

【歌诀】 黄土汤把远血医，草地术胶芩附子，

           寒热交错失血证，温敛凉补和解宜。

【解读仲景原文】

《金匮要略·惊悸吐衄下血胸满瘀血病脉证并治》第15条； 下血，先便后血，此远血也，黄土汤主之。

胡希恕注： 下血即便血，先解下大便而后见出血，非痔疮出血之近血，为内脏出血，名之"远血"，黄土汤主之。

【讨论归经】 本方证当属厥阴病证。

【临证思辨】 本方证的辨证要点：大便溏而下血黑紫，兼见四肢冷痹、而心烦热者。

本条述证亦很不备，远血在脏，虽以止血为先务，但不定即须本方。若就各药主证而言，生地、阿胶皆兼补虚，当有羸疲、面色苍白等极虚贫血等症，用大量附子可能有肢寒或厥冷、脉微等阴寒证候。附子伍白术当有水气痹痛或大便微溏等症。与生地黄为伍，亦或有麻痹不仁。生地黄与黄芩合用而治热烦，尤其四肢当苦烦热，以上诸症，虽未必一时俱见，但亦绝不能一无所见。应用时，伏龙肝常用至50～150克，可先煮数沸，澄清去滓，留汤煎余药。本方不仅治下血，也主吐血、衄血。

如胡老治验：王某，男，39 岁，1968 年 6 月 12 日初诊。患胃脘痛，大便下血已 9 年未愈，经各种检查诊断为"结肠炎出血"。近症：时有黑便，或黑紫血，常左腹痛及胃脘隐痛，晚上心烦、口干思饮，但饮不多，纳尚可，但食不香，时有头晕，自感四肢发凉，苔白腻，脉沉细。证属上热下寒之出血，治以温化寒饮，养血止血，与黄土汤去芩术合胶艾汤加参汤：生地黄 24 克，党参 10 克，白芍 10 克，干姜 6 克，当归 10 克，川芎 6 克，艾叶 10 克，阿胶 10 克，川附子 6 克，炙甘草 6 克，伏龙肝 60 克（煎汤代水）。结果：上药服 9 剂，腹痛、胃脘痛已，便血渐止。

12. 王不留行散方证

王不留行散方：王不留行（八月八日采取）十分，蒴藋细叶（七月七日采取）十分，桑东南根白皮（三月三日采取）十分，甘草十八分，川椒（除目及闭口者，去汗）三分，黄芩二分，干姜二分，芍药二分，厚朴二分。

上九味，桑根白皮以上三味，烧灰存性，勿令灰过，各别杵筛，合治之为散，服方寸匕。小疮即粉之，大疮但服之，产后亦可服。如风寒，桑东根勿取之。前三物皆阴干百日。

【方解】

胡希恕注： 方中王不留行祛瘀止痛，外伤中常以其为主药，肝炎患者肝区疼痛，常加此药。桑东南根白皮，为桑根白皮位向东南者，古人认为卦中东南为巽，能去风，实则桑白皮无论方位，皆可行气、祛风。蒴藋细叶即蒴藋叶中细小者，蒴藋叶与桑白皮均有行气、祛瘀之功，三药同用，行气祛瘀，而凡是祛瘀之药烧煅成灰之后，不仅能够去瘀，还增加了止血的作用，故此三药，俱用其灰，后世十灰散也取此意。其他药尽是根据伤后特点加入调理之品，以干姜、川椒、甘草温中，黄芩、芍药去外伤后所生之虚热，厚朴行气。本方小伤外用，大伤还可内服，产后下血也可服用，虽然其中王不留行活血，但烧灰之后，止血的作用大大加强。伤科制药有其特殊讲究，制此方时应注意：①风寒勿取桑东南根，待到天气暖和时再取；②方中三味主药不宜炒，不宜晒，应阴干百日。

冯世纶解读： 王不留行，《神农本草经》谓："味苦，平。主金疮，止血逐痛，出刺，除风痹内寒。"为本方的主药，佐以桑白皮、蒴藋叶利气消瘀，烧灰存性者，为止血也。复用甘草解毒缓痛，芍药、黄芩以清血热，川椒、干姜、厚朴温中祛寒有助行瘀也，故为治血虚血瘀、寒热错杂的金疮之剂。

按：蒴藋为忍冬科植物蒴藋的全草，又名接骨木、排风草、小臭牡丹等，有祛风除湿、活血散瘀的作用。

【解读仲景原文】

《金匮要略·疮痈肠痈浸淫病脉证并治》第6条：病金疮，王不留行散主之。

胡希恕注：凡是被刀斧金刃所伤，王不留行散均有良效，本方即是古人所用刀伤药、红伤药，为通治方。

冯世纶解读：病金疮，即刀斧箭枪等创伤病，王不留行散主之。这里显而行文过简，金疮有实热壅脓者，有虚寒败脓者，有寒热错杂者，临证当细辨方证。

【讨论归经】本方证当属厥阴病证。

【临证思辨】本方证的辨证要点：金疮痈肿见寒热错杂者。

13. 温经汤方证

温经汤方：吴茱萸三两，当归、芎䓖、芍药、人参、桂枝、阿胶、牡丹皮（去心）、生姜、甘草各二两，半夏半升，麦门冬（去心）一升。

上十二味，以水一斗，煮取三升，分温三服。亦主妇人少腹寒，久不受胎，兼取崩中去血，或月水来过多，及至期不来。

【方解】

胡希恕注：方中以吴茱萸汤去大枣加桂枝温中降逆、平其冲气，同时以麦门冬汤健胃、补虚、润燥，二方合用，从胃着手，温胃补虚，津液得以化生。下血数十日不止，其人已虚，故用当归、川芎、芍药、牡丹皮等强壮性祛瘀药，既可止血，又可祛其瘀血。而加阿胶既能祛瘀，又能生新，"瘀血不去，新血不生"。本方祛瘀、生血，无一不备。本方吴茱萸汤中去大枣，芍药的用量也不大，可见当有纳差、恶心等症状，若腹痛明显，可与当归芍药散合方，疗效更好。

冯世纶解读：本方为生新祛瘀兼备之治剂，故带下崩中、月事不调、久不受孕者，依证用之，悉皆治之也。依据临床经验，本方吴茱萸用量宜大，其味苦难下咽，加大枣可矫其味。

【参考处方】吴茱萸15克，当归10克，川芎6克，白芍10克，人参10克，桂枝10克，阿胶10克，牡丹皮10克，生姜15克，炙甘草6克，半夏15克，麦冬15克，大枣4枚。

上 13 味，以凉水 800mL 浸泡 1 小时，煎取 100mL，温服。续水再煎一次温服。

【歌诀】温经吴萸芍归芎，参丹夏胶姜麦冬，

　　　桂枝甘草驱胃寒，养血祛瘀为调经。

【解读仲景原文】

《金匮要略·妇人杂病脉证并治》第 9 条：问曰：妇人年五十所，病下利（血）数十日不止，暮即发热，少腹里急，腹满，手掌烦热，唇口干燥，何也？师曰：此病属带下。何以故？曾经半产，瘀血在少腹不去。何以知之？其证唇口干燥，故知之。当以温经汤主之。

胡希恕注：本条"下利数十日"，《医宗金鉴》以下利不属带下病，而改为"下血数十日"，当是。妇人五十岁左右，地道不通，月经当绝，若曾经半产，瘀血留于少腹不去者，则可下血至数十日不止，瘀血之热日暮即发，腹部瘀血证多见少腹急结胀满。下血后津虚血少，而生内热，则唇口干燥、五心烦热，为瘀血证所致，病属带下，温经汤主之。

冯世纶解读：本方类似乌梅丸而重于补血活血，故六经应归属厥阴。

【讨论归经】本方证当属厥阴病证。

【临证思辨】本方证的辨证要点：芎归胶艾汤、当归芍药散、吴茱萸汤、桂枝茯苓丸、麦门冬汤诸方证合并证者。

本方的应用面很广，并不限于此证。以其含有芎归胶艾汤、当归芍药散、吴茱萸汤、麦门冬汤诸方义及诸方的合并证，即本方的适应证。证情相当复杂，宜参照各方证而活用之，即可不误。本方证不仅见于中老年女性，亦常见于青年女性，如胡老治验：刘某，女，23 岁，初诊日期 1964 年 9 月 23 日。左手麻木、无力 1 年余，伴见头晕、身倦、时欲呕，口咽干不思饮，面色苍白无华，舌红无苔，脉细滑稍数。证属上热下寒、津血不足、瘀血阻滞之证，为温经汤的适应证：吴茱萸 6 克，当归 10 克，川芎 6 克，党参 10 克，桂枝 10 克，阿胶 10 克，牡丹皮 6 克，生姜 10 克，炙甘草 6 克，半夏 10 克，麦门冬 18 克。结果：上药服 3 剂，头晕、呕逆好转，继服 10 剂，诸症已。

14. 薯蓣丸方证

薯蓣丸方：薯蓣三十分，当归、桂枝、曲、干地黄、豆黄卷各十分，甘草二十八分，芎䓖、芍药、白术、麦门冬、杏仁各六分，人参七分，柴胡、桔梗、茯苓各五分，阿胶七分，干姜三分，白蔹二分，防风六分，大枣百枚

（为膏）。

上二十一味，末之，炼蜜和丸，如弹子大，空腹酒服一丸，一百丸为剂。

胡希恕注：既用薯蓣、大枣、甘草、人参、白术、茯苓、干姜等理中益气，复用当归、地黄、川芎、麦冬、阿胶等补血滋阴，协力以治虚劳诸不足。另用桂枝、曲、杏仁、柴胡、桔梗、白蔹、防风等以解风气百疾，炼蜜为丸，治宜缓图也。

按：虚劳诸不足，最易感受风气外邪，虚邪相搏，久难自已，既不可峻补其虚，更不可着意祛邪，唯有用薯蓣丸法补虚却邪，缓缓图之。

冯世纶解读：本方为柴胡桂枝汤、胶艾汤的变化方，重用薯蓣、大枣、人参、白术、茯苓、曲补中之虚，又用柴胡、甘草、桂枝、杏仁、桔梗、白蔹、防风和解半表半里；以生地黄、芍药、麦冬、阿胶补血清上热；又以干姜、当归、川芎、豆黄卷健中养血、温下寒，故其适应证称"虚劳诸不足"，实为厥阴太阴合病兼血虚水盛者。

【解读仲景原文】

《金匮要略·血痹虚劳病脉证并治》第16条：虚劳诸不足，风气百疾，薯蓣丸主之。

胡希恕注：虚劳气血诸不足，又兼见风气各种疾病，即常见一些外感症状，这些慢性虚损病宜用薯蓣丸治疗。

【讨论归经】本方证当属厥阴太阴合病证。

【临证思辨】本方适应于各种慢性虚劳病，气血俱不足、易见上热下寒者。

15. 八味（肾气）丸方证

八味（肾气）丸方：干地黄八两，山茱萸四两，薯蓣四两，茯苓三两，丹皮三两，泽泻三两，桂枝一两，附子（炮）一两。

上八味，末之，炼蜜和丸，梧子大，酒下十五丸，加至二十五丸，日再服。

胡希恕注：主用生地黄佐以补中益气的山药、收敛固脱的山茱萸，以滋精气壮血脉。复以茯苓、泽泻利小便，以牡丹皮祛瘀血，桂枝辛温发表，合附子温补振兴沉衰、祛寒湿、通利关节。故此治瘀血水毒交互为患而陷于里阴之虚证，以至下焦痿痹、少腹不仁、小便不利，或失禁，或腰腿酸软，或痹痛，或虚热烦者。

【歌诀】八味丸桂萸生地，苓泽山药丹附子，

瘀血水毒阴虚证，益精壮血可祛痹。

【解读仲景原文】

《金匮要略·中风历节病脉证并治》附方：崔氏八味丸：治脚气上入，少腹不仁。

胡希恕注：少腹不仁，即指小腹部知觉麻痹。若脚气病上入少腹，致该体部麻痹不仁者，为里虚寒、血虚血瘀、痰饮瘀阻所致，宜本方主之。

《金匮要略·血痹虚劳病脉证并治》第15条：虚劳腰痛，少腹拘急，小便不利者，八味肾气丸主之。

胡希恕注：虚劳病，见腰痛，少腹拘急、小便不利者，为外邪里饮、血虚血瘀，可用八味丸治疗。

按：少腹拘急与四逆汤的腹拘急同属阴寒虚证，拘急在少腹为虚寒在下焦，故腰痛与小便不利皆虚寒所作，因以本方主之。

《金匮要略·痰饮咳嗽病脉证并治》第17条：夫短气有微饮，当从小便去之，苓桂术甘汤主之，肾气丸亦主之。

胡希恕注：见苓桂术甘汤方。

《金匮要略·消渴小便不利淋病脉证并治》第4条：男子消渴，小便反多，以饮一斗，小便一斗，肾气丸主之。

胡希恕注：五苓散证消渴而小便不利，为外邪里饮。今虽消渴而小便反多，竟饮一斗小便亦一斗，为里虚寒甚，故宜以八味丸主之。

按：本条所述，颇似今之糖尿病，但糖尿病用本方的机会很少，而反以石膏的配剂用之较多，宜注意。

冯世纶解读：上热见消渴，下寒小便多，很接近厥阴病提纲。

《金匮要略·妇人杂病脉证并治》第19条：问曰：妇人病，饮食如故，烦热不得卧，而反倚息者，何也？师曰：此名转胞，不得溺也。以胞系了戾，故致此病，但利小便则愈，宜肾气丸主之。

胡希恕注：转胞之胞，当指膀胱而言，转胞为病名，胞系即输尿管、膀胱、尿道等泌尿系统。胞系了戾，是指排尿不痛快。

病无关胃，故饮食如故。烦热有二因，半由于津血枯燥，半由于小便不利，水不得下行，上压胸脯，阻碍呼吸，因而倚息不得卧。此病名转胞，即以胞系了戾而不得小便的证候，亦因里虚寒主因，宜以本方使小便利即愈。

【讨论归经】由以上5条看，本方证的主要特点，一是上热下寒；二是

上有烦热和消渴；三是见短气、脚气上入，即气上冲之谓也，故本方证具有厥阴病提纲特点。从药物分析看，生地黄、牡丹皮、泽泻凉而清上热；附子、薯蓣、山茱萸温下寒；桂枝引邪外出治冲逆，其方药组成很近似于乌梅丸，故本方证当属厥阴病证。

【临证思辨】本方证的辨证要点：瘀血水毒交互为患而陷于半表半里，以至下焦痿痹、少腹不仁、小便不利，或失禁，或腰膝酸软，或痹痛，或虚热烦者。用本方治子宫下垂亦常有验。他如老人小便失禁、男子阳痿、妇人带下等亦多用本方。总之下焦虚证多用之，名为肾气丸，即由于此。本方证常见于慢性病，如治验：王某，女，75 岁，初诊日期 1966 年 2 月 22 日。左侧半身不遂已半年，近一月来尿频、遗尿、淋漓不尽，口干思饮，四肢逆冷，腰酸疼，苔白、脉沉细。证属半表半里上热下寒、血虚水盛，与肾气丸：干地黄 24 克，山茱萸 10 克，山药 10 克，茯苓 10 克，牡丹皮 10 克，泽泻 18 克，桂枝 3 克，制附片 3 克。结果：上药服 1 剂，诸症明显好转，继服 6 剂痊愈。

第五节　厥阴病方证小结

以上 15 方证，是仲景书中治疗厥阴病的方证，当然治疗厥阴病的方剂不限于这 15 方，如同太阳病、少阳病、太阴病一样，尚有合并水湿、瘀血、津血虚等证，其所用合方证也就很多，如柴胡桂枝干姜汤合当归芍药散方证、甘草泻心加生石膏汤方证等，这些方证只是示以治疗厥阴病的典范，即厥阴病为半表半里阴证，判定的主要依据是消渴、气上撞心、心中痛热、饥而不欲食等。治疗原则是和解半表半里、温下清上。在经方辨证理论上是很清楚的，但对仲景书的探讨却要下一番功夫。

前如少阳病所述，由于半表半里为诸脏器所在的关系，无论厥阴或少阳的方证均较复杂多变，均不似表、里方证单纯，较易提出简明的概括特征，做出一般概括的提纲。如篇首"厥阴之为病"条（消渴，气上撞心，心中疼热，饥而不欲食，食则吐蛔，下之利不止），亦只对照少阳病的一些证候（口苦、咽干、目眩），而比较、分析其寒热虚实，依之以辨为厥阴病还是很不够的，即以第 338 条和 351 条所述，其为厥阴病的证治，均很明显，但除前条而有吐蛔的一症外，余者又有什么共同之处呢？即依据什么症状特点来辨别厥阴病呢？胡希恕先生提出了排除之法，即临床诊病，只要除外表、里，其为阳证者，即属少阳病；其为阴证者，即属厥阴病。这一辨证思维，一是依据经方的发展史，即先认识到表证和里证，后认识到半表半里证。二是依据《伤寒论》六经的排列次序，虽不得确知著书人的用意何在，但三阳篇和三阴篇均把半表半里置于最末，我们认为这多少有意示人以辨六经之道。《伤寒论》六经的排列次序，虽不得确知著书人的用意何在，但三阳篇和三阴篇均把半表半里置于最末，我们认为这多少有意示人以辨六经之道。

关于厥阴病的治则，因其病位在半表半里，法宜和以解之，又因病情属阴证，故和解须配伍温性亢奋药和温性有强壮作用的血分药，如乌梅丸、温经汤、鳖甲煎丸、麻黄升麻汤、柴胡桂枝干姜汤合当归芍药散等。

认识厥阴病，要对《伤寒论》厥阴病篇的内容有个基本的了解，一是厥阴病提纲，虽然赅括欠全，代表该病的特征显现不足，有如前述，但它确实能指导辨厥阴病。二是厥阴病篇的厥、利、呕、哕诸病的条文，实质论述的不是厥阴病。厥阴病篇有关厥阴病的条文太少，对辨治厥阴病造成困难。但假设读者心中对仲景辨证施治的方法方式有个明确概念，即知厥阴病即是半表半里的阴证，辨识厥阴病那就简单准确了，也不会认为半表半里亦可吐下。故谓读仲景书者，首宜弄清其辨证施治的方法体系，兹不重赘。